Cefaleia na Mulher

Série Neurologia – Diagnóstico e Tratamento

EDITOR: WILSON LUIZ SANVITO

- **Esclerose Múltipla no Brasil** – *Aspectos Clínicos e Terapêuticos*
  CHARLES PETER TILBERY

- **Doença de Parkinson** – *Prática Clínica e Terapêutica*
  HENRIQUE BALLALAI FERRAZ

- **Cefaleia na Mulher**
  ELIANA MEIRE MELHADO

NEUROLOGIA — *Outros livros de interesse*

A Didática Humanista de um Professor de Medicina – Decourt
A Estimulação da Criança Especial em Casa - Um Guia de Orientação para os Pais de como Estimular a Atividade Neurológica e Motora – Rodrigues
A Neurologia que Todo Médico Deve Saber 2ª ed. – Nitrini
A Questão Ética e a Saúde Humana – Segre
A Saúde Brasileira Pode Dar Certo – Lottenberg
A Vida por um Fio e por Inteiro – Elias Knobel
Afecções Cirúrgicas do Pescoço – CBC Kowalski
Artigo Científico - do Desafio à Conquista - Enfoque em Testes e Outros Trabalhos Acadêmicos – Victoria Secaf
As Lembranças que não se Apagam – Wilson Luiz Sanvito
Células-tronco – Zago
Cem Bilhões de Neurônios? Conceitos Fundamentais de Neurociência - 2ª ed. – Roberto Lent
Coluna: Ponto e Vírgula 7ª ed. – Goldenberg
Como Ter Sucesso na Profissão Médica - Manual de Sobrevivência 4ª ed. – Mario Emmanual Novais
Memória, Aprendizagem e Esquecimento – Antônio Carlos de Oliveira Corrêa
Demências: Abordagem Multidisciplinar – Caixeta
Depressão e Cognição – Chei Tung Teng
Dicionário de Ciências Biológicas e Biomédicas – Vilela Ferraz
Dicionário Médico Ilustrado Inglês-Português – Alves
Dor - Manual para o Clínico – Jacobsen Teixeira
Dor Crônica - Diagnóstico, Pesquisa e Tratamento – Ivan Lemos
Epidemiologia 2ª ed. – Medronho
Fisiopatologia Clínica do Sistema Nervoso - Fundamentos da Semiologia 2ª ed. – Doretto
Gestão Estratégica de Clínicas e Hospitais – Adriana Maria André

Guia de Consultório - Atendimento e Administração – Carvalho Argolo
Manejo Neurointensivismo – Renato Terzi - AMIB
Manual de Eletroneuromiografia, Potenciais Evocados Cerebrais – Nobrega e Manzano
Manual do Clínico para o Médico Residente – Atala – UNIFESP
Medicina: Olhando para o Futuro – Protásio Lemos da Luz
Medicina, Saúde e Sociedade – Jatene
Memórias Agudas e Crônicas de uma UTI – Knobel
Miastenia Grave - Convivendo com uma Doença Imprevisível – Acary Souza Bulle Oliveira e Beatriz Helena de Assis de Pereira
Nem Só de Ciência se Faz a Cura 2a ed. – Protásio da Luz
Neuroemergências – Julio Cruz
Neurofiologia Clínica 2ª ed. – Pinto
Série Medicina NET - Neurologia e Neurocirurgia
Neurologia Infantil - 5ª ed. (2 vols.) – Aron Juska Diament e Saul Cypel
O Livro de Cefaleias – Wilson Luiz Sanvito e Monzilo
O Mundo das (Minhas) Reflexões – Wilson Luiz Sanvito
O que Você Precisa Saber sobre o Sistema Único de Saúde – APM-SUS
Prescrição de Medicamentos em Enfermaria – Brandão Neto
Propedêutica Neurológica Básica 2ª ed. – Wilson Luiz Sanvito
Série da Pesquisa à Prática Clínica - Volume Neurociência Aplicada à Prática Clínica – Alberto Duarte e George Bussato
Série Neurologia - Diagnóstico e Tratamento - Doença de Parkinson – Ferraz
Série Terapia Intensiva – Knobel
Vol. 3 - Neurologia
Série Usando a Cabeça – Alvarez e Taub
Vol. 1 - Memória
Síndromes Neurológicas 2ª ed. – Wilson Luiz Sanvito
Sono - Aspectos Profissionais e Suas Interfaces na Saúde – Mello
Terapia Intensiva - Neurologia (em espanhol) – Knobel
Terapias Avançadas - Células-tronco – Morales
Tratado de Técnica Operatória em Neurocirurgia – Paulo Henrique Pires de Aguiar
Tratamento Coadjuvante pela Hipnose – Marlus
Um Guia para o Leitor de Artigos Científicos na Área da Saúde – Marcopito Santos

SAL – SERVIÇO DE ATENDIMENTO AO LEITOR
Tel.: 08000267723
www.atheneu.com.br

Facebook.com/editoraatheneu   Twitter.com/editoraatheneu   Youtube.com/atheneueditora

Cefaleia na Mulher

Editor da Série
Neurologia – Diagnóstico e Tratamento

Wilson Luiz Sanvito
*Professor Titular de Neurologia da Faculdade
de Ciências Médicas da Santa Casa de São Paulo*

Editora

Eliana Meire Melhado

*Mestra e Doutora em Ciências Médicas na área de Neurologia
pela Faculdade de Ciências Médicas da Universidade
Estadual de Campinas (Unicamp), SP. Membro da Sociedade
Brasileira de Cefaleia filiada à Sociedade Internacional
de Cefaleia desde 1998. Membro Titular da Academia
Brasileira de Neurologia desde 2002. Docente de Neurologia
e Semiologia da Faculdade de Medicina de Catanduva das
Faculdades Integradas Padre Albino (FIPA), SP.*

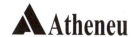

EDITORA ATHENEU

São Paulo	Rua Jesuíno Pascoal, 30
	Tel.: (11) 2858-8750
	Fax: (11) 2858-8766
	E-mail: atheneu@atheneu.com.br
Rio de Janeiro	Rua Bambina, 74
	Tel.: (21) 3094-1295
	Fax: (21) 3094-1284
	E-mail: atheneu@atheneu.com.br
Belo Horizonte	Rua Domingos Vieira, 319, conj. 1.104

PRODUÇÃO EDITORIAL: SFSantana Serviços Editoriais

Dados Internacionais de Catalogação na Publicação (CIP)
(Câmara Brasileira do Livro, SP, Brasil)

Cefaléia na mulher / editora Eliana Meire Melhado . -- São Paulo: Editora Atheneu, 2011. -- (Série neurologia : diagnóstico e tratamento / editor Wilson Luiz Sanvito)

Vários colabordores.
Bibliografia.
ISBN 978-85-388-0231-0

1. Cefaléia 2. Cefaléia - Diagnóstico 3. Cefaléia - Tratamento 4. Cefaleia em mulheres I. Melhado, Eliana Meire. II. Sanvito, Wilson Luiz. III. Série.

11-09811   CDD-616.857

Índice para catálogo sistemático:

1. Cefaleia em mulheres: Medicina   616.857

MELHADO, E.M.
Cefaleia na mulher

©Direitos reservados à Editora ATHENEU — São Paulo, Rio de Janeiro, Belo Horizonte, 2012

Colaboradores

André Leite Gonçalves
Doutorando de Neurologia/Neurociências da Universidade Federal de São Paulo (Unifesp). Médico do grupo de Cefaleias da Faculdade de Medicina do ABC (FMABC).

Carlos Alberto Bordini
Doutor em Medicina (Neurologia) pela Faculdade de Medicina de Ribeirão Preto da Universidade de São Paulo (FMRP-USP). Presidente da Sociedade Brasileira de Cefaleia (SBCe).

Giancarlo Lucchetti
Doutorando de Neurologia/Neurociências da Universidade Federal de São Paulo (Unifesp).

Marcelo Ismail Leomil
Acadêmico do Internato de Medicina da Faculdade de Medicina de Catanduva das Faculdades Integradas Padre Albino (FIPA).

Mário Fernando Prieto Peres
Pesquisador Sênior IIEP do Hospital Albert Einstein
Professor do curso de pós-graduação em Neurologia/Neurociências da Universidade Federal de São Paulo (Unifesp). Professor de Neurologia da Faculdades Integradas Padre Albino (Fipa) ABC

Reinaldo Ribeiro
Doutorando de Neurologia/Neurociências da Universidade Federal de São Paulo (Unifesp). Médico do grupo de Cefaleias da Faculdade de Medicina do ABC (FMABC).

Dedicatória

Às pacientes e aos profissionais que se interessam pelo tema cefaleia na mulher, com a finalidade de compreender parte do universo da cefaleia feminina.

Prefácio

> *"Perigoso é um pouco de conhecimento."*
> Alexander Pope

O bem mais precioso do mundo é o conhecimento. Os países com capacidade para produzi-lo (Estados Unidos da América, União Europeia, Japão, China) assumem a dianteira como potências econômicas. Certamente, o futuro pertence aos que controlam o capital e o trabalho, mas principalmente o conhecimento, de sorte que o desafio das sociedades modernas é lidar com o conhecimento.

Há, pelo menos, três caminhos possíveis para o conhecimento: o do senso comum; o da lógica e filosofia; e o científico. O primeiro, também chamado de conhecimento vulgar, se faz por meio de uma observação assistemática do fenômeno e de uma estratégia intuitiva. É o caboclo que olha para o céu de manhã, lá no interior, e afirma: "Está soprando um vento do mar, no fim da tarde vai chover". E costuma acertar na sua previsão. Aqui se aceita a conclusão que parece "a mais certa". O segundo exige uma estratégia reflexiva e sujeita à lógica. Esse tipo de conhecimento depende de muita abstração e alguma especulação. Aqui se aceita a conclusão que parece "a mais razoável". O terceiro caminho segue uma metodologia científica por meio da observação sistemática do fenômeno e do experimento, da pesquisa e dos dados estatísticos. Aqui se aceita a conclusão que parece 'a mais provável'. Existe, ainda, um quarto caminho que é o do conhecimento transcendental. Neste, o ser deve ter a sensação da verdade para conhecê-la, algo além do reino da experiência ordinária, o oposto do que é imanente. O primeiro tipo de conhecimento é um saber pragmático; o segundo, um saber refletido; o terceiro, um saber metódico; o quarto, um saber revelado. Hoje é preciso considerar a interface dos conhecimentos por meio da interdisciplinaridade, o que significa que uma forma de conhecimento não deve ficar encapsulada, mas interagir com as outras. É inegável, porém o avanço do conhecimento científico no mundo contemporâneo.

O século XVIII foi marcado pelo Iluminismo (conhecimento por meio da razão embasado na Filosofia), o século XIX caracterizou-se pelas ideologias (com o objetivo de conhecer e transformar o mundo) e o século XX pela ascensão das tecnociências. O casamento da tecnologia com a ciência deu origem a três revoluções que transformaram a face do mundo no século passado: a manipulação do átomo (energia atômica); a manipulação da informação (informática); a manipulação do gene (revolução biológica). Elas tiveram como consequência uma explosão dos conhecimentos de tal magnitude que, no mundo de hoje, a massa do conhecimento dobra em menos de um ano. O século XXI é, portanto, o tempo do conhecimento acelerado. O dado nos fascina e nos amedronta ao mesmo tempo. Os aspectos benéficos desses velozes avanços tecnocientíficos são óbvios, entretanto o estado permanente de superinformação pode provocar uma cacofonia na cabeça dos receptores, pois quase não há tempo para refletir sobre as informações recebidas e isto pode gerar um pensamento acrítico. O conhecimento na Antiguidade era transmitido pela tradição oral; na Idade Média, pelos monges copistas; no Renascimento, pela imprensa gutenberguiana. No mundo contemporâneo ele é divulgado pela multimídia. Os usuários tornam-se robotizados. As mensagens (informações) só se transformam em conhecimento quando bem classificadas. É preciso considerar, ainda, que a pulverização do conhecimento científico contribui para a falta de integração de seus diversos ramos. Cada homem/mulher de ciência atua no seu próprio nicho e acaba perdendo a perspectiva de um saber holístico, o que determina uma perda do quadro de referências. A fragmentação do saber pode ter como consequência uma babelização do conhecimento.

Particularmente na área médica a revolução biológica decola e, junto com a informática (bioinformática), dominará as primeiras décadas do século XXI. As ciências médicas, um ramo da biologia, fizeram mais progressos nos últimos 50 anos do que em todos os séculos precedentes. Vivemos, no campo dos conhecimentos médicos, com uma lógica de cronômetro: tudo acontece muito rápido.

Do exposto, conclui-se que lidar com o conhecimento científico exige das fontes e dos usuários um rigor, proporcionado pela disciplina e sistematização das informações. O conhecimento criativo reclama uma massa crítica, que pode ser proporcionada pelos institutos de pesquisa e pelas universidades. Por sua vez, a divulgação do conhecimento é muito importante pelo efeito esclarecedor e multiplicador que pode ter junto ao público-alvo. A preservação do conhecimento significa a sua consolidação nos bancos da memória (apostilas, revistas, livros, arquivos eletrônicos etc), que podem ser acionados a qualquer momento. Na outra ponta do sistema, a aplicação do conhecimento significa o coroamento de todo o processo.

A atomização do conhecimento na área médica tornou o médico inseguro, e penso que a educação médica continuada deve ser um objetivo permanente de todos aqueles que lidam com o ensino médico. Múltiplos e variados são os meios utilizados para tal propósito: aulas, conferências, simpósios, congressos, apostilas, teses, livros impressos, revistas, CD-rom, vídeos, internet, *e-book, tablets,* dentre outros. Mas o "velho" texto impresso e organizado sob a forma de livro é ainda um instrumento muito útil para se atingir esse objetivo. Particularmente na neurociência, a reciclagem periódica é impositiva, em vista dos avanços importantes das últimas décadas e de sua abrangência.

Ao coordenar esta monografia sobre a cefaleia na mulher, que vem integrar a Série Neurologia – Diagnóstico e Tratamento, a professora Eliana Meire Melhado procurou seguir esses preceitos fundamentais. A Dra. Eliana Melhado (como é mais conhecida nos meios neurológicos) é mestra e doutora em neurologia pela Unicamp e atualmente rege a Disciplina de Neurologia da Faculdade de Medicina de Catanduva. O seu livro *Cefaleia na mulher* apresenta um texto límpido e tem como leitores-alvo os(as) residentes de neurologia e os(as) neurologistas que lidam com doentes padecentes de cefaleia. Ele também pode ser muito útil aos ginecologistas e obstetras. Contando com a colaboração de uma plêiade de neurologistas brasileiros, com vivência na área das cefaleias, o livro é de leitura agradável e pleno de informações práticas para o exercício neurológico do dia a dia.

O texto está estruturado em 21 capítulos e 5 anexos e aborda, de modo didático, alguns temas de grande impacto da cefaleia na mulher (dados epidemiológicos, aspectos genéticos, classificação das cefaleias, formas clínicas, diagnóstico diferencial, orientações terapêuticas...). Os autores lidam com esses problemas complexos de maneira singela, em capítulos densos e bem elaborados.

Em suma, a presente publicação é representativa da escola cefaliátrica brasileira e proporciona àqueles que militam na clínica neurológica valiosos subsídios, particularmente no terreno diagnóstico e terapêutico. Só nos resta parabenizar a Editora Atheneu pela oportunidade da publicação, que vem enriquecer a bibliografia nacional, e desejar ao leitor bom proveito.

Wilson Luiz Sanvito
Professor Titular de Neurologia da Faculdade
de Ciências Médicas da Santa Casa de São Paulo

Sumário

Introdução, 1
Eliana Meire Melhado

1 **Epidemiologia da Cefaleia nas Mulheres, 5**
Eliana Meire Melhado

2 **Fisiopatologia das Cefaleias nas Mulheres – o que Pode Diferir?, 17**
Carlos Alberto Bordini
Eliana Meire Melhado

3 **Classificação Internacional das Cefaleias, 37**
Eliana Meire Melhado

4 **Diagnóstico da Cefaleia Primária e Secundária na Mulher, 49**
Eliana Meire Melhado

5 **Cefaleia e Ciclo Menstrual, 65**
Eliana Meire Melhado

6 **Cefaleia e Síndrome Pré-menstrual: Relação?, 83**
Eliana Meire Melhado

7 **Tratamento Convencional da Cefaleia na Mulher, 91**
Eliana Meire Melhado

8 **Tratamento Hormonal da Cefaleia na Mulher em Idade Fértil, 105**
Eliana Meire Melhado

9 **Cefaleia e Gravidez, 113**
Eliana Meire Melhado

10 Tratamento da Cefaleia na Gravidez, 131
Eliana Meire Melhado

11 Cefaleia e Amamentação, 141
Eliana Meire Melhado

12 Tratamento da Cefaleia na Amamentação, 145
Eliana Meire Melhado

13 Cefaleia, Climatério e Hormônios, 153
Eliana Meire Melhado

14 Tratamento da Cefaleia no Climatério, 165
Eliana Meire Melhado

15 Comorbidades Psiquiátricas na Mulher com Cefaleia, 171
Mario Fernando Prieto Peres
Giancarlo Lucchetti
Andre Leite Gonçalves
Reinaldo Teixeira Ribeiro

16 Distúrbios do Sono na Mulher com Cefaleia, 177
Mario Fernando Prieto Peres
Reinaldo Teixeira Ribeiro
André Leite Gonçalves
Giancarlo Lucchetti

17 Cefaleia na Mulher e Obesidade, 185
Eliana Meire Melhado

18 Tratamento Não Farmacológico da Cefaleia na Mulher, 191
Eliana Meire Melhado

19 Hormônios no Mercado, 199
Eliana Meire Melhado

20 Drogas para Cefaleia e Malformações Fetais, 207
Eliana Meire Melhado

21 Migrânea e Acidente Vascular Encefálico, 229
Eliana Meire Melhado

Anexos

1 **Diário de Cefaleia, 245**
   Eliana Meire Melhado

2 **Comorbidades em Cefaleia e Fatores de Risco Modificáveis, 247**
   Eliana Meire Melhado

3 **Quando Suspeitar de Cefaleia Secundária na Mulher e, portanto, Investigá-la?, 248**
   Eliana Meire Melhado

4 **Comorbidade, Epilepsia e Cefaleia na Mulher, 249**
   Eliana Meire Melhado
   Marcelo Ismail Leomil

5 **Distúrbios Vestibulares e Migrânea: nas Mulheres, qual a Importância?, 253**
   Eliana Meire Melhado
   Marcelo Ismail Leomil

Índice Remissivo, 261

INTRODUÇÃO

Eliana Meire Melhado

> *"A vida não é uma pergunta a ser respondida.
> É um mistério encantador a ser vivido."*
> Buda

Quem sente mais dor: o homem ou a mulher? Vários estudos mostram que as mulheres apresentam maior prevalência de dor em várias localizações anatômicas, mas a intensidade da dor entre homens e mulheres é a mesma, conforme demonstram estudos experimentais, ainda com várias controvérsias[1].

Na literatura, sabe-se que as mulheres procuram mais o atendimento médico para várias condições de saúde[2,3]. Elas se cuidam mais? Sim. São mais preocupadas com a saúde e consequentemente consultam mais o médico.

As mulheres, portanto, procuram mais do que os homens atendimento médico para cefaleia. Isso é válido para cefaleias do tipo migrânea e cefaleia do tipo tensional[3,4].

Um estudo holandês definiu percentual de procura médica para cefaleia pelas mulheres de 18% e para os homens de 13%[5].

Um estudo nacional demonstrou que 43,26% dos pacientes procuraram atendimento médico para cefaleia alguma vez na vida e 56,74% nunca o fizeram por essa causa. Dos pacientes que procuraram atendimento médico para cefaleia, 57,09% eram do sexo feminino e 42,91% eram do sexo masculino[6].

Por que as mulheres utilizam mais os recursos de saúde do que os homens?

Desde 1940, numerosos estudos mostram que mulheres relatam maiores proporções de sintomas, doenças, incapacidade e utilização de recursos de saúde do que os homens[2]. O fato de as mulheres consultarem mais médicos permite que elas recebam mais o diagnóstico de migrânea[7,8].

Mesmo assim, um estudo nacional de dissertação de mestrado constatou que somente 40% dos homens e 60% das mulheres procuraram atendimento médico por cefaleia[6]; outro estudo nacional multicêntrico da Sociedade Brasileira de Cefaleia[9] e a literatura internacional demonstram que a procura de atendimento que tem por motivo a cefaleia é baixa[3,5,7,10].

A cefaleia na mulher faz parte do universo "saúde da mulher", tratada por todas as áreas da medicina, em todas as partes do mundo e em diversos veículos de comunicação.

Com relação à dor experimental, mulheres apresentam maior sensibilidade a múltiplas modalidades de dor do que o homem. Não é possível afirmar ainda que o processamento central de dor seja diferente entre os sexos em estudo de tomografia por emissão de pósitron (PET) e nem que o controle inibitório nóxico difuso (um dos mecanismos de modulação endógena da dor) seja diferente entre os sexos. Dados fornecem evidências para a contribuição hormonal em dor na prática clínica, tanto na administração quanto na privação de estrogênios. Em uma metanálise de 16 publicações relacionadas à percepção de dor por meio do ciclo menstrual, concluiu-se que o limiar de dor para estímulos mecânicos, térmicos e musculares isquêmicos foram mais altos durante a fase folicular do ciclo menstrual (quando há níveis baixos e moderados de estradiol e progesterona) do que durante a fase perimenstrual do ciclo (quando há níveis reduzidos de estradiol e progesterona)[1].

Qual o balanço entre ganhos e perdas após a conquista da liberdade de expressão pelas mulheres, reivindicada há décadas?

No dia 8 de março de 1857, operárias de uma fábrica de tecidos, situada na cidade norte-americana de Nova York, fizeram uma grande greve. Ocuparam a fábrica e começaram a reivindicar melhores condições de trabalho. A manifestação foi reprimida com total violência. As mulheres foram trancadas dentro da fábrica, que foi incendiada. Aproximadamente, 130 tecelãs morreram carbonizadas, num ato totalmente desumano. Somente em 1910, durante uma conferência na Dinamarca, ficou decidido que o dia 8 de março passaria a ser o "Dia Internacional da Mulher", em homenagem àquelas que morreram na fábrica em 1857. E apenas em 1975, por meio de um decreto, a data foi oficializada pela Organização das Nações Unidas (ONU)[11]. Nessa data não se pretende apenas comemorar, mas, na maioria dos países, realizam-se conferências, debates e reuniões cujo objetivo é discutir o papel da mulher na sociedade atual. O esforço é para tentar diminuir e, quem sabe um dia, terminar com o preconceito e a desvalorização da mulher[12]. Mesmo com todos os avanços, elas ainda sofrem, em muitos locais, com salários baixos, iniquidades sociais, violência masculina, violência doméstica e urbana, jornada excessiva de trabalho e desvantagens na carreira profissional. Muito foi conquistado, mas muito ainda há para ser modificado nessa história[12,13].

Ao conquistarem o direito de dirigir, provaram que causam menos acidentes de trânsito; provavelmente, o estrogênio ajuda as mulheres a mudar sua atenção de uma situação ou objeto para outro de forma mais rápida e mais eficaz do que os homens. Essa flexibilidade mental ajudaria as mulheres na hora de perceber alterações no trânsito de forma mais rápida, o que ajudaria na prevenção de acidentes. Uma pesquisa sugere que o estrogênio pode influenciar positivamente na atividade neuronal nos lobos frontais, área do cérebro estimulada por tarefas de atenção e aprendizado de regras, o que pode explicar por que as mulheres têm vantagens quando executam essas tarefas[14].

As mulheres conquistaram seu lugar na sociedade, mas, infelizmente, adquiriram também hábitos masculinos nocivos, como fumar e beber. Quando os papéis das mulheres se tornam semelhantes aos dos homens, elas modificam seu padrão de consumo de álcool, aumentando-o[15]; entretanto, elas apresentam menos resistência ao fumo e ao álcool.

Mulheres diferem dos homens na forma de beber e nas consequências biológicas do uso do álcool. Mais frequentemente bebem em casa e escondem seu comportamento alcoólico. As mulheres têm maior percentual de células de gordura e menor de água do que os homens, assim, a mesma quantidade ingerida de álcool causa nelas efeitos tóxicos mais severos. O consumo pesado de álcool em mulheres é associado com disfunção ginecológica e síndrome alcoólica fetal. Depressão, ansiedade e outras doenças psiquiátricas são mais comuns nas mulheres alcoólatras[16].

Quanto ao tabagismo, as mulheres ainda fumam um pouco menos do que os homens, porém relatos descrevem um aumento alarmante nas taxas de tabagismo entre as mulheres (à custa de jovens adolescentes). Mulheres podem ser mais suscetíveis às propriedades carcinogênicas da fumaça dos cigarros.

Embora o tabaco cause problemas semelhantes em ambos os sexos, existem riscos adicionais específicos para homens e mulheres. No caso da mulher, fumar não significa apenas sofrer as mesmas consequências do tabaco, mas ter riscos específicos adicionais, como alterações próprias em sua função reprodutiva. Assim, o risco para doenças cardiovasculares aumenta, especialmente para as que usam contraceptivos orais, e eleva-se a taxa de infertilidade, trabalho de parto prematuro, recém-nascidos com baixo peso, câncer cervical (ou de colo de útero), menopausa precoce e fraturas ósseas. Fumar durante a gravidez ou expor-se à fumaça do tabaco (fumante passiva) afeta o desenvolvimento fetal.

As mulheres não fumantes são mais prováveis de serem expostas à fumaça ambiental do cigarro do que os homens e têm elevados riscos de sofrer câncer de pulmão e cardiopatias. A mortalidade por câncer de pulmão na União Europeia é quase três vezes maior nas mulheres do que nos homens não fumantes, fato atribuído à exposição passiva ao tabaco do marido. Um estudo de metanálise recente constatou que as mulheres desenvolvem o câncer de pulmão com níveis mais baixos de fumaça do tabaco do que os homens e que é maior entre elas o risco de contrair o agressivo câncer do tipo pequenas células.

Portanto, as mulheres têm maior risco relativo de doenças relacionadas ao tabaco. Elas também têm menos sucesso nas tentativas de parar de fumar pelo temor de ganhar peso, pelo fato de o ciclo menstrual afetar a síndrome de abstinência ao tabaco, por não se recomendar o uso de drogas para cessação do tabagismo em mulheres grávidas, pelo fato de a terapia de reposição do tabagismo não ser tão efetiva para mulheres, pelo fato de os maridos darem menos apoio do que as esposas aos maridos para pararem de fumar[13].

O tabaco é o mais importante fator de risco modificável para acidente vascular encefálico em mulheres jovens[17]. Somado à migrânea, aumenta o risco relativo para 10, e tabaco associado à migrânea com aura e a pílulas anticoncepcionais aumenta o risco relativo para 34[18].

Sexo frágil? Nunca. Elas vivem mais, em média cinco a sete anos, do que os homens. Por que a mulher vive mais do que o homem? Diferenças no coração faz mulher viver mais do que o homem. Um coração mais forte seria o motivo de as mulheres estarem vivendo mais, segundo um estudo realizado na Grã-Bretanha. O coração dos homens perde até um quarto de seu poder de pulsação entre os 18 e os 70 anos. Contudo, há poucas alterações no coração das mulheres entre os 20 e os 70 anos. Resultados da análise de 250 voluntários podem explicar por que as mulheres vivem, em média, até cinco anos mais do que os homens. Com a idade, as grandes artérias perdem elasticidade, o que causa uma elevação da pressão arterial. A rigidez do tecido coronário aparece mais cedo nos homens. As mulheres apenas sentem o problema após a menopausa[19].

Mulheres vivem mais provavelmente também por cuidarem mais de sua saúde. Portanto, as mulheres devem ser orientadas quanto ao risco de maus hábitos e aos benefícios dos hábitos saudáveis.

▶ REFERÊNCIAS BIBLIOGRÁFICAS

1. Fillingim RB, King CD, Ribeiro-Dasilva MC, et al. J Pain. PMC. 2009;610(5):447-85.
2. Celentano DD, Linet MS, Stewart WF. Gender differences in the experience of headache. Soc Sci Med. 1990;30(12):1289-95.
3. Lipton RB, Stewart WF, Celentano DD, et al. Undiagnosed migraine headaches: a comparison of symptom-based and reported physician diagnosis. Arch Intern Med. 1992;152:1273-8.
4. Linet MS, Stewart WF, Celentano DD, et al. An epidemiologic study of headache among adolescents and young adults. JAMA. 1989;261(15):2211-6.
5. Poest D, Gubbels JW. Headache: an epidemiological survey in a dutch rural general practice. Headache. 1986;26:122-5.
6. Melhado EM. Cefaleia: cuidado inicial e atendimento na cidade de Catanduva, SP [dissertação]. Campinas: Universidade Estadual de Campinas; 2000.
7. Lipton RB, Stewart WF. Migraine in the United States: a review of epidemiology and health care use. Neurology. 1993;43(Suppl 3):S6-S10.
8. Stewart WF, Lipton RB. Migraine epidemiology in the United States. In: Olesen J. Frontiers in headache research: headache classification and epidemiology. New York: Raven Press; 1994, p. 239-46, v. 4.
9. Vincent MB, Carvalho JJ. Primary headache care delivery by nonspecialists in Brazil. Cephalalgia. 1999;19(5):520-4.
10. Edmeads J, Findlay H, Tugwell P, et al. Impact of migraine and tension-type headache on life-style, consulting behavior, and medication use: a Canadian population survey. Can J Neurol Sci. 1993;20:131-7.
11. Wikipédia. Dia Internacional da Mulher. Disponível em: <http://pt.wikipedia.org/wiki/Dia_Internacional_da_Mulher>. Acesso em: 27 abr. 2010.
12. Wikipédia. História do Dia Internacional da Mulher. Disponível em: <http://www.suapesquisa.com/dia_internacional_da_mulher.htm>. Acesso em: 4 abr. 2010.
13. Araújo JA, Caldas N, Borges MT, et al. Abordagem de populações especiais: tabagismo e mulher – Razões para abordagem específica de gênero. In: Gigliotti AP, Presman S eds. Atualização no tratamento do tabagismo. Rio de Janeiro: ABP-Saúde; 2006, p. 107-28.
14. BBC Brasil. Hormônio prova que mulher bate menos o carro. Disponível em: <http://noticias.terra.com.br/ciencia/interna/0,,OI742778-EI1827,00.html>. Acesso em: 8 nov. 2009.
15. Kerr-Corrêa F, Tucci AM, Hegedus AM, et al. Drinking patterns between men and women in two distinct Brazilian communities. Rev Bras Psiquiatr. 2008;30(3):235-42.
16. Gearhart JG, Beebe DK, Milhorn HT, et al. Alcoholism in women. Am Fam Physician. 1991;44(3):907-13.
17. Bousser MG. Migraine, female hormones, and stroke. Cephalalgia. 1999;19(2):75-9.
18. International Headache Society Taskforce. International Members' Handbook. Recommendations on the risk of ischaemic stroke associated with use of combined oral contraceptives and hormones replacement therapy in women with migraine. Cephalalgia. 2000;20:155-6.

19. Revista Época Online. Diferença no coração faz mulher viver mais que homem. Disponível em: <http://revistaepoca.globo.com/Revista/Epoca/0,,EDG68358-6014,00-DIFERENCA+NO+CORACAO+FAZ+MULHER+VIVER+MAIS+QUE+HOMEM+INDICA+PESQUISA.html>. Acesso em: 21 nov. 2009.

Capítulo 1

EPIDEMIOLOGIA DA CEFALEIA NAS MULHERES

Eliana Meire Melhado

"Devemos aprender durante toda a vida, sem imaginar que a sabedoria vem com a velhice."
Platão

► EPIDEMIOLOGIA GERAL

É conhecido o fato de que as mulheres apresentam mais dor de cabeça do que os homens.

A prevalência geral de cefaleias varia de 35% a 100%. Num estudo, a prevalência de cefaleia foi de 78% em mulheres adultas e de 68% entre os homens. As razões para essa diferença são provavelmente metodológicas, mas podem haver diferenças reais quanto a fatores ambientais e constitucionais[1]. Em outro estudo, a prevalência de cefaleia foi de 90,8% entre os homens e de 95,3% entre as mulheres[2].

A cefaleia diminui com a idade. Muitos indivíduos tornam-se livres da dor com o aumento da idade, e os motivos discutidos para essa diminuição são: a falta de queixa do idoso, o aumento de incidência de cefaleia entre os mais jovens, o aumento de mortalidade entre os idosos e o padrão de consulta elevado entre os idosos, possibilitando diagnóstico mais acurado e tratamento[1].

A cefaleia do tipo tensional apresenta prevalência que varia de 30% a 80%, sendo mais prevalente em mulheres do que em homens, e parece declinar com a idade. No entanto, a prevalência foi maior entre homens (15,4%) do que entre mulheres (9,5%), sendo 1,6 vez mais prevalente nos homens num estudo populacional brasileiro[3]. É a cefaleia mais comum e sua epidemiologia tem recebido menos atenção porque é frequentemente leve e tem impacto quase insignificante nos atingidos. A maioria dos pacientes com cefaleia do tipo tensional nunca consulta um médico. Num estudo da população dinamarquesa, foi divulgado que 41% dos indivíduos com cefaleia do tipo tensional não tinham suas atividades inibidas por esse motivo[1].

Migrânea é a cefaleia mais comum da prática clínica de todos os lugares do mundo. A prevalência varia de 1% a 35%[4,5], mais propriamente de 10% a 20% da população, salvo nos países asiáticos, onde a prevalência é menor. Em Jerusalém, encontrou-se uma prevalência de migrânea de 10%, sendo 5% em homens e 10% em mulheres[4].

Um estudo nacional de dissertação de mestrado em serviços médicos de atenção primária à saúde questionou 1.234 indivíduos entre 3 e 88 anos, mostrando prevalência de cefaleia de 93,84% dos estudados, com prevalência feminina de 96,65% e masculina de 91,68% estatisticamente significativa[6].

Em um estudo nacional populacional de tese de doutorado vinculado à Universidade Federal de São Paulo (Unifesp), a prevalência no último ano de cefaleia foi de 81,1% nas mulheres e 59,7% nos homens. Nesse estudo, utilizou-se entrevista telefônica com aplicação de questionário estruturado a indivíduos de 18 a 79 anos, em 27 estados brasileiros, nas cinco regiões do Brasil. A prevalência de migrânea, no Brasil, foi de 15,2%[7]; de cefaleia do tipo tensional, de 13%; e de cefaleia crônica diária, de 6,9%.

Há poucos estudos de investigação longitudinal com resultados a longo prazo sobre a migrânea. Entretanto, dado que a prevalência de migrânea diminui com a idade, pode ser esperado que, em muitos casos, essas cefaleias se resolvam espontaneamente. Dois recentes estudos avaliaram o desfecho a longo prazo em grandes populações, cujo diagnóstico de migrânea foi estabelecido pelos critérios da Sociedade Internacional de Cefaleia (SIC)[8,9].

O primeiro estudo seguiu 549 de 740 indivíduos originalmente diagnosticados com cefaleias episódicas em 1989. Doze anos depois do diagnóstico original, 42% dos indivíduos tiveram remissão, 38% tiveram cefaleias menos frequentes e 20% tiveram cefaleias mais frequentes. O prognóstico pior foi associado com alta frequência de migrânea no início da doença (linha de base) e idade de início mais jovem do que 20 anos. Para cefaleia do tipo tensional, a remissão foi observada em 45% dos indivíduos, e a transformação em cefaleia do tipo tensional crônica foi relatada em 16%. O segundo estudo avaliou 1.250 de 2.051 indivíduos originalmente identificados em 2003, dos quais 398 preencheram critérios diagnósticos para migrânea. Dez anos mais tarde, 37% ainda preenchiam esses critérios diagnósticos para migrânea e 18% para outros tipos de cefaleias episódicas; o restante apresentou completa remissão. Em homens e em indivíduos com mais idade, a remissão ou evolução para uma forma menos grave foi mais frequente[10].

Um estudo longitudinal identificou a minoria de indivíduos cuja condição se deteriora com o tempo, notavelmente com aumento da frequência das cefaleias. Isso corresponde à noção de migrânea transformada ou de cefaleia crônica diária (CCD). Muitas dessas cefaleias podem ser iatrogênicas e o alto grau de uso de drogas analgésicas, descrito em até ¾ dos casos, é associado ao risco de transformação. Apesar de drogas analgésicas terem sido implicadas mais frequentemente no desenvolvimento de CCD, estudos recentes sugerem que o uso de tratamentos agudos específicos (com triptanos) pode também levar à transformação da migrânea. O uso de altas doses de cafeína foi descrito como um fator de risco para a transformação. Em adição, a cefaleia do tipo tensional pode também evoluir para uma forma crônica. A prevalência geral de CCD na população geral está ao redor de 4%. Há outros estudos relatando ser a cefaleia do tipo tensional crônica mais frequente do que a migrânea transformada. Indivíduos apresentando-se com esses tipos de cefaleia representam um grande segmento da população que consulta especialistas em centros de cefaleia. CCD frequentemente remite espontaneamente. A proporção de remissão, em um ano, de 14% tem sido estimada na amostra da população geral. Fatores associados com um pior prognóstico de CCD incluem idade avançada, longa duração da cefaleia crônica e uso excessivo de medicação[10].

É comum a associação entre migrânea e cefaleia do tipo tensional[11-13]. Estudos populacionais[1,12] descreveram que 83% dos pacientes migranosos apresentam também cefaleia do tipo tensional. Outro estudo[13] relata que 62% dos migranosos também apresentam cefaleia do tipo tensional e 25% dos pacientes com cefaleia do tipo tensional, da mesma forma, apresentam migrânea.

A prevalência de migrânea sem aura é maior do que com aura. A prevalência total de migrânea varia entre 10% e 15%, ficando a migrânea com aura estimada em 4%, e a sem aura em aproximadamente 10%[4,12].

▶ EPIDEMIOLOGIA NAS MULHERES

A prevalência de cefaleia é mais alta em mulheres do que em homens, tanto migrânea como algumas formas de cefaleias trigêmino-autonômicas (hemicrania paroxística)[14,15] e cefaleia do tipo tensional, em alguns estudos[1]. Porém, a cefaleia do tipo tensional não predomina entre as mulheres em outros estudos[3]. A alta prevalência de cefaleia em mulheres é atribuída à possível influência dos hormônios femininos[1].

A migrânea apresenta preponderância feminina em todos os estudos, numa proporção homem:mulher 1:2-3[4]. Migrânea foi 2,2 vezes mais prevalente entre as mulheres[7] no estudo populacional brasileiro. As razões para a preponderância de cefaleia na mulher ainda não são bem compreendidas[5,16], mas suspeita-se de alguma relação com o hormônio feminino. A influência dos hormônios femininos pode ser mais importante em migrânea do que em cefaleia do tipo tensional[5].

A prevalência de cefaleia do tipo tensional no estudo populacional brasileiro foi de 15,4% em homens e de 9,5% em mulheres, sendo 1,6 vez mais prevalente nos homens[3], diferentemente de outros estudos que mostram maior prevalência desse tipo de cefaleia em mulheres[17-20].

A CCD apresentou prevalência de 6,9%, sendo 2,4 vezes mais comum nas mulheres do que nos homens no mesmo estudo nacional[21].

A prevalência, no último ano, dos vários tipos de cefaleia por sexo no estudo populacional brasileiro é mostrada na tabela abaixo (Tabela 1.1).

Tabela 1.1 – Prevalência de várias formas de cefaleia, por sexo, em estudo nacional

Sexo	Masculino		Feminino	
Diagnóstico	N	%	n	%
Migrânea	144	9,34	483	20,94
Provável migrânea	134	8,70	461	19,98
Provável migrânea e provável cefaleia do tipo tensional	137	8,89	305	13,22
Cefaleia do tipo tensional	237	15,38	220	9,54
Provável cefaleia do tipo tensional	182	11,81	233	10,10
Outras cefaleias	86	5,58	168	7,28
Sem cefaleia	621	40,30	437	18,94
Total	1.541	100,00	2.307	100,00

Os motivos para as mulheres apresentarem maior prevalência de cefaleia podem também ser devidos à utilização mais frequente dos cuidados de saúde pelas mulheres[2,22].

A inserção da mulher no mercado de trabalho com dupla e até tripla jornada causa mais estresse e leva as mulheres a ter mais dores crônicas (7 a 8 mulheres com dor crônica para 1 homem)[23].

Homens demoram mais para procurar atendimento por dor de cabeça[6].

A prevalência da cefaleia nas mulheres aumenta durante o período fértil, reduzindo após a menopausa. A prevalência aumentada de migrânea na mulher não pode ser exclusivamente relacionada ao período fértil, pois as diferenças entre os sexos persistem após os 50 anos[16].

Em relação à idade, até os 11 anos não se observa diferença de prevalência de migrânea entre os sexos; acima disso, a preponderância entre os sexos aparece, por razão ainda inexplicada. A idade mais comum de início da migrânea é entre a segunda e a terceira décadas de vida, mostrando-se infrequente ela começar depois dos 50 anos[4]. A migrânea ocorre entre 2% e 5% dos pré-escolares, em 10% dos escolares e de 20% a 30% das meninas adolescentes. O predomínio no sexo feminino começa por volta da idade de 12 anos; durante a adolescência, a razão feminino-masculino é de aproximadamente dois para um, mantendo-se esse índice até a idade adulta[24].

Cefaleia menstrual

Cefaleia relacionada à menstruação pode ocorrer entre 52% e 70% dos casos de cefaleia na mulher[25-30]. Num estudo nacional de tese de doutorado, ocorreu em 30,97% das mulheres[31,32].

A migrânea é exclusivamente menstrual entre 3,5% e 12% dos casos[33]. No estudo nacional, ocorreu em 5,28% das mulheres[31].

Geralmente, a cefaleia associada ao período menstrual é pulsátil sem aura ou cefaleia do tipo tensional. Migrânea que ocorre durante o fluxo pode estar associada à dismenorreia[26]. A migrânea inicia-se na menarca em 33% dos casos[26]. A cefaleia relacionada à menstruação ocorre desde a menarca em 52,22% das mulheres grávidas que apresentavam cefaleia anterior à gestação, no estudo nacional de tese de doutorado[31]. Outros estudos mostram somente 14% de migrânea iniciada na menarca[34].

Um estudo turco mostrou que, durante o período menstrual, 35,6% das pacientes apresentaram migrânea e 24,5% das pacientes, cefaleia do tipo tensional[35].

Dados epidemiológicos de uma revisão sistemática da literatura mostraram que a migrânea menstrual pura ocorre entre 3,5% e 12% das mulheres com migrânea, e a migrânea relacionada à menstruação ocorre em 50% (Tabela 1.2)[33].

Diferentemente da literatura, que contempla a migrânea relacionada à menstruação e a migrânea exclusivamente menstrual como migrâneas sem aura[9,26], algumas revisões admitem a existência de migrânea com aura menstrual[26,36].

No estudo epidemiológico de tese de doutorado realizado em Campinas[31], no qual não houve interferência na conduta da consulta pré-natal das gestantes estudadas, encontrou-se migrânea com aura em 10% das mulheres com cefaleia relacionada à menstruação e uma (0,28%) migrânea do tipo basilar. Ocorreu cefaleia do tipo tensional relacionada à menstruação em 6,39%, sendo uma cefaleia do tipo tensional crônica (0,28%). Ressalte-se que, dentre as migrâneas, a sem aura ocorreu em 39,44% e a provável migrânea sem aura colaborou para 34,72% desses diagnósticos de cefaleia relacionada ao período menstrual.

Um estudo nacional publicado em 2003 mostrou cefaleia em salvas em duas pacientes dentre 319 entrevistadas que mencionavam crises mais intensas na época da menstruação[43].

Em um estudo desenvolvido numa comunidade turca coloca fatores hormonais gerais como menstruação como desencadeante de cefaleia em 35,6% das migranosas e em 24,5% das pacientes com cefaleia do tipo tensional[34].

Tabela 1.2 – Estudos com suas respectivas prevalências de migrânea menstrual verdadeira e relacionada à menstruação e respectiva época da dor em relação ao fluxo menstrual

Estudo	Início do ataque de migrânea, dia de fluxo	Prevalência Pura menstrual (%)	Migrânea Migrânea relacionada (%)
MacGregor et al.[36] Brandes[33]	-2 a +2	7,2	34,5
Granella et al.[37] Brandes[33]	-3 a +3	9,1	50,8
Rasmusen[1]	Não disponível	Não disponível	24
Granella et al.[38] Brandes[33]	-2 a +2	3,5	53,5
Dzoljic et al.[39] Brandes[33]	-2 a +2	12	49
Galego et al.[40] Brandes[33]	Não disponível	Não disponível	62,3
Köseoglu et al.[35] Brandes[33]	Não disponível	Não disponível	35,6
Mattsson[41] Brandes[33]	-2 a +3	21,2	Não disponível
Sances et al.[42] Brandes[33]	Não disponível	0	55,1
Melhado[31] Brandes[33]	-10 a +10	5,3	30,9

No estudo nacional de São José do Rio Preto, a menstruação foi o fator desencadeante em 33,3% das pacientes com migrânea episódica e em 29% das pacientes com migrânea transformada[40].

Em um clássico estudo populacional dinamarquês, demonstrou-se a migrânea associada à menstruação em percentual de 24%, menor do que a cefaleia do tipo tensional, que ocorreu em 39% das mulheres[1].

Um estudo de Ribeirão Preto de dissertação de mestrado mostrou como cefaleia menstrual a migrânea com aura em 3%, a cefaleia do tipo tensional em 9%, a cefaleia cervicogênica em 2% e a cefaleia idiopática em facadas em 1%. Foram estudadas 100 mulheres com cefaleia na menstruação[44].

Na prática clínica, a dor que se localiza no período menstrual é uma das mais difíceis de tratar (em clínica de cefaleia) e mais resistentes a tratamento, como explicava o professor Dr. Raffaelli em suas apresentações, e no início do tratamento ela pode até piorar na época da menstruação.

Resultados de estudos populacionais prospectivos *versus* retrospectivos[33,45,46] mostraram, num estudo de acompanhamento com diário, prospectivo, que o risco relativo (RR) de a migrânea ser mais intensa foi de 3,4 vezes nos dias 1 a 3 do fluxo, comparados com outros períodos do mês[33,45].

A despeito da percepção de pacientes e de médicos de que a migrânea menstrual seja mais resistente a tratamento do que outras, a análise de grandes bases de dados para muitas medicações não mostrou diferenças para crises menstruais e não menstruais[47].

Então, na população, ela seria uma dor que ocorre no período menstrual, mas que não levaria à procura pelo médico (estudo epidemiológico populacional é necessário). Os casos mais graves estão nas clínicas de neurologia e cefaleia.

Uma pesquisa prospectiva recente na população, de 153 mulheres com migrânea identificou um RR de 1,7 nos dois dias que precedem a menstruação, e RR de 2,3 nos primeiros três dias de menstruação comparados com todos os outros períodos do ciclo. Crises de migrânea menstrual são relatadas como de maior duração e mais incapacitantes do que de migrânea não menstrual[10,45,46].

Cefaleia menstrual e contracepção

Cefaleia é um efeito colateral de contraceptivos que melhora com o uso contínuo[47].

Um estudo populacional norueguês mostrou prevalência mais alta de cefaleia entre as usuárias de contraceptivos do que entre as que nunca usaram[48]; dois estudos dinamarqueses não encontraram essa relação[1,46].

O efeito dos contraceptivos orais no curso da migrânea é variável: 18% a 50% apresentam piora da cefaleia; em 30% a 40%, a cefaleia não se modifica ou melhora; e em 5% a 10% há o início de migrânea[49].

A história familiar de cefaleia pode ser uma razão para a paciente não iniciar pílula[50].

Distúrbios menstruais afetam 2,5 milhões de mulheres entre 18 e 50 anos nos Estados Unidos da América (EUA), sendo mais frequentes a dismenorreia e a cefaleia.

Desde 1977, já se estuda prolongar os ciclos menstruais para trimestrais[51]. Há formulações de contraceptivos que contêm 84 pílulas ativas e 7 inativas para promover sangramento menstrual apenas quatro vezes por ano.

Estudos mostram que as mulheres preferem ciclos estendidos de contraceptivos por vários motivos: menos dias de sangramento, menos dor e menor consumo de produtos de higiene[52].

Não há dados sustentando que o uso contínuo de contraceptivos orais aumente a saúde geral da mulher. O esquema de uso de pílulas orais por 91 dias (84 dias de pílulas ativas e 7 inativas) expõe mais a mulher a estrogênios sintéticos e progestinas durante nove semanas por ano[51].

Não há também dados de que esse uso aumente o risco de doenças trombóticas nem de que proteja contra câncer endometrial e ovariano tardio na vida por diminuir a proliferação endometrial e suprimir a foliculogênese ovariana.

A perimenopausa (que ocorre por volta dos 45 anos ou mais) pode ocasionar sintomas perimenstruais e vasomotores. Com isso, o uso de contraceptivos clássicos, com 21 pílulas e 7 dias de intervalo, melhora esses sintomas, que, contudo, recorrem no intervalo da pílula. O uso estendido e contínuo de contraceptivos para mulheres saudáveis perimenopáusicas não fumantes pode ser bem indicado (inclusive não importando se a contracepção é necessária).

Somente mulheres que usam contraceptivos em esquema convencional podem utilizar o esquema estendido[52].

Cefaleia na gravidez

Cefaleias primárias como migrânea e cefaleia do tipo tensional[1,53] podem ocorrer na gestação.

A migrânea preexistente à gravidez melhora ou desaparece na maioria dos casos entre 55% e 90%[1,31-33,37,42,49,54-58], não se modifica entre 5% e 30%, piora entre 3% e 7% ou aparece pela primeira vez entre 5% e 10%[1,31,49,54]. Sempre se deve diferenciar entre cefaleias preexistentes e iniciadas durante a gestação. Isso porque pode haver três possibilidades:

1. como será o comportamento de uma cefaleia existente previamente à gestação, durante a gravidez;
2. aparecimento de uma nova cefaleia durante a gestação, de modo que antes de engravidar a mulher não apresentava essa dor;
3. a mulher apresentava uma cefaleia antes de engravidar (e agora terá uma evolução para melhor, para pior ou indiferente dessa dor) e desenvolve uma cefaleia nova durante a gravidez.

Diante dessas três possibilidades, deve-se lembrar que a mulher pode ter cefaleias primárias e secundárias nesse período. Geralmente, as secundárias são as iniciadas pela primeira vez durante a gestação.

Um agrupamento das cefaleias por ordem de frequência que ocorrem durante a gravidez é mostrado a seguir[59]:

a) As cefaleias mais comumente relacionadas ao período gestacional são secundárias a acidente vascular cerebral, trombose venosa cerebral (TVC), eclâmpsia, hemorragia subaracnóidea (HSA), tumor pituitário e coriocarcinoma.

b) As cefaleias com a mesma frequência no período gestacional ou fora dele são do tipo tensional e secundárias a hipertensão intracraniana idiopática, sinusopatia, meningite, vasculite e tumor cerebral.

c) A cefaleia menos comum durante o período gestacional é a migrânea.

As cefaleias secundárias podem mimetizar migrânea.

Cefaleias iniciadas durante a gestação podem ser secundárias a vasculites, tumor cerebral, coriocarcinoma, tumor hipofisário, malformação arteriovenosa, HSA, hipertensão intracraniana idiopática, TVC, pré-eclâmpsia e eclâmpsia, acidente vascular encefálico e sinusopatias. Há risco de hipercoagulabilidade gestacional[49,53,55,59].

Um estudo de tese de doutorado de Campinas[31] analisou todas as formas de cefaleias antes da gestação e iniciadas durante esta.

Abaixo, segue a classificação das cefaleias, segundo os critérios diagnósticos da SIC de 2004, no referido estudo:

- nas 993 gestantes com cefaleia anterior à gestação (Tabela 1.3);
- nas 36 mulheres com cefaleia iniciada durante a gestação (Tabela 1.4);
- em 40 mulheres que apresentavam cefaleia iniciada na gravidez e também apresentavam outra forma de cefaleia antes da gestação (Tabelas 1.5 e 1.6).

Em relação às 993 mulheres com cefaleia anterior à gestação, o estudo de tese mostrou seu comportamento durante os trimestres gestacionais quanto a melhora, desaparecimento, piora ou não modificação da dor, conforme apresentado a seguir:

a) No primeiro trimestre, houve desaparecimento da dor em 243 (24,47%) mulheres; melhora da dor em 268 (26,99%) mulheres [total de melhora mais desaparecimento: 511 mulheres (51,46%)]; não modificação da dor em 289 mulheres (29,10%); piora da dor em 180 mulheres (18,12%); distribuições mistas [melhora da intensidade e piora da frequência ou vice-versa] em 13 (1,30%).

b) No segundo trimestre, houve desaparecimento da dor em 314 (31,62%) gestantes; melhora da dor em 282 (28,39%) gestantes [total de melhora mais desaparecimento: 596 (60,02%) gestantes]; não modificação da dor em 274 gestantes (27,59%); piora da dor em 114 gestantes (11,47%); distribuições mistas em 9 gestantes (0,90%).

c) No terceiro trimestre, houve desaparecimento da dor em 336 (33,83%) gestantes; melhora da dor em 294 (29,60%) gestantes [total de melhora mais desaparecimento: 630 gestantes (63,44%)]; não modificação da dor em 263 gestantes (26,49%); piora da dor em 89 gestantes (8,96%); distribuições mistas em 11 gestantes (1,11%) (Fig. 1.1)[31].

Tabela 1.3 – Classificação das cefaleias nas 993 gestantes com cefaleia anterior à gestação

Classificação – 2004	
Provável migrânea sem aura (1.6.1)	344 (34,64%)
Migrânea sem aura (1.1)	337 (33,94%)
Cefaleia do tipo tensional (2)	101 (10,17%)
Migrânea com aura típica (1.2.1)	84 (8,46%)
Migrânea com aura e sem aura (1.1 e 1.2)	49 (4,93%)
Provável migrânea com aura (1.6.2)	25 (2,52%)
Provável cefaleia do tipo tensional (2.4)	11 (1,11%)
Cefaleia por supressão de estrógenos (8.4.3)	9 (0,91%)
Cefaleia primária em facada (4.1)	8 (0,81%)
Cefaleia por uso excessivo de medicação (8.2)	8 (0,81%)
Migrânea crônica (1.5.1)	7 (0,7%)
Cefaleia por estímulo frio (13.11)	5 (0,5%)
Migrânea do tipo basilar (1.2.6)	2 (0,2%)
Outras	3 (0,3%)
Total	993

Tabela 1.4 – Classificação da SIC de 2004 nas 36 mulheres com cefaleia iniciada durante a gestação

Classificação – 2004	
Provável migrânea sem aura (1.6.1)	8 (22,22%)
Migrânea com aura típica (1.2.1)	7 (19,44%)
Migrânea sem aura (1.1)	7 (19,44%)
Cefaleia não classificada em outro local (14.1)	4 (11,11%)
Cefaleia atribuída à hipertensão arterial (10.3)	3 (8,33%)
Cefaleia primária em facada (4.1)	2 (5,56%)
Cefaleia atribuída à crise epiléptica (7.6)	1 (2,78%)
Cefaleia atribuída à infecção sistêmica viral (9.2.2)	1 (2,78%)
Cefaleia induzida por componentes alimentares (8.1.5)	1 (2,78%)
Cefaleia atribuída à supressão de outras substâncias de uso crônico (cigarro) (8.4.4)	1 (2,78%)
Cefaleia cervicogênica (11.2.1)	1 (2,78%)
Total	36

O comportamento das cefaleias anteriores à gestação em 360/993 grávidas com cefaleias relacionadas à menstruação, durante os trimestres gestacionais, mostrou, no primeiro trimestre, um total de melhora e desaparecimento de 224/360 (62,22%) mulheres. No segundo trimestre, um total de melhora e desaparecimento de 267/360 (74,17%) mulheres. No terceiro trimestre, um total de melhora e desaparecimento de 280/360 (77,78%) mulheres (Fig. 1.2).

Ficou claro que a cefaleia associada à menstruação antes da gestação apresenta um percentual de melhora e desaparecimento maior do que no grupo não menstrual estatisticamente significativo.

Um estudo italiano mostrou dados de 49 mulheres. Os autores acompanharam-nas prospectivamente durante a gestação e verificaram que havia 2 pacientes com migrânea com aura e 47 sem aura. As duas pacientes com migrânea com aura apresentaram nenhuma crise durante o primeiro trimestre, uma crise no segundo e uma crise no terceiro trimestre. Nesse relato, as mulheres com migrânea com aura típica apresentaram maior percentual de melhora nos trimestres. Para a migrânea sem aura, a melhora e o desaparecimento foram de 57,4% durante o primeiro trimestre, de 83% durante o segundo e de 87,2% durante o terceiro trimestre[42].

Alterações na lordose cervical e nos músculos paravertebrais podem ser associadas à cefaleia do tipo tensional[55].

Há registros de que a cefaleia cervicogênica não se altera durante a gravidez[60].

Um estudo nacional relatou que uma paciente com cefaleia em salvas crônica apresentou desaparecimento das crises durante sua única gestação[43].

Relatos sobre cefaleia trigêmino-autonômica encontraram melhora ou mesmo desaparecimento da cefaleia em salvas e da hemicrania paroxística crônica durante a gestação[61,62].

Tabela 1.5 – Classificação das cefaleias iniciadas durante a gestação em 40 mulheres que também apresentavam outra forma de cefaleia anterior à gestação

Classificação – Gestação	
Cefaleia atribuída a transtorno do pescoço (11.2)	3
Cefaleia orofacial (11.1)	1
Cefaleia não especificada (14.2)	2
Cefaleia primária em facada (4.1)	1
Cefaleia do tipo tensional episódica (2.1)	2
Cefaleia atribuída à hipertensão arterial (6.8)	22
Cefaleia atribuída à infecção (9.2)	1
Provável migrânea (1.6)	3
Migrânea sem aura (1.1)	1
Cefaleia atribuída a rinossinusite (11.5)	4
Total	40

Tabela 1.6 – Classificação das cefaleias iniciadas durante a gestação (linhas) e as anteriores à gestação (colunas), apresentadas em 40 mulheres, segundo os critérios da SIC de 2004

Classificação Gestação/Antes	Cefaleia por estímulo frio (13.11)	Cefaleia do tipo tensional episódica (2.1)	Provável migrânea (1.6)	Migrânea com aura típica (1.2.1)	Migrânea com e sem aura (1.1 e 1.2)	Migrânea sem aura (1.1)	Total
Cefaleia atribuída a transtorno do pescoço (11.2)			2			1	3
Cefaleia facial (11.1)						1	1
Cefaleia não especificada (14.2)			1			1	2
Cefaleia primária "em facada" (4.1)			1				1
Cefaleia do tipo tensional episódica (2.1)			1	1			2
Cefaleia atribuída à hipertensão arterial (6.8)		1	9	2	1	9	22
Cefaleia atribuída à infecção (9.2)						1	1
Provável migrânea (1.6)	1	2					3
Migrânea sem aura (1.1)			1				1
Cefaleia atribuída a rinossinusite (11.5)						4	4
Total	1	4	14	3	1	17	40

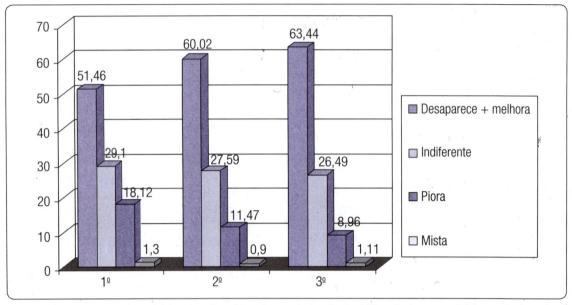

Fig. 1.1 – Comportamento das cefaleias, durante os trimestres gestacionais, das 993 gestantes com cefaleia anterior à gravidez.

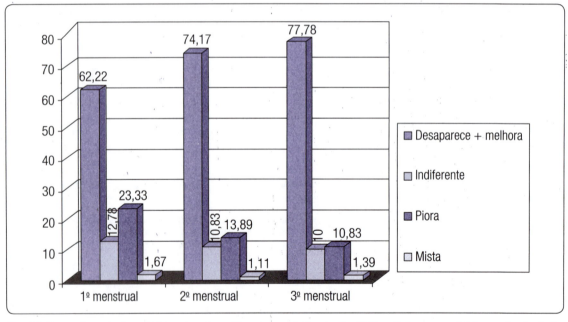

Fig. 1.2. Comportamento das cefaleias, durante os trimestres gestacionais, das 360 gestantes com cefaleia menstrual anterior à gravidez[31].

Cefaleia no pós-parto

A respeito das cefaleias durante a primeira semana pós-parto, sabe-se que elas ocorrem em 35% a 40% das mulheres. A incidência é mais alta entre aquelas com antecedente pessoal ou familiar prévio de migrânea, particularmente nos casos de migrânea menstrual. As cefaleias ocorrem mais frequentemente entre o terceiro e sexto dia pós-parto.

Algumas delas são tensionais, às vezes relacionadas à depressão pós-parto, outras são classificadas como migrânea. Em geral, as pacientes com migrânea anterior descrevem suas cefaleias pós-parto como menos dolorosas do que as crises usuais. Crises de migrânea com e sem aura, repetidas e intensas, foram relatadas[1,63].

A cefaleia pós-natal pode ser menos intensa do que a migrânea típica, frontal bilateral, prolongada e associada com fotofobia, fonofobia, náusea e anorexia[59].

A migrânea frequentemente reinicia no período pós-parto e também pode começar pela primeira vez[59].

Cefaleia na amamentação

A migrânea afeta 19% das mulheres adultas. Um pequeno grupo dessas sofredoras de migrânea também são mães que amamentam. Apesar de a correlação não ter sido documentada na literatura, algumas mulheres têm notado que, no início, a frequência ou a forma de suas migrâneas mudam durante a lactação. Os médicos que tratam mulheres na lactação podem fornecer educação e suporte às que amamentam e sofrem de migrânea. Eles também estão em excelente posição para adicionar casos de estudo ao *database* científico sobre esse fenômeno[64].

Cefaleia na menopausa

No climatério, ocorrem flutuações, com piora da intensidade e frequência da migrânea. A terapia de reposição contínua e combinada melhora a cefaleia quando cíclica e, à base de estrogênio, costuma piorar a cefaleia[57].

Os médicos que tratam a menopausa podem não questionar a presença de cefaleia em suas pacientes; por sua vez, mulheres (pacientes) podem não mencionar sua cefaleia aos seus médicos; e, ainda, médicos que tratam a migrânea podem não considerar possíveis efeitos da terapia hormonal. Há uma falta de comunicação[65,66].

A prevalência de migrânea é mais baixa após a menopausa fisiológica do que após a menopausa cirúrgica. Uma análise de um questionário retrospectivo de 47 mulheres na pós-menopausa com migrânea notou que 17% das mulheres relataram novo início de cefaleia com a menopausa. Dessas mulheres com menopausa fisiológica, 67% reportaram melhora ou remissão completa da cefaleia após a menopausa, 24% não relataram nenhuma mudança e 9% reportaram piora da cefaleia. Das mulheres que tiveram menopausa cirúrgica, 33% relataram melhora da cefaleia seguindo a menopausa e 67% relataram piora[67]. Portanto, a migrânea melhora em 2/3 na menopausa natural e piora em 2/3 na menopausa cirúrgica[68].

Considerando o tipo de procedimento cirúrgico que resultou na menopausa, a prevalência de migrânea foi reportada mais baixa naquelas com histerectomia e ooforectomia bilateral, apesar de não ser num nível estatisticamente significativo (histerectomia somente, 28,6%; histerectomia com ooforectomia unilateral, 36,4%; histerectomia com ooforectomia bilateral, 15,8%). Esse estudo também sugeriu que o autorrelato de síndrome pré-menstrual (SPM) foi associado a maior efeito adverso da menopausa cirúrgica na prevalência da migrânea e a maior efeito benéfico da falência ovariana natural. Não há dados do efeito da ooforectomia bilateral sem histerectomia[67,68].

Foi constatado que a menstruação, o uso de contraceptivos orais, a gravidez e a menopausa têm menor influência sobre a cefaleia em salvas do que sobre a migrânea[69].

▶ CONCLUSÃO

Estudos epidemiológicos são mandatórios para o conhecimento de excelência sobre a fisiopatologia e o entendimento do tratamento das cefaleias, sobretudo nas mulheres.

▶ REFERÊNCIAS BIBLIOGRÁFICAS

1. Rasmussen BK. Epidemilogy. In: Olesen J, Tfelt-Hansen P, Welch KMA, editor. The headaches. New York: Raven Press; 1993, p. 15-9.
2. Linet MS, Stewart WF, Celentano DD, et al. An epidemiologic study of headache among adolescents and young adults. JAMA. 1989;261(15):2211-6.
3. Queiroz LP, Peres MFP, Piovesan EJ, et al. A Nationwide Population-Based Study of Tension-Type Headache in Brazil. Headache. 2009;49:71-8b.
4. Rasmussen BK, Breslau N. Epidemiology. In: Olesen J, Tfelt-Hansen P, Welch KMA, editors. The headaches. New York: Raven Press; 1993, p. 169-73.

5. Rasmussen BK. Epidemiology of headache in Europe. In: Olesen J, editors. Frontiers in headache research: headache classification and epidemiology. New York: Raven Press; 1994, p. 231-7, v. 4.
6. Melhado EM. Cefaleia: cuidado inicial e atendimento na cidade de Catanduva, SP [dissertação]. Campinas: Universidade Estadual de Campinas; 2000.
7. Queiroz LP, Peres MF, Piovesan EJ, et al. A nationwide population-based study of migraine in Brazil. Cephalalgia. 2009;29:642-9.
8. Headache Classification Committee of the International Headache Society. Classification and diagnostic criteria for headache disorders, cranial neuralgias and facial pain. Cephalalgia. 1988;8(Suppl 7):1-96.
9. Headache Classification Subcommittee of the International Headache Society. The International Classification of Headache Disorders. Cephalalgia. 2004;24(Suppl 1):1-151.
10. Dib M. Optimizing prophylactic treatment of migraine: subtypes and patient matching. Ther Clin Risk Manag. 2008;4(5):1061-78.
11. Rasmussen BK, Jensen R, Schroll M, et al. Epidemiology of headache in a general population: a prevalence study. J Clin Epidemiol. 1991;44(11):1147-57.
12. Rasmussen BK, Jensen R, Schroll M, et al. Interrelations between migraine and tension type headache in the general population. Arch Neurol. 1992;49(9):914-8.
13. Silberstein SD, Lipton RB, Goadsby PJ, editors. Headache in clinical practice. Oxford: Isis Medical Media; 1998.
14. Yamada AML, Arruda MA. Cefaleias primárias incomuns na infância. In: Arruda MA, Guidetti V. Cefaleias na infância e adolescência. Ribeirão Preto (SP): Instituto Glia; 2007, p. 177-81.
15. Peres MFP. Hemicrania contínua. Einstein. 2004;2(Suppl 1):17-22.
16. Lipton RB, Stewart WF. Migraine in the United States: a review of epidemiology and health care use. Neurology. 1993;43(Suppl 3):S6-10.
17. Lyngberg AC, Rasmussen BK, Jørgensen T, et al. Has the prevalence of migraine and tension-type headache changed over a 12-year period? A Danish population survey. Eur J Epidemiol. 2005;20:243-9.
18. Alders EE, Hentzen A, Tan CT. A community-based prevalence study on headache in Malaysia. Headache. 1996;36:379-84.
19. Zivadinov R, Willheim K, Sepic-Grahovac D, et al. Migraine and tension-type headache in Croatia: a population-based survey of precipitating factors. Cephalalgia. 2003;23:336-43.
20. Russell MB. Tension-type headache in 40-year-olds: a Danish population-based sample of 4000. J Headache Pain. 2005;6:441-7.
21. Queiroz LP, Peres MFP, Kowacs F, et al. Chronic daily headache in Brazil: a nationwide population-based study. Cephalalgia. 2008;28:1264-9.
22. Lipton RB, Stewart WF, Celentano DD, et al. Undiagnosed migraine headaches: a comparison of symptom-based and reported physician diagnosis. Arch Intern Med. 1992;152:1273-8.
23. Uchoa M. Mulher sente mais dor crônica que o homem. Disponível em: <http://g1.globo.com/globoreporter/0,,MUL1387073-16619,00-MULHER+SENTE+MAIS+DOR+CRONICA+QUE+O+HOMEM.html>. Acesso em: 2009 nov. 21.
24. Guidetti V, Galli F. De 0 aos 18 anos: aspectos evolutivos das evolutivas das cefaleias primárias. In: Arruda MA, Guidetti V, editores. Cefaleias na infância e adolescência. Ribeirão Preto (SP): Instituto Glia; 2007, p. 153-60.
25. Nattero G, Allais G, De Lorenzo C, et al. Menstrual migraine: new biochemical and psychological aspects. Headache. 1988;28(2):103-7.
26. Silberstein SD, Merriam GR. Sex hormones and headache. J Pain Symptom Manage. 1993;8(2):98-114.
27. MacGregor EA. "Menstrual" migraine: towards a definition. Cephalalgia. 1996;16(1):11-21.
28. Holm JE, Bury L, Suda KT. The relationship between stress, headache, and the menstrual cycle in young female migraineurs. Headache. 1996;36(9):531-7.
29. Fettes I. Menstrual migraine: methods of prevention and control. Postgrad Med. 1997;101(5):67-75.
30. Welch KMA. Migraine and ovarian steroid hormones. Cephalalgia. 1997;17(Suppl 20):12-6.
31. Melhado EM. Cefaleia na gestação [tese]. Campinas: Universidade Estadual de Campinas; 2005.
32. Melhado EM, Maciel JA, Guerreiro CA. Headache during gestation: evaluation of 1101 women. Can J Neurol Sci. 2007;34(2):187-92.
33. Brandes JL. The influence of estrogen on migraine: a systematic review. JAMA. 2006;295(15):1824-30.
34. Digre K, Damasio H. Menstrual migraine: differential diagnosis, evaluation, and treatment. Clin Obstet Gynecol. 1987;2(30):417-30.
35. Köseoglu E, Naçar M, Talaslioglu A, et al. Epidemiological and clinical characteristics of migraine and tension type headache in 1146 females in Kayseri, Turkey. Cephalalgia. 2003;23(5):381-8.
36. MacGregor EA, Chia H, Vohrah RC, et al. Migraine and menstruation: a pilot study. Cephalalgia. 1990;10(6):305-10.
37. Granella F, Sances G, Zanferini C, et al. Migraine without aura and reproductive life events: a clinical epidemiological study in 1300 women. Headache. 1993;33(7):385-9.
38. Granella F, Sances G, Pucci E, et al. Migraine with aura and reproductive life events: a case control study. Cephalalgia. 2000;20(8):701-7.
39. Dzoljic E, Sipetic S, Vlajinac H, et al. Prevalence of menstrually related migraine and nonmigraine primary headache in female students of Belgrade University. Headache. 2002;42(3):185-93.

40. Galego JCB, Cipullo JP, Cordeiro JA, et al. Clinical features of episodic and transformed migraine. Arq Neuropsiquiatr. 2002;60(4):912-6.
41. Mattsson P. Hormonal factors in migraine: a population-based study of women aged 40 to 74 years. Headache. 2003;43(1):27-35.
42. Sances G, Granella F, Nappi RE, et al. Course of migraine during pregnancy and postpartum: a prospective study. Cephalalgia. 2003;23(3):197-205.
43. Silva WF, Costa Neto J, Albuquerque E, et al. Cefaleias primárias e hormônios sexuais femininos. Migrâneas & Cefaleias. 2003;6(1):4-8.
44. Miziara L, Bigal ME, Bordini CA, et al. Cefaleia menstrual: estudo semiológico de 100 casos. Arq Neuropsiquiatr. 2003;61(3):596-600.
45. MacGregor EA. Oestrogen and attacks of migraine with and without aura. Lancet Neurol. 2004;3:354-61.
46. Couturier EG, Bomhof MAM, Neven AK, et al. Menstrual migraine in a representative Dutch population sample: prevalence, disability and treatment. Cephalalgia. 2003;23:302-8.
47. Loder EW, Buse DC, Golub JR. Headache and combination estrogen-progestin oral contraceptives: integrating evidence, guidelines, and clinical practice. Headache. 2005;45(3):224-31.
48. Aegidius K, Zwart JA, Hagen K, et al. Oral contraceptives and increased headache prevalence: the Head-HUNT Study. Neurology. 2006;66(3):349-53.
49. Bousser MG. Migraine, female hormones, and stroke. Cephalalgia. 1999;19(2):75-9.
50. Weitzel KW, Strickland JM, Smith KM, et al. Gender-specific issues in the treatment of migraine. J Gend Specif Med. 2001;4(1):64-74.
51. Kaunitz AM. Menstruation: choosing whether and when. Contraception. 2000;62(6):277-84.
52. Nelson AL. Extended-cycle oral contraception: a new option for routine use. Treat Endocrinol. 2005;4(3):139-45.
53. Silberstein SD. Migraine and pregnancy. Advances in Headache. 1997;15(1):209-31.
54. Chen TC, Leviton A. Headache recurrence in pregnant women with migraine. Headache. 1994;34(2):107-10.
55. Hainline B. Headache. Neurol Clin. 1994;12(3):443-60.
56. Aubé M. Migriane in pregnancy. Neurology. 1999;53(4 Suppl 22):S26-8.
57. Ciciarelli MC. Cefaleia e ciclo hormonal. In: Speciali JG, Silva WF, editores. Cefaleias. São Paulo: Lemos Editorial; 2002, p. 181-200.
58. Mannix LM, Diamond M, Loder E. Women and headache: a treatment approach based on life stages. Cleve Clin J Med. 2002;69(6):488-500.
59. Silberstein SD, Lipton RB, Goadsby PJ, editors. Headache in clinical practice. Oxford: Isis Medical Media; 1998, p. 191-200.
60. Sjaastad O, Fredriksen TA. Cervicogenic headache: lack of influence of pregnancy. Cephalalgia. 2002;22(8):667-71.
61. Sjaastad O, Apfelbaum R, Caskey W, et al. Chronic paroxysmal hemicrania (CPH). The clinical manifestations. A review. Ups J Med Sci. 1980;31(Suppl):27-33.
62. Ekbom K, Waldenlind E. Cluster headache in women: evidence of hypofertility(?) headaches in relation to menstruation and pregnancy. Cephalalgia. 1981;1(3):167-74.
63. Rasmussen BK. Migraine and tension-type headache in a general population: precipitating factors, female hormones, sleep pattern and relation to lifestyle. Pain. 1993;53:65-72.
64. Wall VR. Breastfeeding and migraine headaches. J Hum Lact. 1992;8(4):209-12.
65. MacGregor A. Effects of oral and transdermal estrogen replacement on migraine. Cephalalgia. 1999;19:124-5.
66. MacGregor EA. Headache and hormone replacement therapy in the postmenopausal woman. Curr Treat Options Neurol. 2009;11:10-7.
67. Silberstein SD, Merrian GR. Estrogens, progestins, and headache. Neurology. 1991;41:786-93.
68. MacGregor EA. Estrogen replacement and migraine. Maturitas. 2009;63(1):51-5.
69. Vliet JA, Favier I, Helmerhorst FM, et aj. Cluster headache in women: relation with menstruation, use of oral contraceptives, pregnancy, and menopause. J Neurol Neurosurg Psychiatry. 2006;77:690-2.

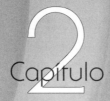

Capítulo 2

FISIOPATOLOGIA DAS CEFALEIAS NAS MULHERES – O QUE PODE DIFERIR?

Carlos Alberto Bordini

Eliana Meire Melhado

"Genialidade é 2% de inspiração e 98% de transpiração".
Thomas Alva Edison

▶ FISIOPATOLOGIA DA MIGRÂNEA

A migrânea, fundamentalmente, é uma condição episódica familiar, cujo ponto crucial, a cefaleia, apresenta determinadas peculiaridades que fornecem indícios de sua fisiopatologia e possivelmente proporcionarão novos tratamentos.

Tais elementos essenciais que se devem integrar para uma teoria abrangente sobre os seus mecanismos são:

- a genética da migrânea;
- a fisiopatologia da aura;
- a anatomia da dor cefálica;
- a fisiologia e farmacologia da ativação do sistema trigêmino-vascular; e
- os sistemas moduladores do tronco cerebral e diencefálicos que influenciam a transmissão trigeminal nociceptiva e outras modalidades de processamento neurossensorial.

Genética

A prática clínica mostra que muitos migranosos têm familiares também acometidos[1]. Russel e Olesen[2] constataram que parentes em primeiro grau de pacientes com migrânea sem aura (MSA) apresentam risco aumentado de 1,9 de terem MSA e parentes de pacientes com migrânea com aura (MCA) têm risco aumentado em 4 de também portarem MCA. D'Amico et al. acharam acometimento de pelo menos um familiar de primeiro grau em 85% dos casos estudados[3]. Uma forma incomum de migrânea, a migrânea hemiplégica familiar (MHF), em que se observa uma iontopatia, merece discussão mais aprofundada.

Migrânea hemiplégica familiar

Trata-se de moléstia autossômica dominante que cursa com crises migranosas, nas quais, entre os fenômenos neurológicos da aura, se inclui a hemiparesia. Em cerca de 50% dos casos, encontram-se anormalidades no cromossoma 19p13[4]. Existem diferenças clínicas entre as famílias sem alterações nesse cromossoma e as com alterações. Em 50% das famílias com alterações, indivíduos apresentam ataxia cerebelar, a qual não se encontra nas famílias sem alterações[5]. Outra peculiaridade é que pacientes com as alterações nesse cromossoma costumam sofrer episódios em que entram em coma após traumas cranianos leves[6].

As mutações que ocorrem no cromossoma 19 envolvem o gene CACNA1A relacionado aos canis de cálcio voltagem-dependentes Ca 2.1_v(P/Q) e que se conhece como MHF-1[7]. Mutações no gene ATP1A2[8] são responsáveis por cerca de 20% dos casos de MHF (MHF-2). Essa mutação provocaria uma diminuição do gradiente de sódio, que, por seu turno, levaria ao acúmulo de glutamato sináptico, importante para sensibilização do núcleo trigeminal caudal. Na MHF-3, identificou-se mutação no gene SCN1A[9], a qual facilitaria descargas sinápticas que também elevariam os níveis de glutamato.

Tais dados sugerem que as manifestações neurológicas da aura sejam causadas por canalopatias. Porém, o fato crucial é que todas essas mutações, em última análise, aumentariam a excitabilidade celular e diminuiriam o limiar para a depressão alastrante cortical[10].

Aura migranosa

Pela *Classificação Internacional das Cefaleias*[11], a aura é um distúrbio neurológico focal manifestado por sintomas visuais, sensitivos ou motores, ocorrendo em cerca de 30% dos migranosos[12]. Há inúmeras comprovações de que a aura seja um fenômeno primariamente neural e, possivelmente, o equivalente humano da depressão alastrante cortical de Leão (DAC).

A DAC é uma intensa despolarização de membranas neuronais e gliais acompanhada por rotura maciça dos gradientes iônicos e perda da resistência da membrana. Caracteriza-se por cessação da atividade sináptica, intensa liberação de glutamato e K^+ e aumento intracelular de Na^+ e Ca^{+13}.

São evidências apontando que a DAC seja o mecanismo subjacente à aura migranosa: Milner[14] demonstrou a similaridade entre a velocidade de propagação da DAC e da marcha visual de aura, aproximadamente 3 mm/min, a mesma velocidade da propagação da oligúemia durante a crise migranosa[15]; estudos com neuroimagem como a tomografia por emissão de pósitron (PET), a tomografia por emissão de fóton único cerebral (*single photon emission computed tomography* – SPECT) ou ainda a ressonância magnética (RM) também apontam que a DAC se relaciona à aura migranosa. A imagem por RM com técnica BOLD (*blood oxigen level-dependent*) mostra um aumento focal inicial de fluxo sanguíneo durante o início da aura que avança a partir do cortes occipitais à razão de 3 mm/min e retinotopicamente equivalente à aura migranosa. Após esse aumento inicial, ocorre uma diminuição sugerindo hipofluxo. Essas mudanças não respeitam territórios arteriais. Esse trabalho tem sido considerado a mais forte evidência da correlação da aura com DAC[1].

Postula-se que o migranoso tenha um cérebro hiperexcitável e que, sob determinadas circunstâncias, tal cérebro seja passível de sofrer a DAC, cujo equivalente clínico seria a aura.

Entretanto, não está bem determinado que a aura possa de fato provocar a dor migranosa, ainda que já se tenha demonstrado que aura pode provocar extravasamento de proteínas plasmáticas (EPP) e que o topiramato, um profilático de migrânea, é inibidor de DAC em gatos. A hipótese de aura provocar dor tem muitos pontos contraditórios, como:

a) a maioria dos migranosos não experimenta aura;
b) por vezes, a aura surge após dor;
c) quetamina aborta a aura, porém não age na dor[16];
d) aura é observada em outras situações além da migrânea, como na cefaleia em salvas, em SUNCT (*short lasting unilateral neuralgiform headache attacks with conjunctival injection, tearing and subclinical sweating*) e em cefaleia do tipo tensional[17].

Portanto, é discutível a importância do acoplamento aura e dor.

Dor cefálica

Bases anatômicas

A inervação das estruturas intracranianas sensíveis à dor é realizada por fibras não (ou quase não) mielinizadas do primeiro ramo do trigêmeo e dos primeiros nervos espinhais cervicais que formam plexos circunjacentes aos grandes vasos cerebrais e piais, seios venosos e na dura-máter. Essas fibras nociceptivas contêm substância-P (SP) e peptídeo relacionado ao gene da calcitonina (CGRP), que são liberados quando de estímulos no gânglio trigeminal. A estimulação do seio sagital superior (SSS) é dolorosa no homem. A Tabela 2.1 detalha a anatomia envolvida na dor vascular cefálica[18].

Fisiopatologia da dor cefálica – A ativação periférica

Estudos clássicos[19,20] mostram que estimulação elétrica do gânglio trigeminal em ratos provoca EPP e alterações estruturais na dura-máter como degranulação de mastócitos e agregação plaquetária. Ainda que seja controverso se tal reação ocorra em migranosos, já se demonstrou que a DAC pode ativar neurônios trigeminais[21] e tal reação pode ser bloqueada por indometacina, ergóticos e triptanas. Entretanto, numerosos estudos[22] mostram que o bloqueio do EPP seja não seja essencial para ação antimigranosa, visto que substâncias antagonistas de neurocinina 1, SP e antiendotelina inibem o EPP e são desprovidas de ação antimigranosa.

Sensibilização e migrânea

A sensibilização periférica ocorre por liberação de marcadores inflamatórios que ativariam nociceptores trigeminais. A sensibilização periférica seria a base para que o pulsar de artérias durais seja sentido como dor[23]. A ocorrência de sensibilização do segundo neurônio trigeminal é sugerida pela alodínia em couro cabeludo, observável em 2/3 das crises migranosas[24]. A demonstração de alodínia em membro superior ipsilateral e mesmo contralateral à dor aponta para sensibilização também em terceiro neurônio (talâmico) e o envolvimento do sistema nervoso central (SNC). Já se demonstrou que a di-hidroergotamina pode bloquear também a sensibilização central[25]. Admite-se que migrânea seja uma forma de sensibilização central clássica ou desinibitória por disfunção de vias descendentes moduladoras[26].

Pesquisas com neuropeptídeos

A estimulação elétrica do gânglio trigeminal provoca em humanos e felinos aumento de fluxo sanguíneo extracerebral e liberação de SP e CGRP[27]. Já se evidenciou que CGRP está aumentado na fase de dor da migrânea[28] e na hemicrania paroxística crônica[29]. A liberação de CGRP pode ser bloqueada por sumatriptana[30]. Antagonistas de CGRP, desprovidos de feitos vasculares, têm ação antimigranosa[31]. Esses achados apontam para um papel primário de CGRP na crise migranosa.

Fisiopatologia da dor cefálica – A ativação central

O complexo trigêmino-cervical

A ativação de C-fos é um método imunoistoquímico para marcar neurônios ativados. Por esse método, demonstrou-se a ativação do núcleo trigeminal caudal após irritação meníngea[32]. Consequente a estímulo em SSS, ocorre ativação ademais em cornos posteriores de C_1 e C_2[33]. Tais achados se confirmaram com estudos metabólicos. Por sua vez, estímulos em nervo occipital maior também provocam ativação nessas mesmas áreas (núcleo trigeminal caudal e corno posterior de C_1 e C_2). Esses dados sugerem a existência de convergência de *inputs* de V_1 e C_1 e C_2 no nível de neurônios de segunda ordem. Esse grupo de neurônios das lâminas superficiais do núcleo trigeminal caudal e cornos posteriores de C_1 e C_2 tem sido considerado uma estrutura funcional que se denominou complexo trigêmino-cervical (CTC) e seria a base anatômica para a dor referida no pescoço durante a crise migranosa[13].

Drogas antimigranosas como eletriptana, ergóticos[34], rizatriptana[35] e outras triptanas[36] têm ações inibitórias nesses neurônios de segunda ordem.

Tabela 2.1 – Estruturas neuroanatômicas envolvidas na dor vascular cefálica

	Estrutura	Comentário
Alvo da inervação		
Vasos	Ramo oftálmico do trigêmeo	
Dura-máter	Ramo oftálmico do trigêmeo	
1º neurônio	Gânglio trigeminal	Fossa média
2º neurônio	Núcleo trigeminal	Núcleo trigeminal caudal Corno posterior de C1 e C2
3º neurônio	Tálamo	Complexo ventrobasal, núcleo medial do grupo posterior, complexo intralaminar
Moduladores	Mesencéfalo/hipotálamo	Substância branca periaquedutal
Final	Córtex	
Ínsula		
Frontal		
Cingulado anterior		
Gânglios basais		

Processamento em neurônios de ordem superior

Ascendendo a partir do CTC, a informação nociceptiva atinge níveis superiores.

Tálamo

O processamento nociceptivo vascular se dá no núcleo ventral posteromedial (VPM) e também no tálamo intralaminar[37]. Agentes gabaérgicos e betabloqueadores podem modular neurônios no VPM; triptana também exerce ação inibidora nesse nível[38]. Estudos de imagem em humanos mostram ativação talâmica contralateral à dor na migrânea, na cefaleia em salvas e em SUNCT[39].

Ativação de regiões moduladoras

Estímulos nociceptivos em SSS ativam neurônios na substância cinzenta periaquedutal (PAG) que vão inibir neurônios do CTC[40]. PAG é a área ativada observada em PET durante crises migranosos[41]. Outra área moduladora ativada por *inputs* trigêmino-vasculares é a substância cinzenta hipotalâmica posterior[42], a qual também está ativada durante crises de cefaleia em salvas, hemicrania paroxística crônica e hemicrania contínua. Dopamina pode inibir a transmissão trigêmino-cervical.

É bem conhecido o envolvimento dos neuropeptídeos hipotalâmicos, orexina A e B em alimentação, ciclo sono/vigília e na modulação dos processamentos nociceptivos[43]. Já se demonstrou que a orexina A inibe a vasodilatação neurogênica dural e a ativação do CTC após estimulação nociceptiva[44]. Esse achado sugere que disfunção em neurônios orexinérgicos talâmicos estaria envolvida na disnocicepção migranosa.

Modulação central da dor trigeminal

Estudos de neuroimagem em humanos

Estudos com PET demonstraram ativação de mesencéfalo rostral incluindo PAG e ponte próximo ao *locus coeruleus* durante crise migranosa sem aura[41]. Essas áreas estão ativas imediatamente após o abortamento da crise por triptana, porém não estão ativas intercriticamente. Ademais, demonstrou-se que são as mesmas áreas que, quando ativadas com eletrodos implantados para controle de dor, provocam crises migrânea-símile[45]. Lesões pontinas ou cavernoma de ponte podem provocar migrânea crônica[46].

Estudos de modulação sensitiva em animais

Estímulos em *locus coeruleus* (núcleo noradrenérgico) diminuem o fluxo sanguíneo cerebral (FSC) por mecanismo α_2-adrenérgico principalmente em córtex occipital e provocam simultaneamente vasodilatação extracerebral[13]. O *locus coeruleus* recebe *inputs* orexinérgicos hipotalâmicos que podem afetar a reação de despertar[47]. Por sua vez, o principal núcleo serotoninérgico do tronco, o núcleo dorsal da rafe, se ativado, provoca aumento do FSC. Estimulação de PAG inibe a atividade trigeminal em gatos[40] e o bloqueio dos canais de Ca^{++} na PAG facilita o processamento nociceptivo trigeminal[48].

Eletrofisiologia da migrânea

O cérebro migranoso não se habitua de maneira normal aos sinais[49].

A variação negativa de contingente está anormal, um potencial relacionado a eventos[50].

Concepção da migrânea

É um transtorno herdado, episódico, sensitivo e sensorial. A despeito de a cefaleia ser pulsátil, não há relação entre o diâmetro do vaso e da dor[51] e nem com o tratamento da crise[52]. Sons e luminosidades e, por vezes, odores normais são percebidos como desagradáveis e, ainda mais, movimentos da cabeça causam dor e há uma sensação de desequilíbrio como que se tivesse saído de um barco. Tais fatos conduzem à seguinte indagação: Como ocorre distúrbio da percepção de tantas modalidades de sensibilidade?

A aura não pode ser o gatilho, visto que é vivenciada por menos de 30% dos migranosos, pode ocorrer sem provocar dor e aparece em outras cefaleias primárias. Tais fatos levam a conceber que a base do problema seja um processamento anormal de sinais normais. O cérebro migranoso deve ter um defeito em seus mecanismos de habituação, isto é, migrânea é um distúrbio de sistemas da modulação sensorial subcortical[53], e a disfunção primária na migrânea é neural.

▶ FISIOPATOLOGIA DAS CEFALEIAS NAS MULHERES

Ciclo menstrual

O ciclo menstrual é uma expressão repetitiva da operação do sistema hipotálamo-hipófise-ovariano. Cada ciclo culmina com sangramento menstrual e o primeiro dia da menstruação é aceito como ponto de referência do início do ciclo menstrual. O ciclo menstrual pode ser subdividido em: fase folicular, em que existe predomínio de estrógenos (primeira metade); fase ovulatória, com um pico estrogênico; e fase lútea, em que predomina a progesterona (segunda metade) (Fig. 2.1).

A mulher passa por vários períodos em sua vida dependentes da fase hormonal: da infância entra na puberdade, na qual ocorre a menarca ou primeira menstruação, para então passar para a fase de vida adulta, em que apresenta ciclos menstruais. Nessa fase, a mulher pode ou não engravidar e pode ou não fazer uso de métodos contraceptivos. Quando então entra na fase de climatério, na qual apresenta a menopausa e, durante as fases pré e pós-menopausa, a mulher pode ou não ser submetida a terapia de reposição hormonal.

Cefaleia menstrual

Conhece-se o predomínio feminino de cefaleia principalmente da migrânea nas mulheres[55,56]. Essa preponderância permanece obscura[55]. Parte desse predomínio é explicado pelos fatores hormonais que se comportam basicamente de duas maneiras: predisponentes ou constitucionais, ou como deflagradores de crise de cefaleia[55]. O mecanismo do efeito hormonal na cefaleia não é conhecido, mas se sabe que é bastante complexo.

A proporção feminino:masculino de migrânea se altera da infância (M:F = 1:1) para a fase adulta (M:F = 1:3) e a cefaleia do tipo tensional se altera de M:F = 1:1 em crianças para cerca de 4:5 em adultos (não em todos os estudos sobre cefaleia do tipo tensional). No início do terceiro decênio, ocorre em 64% das mulheres e somente em 46% dos homens.

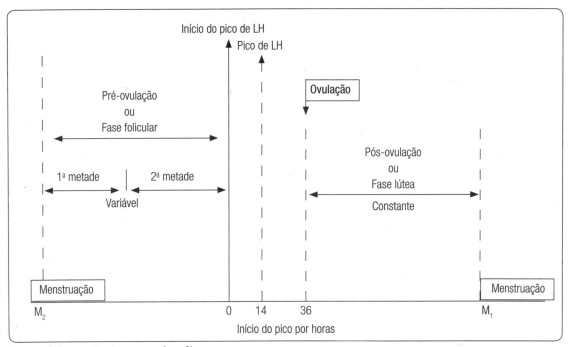

Fig. 2.1. Ciclo menstrual com suas fases[54].

O pico feminino:masculino (da migrânea) de 4,3:1 ocorre entre 20 e 24 anos de idade. Então, um dos componentes da migrânea pode ser definido com relação ao ciclo reprodutivo, à bioquímica e à farmacologia dos esteroides ovarianos[56].

O mecanismo do efeito hormonal na cefaleia não é conhecido. Retenção de sal e de fluidos, agregação plaquetária ou alterações nos níveis de serotonina e prostaglandinas deveriam ser responsabilizados.

Somerville estudou a relação entre migrânea, progesterona e estrogênio e concluiu que a migrânea menstrual é causada por altos níveis prolongados de estrogênios, seguidos por declínio precipitado nos níveis desse hormônio. A manipulação farmacológica de progesterona não tem efeito nas pacientes com migrânea menstrual, mas a administração prolongada de estrogênios leva ao atraso das crises, que demoram conforme os altos níveis de estrogênio sejam mantidos. Uma vez que os estrogênios exógenos são retirados, típicas crises de migrânea ocorrem[56-61].

A migrânea menstrual ocorre no período das maiores flutuações dos níveis hormonais. Tentativas de encontrar consistentes diferenças nos níveis de hormônios ovarianos entre mulheres com migrânea menstrual e controles não tiveram resultados. Alguns autores têm relatado níveis mais elevados, outros não. Um estudo constatou que altas concentrações de estrogênio foram associadas a crises de MCA durante o ciclo menstrual normal (mulheres com MCA apresentaram 94,4 pg/ml de nível de estradiol, controles apresentaram 50,6 pg/ml e migranosas sem aura, 41,6 pg/ml de nível de estradiol sérico)[62,63].

Cefaleia do tipo tensional é menos relacionada à influência hormonal[56]. Não há alteração hormonal conhecida na cefaleia do tipo tensional[56]. Os hormônios femininos podem ter importância menos causal na cefaleia do tipo tensional do que na migrânea, porém a menstruação pode precipitar ataques nas duas formas de cefaleias[55].

Outras formas de cefaleia primária provavelmente ainda não foram estudadas quanto à influência hormonal. Constatou-se que a menstruação, o uso de contraceptivos orais, a gravidez e a menopausa apresentam uma menor influência sobre a cefaleia em salvas do que em migrânea[64].

Fisiopatologia da cefaleia na mulher, em especial destaque a migrânea

Descrevem-se a seguir fatores, separados didaticamente, envolvidos na fisiopatologia da cefaleia na mulher, principalmente da migrânea, a saber:

- diminuição dos estrogênios na migrânea menstrual;
- aumento dos níveis de prostaglandinas;
- liberação irregular de prolactina;
- diminuição da atividade opioide hipotalâmica;
- diminuição da concentração de melatonina em todo ciclo menstrual;
- baixos níveis de magnésio;
- predisposição genética;
- estrogênio e excitabilidade neuronal;
- estrogênio e óxido nítrico;
- gestação e cefaleia;
- fisiopatologia da cefaleia pós-parto;
- climatério e cefaleia.

Diminuição dos estrogênios na migrânea menstrual

A migrânea menstrual é causada pela diminuição dos estrogênios (estradiol e seus metabólitos), agindo sobre um sistema vascular craniano suscetível. A diminuição de progesterona tem pouca ou nenhuma influência sobre sua etiopatogenia[58,59]. Evidências de ensaios clínicos sustentam uma associação entre privação de estrogênio e crises de MSA depois de um período sustentado de exposição restrita a sete dias. Entretanto, a duração mínima necessária da exposição de estrogênio não é conhecida[65].

Somerville estudou seis mulheres com migrânea menstrual ou pré-menstrual. Amostras de sangue, 20 ml (mililitros) cada, foram obtidas por venopunção por meio do ciclo. Durante o primeiro ciclo menstrual sem tratamento e o ciclo subsequente tratado com estradiol, as mulheres foram orientadas a registrar os dados do sangramento menstrual, o tempo de início, a duração da migrânea e a presença de sintomas associados tais como distúrbios visuais ou náusea. O efeito do estradiol injetado foi estudado durante o ciclo subsequente. Sangue foi colhido 3 a 10 dias antes da data esperada da menstruação, depois valerato de estradiol em óleo foi injetado intramuscularmente. Todas as mulheres envolvidas no estudo foram informadas de que elas receberam tratamento hormonal e de que um escape menstrual deveria ser esperado. Elas não foram informadas do efeito que esse tratamento poderia ter na migrânea. Concentrações plasmáticas de progesterona e estradiol foram determinadas em todas as amostras de sangue obtidas. Os resultados mostraram que a progesterona plasmática permaneceu baixa durante a primeira metade do ciclo, com um aumento evidente ao redor do período da ovulação (dias 12, 13 e 14). Isso foi assinalado pelo pico distinto de estradiol plasmático e seguido por um rápido aumento no valor do nível de progesterona na fase luteal. Seguiu-se um período de vários dias durante os quais os níveis de progesterona permaneceram altos, embora flutuando, até que, com a aproximação da menstruação, o valor de progesterona caiu rapidamente. Quanto ao efeito do tratamento com estradiol, a injeção de estradiol causou rápido aumento no estradiol plasmático em todos os indivíduos. Isso foi seguido por um platô de altos níveis sustentados, os quais declinaram lentamente ao valor de pré-tratamento por um período de vários dias. Claro que houve grande variação individual na capacidade de metabolizar o valerato de estradiol após a injeção. O tratamento com estradiol não interferiu no declínio de progesterona pré-menstrual e não retardou a menstruação. A menstruação durante o ciclo tratado com estradiol mostrou ser causada pela privação de progesterona sozinha. A duração do sangramento menstrual foi, geralmente, prolongada pelo tratamento. O efeito do tratamento com estradiol na migrânea menstrual foi consistente. Em seis mulheres a migrânea demorou de três a nove dias para surgir. Cinco mulheres experimentaram sua migrânea usual, uma mulher experimentou uma cefaleia bilateral e não sua migrânea. Em quatro mulheres, o tratamento retardou o início da migrânea até após todo sangramento menstrual ter cessado. O autor concluiu que a privação do estrogênio pode disparar ataques de migrânea em mulheres suscetíveis[58,59].

Migrânea por queda dos níveis de estrogênio requer vários dias de exposição a altos níveis de estrogênio. Quando o autor usou um sistema de liberação errático de implante de estrogênio de longa ação para suprimir a migrânea, suas pacientes desenvolveram sangramentos irregulares e cefaleias associadas com os níveis de flutuações hormonais[58,59].

Relatos britânicos estudaram 38 mulheres entre 29 e 49 anos de idade (média 43) com migrânea menstrual pura ou relacionada à menstruação. Urina foi coletada diariamente durante três ciclos menstruais, dosada e analisada para hormônio luteinizante (LH), estrona-3-glucoronídeo, pregnediol-3-glucuronídeo e hormônio foliculestimulante (FSH). Migrânea foi inversamente associada com níveis de estrogênio urinário por meio do ciclo menstrual. Crises foram significativamente mais prováveis de ocorrer em associação com queda estrogênica na fase luteal tardia e folicular precoce do ciclo menstrual e foi significativamente menos provável de ocorrer durante a parte subsequente da fase folicular, quando os níveis de estrogênio aumentam[66,67].

Estudo de 28 mulheres pós-menopausadas desafiadas com estrogênio confirmou a teoria de privação do estrogênio de Somerville. Os autores constataram que, em mulheres com uma história de migrânea relacionada à menstruação na pré-menopausa, uma queda no estrogênio sérico poderia precipitar migrânea e que um período de estrogênio prevalecendo foi um pré-requisito necessário[68].

Tentativas de encontrar diferenças consistentes nos níveis de hormônios ovarianos entre mulheres com migrânea menstrual e controles não apresentam resultados consistentes; a maioria dos achados é de que a testosterona, o FSH e o LH são similares aos controles[69,70].

Aumento dos níveis de prostaglandinas

Níveis de prostaglandinas, especialmente PGF2 e PGE2, estão aumentados na fase lútea de pacientes com migrânea menstrual. As prostaglandinas são derivadas de um ácido graxo de 20 carbonos, inibem a transmissão adrenérgica, os nociceptores sensitivos, e promovem o desenvolvimento da inflamação neurogênica. As prostaglandinas modulam a atividade simpática. As prostaglandinas da série E inibem a transmissão adrenérgica. Drogas anti-inflamatórias não esteroidais bloqueiam a síntese de prostaglandinas e aumentam a transmissão adrenérgica por aumentar a quantidade de noradrenalina liberada. Prostaglandinas são sintetizadas em resposta à liberação neuronal de noradrenalina. Quando injetadas, produzem intensa dor local, em parte por diminuir o limiar dos nociceptores.

Anti-inflamatórios não hormonais bloqueiam a síntese e inibem o desenvolvimento da inflamação neurogênica [a estimulação nervosa sensorial antidrômica resulta na liberação de substância P, CGRP (peptídeo relacionado ao gene da calcitonina) e neurocinina A] e produz vasodilatação, ligação à proteína plasmática e inflamação estéril. A inflamação neurogênica pode gerar parte da sensação dolorosa de cefaleia[71].

Ergotaminas e sumatriptano previnem a inflamação neurogênica por bloquearem a transmissão das fibras C não mielinizadas.

As prostaglandinas afetam o SNC e podem modular o sistema de controle de dor noradrenérgico descendente.

Contrações uterinas aumentadas causam grande parte da dor da dismenorreia. As prostaglandinas, particularmente PGF2 e PGE2, produzidas pelo endométrio sob a influência de estrogênio e progesterona, intensificam as contrações uterinas. O endométrio e o fluido menstrual das pacientes dismenorreicas contêm concentrações aumentadas de prostaglandinas. Esses aumentos de prostaglandinas são associados com cefaleia menstrual. Níveis aumentados de PGF2 que são normais por meio do ciclo menstrual, significativamente aumentam durante a crise de migrânea. O plasma tirado de mulheres que estão menstruando com dismenorreia intensa, infundido de volta a elas quando não menstruam, reproduz dismenorreia e outros sintomas de síndrome pré-menstrual, incluindo cefaleia[72]. Prostaglandinas apresentam meia-vida curta, portanto um fator gerador de prostaglandina, que aumenta sua produção local, pode induzir a síndrome pré-menstrual, incluindo a cefaleia. Autores relataram que mulheres com migrânea podem ter mais proliferação endometrial arterial e então possivelmente uma alteração à resposta ao estrogênio no órgão-alvo. Migrânea menstrual pode ser consequência da queda dos estrogênios que afeta o hipotálamo e o útero, mediada, em parte, pelo aumento das prostaglandinas e dos fatores geradores de prostaglandinas[70,73] (Fig. 2.2).

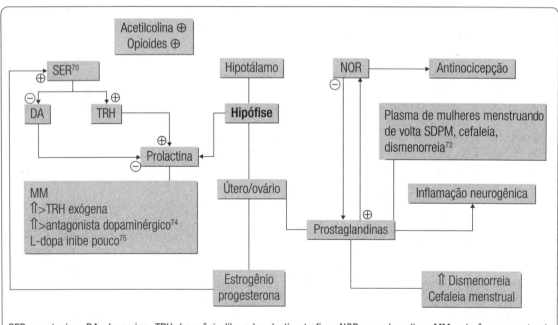

Fig. 2.2. Aumento dos níveis de prostaglandinas e liberação irregular de prolactina envolvidos na patogênese da migrânea menstrual.

Liberação irregular de prolactina

A liberação irregular de prolactina deve-se à sensibilidade anormal aos fatores liberadores hipotalâmicos. A liberação de prolactina está sob o controle tônico inibitório do hipotálamo. A dopamina é o maior fator inibitório de prolactina. A serotonina pode aumentar a liberação de prolactina por inibir dopamina e estimular neurônios de hormônio liberador de tireotrofina (TRH). Os próprios receptores de serotonina são modulados por estrogênio e progesterona. Acetilcolina, opioides e estrogênios agem indiretamente para aumentar a liberação de prolactina. Nas mulheres migranosas, níveis basais de prolactina estão normais em todas as fases do ciclo menstrual. Entretanto, a resposta à liberação da prolactina ao TRH exógeno está aumentada durante a crise de migrânea.

O aumento de prolactina por antagonistas dopaminérgicos em mulheres com migrânea menstrual ocorre por meio do ciclo menstrual e é mantida em mulheres migranosas pós-menopausadas[74]. Desde que a inibição da liberação da prolactina por levodopa seja menos marcante em migranosas, a hipersensibilidade do receptor dopaminérgico não pode justificar essas respostas[75] (Fig. 2.2).

Diminuição da atividade opioide hipotalâmica

Alterações do tônus opioide central têm sido propostas como outro mecanismo que pode induzir migrânea no período da menstruação[76].

Os peptídeos opioides tonicamente inibem o hormônio liberador de gonadotrofinas (GnRH) hipotalâmico e, então, a secreção de LH pituitário pela ação no receptor m no núcleo arqueado do hipotálamo. A administração de naloxana produz aumento significativo nos níveis de LH na fase luteal precoce do ciclo menstrual. Mas a resposta do LH à naloxana é perdida:

1. na fase luteal na mulher com verdadeira migrânea menstrual, talvez por causa da diminuição da atividade opioide hipotalâmica funcional em migrânea menstrual;
2. durante a síndrome pré-menstrual;
3. mais precoce, na fase luteal, em pacientes com cefaleias mais intensas e crônicas;
4. depois da menopausa.

A resposta é restaurada pelo tratamento com estrogênios e progesterona.

Mulheres com síndrome pré-menstrual e migrânea menstrual (ocorrendo antes do início da menstruação) podem perder a resposta estimulatória à liberação de betaendorfina induzida por clonidina e ao hormônio do crescimento. Isso sugere uma hipossensibilidade a adrenorreceptor 2 pós-sináptico, talvez como resultado de um conteúdo anormal de opioide do hipotálamo[77]. A hipossensibilidade opioide pode contribuir para o risco de migrânea menstrual[76]. A própria clonidina pode aliviar síndrome pré-menstrual[77,76].

A pituitária é a origem primária da betaendorfina, entretanto a betaendorfina sintetizada no cérebro age localmente como neuromodulador e é influenciada pelos estrogênios.

Uma correlação tem sido relatada entre a perda da responsividade à naloxana, a diminuição de níveis de betaendorfina no FSC e o aumento da intensidade da migrânea. As alterações estrogênio-sensitivas no tônus opioide central nas mulheres com migrânea menstrual podem explicar a gênese da cefaleia[70].

A disparidade em incidência de migrânea entre homens e mulheres pode ser explicada por neurônios do hormônio liberador do LH serem mais sensíveis nas mulheres na puberdade do que em homens na mesma situação[76] (Fig. 2.3).

Diminuição da concentração de melatonina em todo ciclo menstrual

A melatonina é sintetizada a partir da serotonina por dois passos enzimáticos sequenciais na glândula pineal. Triptofano é convertido em serotonina, a qual é N-acetilada e então convertida em melatonina. O ritmo da glândula pineal é dirigido pelo núcleo supraquiasmático do hipotálamo, o qual recebe *input* visual direto e indireto. A concentração de melatonina é aumentada durante o escuro e suprimida pela luz. Uma anormalidade no marca-passo circadiano hipotalâmico poderia agir no disparo da migrânea e na diminuição da produção de melatonina.

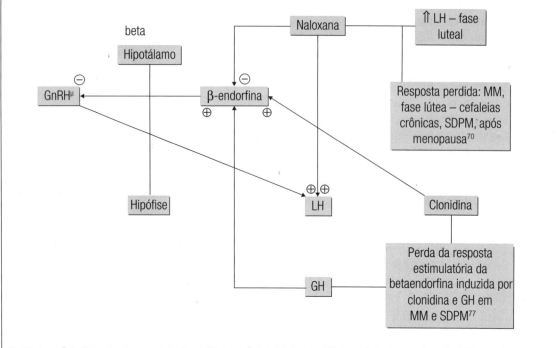

Fig. 2.3. Disfunção da atividade opioide hipotalâmica.

Brun et al. compararam a secreção de melatonina noturna em mulheres com MSA com controles normais. Para qualificar como tendo migrânea relacionada à menstruação, suas pacientes tinham frequência e intensidade de cefaleia aumentadas no período da menstruação e pelo menos uma crise por mês durante o estudo. A imunoatividade da melatonina urinária, um marcador para a secreção de melatonina noturna, esteve diminuída por meio do ciclo menstrual em mulheres com migrânea menstrual e não aumentou na fase lútea, enquanto cresceu significativamente na fase luteal em controles. A imunoatividade diminuída da melatonina poderia resultar de uma fase demorada na secreção da melatonina ou, mais provavelmente, da hipofunção simpática, a qual tem sido relacionada à migrânea[78].

Murialdo et al. relataram que a imunoatividade da melatonina urinária noturna estava diminuída em pacientes com MSA e com migrânea disparada pela menstruação (definida como migrânea ocorrendo dois dias antes a três dias depois do fluxo); entretanto eles notaram um aumento na excreção durante a fase luteal. A diferença entre os dois estudos pode ser devida a Brun ter usado uma definição menos precisa de cefaleia relacionada à menstruação[79].

Uma cefaleia ocorrendo durante a fase pré-menstrual (luteal) pode justificar a menor excreção de melatonina luteal[70] (Fig. 2.4).

Baixos níveis de magnésio

Baixos níveis de magnésio são associados com a cascata de eventos que podem desencadear a migrânea[80]. Baixos níveis de magnésio foram evidenciados no sangue, nas hemácias, na saliva e no liquor dos migranosos, tanto nas crises quanto fora delas. Demonstra-se, ainda, diminuição na concentração de magnésio intracelular no córtex de pacientes com migrânea usando-se espectroscopia com P31-RM. Níveis reduzidos de magnésio induzem vasoespasmo arterial; potencializam a resposta contrátil de vasos sanguíneos à diminuição de substâncias vasoativas como a serotonina; aumentam a sensibilidade de receptores NMDA (N-metil-D-aspartato) ao glutamato, induzindo consequentemente descargas epileptiformes e depressão cortical alastrante; elevam a agregação plaquetária trombino-induzida, levando à liberação de serotonina; reduzem o efeito da prostaciclina no relaxamento da musculatura lisa da parede vascular mediado por receptores beta-adrenérgicos e, ainda, podem atuar como pró-inflamatórios[81]. Esses dados são interessantes para estudar o comportamento do magnésio na migrânea menstrual.

Predisposição genética

A predisposição genética para a migrânea parece igual em homens e mulheres, e vários polimorfismos genéticos em genes de receptores hormonais foram avaliados como fatores de risco para migrânea. Um único polimorfismo do nucleotídeo no receptor 1 estrogênico no éxon 8 do gene G594A positivamente se correlacionou com uma incidência aumentada de migrânea. Polimorfismos desse gene são particularmente interessantes, porque os receptores de estrogênio podem diretamente afetar a produção de óxido nítrico, desse modo regulando o tônus vascular. Num estudo baseado na população, *crosseccional*, a análise de associação de 1.150 homens e mulheres mostrou que um polimorfismo do gene do receptor androgênico conhecido por ser associado com doenças neurodegenerativas não foi associado com uma incidência aumentada de crises de migrânea. No mesmo estudo, a presença de progens, um polimorfismo do receptor de progesterona conhecido por negativamente impactar a expressão da progesterona, correlacionou-se positivamente com um aumento de 1,8 vez nas crises de migrânea. Um efeito aditivo genético está sub-registrado pelos alelos do receptor de estrogênio 1 e progesterona em mulheres, que é associado com um aumento de 3,2 vezes no risco de crises de migrânea. Estudos em gêmeos sustentam fatores genéticos aditivos e não compartilhados fatores ambientais, fornecendo um modelo mais apropriado para o risco de migrânea[76].

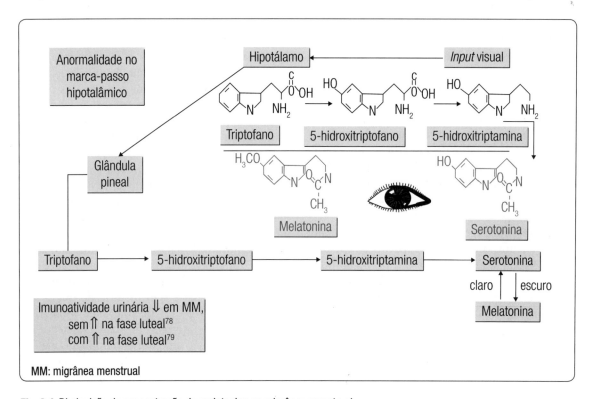

Fig. 2.4. Diminuição da concentração de melatonina na migrânea menstrual.

Estrogênio e excitabilidade neuronal

Uma das razões para um aumento na migrânea pode ser a maior excitabilidade neuronal que ocorre em tempos específicos durante o ciclo menstrual. Há evidência de que a epilepsia catamenial aumenta o risco de migrânea e a excitabilidade é particularmente maior em mulheres com epilepsia catamenial. Estrogênios podem mediar a vasodilatação nesse contexto, porque receptores de estrogênio existem nos vasos e a exposição a estrogênio induz vasodilatação. A vasodilatação desempenha um papel, porque ela acompanha a migrânea. A incidência de migrânea pode aumentar por causa da maior excitabilidade e, em adição, risco elevado de depressão alastrante. Uma outra razão de a incidência da migrânea aumentar poderia ser o fato de os níveis do fator neurotrófico derivado do cérebro (BDNF) estarem aumentados no gânglio trigeminal; níveis de BDNF podem contribuir para o efeito do peptídeo relacionado ao gene da calcitonina (CGRP) no gânglio trigeminal que promove a migrânea. Esses estudos e outros têm sugerido que o BDNF pode levar a uma resposta aumentada ao glutamato no sistema trigeminal, e isso poderia ser um mecanismo potencial para mudanças na migrânea que ocorrem em resposta aos hormônios ovarianos. Altos níveis de BDNF poderiam explicar o aumento na incidência de convulsões e migrânea na época do ciclo ovariano. O período perimenstrual poderia ser de maior risco, porque o declínio no nível de progesterona pode também aumentar a excitabilidade, em adição aos efeitos do BDNF. Em suma, na epilepsia catamenial e na migrânea, mais mulheres parecem relatar alterações em suas crises epilépticas ou migrânea, no período perimenstrual do ciclo.

O fator de crescimento endotelial vascular (VEGF) é um fator de crescimento conhecido por controlar a angiogênese e a permeabilidade na vasculatura periférica. O VEGF também inibe a transmissão sináptica. Outra questão é haver relatos de que a migrânea melhora com terapia estrogênica. Como pode o estrogênio induzir ambos, BDNF e VEGF, se tanto um quanto outro são conhecidos como desencadeantes de migrânea? Uma possibilidade é de que a administração do estrogênio aumentaria os níveis desses fatores de crescimento, mas, depois, poderia melhorar a migrânea, porque o BDNF induz um potente vasoconstrictor, o neuropeptídeo Y (NPY). Depois de poucos dias, portanto, a terapia estrogênica pode fornecer alívio da migrânea por causa dos níveis aumentados de NPY. NPY é um ligando de receptores, com diversas expressões no sistema nervoso central e periférico. Estrogênio, portanto, pode normalmente não induzir NPY de forma rápida o suficiente para antagonizar os efeitos do BDNF e do VEGF. Essa hipótese poderia explicar por que a terapia estrogênica por vários dias nesse sentido melhoraria a migrânea. Em adição, pode explicar a eficácia dos triptanos em mulheres com migrânea por causa da vasoconstrição induzida por essas drogas que compensaria a falta de NPY endógeno durante o período periovulatório e perimenstrual. Para concluir, ultimamente, os receptores e mecanismos de sinalização associados com estrogênio – BDNF, VEGF e NPY – podem fornecer novos alvos para o desenvolvimento de drogas para epilepsia e migrânea e, possivelmente, para outras condições clínicas[82].

Estrogênio e óxido nítrico

Mecanismos vasculares e centrais implicam o estrogênio na fisiopatologia da migrânea. Uma revisão recente avaliou o mecanismo dos papéis de vários hormônios na migrânea. A evidência sugere um papel direto para o estrogênio afetando a vasculatura por meio da estimulação da liberação do óxido nítrico.

O receptor de estrogênio alfa aumenta a atividade da sintetase do óxido nítrico, em células endoteliais, mediante a ativação direta da proteína 3-OH-fosfatidilinositol-quinase em um local não nuclear e talvez um compartimento associado à membrana. Quando o óxido nítrico e a via da L-arginina plaquetária foram comparados em 60 mulheres com migrânea menstrual, migrânea não menstrual e sem história de migrânea, mulheres com história de migrânea menstrual exibiram grande ativação do óxido nítrico e da via da L-arginina e um aumento do óxido nítrico especialmente durante a fase luteal. Isso corresponde a uma diminuição da 5-hidroxitriptamina (serotonina) na fase lútea, um período de ataques frequentes e aumentados de migrânea.

No gânglio trigeminal de culturas de ratos, altos níveis de estrogênio influenciam a expressão genética e a sinalização intracelular pelo sinal extracelular regulado por quinase. A sinalização intracelular pelo sinal regulado por quinase extracelular é *up* regulado, seguido da ligação de ligantes para receptores celulares, e influencia a dor neuropática e inflamatória. Evidência adicional sugeriu que os níveis de NPY, um regulador da inflamação e nocicepção central, e galanina, um modulador de GnRH e LH, são modulados de acordo com as flutuações no nível de estrogênio durante o ciclo reprodutivo.

Esses dados sustentam a teoria bimodal de que tanto o declínio abrupto de estrogênio quanto as concentrações plasmáticas cronicamente altas do estrogênio podem influenciar a dor trigeminal.

Recentes evidências neurofarmacológicas de um modelo em primata de menopausa cirúrgica, examinando os efeitos no núcleo dorsal da rafe de macacos, sugerem uma ligação entre estrogênio e síntese de serotonina. Síntese e degradação de serotonina e disparo neuronal parecem ser influenciados pelos mecanismos mediados pelo receptor de estrogênio. A evidência é consistente com um pequeno estudo clínico em mulheres com estado migranoso. Durante a semana placebo dos anticoncepcionais orais, 10 mulheres com *status* migranosos e 6 sem receberam agonistas de 5-hidroxitriptamina e mais um dos dois seguintes, ou estrogênio transdérmico ou placebo. Na ausência de estrogênio e comparadas com o grupo controle, mulheres com história de *status* migranosos experimentaram piora significativa das respostas neuroendócrinas, indicadas pela diminuição do cortisol e prejuízo da secreção de prolactina. Essas respostas foram restauradas quando as mulheres receberam agonistas de 5-hidroxitriptamina e estrogênio transdérmico, acompanhadas por melhora clínica da duração e gravidade da migrânea. A possível ligação entre estrogênio e a sinalização serotoninérgica tem adicionado significado, porque receptores de 5-hidroxitriptamina são importantes alvos terapêuticos no tratamento agudo da migrânea[76]. Os triptanos podem agir perifericamente para prevenir a inflamação neurogênica que ocorre durante o período perimenstrual, com declínio do nível de estradiol e aumento de progesterona[83].

Esses dados sugerem um possível papel central para o estrogênio nas vias de modulação da dor[76] (Figs. 2.5 a 2.7).

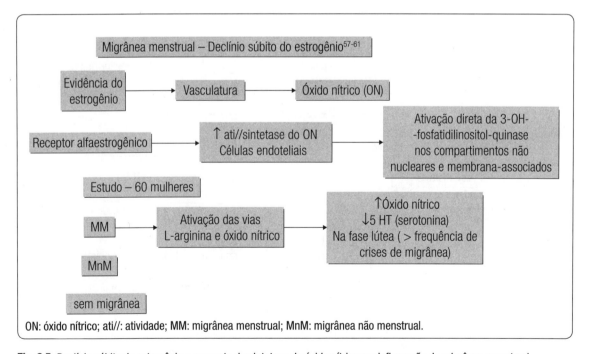

Fig. 2.5. Declínio súbito do estrogênio e aumento da sintetase do óxido nítrico na deflagração da migrânea menstrual.

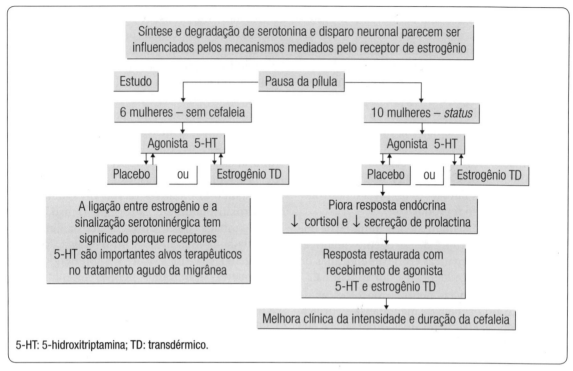

Fig. 2.6. Receptor de estrogênio e disparo neuronal.

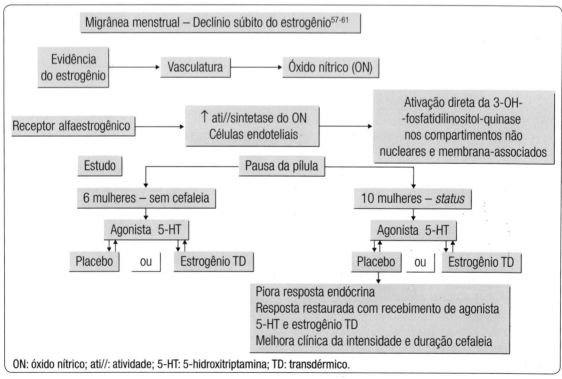

Fig. 2.7. Estrogênio transdérmico e agonistas de 5-hidroxitriptamina; resposta endócrina restaurada com melhora da cefaleia na presença de ambos.

Gestação e cefaleia

No que se pode chamar de ciclo gestacional, no caso da fecundação do óvulo por espermatozoide, haverá a formação de feto e placenta.

A gonadotrofina coriônica humana é sintetizada antes da nidificação, e seus níveis duplicam-se a cada 72 horas. Sua função é a maior utilização do colesterol para a síntese incrementada da progesterona.

A placenta sintetiza apenas progesterona. Os demais são metabolizados. Progesterona é um esteroide natural; até 10 semanas de gestação o corpo lúteo a fabrica, mas sua atividade persiste por todo o ciclo gestativo pela ação da placenta após esse período.

Para a formação do hormônio estrogênico, a progesterona sofre preliminarmente 17-alfa-hidroxilação e, assim, a dosagem de progesterona e 17-hidroxiprogesterona fornece meios para se distinguirem as duas importantes vias de síntese. A produção diária ascende de 40 ng/ml (nanogramas por mililitro) no primeiro trimestre até 200 ng/ml no termo com níveis sempre crescentes.

Estrogênios são de três tipos: estrona, estradiol e estriol. Os níveis de estradiol elevam-se lentamente desde o começo da gestação, porém tornam-se mais acentuados após oito semanas, traduzindo a intervenção da placenta, que produz estrogênios de origem materna. Durante a gravidez, estrona e estradiol aumentam cerca de cem vezes em relação aos níveis de mulheres fora da gestação[84,55,56]; entretanto, o estriol eleva-se cerca de mil vezes.

A produção de esteroides no corpo lúteo gravídico torna-se de importância secundária quando, entre os 60-70 dias da fecundação, se instala a capacidade plena da placenta. Estrogênios e progesterona alcançam valores de 500 a 1.000 vezes maiores do que na não grávida.

Diante de tantas transformações no organismo da mulher durante a gestação, todas decorrentes das mudanças hormonais, o que acontece em relação às cefaleias não é simples. Os altos níveis sustentados de estrogênio têm sido propostos como mecanismo de alívio da migrânea com a gravidez[85].

Estudos dos anos 1970 haviam postulado que o alívio da migrânea durante a gestação dependia de adequados níveis de progesterona, mas acabaram concluindo que a melhora não dependia dos níveis sanguíneos absolutos desse hormônio no sangue medidos próximos do parto, porque não houve diferença estatística nesses níveis entre mulheres com e sem alívio da migrânea durante a gravidez[57-61,85].

Segundo os dados desses mesmos estudos, o alívio da migrânea na gestação é devido aos seus altos níveis sustentados e crescentes. A mulher melhora durante a gestação principalmente da migrânea menstrual prévia à gravidez[55,56,58,59,85-87]. Esse mecanismo não pode explicar a piora ou o aparecimento de cefaleia durante a gravidez[85].

A chave para a piora da cefaleia na gestação pode ser a sensibilidade intrínseca dos receptores dos neurônios hipotalâmicos que origina a migrânea[62].

Na maioria das mulheres, os níveis aumentados ou sustentados de estrogênio diminuem a cefaleia. Porém, em algumas mulheres, por causa das diferenças entre os receptores de estrogênios, essas mesmas alterações poderiam induzir cefaleia[85,62].

Outras sugestões hormonais para a cefaleia[55] e gravidez são com relação ao metabolismo da serotonina durante a gravidez e os níveis aumentados de endorfinas durante os últimos dois trimestres[55].

Fisiopatologia da cefaleia pós-parto

A cefaleia pós-parto está relacionada com a rápida queda do nível de progesterona e estrogênio durante o parto, que a acaba desencadeando.

Também a prolactina como um fator deflagrador do ataque de migrânea permanece controversa[55].

Climatério e cefaleia

O papel dos estrogênios na patogênese da migrânea é substanciado pelos estudos de queda súbita dos estrogênios. Dentre 98 mulheres submetidas à fertilização *in vitro*, um hormônio análogo ao GnRH foi administrado quando níveis do estrogênio estavam em *down* regulação antes da hiperestimulação ovariana controlada. Baixos níveis de 17-estradiol correlacionaram-se com um pico nas crises de migrânea e 82% das mulheres experimentaram crises de migrânea que foram incapacitantes. Numa avaliação retrospectiva, 16 mulheres na menopausa, com história anterior de migrânea, experimentaram crises de migrânea quando a suplementação de estrogênio foi retirada.

Mulheres com uma história de migrânea mantêm sua sensibilidade ao estrogênio na menopausa, e doses iniciais mais altas desse hormônio pareceram aumentar a resposta.

Esses dados sustentam as observações de Somerville de que a prolongada exposição a estrogênios, seguida por uma súbita queda na concentração plasmática, pode precipitar uma crise de migrânea.

Num estudo de 17.107 mulheres na pós-menopausa, o uso corrente de terapia hormonal significativamente aumentou o risco de experimentar migrânea dentro do ano anterior, comparado com mulheres sem uso de terapia hormonal. Significativamente, mais mulheres com o uso corrente de terapia hormonal tiveram uma história de uso de contraceptivos; eram jovens (uma média de 3,7 anos de diferença) e sofreram menopausa cirúrgica. Em uma análise multivariada de 18.221 mulheres que foram tratadas com terapia hormonal, aquelas que usavam uma dose intermediária de estrogênio (0,625 mg/dia) tiveram um menor risco relativo (RR = 1,28) para migrânea do que aquelas que usaram doses mais altas *versus* a dose intermediária ou doses menores.

Não há correlação com o tipo ou dose de progestina. Para mulheres com história de migrânea, a progesterona pode aumentar a frequência e a gravidade da crise aguda de migrânea. Isso suporta a teoria de que uma mulher com história de migrânea menstrual tem uma sensibilidade aumentada aos estrogênios, e baixos níveis de suplementação de estrogênio podem paradoxalmente induzir a migrânea. Esse paradoxo pode ser explicado pela instabilidade dos níveis de estrogênio, causando crises frequentes de migrânea entre os ciclos. Altos níveis de estrogênio ou a completa privação dele protege contra a crise de migrânea. Flutuações dos níveis mais altos a mais baixos de estrogênio durante a suplementação, em associação com crises de migrânea estritas no tempo com o declínio, confirmam a privação do estrogênio como fator crítico deflagrador de crises de migrânea[76].

▶ CONCLUSÃO

Fisiopatologia, mecanismos subjacentes da cefaleia e principalmente da migrânea na mulher são temas intrigantes, repletos de dúvidas a serem esclarecidas por estudos que devem ser decisivos em anos vindouros.

▶ REFERÊNCIAS BIBLIOGRÁFICAS

1. Lance JW, Goadsby PJ. Mechanism and management of headache. New York: Elsevier; 2005.
2. Russell MB, Olesen J. Increased familial risk and evidence of genetic factor in migraine. BMJ. 1995;311:541-4.
3. D'Amico D, Leone M, Macciardi F, et al. Genetic transmission of migraine without aura: a study of 68 famílias. Ital J Neurol Sci. 1991;12:581-4.
4. Joutel A, Ducros A, Vahedi K, et al. Genetic heterogeneity of familial hemiplegic migraine. Am J Hum Genet. 1994;55(6):1166-72.
5. Ducros A, Denier C, Joutel A, et al. The clinical spectrum of familial hemiplegic migraine associated with mutations in a neuronal calcium channel. N Engl J Med. 2001;345(1):17-24.
6. Terwindt GM, Ophoff RA, Haan J, et al. Familial hemiplegic migraine: a clinical comparison of families linked and unlinked to chromosome 19.DMG RG. Cephalalgia. 1996;16(3):153-5.
7. Ertel EA, Campbell KP, Harpold MM, et al. Nomenclature of voltage-gated calcium channels. Neuron. 2000;25(3):533-5.
8. De Fusco M, Marconi R, Silvestri L, et al. Haploinsufficiency of ATP1A2 encoding the Na+/K+ pump alpha2 subunit associated with familial hemiplegic migraine type 2. Nat Genet. 2003;33(2):192-6.
9. Dichgans M, Freilinger T, Eckstein G, et al. Mutation in the neuronal voltage-gated sodium channel SCN1A in familial hemiplegic migraine. Lancet. 2005;366(9483):371-7.
10. Maagdenberg AM, Pietrobon D, Pizzorusso T, et al. A Cacna1a knockin migraine mouse model with increased susceptibility to cortical spreading depression. Neuron. 2004;41(5):701-10.
11. Subcomitê da Sociedade Internacional de Cefaleia. Tradução da Classificação Internacional das Cefaleias da Sociedade Internacional de Cefaleia. 2. ed. São Paulo: Segmento Farma; 2004.

12. Rasmussen BK, Jensen R, Schroll M, et al. Epidemiology of headache in a general population: a prevalence study. J Clin Epidemiol. 1991;44:1147-57.
13. Goadsby PJ, Oshinsky ML. Phophysiology of headache. In: Silberstein SD, Lipton RB, Dodick DW, editors. Wolff's headache and other head pain. 8. ed. Oxford: University Press; 2008, p. 105-19.
14. Milner PM. Note on a possible correspondence between the scotomas of migraine and spreading depression of Leão. Electroencephalogr Clin Neurophysiol. 1958;10(4):705.
15. Olesen J, Tfelt-Hansen P, Henriksen L, et al. The common migraine attack may not be initiated by cerebral ischaemia. Lancet. 1981;29(8244):438-40.
16. Goadsby PJ. Migraine, aura, and cortical spreading depression: why are we still talking about it? Ann Neurol. 2001;49(1):4-6.
17. Peres MFP, Siow HC, Rosen TD. Hemicrania continua with aura. Cephalgia. 2002;22:246-8.
18. Messlinger K, Strassman M, Burstein R. Anatomy and physiology of pain-sensitive cranial structures. In: Silberstein SD, Lipton RB, Dodick DW, editors. Wolff's headache and other head pain. 8. ed. Oxford: University Press; 2008, p. 95-104.
19. Markowitz S, Saito K, Moskowitz MA. Neurogenically mediated leakage of plasma protein occurs from blood vessels in dura mater but not brain. J Neurosci. 1987;7(12):4129-36.
20. Moskowitz MA, Cutrer FM. Sumatriptan: a receptor-targeted treatment for migraine. Annu Rev Med. 1993;44:145-54.
21. Bolay H, Reuter U, Dunn AK, et al. Intrinsic brain activity triggers trigeminal meningeal afferents in a migraine model. Nat Med. 2002;8(2):136-42.
22. Peroutka SJ. Neurogenic inflammation and migraine: implications for the therapeutics. Mol Interv. 2005;5(5):304-11.
23. Strassman AM, Raymond SA, Burstein R. Sensitization of meningeal sensory neurons and the origin of headaches. Nature. 1996;384(6609):560-4.
24. Selby G, Lance JW. Observations on 500 cases of migraine and allied vascular headache. J Neurol Neurosurg Psychiatry. 1960;23:23-32.
25. Pozo-Rosich P, Oshinsky M. Effects of DHE on central sensitization of neurons in trigeminal nucleus caudalis. Neurology. 2005;64:A151.
26. Knight YE, Bartsch T, Kaube H, et al. P/Q-type calcium-channel blockade in the periaqueductal gray facilitates trigeminal nociception: a functional genetic link for migraine? J Neurosci. 2002;22(5):RC213.
27. Goadsby PJ, Edvinsson L, Ekman R. Release of vasoactive peptides in the extracerebral circulation of humans and the cat during activation of the trigeminovascular system. Ann Neurol. 1988;23(2):193-6.
28. Gallai V, Sarchielli P, Floridi A, et al. Vasoactive peptide levels in the plasma of young migraine patients with and without aura assessed both interictally and ictally. Cephalalgia. 1995;15(5):384-90.
29. Goadsby PJ, Edvinsson L. Neuropeptide changes in a case of chronic paroxysmal hemicrania: evidence for trigemino-parasympathetic activation. Cephalalgia. 1996;16(6):448-50.
30. Juhasz G, Zsombok T, Jakab B, et al. Sumatriptan causes parallel decrease in plasma calcitonin gene-related peptide (CGRP) concentration and migraine headache during nitroglycerin induced migraine attack. Cephalalgia. 2005;25(3):179-83.
31. Olesen J, Diener HC, Husstedt IW, et al. Calcitonin gene-related peptide receptor antagonist BIBN 4096 BS for the acute treatment of migraine. N Engl J Med. 2004;350(11):1104-10.
32. Nozaki K, Boccalini P, Moskowitz MA. Expression of c-fos-like immunoreactivity in brainstem after meningeal irritation by blood in the subarachnoid space. Neuroscience. 1992;49(3):669-80.
33. Kaube H, Keay KA, Hoskin KL, et al. Expression of c-Fos-like immunoreactivity in the caudal medulla and upper cervical spinal cord following stimulation of the superior sagittal sinus in the cat. Brain Res. 1993;26;629(1):95-102.
34. Lambert GA, Boers PM, Hoskin KL, et al. Suppression by eletriptan of the activation of trigeminovascular sensory neurons by glyceryl trinitrate. Brain Res. 2002;953(1-2):181-8.
35. Cumberbatch MJ, Hill RG, Hargreaves RJ. Rizatriptan has central antinociceptive effects against durally evoked responses. Eur J Pharmacol. 1997;328(1):37-40.
36. Goadsby PJ, Hoskin KL. Inhibition of trigeminal neurons by intravenous administration of the serotonin (5HT)1B/D receptor agonist zolmitriptan (311C90): are brain stem sites therapeutic target in migraine? Pain. 1996;67(2-3):355-9.
37. Goadsby PJ, Zagami AS, Lambert GA. Neural processing of craniovascular pain: a synthesis of the central structures involved in migraine. Headache. 1991;31(6):365-71.
38. Shields KG, Goadsby PJ. Propranolol modulates trigeminovascular responses in thalamic ventroposteromedial nucleus: a role in migraine? Brain. 2005;128(Pt 1):86-97.
39. Bahra A, Matharu MS, Buchel C, et al. Brainstem activation specific to migraine headache. Lancet. 2001;357(9261):1016-7.
40. Knight YE, Goadsby PJ. The periaqueductal grey matter modulates trigeminovascular input: a role in migraine? Neuroscience. 2001;106(4):793-800.
41. Weiller C, May A, Limmroth V, et al. Brain stem activation in spontaneous human migraine attacks. Nat Med. 1995;1(7):658-60.
42. Benjamin L, Levy MJ, Lasalandra MP, et al. Hypothalamic activation after stimulation of the superior

sagittal sinus in the cat: a Fos study. Neurobiol Dis. 2004;16(3):500-5.
43. Yamamoto T, Nozaki-Taguchi N, Chiba T. Analgesic effect of intrathecally administered orexin-A in the rat formalin test and in the rat hot plate test. Br J Pharmacol. 2002;137(2):170-6.
44. Holland PR, Akerman S, Goadsby PJ. Modulation of nociceptive dural input to the trigeminal nucleus caudalis via activation of the orexin 1 receptor in the rat. Eur J Neurosci. 2006;24(10):2825-33
45. Veloso F, Kumar K, Toth C. Headache secondary to deep brain implantation. Headache. 1998;38(7):507-15.
46. Afridi S, Goadsby PJ. New onset migraine with a brain stem cavernous angioma. J Neurol Neurosurg Psychiatry. 2003;74(5):680-2.
47. Foote SL, Berridge CW, Adams LM, et al. Electrophysiological evidence for the involvement of the locus coeruleus in alerting, orienting, and attending. Prog Brain Res. 1991;88:521-32.
48. Knight YE, Bartsch T, Kaube H, et al. P/Q-type calcium-channel blockade in the periaqueductal gray facilitates trigeminal nociception: a functional genetic link for migraine? J Neurosci. 2002;22(5):RC213.
49. Schoenen J, Wang W, Albert A, et al. Potentiation instead of habituation characterizes visual evoked potentials in migraine patients between attacks. Eur J Neurol. 1995;2:115-22.
50. Schoenen J, Timsit-Berthier M. Contingent negative variation: methods and potential interest in headache. Cephalalgia. 1993;13:28-32.
51. Olesen J, Friberg L, Olsen TS, et al. Timing and topography of cerebral blood flow, aura and headache during migraine attacks. Ann Neurol.1990;28:791-8.
52. Limmroth V, May A, Auerbach P, et al. Changes in cerebral blood flow velocity after treatment with sumatriptan or placebo and implications for pathophysiology of migraine. J Neurol Sci.1996;138:60-5.
53. Goadsby PJ. Migraine pathophysiology. The brainstem governs the cortex. Cephalalgia. 2003;23:565-6.
54. Yen SSC. Ciclo menstrual humano. In: Yen SSC, Jafferb RB, editors. Endocrinologia reprodutiva: fisiologia, fisiopatologia e tratamento clínico. São Paulo: Roca; 1990, p. 193-227.
55. Rasmussen BK. Migraine and tension-type headache in a general population: precipitating factors, female hormones, sleep pattern and relation to lifestyle. Pain. 1993;53:65-72.
56. Hainline B. Headache. Neurol Clin. 1994;12(3):443-60.
57. Somerville BW. The role of progesterone in menstrual migraine. Neurology. 1971;21(8):853-9.
58. Somerville BW. A study of migraine in pregnancy. Neurology. 1972;22(8):824-8.
59. Somerville BW. The role of estradiol withdrawal in the etiology of menstrual migraine. Neurology. 1972;22(4):355-65.
60. Somerville BW. Estrogen- withdrawal migraine. I: duration of exposure required and attempted prophylaxis by premenstrual estrogen administration. Neurology. 1975;25(3):239-44.
61. Somerville BW. Estrogen- withdrawal migraine. II: attempted prophylaxis by continuous estradiol administration. Neurology. 1975;25(3):245-50.
62. Silberstein SD, Merriam GR. Estrogens, progestins, and headache. Neurology. 1991;41(6):786-93.
63. MacGregor EA. Oestrogen and attacks of migraine with and without aura. Lancet Neurol. 2004;3:354-61.
64. Vliet JAV, Favier I, Helmerhorst FM, et al. Cluster headache in women: relation with menstruation, use of oral contraceptives, pregnancy, and menopause. J Neurol Neurosurg Psychiatry. 2006;77:690-2.
65. Loder EW, Buse DC, Golub JR. Headache and combination estrogen-progestin oral contraceptives: integrating evidence, guidelines, and clinical practice. Headache; 2005;45(3):224-31.
66. MacGregor EA, Frith A, Ellis J, et al. Incidence of migraine relative to menstrual cycle phases of rising and falling estrogen. Neurology. 2006;67:2154-8.
67. MacGrgor EA. Headache and hormone replacement therapy in the postmenopausal. Curr Treat Options Neurol. 2009;11(1):10-7.
68. Lichten EM, Lichten JB, Whitty A, et al. The confirmation of a biochemical marker for women's hormonal migraine: the depo-estradiol challenge test. Headache. 1996;36:367-71.
69. Facchinetti F, Sances A, Volpe A, et al. Hypothalamus pituitary-ovarian axis in menstrual migraine: effect of dihydroergotamine retard prophylatic treatment. Cephalalgia. 1983;(Suppl 1):159-62.
70. Silberstein SD, Merriam GR. Sex hormones and headache. J Pain Syntom Manage. 1993; 8(2):98-114.
71. Moskowitz MA. The trigeminovascular system. In: Olesen J, Tfelt-Hansen P, Welch KM, editors. The headaches. New York: Raven Press; 1993, p. 97-104.
72. Nattero G, Allais G, De Lorenzo C, et al. Relevance of prostaglandins in true menstrual migraine. Headache. 1989;29:232-7.
73. Ciciarelli MC. Cefaleia e ciclo hormonal. In: Speciali JG, Silva WF, editors. Cefaleias. São Paulo: Lemos Editorial; 2002, p. 181-200.
74. Awaki E, Takeshima T, Takahashi K. A neuroendocrinological study in female migraineurs: prolactin and thyroid stimulating hormones responses. Cephalalgia. 1989;9:187-93.
75. Nattero G, Corno M, Savi L, et al. Prolactin and migraine: effect of L-dopa on plasma prolactin levels in migraineurs and normals. Headache. 1986;26:9-12.
76. Brandes JL. The influence of estrogen on migraine: a systematic review. JAMA. 2006;295(15):1824-30.
77. Facchinetti F, Martignoni E, Nappi G, et al. Premenstrual failure of alpha-adrenergic stimulation on hypo-

thalamus-pituitary responses in menstrual migraine. Psychosom Med. 1989;51:550-8.
78. Brun J, Claustrat B, Saddier P, et al. Nocturnal melatonin excretion is decreased in patients with migraine without aura attacks associated with menses. Cephalalgia. 1995;15(2):136-9.
79. Murialdo G, Fonzi S, Costelli P, et al. Urinary melatonin excretion throughout the ovarian cycle in menstrually related migraine. Cephalalgia. 1994;14(3):205-9.
80. Bigal EB, Rapoport A, Sheftell Fd, et al. New migraine preventive options: an update with pathophysiological considerations. Rev Hosp Clin Fac Med S Paulo. 2002;57(6):293-8.
81. Krymchantowski AV. Migrânea ou enxaqueca. In: Krymchantowski AV. Cefaleias primárias. Como diagnosticar e tratar: abordagem prática e objetiva. São Paulo: Lemos Editorial; 2002, p. 35-80.
82. Scharfman HE, MacLusky NJ. Estrogen-growth factor interactions and their contributions to neurological disorders. Headache. 2008;48(Suppl 2):S77-89.
83. Allais G, Bussone G, De Lorenzo C, et al. Advanced strategies of short-term prophylaxis in menstrual migraine: state of the art and prospects. Neurol Sci. 2005;26(Suppl 2):S125-9.
84. Chancellor AM, Wroe SJ, Cull RE. Migraine occurring for the first time in pregnancy. Headache. 1990;30(4):224-7.
85. Uknis A, Silberstein SD. Review article: migraine and pregnancy. Headache. 1991;31(6):372-4.
86. Sances G, Granella F, Nappi RE, et al. Course of migraine during pregnancy and postpartum: a prospective study. Cephalalgia. 2003;23(3):197-205.
87. Melhado EM, Maciel JA, Guerreiro CA. Headache during gestation: evaluation of 1101 women. Can J Neurol Sci. 2007;34(2):187-92.

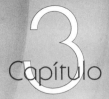

Capítulo 3

CLASSIFICAÇÃO INTERNACIONAL DAS CEFALEIAS

Eliana Meire Melhado

"Saber e não fazer ainda não é saber".
Provérbio Zen

▶ INTRODUÇÃO

A recente publicação em 2004[1] da *Classificação Internacional das Cefaleias* de 2003 fez com que houvesse maior uniformização dos diagnósticos para trabalhos científicos e condutas adequadas. Porém, sabe-se que, apesar de prática, deve ser utilizada racionalmente e contestada quando não retratar a realidade clínica de determinado tipo de cefaleia.

Classificar as cefaleias nas mulheres é importante para um diagnóstico clínico correto e, por conseguinte, para um tratamento de excelência. O objetivo deste capítulo é selecionar as formas principais de cefaleia da *Classificação Internacional das Cefaleias* que podem ocorrer nas mulheres, para consequentemente realizar um diagnóstico apurado e, portanto, otimizar o tratamento.

▶ CLASSIFICAÇÃO

Regras gerais

Como regras gerais da *Classificação Internacional das Cefaleias*, têm-se:

1. Cada tipo distinto de cefaleia que o paciente relata deve ser separadamente diagnosticado e codificado.
2. Quando um paciente recebe mais de um diagnóstico, eles devem ser listados de acordo com a importância relatada pelo paciente.
3. Se um tipo de cefaleia em um paciente preenche igualmente dois critérios diagnósticos explícitos, então todas as outras informações disponíveis precisarão ser usadas para decidir qual alternativa é a correta ou a que mais se aproxima daquele diagnóstico.
4. Para que qualquer diagnóstico particular seja dado, todos os critérios listados devem ser preenchidos.
5. O preenchimento dos critérios diagnósticos para migrânea, cefaleia do tipo tensional, cefaleia em salvas e outras cefaleias trigêmino-autonômicas, ou qualquer outro desses subtipos, sempre prevalece sobre o preenchimento de critérios para as categorias de diagnósticos prováveis de uma delas.
6. Considerações devem sempre ser feitas pela possibilidade de algumas crises de cefaleia preencherem um conjunto de critérios e outras crises preencherem outro conjunto de critérios.
7. Quando há suspeita de que um paciente apresenta mais de um tipo de cefaleia, é altamente recomendado que se preencha o diário de dor, no qual, para cada episódio de cefaleia, as principais características da crise sejam anotadas.

Partes

A classificação será discriminada a seguir, conforme é numerada na publicação da Sociedade Internacional de Cefaleia (SIC) de 2004[1].

A classificação é dividida em três partes:
Parte 1: Cefaleias primárias
Parte 2: Cefaleias secundárias
Parte 3: Neuralgias cranianas, dor facial primária ou central e outras cefaleias

Parte 1: Cefaleias primárias
1. **Migrânea**
   1.1 Migrânea sem aura
   1.2 Migrânea com aura
      1.2.1 Aura típica com cefaleia migranosa
      1.2.2 Aura típica com cefaleia não migranosa
      1.2.3 Aura típica sem cefaleia
      1.2.4 Migrânea hemiplégica familiar
      1.2.5 Migrânea hemiplégica esporádica
      1.2.6 Migrânea do tipo basilar
   1.3 Síndromes periódicas da infância comumente precursoras de migrânea
      1.3.1 Vômitos cíclicos
      1.3.2 Migrânea abdominal
      1.3.3 Vertigem paroxística benigna da infância
   1.4 Migrânea retiniana
   1.5 Complicações da migrânea
      1.5.1 Migrânea crônica
      1.5.2 Estado migranoso
      1.5.3 Aura persistente sem infarto
      1.5.4 Infarto migranoso
      1.5.5 Crise epiléptica desencadeada por migrânea
   1.6 Provável migrânea
      1.6.1 Provável migrânea sem aura
      1.6.2 Provável migrânea com aura
      1.6.5 Provável migrânea crônica
2. **Cefaleia do tipo tensional**
   2.1 Cefaleia do tipo tensional episódica infrequente
   2.2 Cefaleia do tipo tensional episódica frequente
   2.3 Cefaleia do tipo tensional crônica
   2.4 Provável cefaleia do tipo tensional
3. **Cefaleia em salvas e outras cefaleias trigêmino-autonômicas**
   3.1 Cefaleia em salvas
   3.2 Hemicrania paroxística
   3.3 Cefaleia de curta duração, unilateral, neuralgiforme com hiperemia conjuntival e lacrimejamento (SUNCT)
   3.4 Provável cefaleia trigêmino-autonômica
4. **Outras cefaleias primárias**
   4.1 Cefaleia primária em facada
   4.2 Cefaleia primária da tosse
   4.3 Cefaleia primária do esforço físico
   4.4 Cefaleia primária associada à atividade sexual
      4.4.1 Cefaleia pré-orgástica
      4.4.2 Cefaleia orgástica
   4.5 Cefaleia hípnica
   4.6 Cefaleia trovoada primária
   4.7 Hemicrania contínua
   4.8 Cefaleia persistente e diária desde o início

Parte 2: Cefaleias secundárias
Critérios:
A. Cefaleia com uma (ou mais) das seguintes características (listadas) e preenchendo os critérios C e D.
B. Um outro transtorno reconhecidamente capaz de causar cefaleia.
C. A cefaleia ocorre em estreita relação temporal com outro transtorno e/ou há outra evidência de uma relação causal.
D. A cefaleia sofre acentuada redução ou remite dentro de três meses (ou menos para alguns transtornos) após tratamento bem-sucedido ou remissão espontânea do transtorno causador. Seguem de 5 a 12.
5. Cefaleia atribuída a trauma cefálico e/ou cervical
6. Cefaleia atribuída a doença vascular craniana ou cervical
7. Cefaleia atribuída a transtorno intracraniano não vascular
8. Cefaleia atribuída a uma substância ou a sua retirada
9. Cefaleia atribuída a infecção

10. Cefaleia atribuída a transtorno da homeostase
11. Cefaleia ou dor facial atribuída a transtorno do crânio, pescoço, olhos, ouvidos, nariz, seios da face, dentes, boca ou outras estruturas faciais ou cranianas
12. Cefaleia atribuída a transtorno psiquiátrico

Parte 3: Neuralgias cranianas, dor facial primária e central e outras cefaleias

13. **Neuralgias cranianas e causas centrais de dor facial**
    13.1 Neuralgia do trigêmeo
    13.2 Neuralgia do glossofaríngeo
    13.3 Neuralgia do intermédio
    13.4 Neuralgia do laríngeo superior
    13.5 Neuralgia do nasociliar
    13.6 Neuralgia do supraorbitário
    13.7 Outras neuralgias de ramos terminais
    13.8 Neuralgia do occipital
    13.9 Síndrome pescoço-língua
    13.10 Cefaleia por compressão externa
    13.11 Cefaleia por estímulo frio
    13.12 Dor contínua causada por compressão, irritação ou distensão de nervos cranianos ou raízes cervicais superiores por lesão estrutural
    13.13 Neurite óptica
    13.14 Neuropatia ocular diabética
    13.15 Dor facial ou cefálica atribuída ao herpes-zóster
    13.16 Síndrome de Tolosa-Hunt
    13.17 "Migrânea" oftalmoplégica
    13.18 Causas centrais de dor facial
    13.19 Outra neuralgia craniana ou dor facial centralmente mediada

14. **Outras cefaleias, neuralgias cranianas e dor facial primária ou central**
    14.1 Cefaleia não classificada em outro local
    14.2 Cefaleia não especificada

A classificação apresenta os apêndices com critérios de pesquisa para uma série de novas entidades que ainda não foram suficientemente validadas por estudos científicos, critérios alternativos de diagnósticos que podem ser preferíveis mas para os quais não existam evidências suficientes, e usados como primeiro passo para a eliminação de transtornos incluídos por tradição na primeira edição, para os quais não foram publicadas evidências suficientes[1].

▶ CLASSIFICAÇÃO INTERNACIONAL DAS CEFALEIAS NAS MULHERES

É muito bem conhecido o fato de as mulheres apresentarem mais cefaleias do que os homens[2]. Classificar as cefaleias nas mulheres é um desafio, principalmente no que diz respeito à cefaleia relacionada à menstruação. A classificação das cefaleias nas mulheres deve seguir as mesmas diretrizes usadas para qualquer paciente, com relação às características da cefaleia.

A classificação de 1988 apenas tece, em "comentários" sobre a migrânea sem aura, uma frase: "migrânea sem aura pode ocorrer quase exclusivamente em um período particular do ciclo menstrual – a assim chamada migrânea menstrual. Não há critérios geralmente aceitos por todos para essa entidade. Parece razoável exigir que 90% das crises ocorram entre os dois dias que precedem a menstruação e o último dia desta, porém maior conhecimento epidemiológico ainda é necessário"[3].

Sabe-se que os trabalhos de MacGregor definem a migrânea menstrual em duas:
1. migrânea menstrual verdadeira – Crises de migrânea sem aura, que ocorrem exclusivamente no período compreendido entre dois dias antes do início da menstruação até o final do fluxo menstrual[1,4-10].
2. migrânea relacionada à menstruação – Migrânea com exacerbação no período menstrual, que ocorre em qualquer parte do ciclo, com exacerbação da frequência e/ou da intensidade no período perimenstrual[1,4-10].

Então, com relação à migrânea menstrual, as definições foram colocadas nos apêndices da nova *Classificação Internacional das Cefaleias* de 2004 e da edição traduzida pela Sociedade Brasileira de Cefaleia. A migrânea relacionada à menstruação, a migrânea menstrual pura e a migrânea sem aura não menstrual constam nos apêndices para verificar, ao longo dos anos, se elas seriam entidades realmente separadas e se esses critérios seriam validados para revisão futura da classificação. Foi um avanço com relação à classificação de 1988[3].

A classificação alternativa de 2004 é a que se segue:

A1. Migrânea
A1.1 Migrânea sem aura

Critério alternativo proposto

Pelo menos cinco crises preenchendo os critérios de B a D.

A. Crises durando de 4 a 72 horas (se não tratadas ou tratadas sem sucesso).
B. A cefaleia apresenta pelo menos duas das seguintes características:
1. localização unilateral
2. caráter pulsátil
3. intensidade de moderada a forte
4. agravada por ou levando a evitar atividades físicas rotineiras (por exemplo, caminhar, subir escadas)
D. Durante a cefaleia, pelo menos dois dos seguintes:
1. náusea
2. vômito
3. fotofobia
4. fonofobia
5. osmofobia
E. Não atribuído a outro transtorno.

Comentários

Apenas o critério D difere daqueles presentes no corpo principal da classificação. Embora esta alternativa pareça mais fácil de se compreender e aplicar, não está suficientemente validada.

A1.1.1 Migrânea sem aura menstrual pura
A1.1.2 Migrânea sem aura relacionada à menstruação
A1.1.3 Migrânea sem aura não relacionada à menstruação

A1.1.1 Migrânea sem aura menstrual pura
Critérios diagnósticos

A. Crises numa mulher que menstrua, preenchendo critérios para a 1.1 *Migrânea sem aura*
B. As crises ocorrem exclusivamente nos dias 1 ± 2 (i.e., dias -2 a +3) da menstruação em pelo menos dois de três ciclos menstruais e em nenhuma outra época do ciclo[1].

Notas

1. O primeiro dia da menstruação é o dia 1 e o dia anterior é o dia -1; não há dia 0.
2. Para os propósitos desta classificação considera-se a menstruação como o sangramento endometrial resultante tanto de um ciclo menstrual normal quanto da supressão de progestógenos exógenos, como nos casos dos contraceptivos orais combinados e da terapia de reposição hormonal cíclica.

A1.1.2 Migrânea sem aura relacionada à menstruação[1,4-10]
Critérios diagnósticos

A. Crises numa mulher que menstrua, preenchendo critérios para a 1.1 *Migrânea sem aura*.
B. As crises ocorrem exclusivamente nos dias 1 ± 2 (i.e., dias -2 a +3) da menstruação, em pelo menos dois de três ciclos menstruais, e adicionalmente em outras épocas do ciclo.

Notas

1. O primeiro dia da menstruação é o dia 1 e o dia anterior é o dia -1; não há dia 0.
2. Para os propósitos desta classificação considera-se a menstruação como o sangramento endometrial resultante tanto de um ciclo menstrual normal quanto da supressão de progestógenos exógenos, como nos casos dos contraceptivos orais combinados e da terapia de reposição hormonal cíclica.

A1.1.3 Migrânea sem aura não relacionada à menstruação
Critérios diagnósticos

A. Crises numa mulher que menstrua, preenchendo critérios para a 1.1 *Migrânea sem aura*
B. As crises não têm relação com a menstruação

Nota

1. Ou seja, a A1.1.3 *Migrânea sem aura não relacionada à menstruação* não pre-

enche o critério B para a A1.1.1 *Migrânea sem aura menstrual pura* e para a A1.1.2 *Migrânea sem aura relacionada à menstruação*.

Comentários

Esta subclassificação de 1.1 *Migrânea sem aura* é aplicável apenas a mulheres que menstruam.

A importância na diferenciação entre A1.1.1 *Migrânea sem aura menstrual pura* e A1.1.2 *Migrânea sem aura relacionada à menstruação* é que a profilaxia hormonal parece ser mais eficaz para pura migrânea menstrual. Para confirmar o diagnóstico, é necessária a evidência fornecida por registro prospectivo, por, no mínimo, três meses, uma vez que muitas mulheres superdimensionam a associação entre as crises e a menstruação[1].

As crises menstruais são, na maioria das vezes, de migrânea sem aura. Em mulheres que apresentam migrânea com e sem aura, a migrânea com aura não parece estar associada à menstruação.

O(s) mecanismo(s) da migrânea pode(m) ser diferente(s) no sangramento endometrial resultante do ciclo menstrual normal ou sangramento decorrente da retirada de progestógenos exógenos (como o que ocorre na contracepção oral combinada e na terapia de reposição hormonal cíclica). Por exemplo, o ciclo menstrual endógeno resulta de mudanças hormonais complexas no eixo ovário-hipotálamo-hipofisário, levando à ovulação, que pode ser suprimida pelo uso de contraceptivos combinados. Portanto, pesquisas clínicas devem separar estas subpopulações. As estratégias terapêuticas também podem ser diferentes para estas subpopulações distintas.

Existe alguma evidência de que as crises menstruais, pelo menos em algumas mulheres, resultem da suspensão do estrogênio, embora outras alterações hormonais e bioquímicas nesta fase do ciclo também possam ser relevantes. Se a migrânea menstrual pura ou a migrânea relacionada à menstruação vierem a ser associadas à retirada de estrógenos exógenos, ambos os códigos *A1.1.1 Migrânea sem aura menstrual pura* e *A1.1.2 Migrânea sem aura relacionada à menstruação* e 8.4.3 *Cefaleia da supressão de estrógenos* deverão ser utilizados[1].

Essa classificação deixa a abertura para que o tratamento hormonal não seja deixado para último plano (como descrito no Consenso da Sociedade Brasileira de Cefaleia de 2001)[10], porque, se a migrânea verdadeira ou pura é mais responsiva à terapêutica hormonal, não há mais motivo para deixar esse tratamento como alternativa de menor importância. Se os mecanismos parecem ser diferentes, é preciso estudar melhor as diferenças entre as migrâneas.

Há uma questão interessante: estudos clássicos de Somerville de 1970 a 1975[11-15] demonstraram que a migrânea menstrual ocorre em decorrência da queda de níveis de estrogênio após níveis altos e sustentados. Esses estudos foram decisivos ao constatarem que a migrânea ocorria em virtude da queda dos estrogênios após níveis sustentados no ciclo menstrual. Estudos devem ser obviamente conduzidos sobre a atuação dos estrogênios no cérebro, e Somerville norteou qual hormônio deveria receber maior atenção.

Há também a referência da cefaleia por hormônios na classificação de 1988, no item 8. É a cefaleia associada a substâncias ou a sua retirada.

8.5 Cefaleia associada a outras substâncias, mas com mecanismo incerto

8.5.1 Anticoncepcionais ou estrógenos[3].

Comentário: A literatura neste aspecto é conflitante e mais estudos são necessários.

Na classificação de 2004, é a cefaleia atribuída a uma substância ou a sua supressão (item 8).

8.3 Cefaleia como efeito adverso atribuída ao uso crônico de medicamento

8.3.1 Cefaleia induzida por hormônios exógenos

A. Cefaleia preenchendo os critérios C e D.

B. Uso regular de hormônios exógenos.

C. A cefaleia ou a migrânea desenvolve-se ou piora acentuadamente dentro de três meses após o início do uso dos hormônios exógenos.

D. A cefaleia ou a migrânea desaparece ou reassume seu padrão prévio dentro de três meses depois da total descontinuação do uso de hormônios exógenos.

Comentários

O uso regular de hormônios exógenos, tipicamente para a contracepção ou terapia de reposição, pode estar associado com o aumento na frequência ou com o desenvolvimento inédito de cefaleia ou migrânea.

Quando uma mulher apresenta também cefaleia ou migrânea associada à retirada de estrógeno exógeno, ambos os códigos 8.3.1 *Cefaleia induzida por hormônio exógeno* e 8.4.3 *Cefaleia por supressão de estrógenos* deverão ser aplicados.

8.4.3 Cefaleia por supressão de estrógenos
Critérios diagnósticos:

A. Cefaleia da migrânea preenchendo os critérios C e D.
B. Uso diário de estrógenos por ≥ 3 semanas e que é interrompido.
C. A cefaleia ou a migrânea aparece dentro de cinco dias após o último uso de estrógenos.
D. A cefaleia ou a migrânea desaparece dentro de três dias[1].

Comentário

A supressão de estrógeno após um período de uso desse hormônio (por exemplo, durante a interrupção mensal periódica do uso de contraceptivos orais ou de terapia de reposição) pode induzir a cefaleia ou a migrânea[1].

Na prática clínica, um número significativo de mulheres não segue o padrão da classificação relacionado à menstruação, ou seja, dois dias antes do início do fluxo e três dias depois do início do fluxo. Um estudo em andamento na cidade de Catanduva tem registrado o que as mulheres referem com relação a esse fato na consulta inicial e, depois, no acompanhamento com diário de dor de cabeça, referem dor menstrual pior em dias diferentes da referência inicial, por exemplo, depois que acaba o fluxo menstrual. Pretende-se com esse estudo questionar a classificação -2 dias a +3 dias após o início do fluxo. Pretende-se também capturar outras formas de cefaleia menstrual como a do tipo tensional, por exemplo. No trabalho de tese de doutorado de Campinas, observou-se que cefaleia relacionada à menstruação e menstrual pura antes da gravidez ocorreu em 360/993 (36,25%) gestantes; a classificação das cefaleias, nessas mulheres, segundo os critérios diagnósticos da Sociedade Internacional de Cefaleia (SIC) de 2004, mostra: migrânea sem aura (1.1) em 142 (39,44%); provável migrânea sem aura (migrânea tipo 1.6.1) em 125 (34,72%); migrânea com aura (1.2) em 36 (10,00%); cefaleia do tipo tensional (2) em 22 (6,11%); migrânea com e sem aura (1.1 e 1.2) em 20 (5,56%); provável migrânea com aura em 9 (2,50%); provável cefaleia do tipo tensional (2.4.2) em 2 (0,56%); cefaleia da supressão de estrógenos (8.4.3) em 2 (0,56%); cefaleia do tipo tensional crônica (2.3) em 1 (0,28%); e migrânea do tipo basilar (1.2.6) em 1 (0,28%)[16,17].

1.5 Complicações da migrânea

1.5.1 Migrânea crônica
1.5.2 Estado migranoso
1.5.3 Aura persistente sem infarto
1.5.4 Infarto migranoso
1.5.5 Crise epiléptica desencadeada por migrânea

1.5.1 Migrânea crônica

Nova entrada para classificação

Critérios diagnósticos

Cefaleia preenchendo os critérios C e D para a 1.1 *Migrânea sem aura* em ≥ 15 dias por mês por > 3 meses.

B. Não atribuída a outro transtorno.

Notas

Quando há uso excessivo de medicamento (i.e., preenchendo o critério B para qualquer uma das subformas de 8.2 *Cefaleia por uso excessivo de medicação*), esta é a causa mais provável dos sintomas crônicos.

A regra é codificar tais pacientes de acordo com o subtipo de migrânea precedente, mais 1.6.5 *Provável migrânea crônica,* mais 8.2.7 *Provável cefaleia por uso excessivo de medicação.*

Quando esses critérios permanecem preenchidos dois meses após ter cessado o uso excessivo de medicamento, deve-se diagnosticar 1.5.1 *Migrânea crônica,* mais o subtipo de migrânea precedente, e excluir 8.2.7 *Provável cefaleia por uso excessivo de medicação.*

Se, em qualquer momento, eles não forem mais preenchidos por ter ocorrido uma melhora do quadro, codificar como 8.2 *Cefaleia por uso excessivo de medicação,* mais o subtipo de migrânea precedente, e excluir 1.6.5 *Provável migrânea crônica.*

Na terminologia de dor, *crônica* refere-se à persistência por período superior a três meses.

Na terminologia das cefaleias, tal significado persiste para as cefaleias secundárias.

Para as cefaleias primárias, que mais frequentemente são episódicas (por exemplo, a migrânea), *crônica* refere-se quando a cefaleia está presente em mais da metade dos dias em período superior a três meses.

As cefaleias trigêmino-autonômicas são exceção.

1.5.4 Infarto migranoso
Descrição:

Um ou mais sintomas de aura migranosa associado a uma lesão cerebral isquêmica em território apropriado, demonstrada por exame de neuroimagem.

Critérios diagnósticos

A. A crise atual, ocorrendo em um paciente com 1.2 *Migrânea com aura*, é típica das crises prévias, exceto pelo fato de um ou mais dos sintomas persistir por > de 60 minutos.
B. A neuroimagem demonstra um infarto isquêmico em uma área relevante.
C. Não atribuído a outro transtorno.

Comentários

Um acidente vascular encefálico isquêmico num paciente migranoso pode ser classificado como um infarto cerebral por outra causa coexistindo com migrânea, um infarto cerebral por outra causa manifestando-se com sintomas semelhantes aos da migrânea com aura, ou um infarto cerebral ocorrendo durante o curso de uma crise típica de migrânea com aura. Somente o último preenche critérios para 1.5.4 *Infato migranoso*.

O aumento do risco de acidente vascular cerebral em pacientes com migrânea tem sido demonstrado em mulheres com menos de 45 anos em vários estudos. A evidência de uma associação entre a migrânea e acidente vascular cerebral em mulheres mais idosas e homens é inconsistente.

8.2 Cefaleia por uso excessivo de medicação
Recém-entrado na classificação

8.2.1 Cefaleia por uso excessivo de ergotamina
8.2.2 Cefaleia por uso excessivo de triptanos
8.2.3 Cefaleia por uso excessivo de analgésicos
8.2.4 Cefaleia por uso excessivo de opioides
8.2.5 Cefaleia por uso excessivo de combinação de medicamentos
8.2.6 Cefaleia atribuída ao uso excessivo de outra medicação
8.2.7 Provável cefaleia por uso excessivo de medicamento

A causa mais comum de cefaleia migrânea-símile, ocorrendo em ≥ 15 dias ao mês, e de um quadro misto de cefaleia migrânea-símile e de cefaleia do tipo tensional-símile, também ocorrendo em ≥ 15 dias ao mês, é o uso excessivo de medicações para o tratamento sintomático da migrânea e/ou analgésicos.

Os pacientes com uma cefaleia primária preexistente, que desenvolvem um novo tipo de cefaleia ou cuja migrânea ou cefaleia do tipo tensional piora notavelmente durante o uso excessivo de medicamento, devem receber concomitantemente o diagnóstico da cefaleia primária preexistente e o de 8.2 *Cefaleia por uso excessivo de medicação*.

O diagnóstico de cefaleia por uso excessivo de medicação é de extrema importância clínica, uma vez que a resposta desses pacientes às medicações preventivas é ruim enquanto durar o uso excessivo de medicações para tratamento agudo.

8.2.7 Provável cefaleia por uso excessivo de medicamento
Critérios diagnósticos

A. Cefaleia preenchendo critérios de A a C para qualquer uma das subformas 8.2.1 a 8.2.6 acima.
B. Uma dentre as duas características seguintes:
1. o uso excessivo de medicação ainda não foi interrompido
2. o uso excessivo de medicação foi interrompido nos dois últimos meses, mas a cefaleia não desapareceu nem reassumiu seu padrão prévio[1]
3. Cefaleia em salvas e outras cefaleias trigêmino-autonômicas

Cefaleia em salvas e SUNCT (*short lasting unilateral neuralgiform headache attacks with conjunctival injection, tearing and subclinical sweating*) são mais prevalentes no sexo masculino, porém a hemicrania paroxística e contínua predomina nas mulheres.

3.2 Hemicrania paroxística

A. Pelo menos 20 crises preenchendo os critérios de B a D
B. Crises de dor forte unilateral, orbitária, supraorbitária e/ou temporal durando de 2 a 30 minutos.
C. A cefaleia acompanha-se de pelo menos um dos seguintes:
1. hiperemia conjuntival ipsilateral e/ou lacrimejamento
2. congestão nasal ipsilateral e/ou rinorreia
3. edema palpebral ipsilateral
4. sudorese frontal e facial ipsilateral
5. miose e/ou ptose ipsilateral
D. As crises têm uma frequência superior a cinco por dia em mais da metade do tempo, ainda que períodos de menor frequência possam ocorrer.
E. As crises são completamente evitadas por doses terapêuticas de indometacina.
F. Não atribuída a outro transtorno[1].

3.2.1 Hemicrania paroxística episódica
A. Crises preenchendo os critérios de A a F para 3.2 *Hemicrania paroxística*
B. Pelo menos dois períodos de crises durando de 7 a 365 dias e separados por períodos de remissão sem dor ≥ 1 mês.

3.2.2 Hemicrania paroxística crônica
A. Crises preenchendo os critérios de A a F para 3.2 *Hemicrania paroxística*.
B. As crises recorrem por > 1 ano sem períodos de remissão ou com períodos de remissão durando < 1 mês.

Por que esta nova subdivisão?

Somente *hemicrania paroxística crônica* havia sido reconhecida e classificada

Acumularam-se suficientes evidências clínicas para o subtipo episódico para que se subdividissem as hemicranias paroxísticas de maneira análoga à cefaleia em salvas.

4.7 Hemicrania contínua
Transtorno recém-entrado na classificação

Critérios diagnósticos
A. Cefaleia por > 3 meses preenchendo os critérios de B a D.
B. Todas as características seguintes:
1. dor unilateral sem mudança de lado
2. diária e contínua, sem intervalos livres de dor
3. intensidade moderada, porém com exacerbações para dor intensa
C. Pelo menos uma das características autonômicas seguintes, ocorrendo durante as exacerbações e ipsilaterais à dor:
1. hiperemia conjuntival e/ou lacrimejamento
2. congestão nasal e/ou rinorreia
3. ptose e/ou miose
D. Resposta completa a doses terapêuticas de indometacina.
E. Não atribuída a outro transtorno.

A cefaleia crônica diária pode ser assim classificada:

Cefaleia crônica diária
1. **Migrânea**
   1.5 Complicações da migrânea
       1.5.1 Migrânea crônica
2. **Cefaleia do tipo tensional**
   2.3 Cefaleia do tipo tensional crônica
4. **Outras cefaleias primárias**
   4.7 Hemicrania contínua
   4.8 Cefaleia persistente e diária desde o início

10. Cefaleias atribuídas a transtornos da homeostase
10.1 Cefaleia atribuída à hipóxia e/ou hipercapnia
10.2 Cefaleia da diálise
10.3 Cefaleia atribuída à hipertensão arterial
10.4 Cefaleia atribuída ao hipotireoidismo
10.5 Cefaleia atribuída ao jejum
10.6 Cefaleia cardíaca
10.7 Cefaleia atribuída a outro distúrbio da homeostase

10.3 Cefaleia atribuída a hipertensão arterial
10.3.1 Cefaleia atribuída a feocromocitoma
10.3.2 Cefaleia atribuída à crise hipertensiva sem encefalopatia hipertensiva

10.3.3 Cefaleia atribuída à encefalopatia hipertensiva
10.3.4 Cefaleia atribuída à pré-eclâmpsia
10.3.5 Cefaleia atribuída à eclâmpsia
10.3.6 Cefaleia atribuída a resposta pressórica aguda a um agente exógeno

10.3 Cefaleia atribuída a hipertensão arterial

10.3.2 Cefaleia atribuída a crise hipertensiva sem encefalopatia hipertensiva

Critérios diagnósticos

A. Cefaleia com pelo menos uma das seguintes características e preenchendo os critérios C e D:
1. bilateral
2. caráter pulsátil
3. desencadeada por atividade física
B. Crise hipertensiva definida como um aumento paroxístico da tensão arterial sistólica (para > 160 mmHg) e/ou diastólica (para > 120 mmHg), mas sem características clínicas de encefalopatia hipertensiva.
C. A cefaleia aparece durante a crise hipertensiva.
D. A cefaleia desaparece dentro de uma hora após a normalização da tensão arterial.
E. As investigações apropriadas afastam as toxinas vasopressoras ou os medicamentos como fatores causais.

Comentários

A hipertensão paroxística pode ocorrer em associação com a falência dos reflexos dos barorreceptores (após endarterectomia carotídea ou subsequente à irradiação do pescoço) ou em pacientes com tumores de células enterocromafins.

10.3.3 Cefaleia atribuída à encefalopatia hipertensiva

Critérios diagnósticos

A. Cefaleia com pelo menos uma das seguintes características e preenchendo os critérios C e D:
1. dor difusa
2. caráter pulsátil
3. agravada por atividade física
B. Elevação persistente da tensão arterial para > 160/100 mmHg com pelo menos dois dos seguintes:
1. confusão mental
2. redução do nível de consciência
3. distúrbios visuais (outros que não aquelas da migrânea com aura típica), incluindo amaurose
4. crises epilépticas
C. A cefaleia aparece em relação temporal estreita com o aumento da tensão arterial.
D. A cefaleia desaparece dentro de três meses após o tratamento eficaz e o controle da hipertensão.
E. Outras causas de sintomas neurológicos foram excluídas.

Comentários

Admite-se que a encefalopatia hipertensiva ocorra quando a vasoconstrição cerebrovascular compensatória não consegue mais prevenir uma hiperperfusão cerebral à medida que a tensão arterial se eleva.

Qualquer causa de hipertensão, incluindo feocromocitoma e ingestão de toxinas vasopressoras, pode levar à encefalopatia hipertensiva.

10.3.4 Cefaleia atribuída à pré-eclâmpsia

Critérios diagnósticos

A. Cefaleia com pelo menos uma das seguintes características e preenchendo os critérios C e D:
1. bilateral
2. caráter pulsátil
3. agravada por atividade física
B. Gravidez ou puerpério (até sete dias pós-parto) e pré-eclâmpsia definida por ambos os seguintes:
1. hipertensão (> 140/90 mmHg) documentada por duas aferições da tensão arterial com intervalo de pelo menos quatro horas
2. excreção de proteína urinária > 0,3 g em 24 horas
C. A cefaleia aparece durante períodos de pressão arterial elevada.

D. A cefaleia desaparece dentro de sete dias após o tratamento eficaz da hipertensão.
E. As investigações apropriadas afastaram as toxinas vasopressoras, os medicamentos ou o feocromocitoma como fatores causadores.

Comentários

A placenta parece essencial para o desenvolvimento da pré-eclâmpsia. A pré-eclâmpsia é um transtorno multissistêmico com várias formas. Além da hipertensão, podem ocorrer proteinúria, edema tecidual, trombocitopenia e anormalidades da função hepática. A pré-eclâmpsia parece envolver uma grande resposta inflamatória materna, com atividade sistêmica imunológica ampla.

10.3.5 Cefaleia atribuída à eclâmpsia

A. Cefaleia com pelo menos uma das seguintes características e preenchendo os critérios C e D.
1. bilateral
2. caráter pulsátil
3. agravada por atividade física
B. Gravidez ou puerpério (até quatro semanas pós-parto) e eclâmpsia definida por todos os seguintes:
1. hipertensão (> 140/90 mmHg) documentada por duas aferições da tensão arterial com intervalo de pelo menos quatro horas
2. excreção de proteína urinária > 0,3 g em 24 horas.
3. uma crise epiléptica ocorreu
C. A cefaleia aparece durante períodos de pressão arterial elevada.
D. A cefaleia desaparece dentro de sete dias após o tratamento eficaz da hipertensão.
E. As investigações apropriadas afastaram as toxinas vasopressoras, os medicamentos ou o feocromocitoma como fatores causadores.
F. Um acidente vascular cerebral foi excluído.

Comentário

Os relatos de casos indicam que a eclâmpsia pode ocorrer no puerpério tanto quanto durante a gravidez[1].

11.2.1 Cefaleia cervicogênica
Critérios diagnósticos

A. Dor referida de uma fonte no pescoço e percebida em uma ou mais regiões da cabeça e/ou face, preenchendo os critérios C e D.
B. Evidência clínica, laboratorial e/ou por imagem de um transtorno ou lesão na coluna cervical ou nos tecidos moles do pescoço, reconhecidos por ser ou geralmente aceitos como uma causa válida de cefaleia.
C. Evidência de que a dor pode ser atribuída ao transtorno ou à lesão do pescoço, baseada em pelo menos uma das seguintes:
1. demonstração de sinais clínicos que impliquem uma fonte de dor no pescoço
2. abolição da cefaleia após um bloqueio anestésico diagnóstico de uma estrutura cervical ou de seu suprimento nervoso, utilizando placebo ou outro controle adequado
D. A dor desaparece dentro de três meses após o tratamento bem-sucedido do transtorno ou lesão causal.

Notas
1. A espondilose cervical e a osteocondrite NÃO são aceitas como causas válidas para o preenchimento do critério B.
2. Quando os pontos dolorosos miofasciais forem a causa, a cefaleia deve ser codificada como 2. *Cefaleia tipo tensional*.

11.7 Cefaleia ou dor facial atribuída a transtorno da articulação temporomandibular (ATM)
Critérios diagnósticos

A. Dor recorrente em uma ou mais regiões da cabeça e/ou face, preenchendo os critérios C e D.
B. Transtorno da ATM demonstrado por exames de raios X, RM (ressonância magnética) e/ou cintilografia óssea.
C. Evidência de que a dor pode ser atribuída ao transtorno da ATM, baseado em pelo menos uma das seguintes:
1. a dor é desencadeada por movimentos mandibulares e/ou pela mastigação de alimentos duros ou resistentes

2. redução da amplitude ou abertura irregular da mandíbula
3. ruído em uma ou ambas as ATMs durante os movimentos mandibulares
4. dolorimento na(s) cápsula(s) articular(es) de uma ou ambas as ATMs
D. A cefaleia desaparece dentro de três meses e não recorre após tratamento bem-sucedido do transtorno da ATM.

CONCLUSÃO

Houve uma evolução na classificação de 2004[1] em relação à de 1988, principalmente com relação à migrânea na mulher[3].

No entanto, muitos estudos ainda são necessários para melhorar a classificação, o entendimento fisiopatológico e a terapêutica das cefaleias e distúrbios menstruais.

REFERÊNCIAS BIBLIOGRÁFICAS

1. Headache Classification Subcommittee of the International Headache Society. The International Classification of Headache Disorders. 2. ed. Cephalalgia. 2004;24(Suppl 1):1-151.
2. Lipton RB, Scher AI, Kolodner K, et al. Migraine in the United States: epidemiology and patterns of health care use. Neurology. 2002;58(6):885-94.
3. Headache Classification Committee of the International Headache Society. Classification and diagnostic criteria for headache disorders, cranial neuralgias and facial pain. Cephalalgia. 1988;8(Suppl 7):1-96.
4. MacGregor EA, Chia H, Vohrah RC, et al. Migraine and menstruation: a pilot study. Cephalalgia. 1990;10(6):305-10.
5. MacGregor EA. "Menstrual" migraine: towards a definition. Cephalalgia. 1996;16(1):11-21.
6. Fettes I. Menstrual migraine: methods of prevention and control. Postgrad Med. 1997;101(5):67-75.
7. Silberstein SD, Merriam GR. Sex hormones and headache. J Pain Syntom Manage. 1993;8(2):98-114.
8. Welch KMA. Migraine and ovarian steroid hormones. Cephalalgia. 1997;17(Suppl 20):12-6.
9. Consenso da Sociedade Brasileira de Cefaleia. Recomendações para o tratamento da crise migranosa. Arq Neuropsiquiatr. 2000;58(2):371-89.
10. Consenso da Sociedade Brasileira de Cefaleia. Recomendações para o tratamento profilático da migrânea. Arq Neuropsiquiatr. 2002;60(1):159-69.
11. Somerville BW. The role of progesterone in menstrual migraine. Neurology. 1971;21(8):853-9.
12. Somerville BW. A study of migraine in pregnancy. Neurology. 1972;22(8):824-8.
13. Somerville BW. The role of estradiol withdrawal in the etiology of menstrual migraine. Neurology. 1972;22(4):355-65.
14. Somerville BW. Estrogen-withdrawal migraine I: duration of exposure required and attempted prophylaxis by premenstrual estrogen administration. Neurology. 1975;25(3):239-44.
15. Somerville BW. Estrogen-withdrawal migraine. II: attempted prophylaxis by continuous estradiol administration. Neurology. 1975;25(3):245-50.
16. Melhado EM. Cefaleia na gestação [tese]. Campinas: Universidade Estadual de Campinas; 2005.
17. Melhado E, Maciel JA, Guerreiro CA. Headaches during pregnancy in women with a prior history of menstrual headaches. Arq Neuropsiquiatr. 2005;63:934-40.

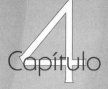

Capítulo 4

DIAGNÓSTICO DA CEFALEIA PRIMÁRIA E SECUNDÁRIA NA MULHER

Eliana Meire Melhado

"A Natureza, para ser comandada, precisa antes de tudo ser obedecida".
Francisco Bacon

▶ INTRODUÇÃO

Para um tratamento adequado da cefaleia na mulher, é preciso um diagnóstico preciso, e para isso existe a Classificação da Sociedade Internacional de Cefaleia (SIC) de 2004[1], explicada no Capítulo 3, associada a uma história clínica e exame físico adequados. A anamnese é a ferramenta fundamental para o diagnóstico correto e exato da cefaleia. É necessário realizar o diagnóstico acurado de causas secundárias, que, apesar de seu pequeno percentual, são aquelas que podem ser potencialmente letais. Por isso, o médico deve estar atento aos sinais e sintomas de cefaleias secundárias. As diretrizes para a investigação quando se suspeita de cefaleia secundária estão no Anexo 3[2] e devem estar na memória de todos os médicos que trabalham com pacientes no dia a dia.

A seguir, descrevem-se as formas de cefaleias e seus respectivos quadros clínicos importantes para o diagnóstico correto de cefaleias primárias e secundárias nas mulheres. Após o diagnóstico, deve-se então processar o tratamento mais adequado para cada forma (nas primárias, apresenta-se no Capítulo 7).

▶ CEFALEIAS EXPRESSIVAS E DE IMPORTÂNCIA NO CONHECIMENTO PARA AS MULHERES

As cefaleias descritas a seguir obedecerão à ordem numérica da *Classificação Internacional das Cefaleias* (SIC, 2004).

Migrânea

Migrânea é o foco de atenção ao se estudar cefaleia nas mulheres.

Trata-se da cefaleia mais comum da prática clínica de todos os lugares do mundo. A prevalência varia de 1% a 35%[3,4], mais propriamente de 10% a 20% da população, salvo nos países asiáticos, onde a prevalência é menor. Ocorre predominância feminina em todos os estudos, com uma proporção homem:mulher de 1:2-3[3]. Estudo nacional mostrou prevalência da migrânea em 20,94% das mulheres e 9,34% dos homens[5].

A migrânea na mulher apresenta destaque na *Classificação Internacional das Cefaleias*. Ela é dividida nos apêndices em migrânea menstrual verdadeira, migrânea relacionada à menstruação e migrânea sem aura não menstrual, com definições idênticas às dos trabalhos de MacGregor[6,7].

Migrânea menstrual verdadeira

Crises de migrânea sem aura, que ocorrem exclusivamente no período compreendido entre dois dias antes do início da menstruação até o final do fluxo menstrual[6,7] da menstruação, em pelo menos dois de três ciclos menstruais e em nenhuma outra época do ciclo.

Migrânea relacionada à menstruação

Migrânea com exacerbação no período menstrual, que ocorre em qualquer parte do ciclo, com exacerbação da frequência e/ou da intensidade no período perimenstrual[1,6,7]. As crises ocorrem exclusivamente nos dias 1 ± 2 (i.e., dias -2 a +3) da menstruação, em pelo menos dois de três ciclos menstruais e adicionalmente em outras épocas do ciclo[1].

Migrânea sem aura não relacionada à menstruação

Crises numa mulher que menstrua, preenchendo critérios da migrânea sem aura, e que não têm relação com a menstruação.

Cefaleia do tipo tensional

A cefaleia do tipo tensional (CTT) apresenta prevalência que varia de 30% a 80%, sendo mais prevalente em mulheres do que em homens e parece declinar com a idade. Detalhada no Capítulo 1, alguns estudos mostram que ela predomina no sexo masculino (prevalência de CTT foi de 15,4% em homens e 9,5% em mulheres, sendo 1,6 vez mais prevalente nos homens, num estudo nacional de tese de doutorado)[8].

Na *Classificação Internacional das Cefaleias*, a CTT é subdividida em:

2.1 Cefaleia do tipo tensional episódica infrequente;
2.2 Cefaleia do tipo tensional episódica frequente;
2.3 Cefaleia do tipo tensional crônica;
2.4 Provável cefaleia do tipo tensional.

Os critérios da cefaleia do tipo tensional são listados a seguir.

2.1 Cefaleia do tipo tensional episódica infrequente

Critérios diagnósticos

A. Pelo menos 10 crises ocorrendo em < 1 dia/mês em média (< 12 dias/ano) e preenchendo os critérios de B a D.
B. Cefaleia durando de 30 minutos a sete dias.
C. A cefaleia tem pelo menos duas das seguintes características:
1. localização bilateral
2. caráter em pressão/aperto (não pulsátil)
3. intensidade fraca ou moderada
4. não é agravada por atividade física rotineira como caminhar ou subir escadas
D. Ambos os seguintes:
1. ausência de náusea ou vômito (anorexia pode ocorrer)
2. fotofobia ou fonofobia (apenas uma delas pode estar presente)
E. Não atribuída a outro transtorno.

2.2 Cefaleia do tipo tensional episódica frequente

Critérios diagnósticos

O mesmo que 2.1, exceto:

Pelo menos 10 crises que ocorrem em ≥ 1 dia, porém < 15 dias por mês durante pelo menos três meses (≥ 12 dias e < 180 dias por ano), preenchendo os critérios de B a D.

2.3 Cefaleia do tipo tensional crônica

Critérios diagnósticos

A. Cefaleia que ocorre em ≥ 15 dias por mês, em média, por > três meses (≥ 180 dias por ano)[1], e preenchendo os critérios de B a D.
B. A cefaleia dura horas ou pode ser contínua.
C. A cefaleia tem pelo menos duas das seguintes características:
1. localização bilateral
2. caráter em pressão/aperto (não pulsátil)
3. intensidade fraca ou moderada
4. não é agravada por atividade física rotineira como caminhar ou subir escadas
D. Ambos os seguintes:
1. não mais do que um dos seguintes sintomas: fotofobia, fonofobia ou náusea leve
2. nem náusea moderada ou intensa, nem vômitos
E. Não atribuída a outro transtorno[1].

A CTT na mulher pode também ocorrer na menstruação. É mais rara que a migrânea, contudo há relatos mostrando a CTT menstrual, como no estudo de uma comunidade turca, que coloca fatores hormonais gerais como menstruação desencadeante de cefaleia em 35,6% das migranosas e em 24,5% das pacientes com CTT[9]; e no estudo nacional de tese de doutorado de 2005 que mostrou CTT associada à menstruação em 6,94% de 360 mulheres com cefaleia menstrual, sendo 6,11% com CTT episódica, 0,55% com provável CTT e 0,28% com CTT crônica[10].

Ressalte-se também que é comum a associação entre migrânea e CTT[11-13].

Estudos dinamarqueses populacionais[11,12] descreveram que 83% dos pacientes migranosos apresentam também CTT. Outro, americano,[13] relatou que 62% dos migranosos também apresentam CTT e 25% dos pacientes com CTT, da mesma forma, apresentam migrânea. Portanto, também as mulheres podem ter a associação de migrânea e CTT e devem ser acompanhadas com diário de cefaleia para que se reconheça qual dor é relacionada à menstruação, quando existir a presença de ambas as cefaleias na mulher.

Cefaleia em salvas e outras cefaleias trigêmino-autonômicas

Cefaleia em salvas é rara em mulheres, mas a hemicrania paroxística (HP) é mais comum nas mulheres[14]. Segue a descrição da HP, de acordo com os critérios diagnósticos da Sociedade Internacional de Cefaleia.

3.2 Hemicrania paroxística

A. Pelo menos 20 crises preenchendo os critérios de B a D.
B. Crises de dor forte unilateral, orbitária, supraorbitária e/ou temporal, durando de 2 a 30 minutos.
C. A cefaleia acompanha-se de pelo menos um dos seguintes:
1. hiperemia conjuntival ipsilateral e/ou lacrimejamento
2. congestão nasal ipsilateral e/ou rinorreia
3. edema palpebral ipsilateral
4. sudorese frontal e facial ipsilateral
5. miose e/ou ptose ipsilateral
D. As crises têm uma frequência superior a cinco por dia em mais da metade do tempo, ainda que períodos de menor frequência possam ocorrer.
E. As crises são completamente evitadas por doses terapêuticas de indometacina.
F. Não atribuída a outro transtorno[1].

A HP é classificada em formas episódica e crônica.

Hemicrania paroxística episódica

A. Crises preenchendo os critérios de A a F para 3.2 *Hemicrania paroxística*.
B. Pelo menos dois períodos de crises durando de 7 a 365 dias e separados por períodos de remissão sem dor ≥ 1 mês.

Hemicrania paroxística crônica

A. Crises preenchendo os critérios de A a F para 3.2 *Hemicrania paroxística*.
B. As crises recorrem por > 1 ano sem períodos de remissão ou com períodos de remissão durando < 1 mês[1].

A HP predomina no sexo feminino, na proporção de 7 mulheres para 3 homens. Ocorrem crises por mais de um ano sem períodos de remissão ou períodos de remissão durando menos de um mês. Ao contrário da cefaleia em salvas, a forma crônica (HPC) prevalece em cerca de 70%, muitas vezes sendo crônica desde o início, o que obrigatoriamente exige exclusão de causas subjacentes. Resposta absoluta à indometacina[15].

Hemicrania contínua – Transtorno recém-entrado na classificação

Critérios diagnósticos

A. Cefaleia por > 3 meses preenchendo os critérios de B a D.
B. Todas as características seguintes:
1. dor unilateral sem mudança de lado
2. diária e contínua, sem intervalos livres de dor
3. intensidade moderada, porém com exacerbações para dor intensa
C. Pelo menos uma das características autonômicas seguintes, ocorrendo durante as exacerbações e ipsilaterais à dor:
1. hiperemia conjuntival e/ou lacrimejamento
2. congestão nasal e/ou rinorreia
3. ptose e/ou miose
D. Resposta completa a doses terapêuticas de indometacina.

E. Não atribuída a outro transtorno[1].

Há predomínio de 2,6 mulheres para um homem.

O tratamento é realizado com indometacina, um anti-inflamatório não esteroidal às vezes pouco tolerado. Outras drogas úteis são ibuprofeno e piroxicam-betaciclodextrina[16].

Cefaleia crônica diária

Ocorre no mundo todo. Em torno de 4% a 5% da população tem cefaleia crônica diária (CCD) nos Estados Unidos da América (EUA), na Europa e na Ásia.

Três por cento da população geral desenvolverá CCD ao longo de um ano[17].

Dados de um estudo nacional mostraram 6,9% de prevalência de CCD, portanto mais alto do que em outros países[18]. A prevalência na mulher foi de 9,45% e nos homens, de 4,02%, o que significa que é 2,4 vezes mais prevalente nas mulheres[18].

Ocorre em 40% a 50% dos pacientes em atendimento nos centros de referência.

A incidência da CCD é de 3/100 migranosos por ano.

É o problema mais comum em clínicas de cefaleia em razão de falhas no tratamento, uso de medicações fortes e comorbidades com transtorno psiquiátrico.

Os subtipos de CCD com duração maior de 4 horas que são responsáveis pela maior parte dos atendimentos médicos são: migrânea crônica e migrânea transformada (78%), CTT crônica (15,3%), hemicrania contínua e cefaleia persistente e diária desde o início (6,7%)[19].

Os fatores de risco ou predisponentes para CCD são fatores que estão relacionados com a progressão da enxaqueca. Eles se dividem em fatores de risco modificáveis e não modificáveis.

Fatores de risco modificáveis:
- Excesso de medicação
- Comorbidade psiquiátrica
- Eventos estressantes
- Frequência das crises
- Transtornos do sono (ronco)
- Obesidade
- Cafeína[20]

Fatores de risco não modificáveis:
- Sexo feminino
- Duração da doença
- Baixo nível educacional
- Baixo nível socioeconômico
- Enxaqueca
- Trauma de crânio[17,21,22]

A indicação é tratar os migranosos profilaticamente e precocemente para evitar a CCD e a progressão da migrânea.

O fato que chama a atenção é que ser mulher é um fator de risco não modificável para CCD. A mensagem deixada aqui é que devem se tratar cedo as cefaleias das mulheres, já que elas cronificam mais.

Como fator de risco modificável, o excesso de medicação chama a atenção. O excesso de medicação existe em 2/3 (ou até 80%) dos pacientes com CCD, e estes melhoram logo que se suspendam os fármacos de uso excessivo, porém 1/3 dos pacientes desenvolve CCD sem uso excessivo de medicação[23].

Medicamentos de uso excessivo

Usar medicação em excesso é usar analgésico simples mais do que 15 dias por mês, por mais de três meses, ou usar triptanos, ergotaminas ou combinação de analgésico mais do que 10 dias por mês, por mais do que três meses.

Segundo a opinião de especialistas, o uso em mais do que 15 dias por mês em vez de mais de 10 dias por mês é necessário para induzir a cefaleia por uso excessivo de analgésicos.

Medicações combinadas tipicamente implicadas são aquelas contendo analgésicos simples combinados com opioides, butalbital e/ou cafeína[1].

O tratamento da CCD divide-se em não farmacológico e farmacológico.

O tratamento não farmacológico constitui-se de:
- identificar condições coexistentes, especialmente o uso excessivo de medicação;
- educação (orientar e apoiar o paciente);
- suspensão dos fármacos e substâncias em excesso;
- excluir dor de cabeça secundária;

- diagnosticar o subtipo de CCD;
- mudanças nos hábitos de vida (como parar de fumar e praticar exercícios regulares), *biofeedback*, fisioterapia e psicoterapia.

O tratamento farmacológico constitui-se do sintomático e preventivo.

Tratamento sintomático:
- retirada do excesso de medicação;
- tratamento da síndrome de abstinência; e
- analgésicos e triptanos no máximo duas vezes por semana.

O tratamento preventivo deve ser indicado conforme a cefaleia de base e deve constar da medicação preventiva, que pode ser feita em monoterapia ou associar classes de fármacos preventivos (por atuarem em sistemas neurotransmissoriais diferentes e na hiperexcitabilidade cortical) como betabloqueadores + antidepressivo tricíclico + neuromoduladores, ou betabloqueador + antidepressivo tricíclico, ou antidepressivo tricíclico + neuromoduladores, ou betabloqueadores + neuromoduladores[24].

Um estudo de dissertação de mestrado mostrou que 83,72% dos pacientes utilizaram automedicação para alívio da cefaleia, 52,22% das mulheres e 47,78% dos homens. Quanto à procura por atendimento médico, no mesmo estudo, e uso de automedicação para aliviar cefaleia, observou-se que 89,18% dos pacientes que procuraram atendimento médico usavam automedicação, sendo 66,89% mulheres e 33,11% homens. Os pacientes que não procuram atendimento para cefaleia são os que menos utilizam automedicação para tratar cefaleia. As mulheres utilizam mais automedicação[25].

Entrevistas de amostras representativas da população da Suíça revelaram que 4,4% dos homens e 6,8% das mulheres tomam analgésicos pelo menos 1x/semana; 2,3% admitiram usar essas drogas todos os dias. A mais importante medida preventiva é a orientação dos pacientes[26].

É importante destacar que nem todas as medicações usadas no tratamento agudo da migrânea são implicadas na progressão da migrânea episódica para migrânea crônica. Um estudo longitudinal, baseado na população, constatou que o uso de triptanos por 8.219 migranosos não foi significativamente associado com um risco de progressão para migrânea crônica durante o período de amostra de um ano e que o uso de drogas como os anti-inflamatórios não hormonais (AINH) parece ser protetor. Em contraste, o uso excessivo de barbitúricos e opioides significativamente influenciou a transição para a migrânea crônica, a despeito dos pacientes terem relatado o uso dessas medicações por apenas 6 a 10 dias por mês.

Os AINH foram protetores contra a migrânea na frequência de cefaleia de menos de 10 dias por mês; entretanto, os triptanos foram associados com a progressão da migrânea com uma alta frequência de crises (10 a 14 dias/mês). Não permanece claro, entretanto, se a associação entre AINH e triptanos é causa ou consequência da cronificação. Concluiu-se que a alta frequência de cefaleia parece ser um fator de risco para progressão da migrânea, desconsiderando a exposição à medicação[20].

Sobre a cafeína[20], seu alto consumo, tanto na dieta quanto em medicação, é um fator de risco modesto, mas altamente modificável para progressão da migrânea. Estudo baseado na população constatou que pacientes com CCD foram significativamente mais prováveis de serem usuários de cafeína. Análises indicam que essa associação foi confinada a mulheres com menos de 40 anos de idade, àqueles com cefaleia crônica episódica, a quem não consulta médico e àqueles com início recente (menos de dois anos) de CCD. Sofredores de migrânea com alta frequência de crises deveriam ser aconselhados a descontinuarem o uso de analgésicos que contenham cafeína e dieta com cafeína, enquanto aqueles com migrânea episódica deveriam avaliar a cafeína como fator desencadeante potencial de crises de migrânea[20].

Cefaleias secundárias

Cefaleia atribuída a trauma cefálico e/ou cervical

Existem fatores de risco reconhecidos para um mau prognóstico após lesão cefálica ou por chicotada. As mulheres têm um risco maior para cefaleia pós-traumática, e o aumento da faixa etária está associado a uma recuperação mais lenta e incompleta.

Os fatores mecânicos como a posição da cabeça no impacto – rodada ou inclinada – aumentam o risco de cefaleia após o trauma. A maioria dos estudos sugere que a cefaleia pós-traumática é menos frequente quando a lesão cefálica é mais grave[1].

A incidência varia entre 13,9% e 51% em diversos estudos[27].

Um artigo mostra que as mulheres apresentam menor prevalência de cefaleia pós-traumática[14].

Cefaleia atribuída a doença vascular craniana ou cervical

A relação temporal estreita entre a cefaleia e os sinais neurológicos da doença vascular é crucial para estabelecer a relação causal. Em muitas dessas doenças, como o acidente vascular isquêmico ou hemorrágico, a cefaleia é obscurecida por sinais neurológicos focais e/ou por transtornos da consciência. Em outras, como a hemorragia subaracnóidea (HSA), a cefaleia costuma ser o sintoma mais proeminente. Em outras condições que podem causar tanto cefaleia quanto acidente vascular cerebral, como dissecções, trombose venosa cerebral (TVC), arterite de células gigantes (ACG) e angiite do sistema nervoso central (SNC), a cefaleia é frequentemente um sintoma inicial de alerta. É, portanto, crucial o reconhecimento da associação da cefaleia com tais transtornos, no sentido de diagnosticar corretamente a doença vascular subjacente e iniciar o tratamento apropriado prontamente, prevenindo consequências neurológicas potencialmente graves[1].

Cefaleia atribuída a acidente vascular cerebral isquêmico (infarto cerebral)

A cefaleia acompanha o acidente vascular isquêmico em 17% a 34% dos casos e é mais frequente nos acidentes vasculares do território basilar do que do carotídeo. É de pouco valor prático no estabelecimento do diagnóstico etiológico do acidente vascular, exceto pelo fato de a cefaleia ser raramente associada a infartos lacunares e extremamente comum na dissecção arterial[1].

Cefaleia atribuída a ataque isquêmico transitório

A cefaleia raramente é um sintoma proeminente de um ataque isquêmico transitório (AIT). O diagnóstico diferencial entre um AIT com cefaleia e uma crise de migrânea com aura pode ser particularmente difícil. A forma de instalação é fundamental: o déficit focal é tipicamente súbito em um AIT e frequentemente mais progressivo na migrânea com aura. Além disso, os fenômenos positivos são muito mais comuns na aura de migrânea do que no AIT, enquanto sintomas negativos são mais frequentes no AIT[1].

Numa revisão de 240 pacientes com AIT, concluiu-se que não há fatores de risco demográficos, ou médicos, ou de caráter prognóstico entre pacientes cujos AITs foram acompanhados por cefaleia, comparados com aqueles sem cefaleia[28].

Mulheres apresentam alto risco de acidente vascular isquêmico, e fatores comportamentais como uso de tabaco e de contraceptivos aumentam esse risco de sete ou oito vezes[20].

Cefaleia atribuída à hemorragia intracraniana não traumática

A cefaleia é mais frequente e mais intensa no acidente vascular cerebral hemorrágico do que no isquêmico.

Cefaleia atribuída a hemorragia intracerebral

É mais frequentemente devida a sangramento subaracnóideo associado e a compressão local do que a hipertensão intracraniana. Pode, ocasionalmente, apresentar-se como cefaleia trovoada[1].

Cefaleia atribuída à hemorragia subaracnóidea

A HSA é, sem dúvida, a causa mais comum de cefaleia intensa e incapacitante de início súbito (cefaleia trovoada) e continua sendo uma condição grave (50% dos pacientes morrem após uma HSA, frequentemente antes de chegar ao hospital, e 50% dos sobreviventes ficam incapacitados). Excluindo-se o trauma, 80% dos casos resultam da ruptura de aneurismas saculares. A HSA é uma emergência neurocirúrgica[1].

Cefaleia atribuída a aneurisma sacular

A cefaleia é relatada por aproximadamente 18% dos pacientes com aneurisma cerebral não roto. Em geral, não apresenta características específicas, mas a cefaleia trovoada ocorre antes de uma HSA por aneurisma em 50% dos pacientes[1].

Cefaleia atribuída a malformação arteriovenosa

A migrânea com aura tem sido relatada em até 58% das mulheres com malformação arteriovenosa (MAV). Um forte argumento em favor de uma relação causal é a intensa correlação entre o lado da cefaleia ou da aura e o lado da MAV. Há, portanto, uma forte sugestão de que a MAV possa causar crises de migrânea com aura (migrânea sintomática). Apesar disso, em grandes séries de MAV, a migrânea como quadro inicial é rara, sendo menos comum que a hemorragia, epilepsia ou déficits focais[1].

Cefaleia atribuída à arterite

Cefaleia atribuída à arterite de células gigantes

De todas as arterites e doenças vasculares do colágeno, a ACG é a doença mais claramente associada com cefaleia (o que se deve à inflamação das artérias da cabeça, principalmente os ramos da artéria carótida externa)[1].

É uma doença de caucasianos e apresenta um leve predomínio em mulheres. A incidência aumenta drasticamente após os 50 anos e o tratamento é à base de esteroides[29].

Cefaleia atribuída à trombose venosa cerebral

A cefaleia é, sem dúvida, o sintoma mais comum de TVC (presente em 80% a 90% dos casos) e é também o sintoma inicial mais frequente. Não apresenta características específicas. Mais comumente é difusa, progressiva, de intensidade forte e associada a outros sinais de hipertensão intracraniana. Pode ser também unilateral e súbita, às vezes confundindo e mimetizando migrânea, cefaleia trovoada, hipotensão liquórica ou HSA (da qual pode ser também a causa). A cefaleia pode ser a única manifestação de TVC, mas em mais de 90% dos casos é associada a sinais focais (déficits neurológicos ou crises epilépticas) e/ou sinais de hipertensão intracraniana, encefalopatia subaguda ou síndrome do seio cavernoso.

Dada a ausência de características específicas, qualquer cefaleia recente e persistente deve levantar suspeita, especialmente se há uma condição protrombótica subjacente. O diagnóstico é baseado em neuroimagem, isto é, por meio de ressonância magnética (RM), mais angiografia por ressonância (angioRM) ou tomografia computadorizada (TC) de crânio, mais angiotomografia computadorizada (angioTC), ou angiografia digital convencional em casos duvidosos[1].

Reconhecida desde o início do século XIX, a TVC é considerada uma rara e severa doença caracterizada clinicamente por cefaleia, papiledema, crises, déficits focais, coma e morte. Nos últimos anos, a introdução e o uso de angiografia cerebral, TC e RM têm permitido diagnósticos precoces de TVC. Mais comum do que se pensava previamente, a TVC é variável na apresentação, nas causas e no modo de início, apresentando desfecho geralmente favorável. Uma vez estabelecido o diagnóstico, um extensivo trabalho é necessário para encontrar uma das numerosas condições predisponentes[30].

A cefaleia foi mais frequente quando a TVC esteve relacionada à doença de Behçet, uso de contraceptivos orais, gravidez e pós-parto. O prognóstico é bom, com rápido desaparecimento da cefaleia e completa reconstituição na maioria dos casos (77%)[30].

Um estudo nacional mostrou que, de 111 pacientes com TVC, 72% eram mulheres e que a TVC por contraceptivos, como fator de risco isolado, mostrou melhor prognóstico. O pior prognóstico foi em homens, pacientes afro-brasileiros e naqueles com idade acima de 32 anos[31].

Dentre as causas de TVC, destacam-se a gravidez e o puerpério, medicamentos (anticoncepcionais orais, danazol), síndrome antifosfolípide primária, trombofilias hereditárias (deficiências de proteínas C e S, de antitrombina III, fator V de Leiden, mutação 20210 G*A do gene da protrombina) e infecções parameníngeas. Preconiza-se o tratamento anticoagulante com heparina endovenosa, seguida de anticoagulação oral (seis meses ou mais, dependendo da etiologia). Conforme a evolução, pode ser necessário o uso de corticoides (cefaleia, piora clínica) e de anticonvulsivantes e, quando indicado, o tratamento da causa subjacente[6,24,32]. O prognóstico pós-tratamento é relativamente favorável, com sequelas graves em torno de 14% e mortalidade de 6% a 15%[33].

Cefaleia atribuída à angiopatia benigna (ou reversível) do sistema nervoso central

Esta é uma condição pouco entendida, caracterizada clinicamente por uma cefaleia difusa, de forte intensidade e de vários modos de início: pode ser de início súbito, simulando HSA, ou rapidamente progressiva ao longo de horas, ou mais vagarosamente ao longo de dias. É uma das causas identificadas de cefaleia trovoada. Pode ser o único sintoma dessa condição, mas é geralmente associada com déficits neurológicos flutuantes e às vezes crises epilépticas. A angiografia é, por definição, alterada com segmentos de constrição e dilatação. Certo número de causas vem sendo identificado; a melhor definida é a angiopatia pós-parto, relacionada, em alguns casos, ao uso de bromocriptina. A doença é autolimitada em um a dois meses sem tratamento e com desaparecimento das anormalidades arteriais. Dada a dificuldade diagnóstica com angiite primária do SNC, o paciente geralmente recebe corticosteroides por algum tempo[1].

CEFALEIA ATRIBUÍDA A TRANSTORNO INTRACRANIANO NÃO VASCULAR

Cefaleia atribuída a hipertensão liquórica

Cefaleia atribuída a hipertensão intracraniana idiopática

A hipertensão intracraniana idiopática ocorre mais frequentemente em mulheres jovens e obesas. Embora a maioria dos pacientes com hipertensão intracraniana idiopática tenha edema de papila, hipertensão intracraniana idiopática sem papiledema pode ser observada. Outros sintomas ou sinais de hipertensão intracraniana idiopática incluem ruídos intracranianos, zumbidos, escurecimento visual transitório e diplopia[1]. Perfaz 15% dos pacientes com CCD, sem edema de papila ao exame e com presença de pulso venoso à fundoscopia. Portanto, investigação complementar deve ser realizada quando a profilaxia falha[34].

A síndrome de hipertensão intracraniana idiopática ocorre em crianças e adultos; nenhuma diferença de sexos é vista nas crianças, enquanto a proporção mulheres:homens, na maioria das séries de pacientes adultos, está entre 3:1 e 10:1. A condição ocorre mais comumente em mulheres obesas na idade fértil, em que a incidência tem sido relatada tão alta quanto 19/100.000. Ocorrência familiar tem sido encontrada em parentes (*siblings*) e em mães e filhos. Tem fisiopatologia controversa[35].

Cefaleia atribuída a hipotensão liquórica

Cefaleia pós-punção dural

A cefaleia desaparece dentro de 48 horas após o tratamento eficaz do extravasamento liquórico, usualmente mediante tamponamento epidural – *blood patch*.

Sexo feminino e mulheres jovens parecem ser predispostos para cefaleia pós-punção dural. A frequência da cefaleia pós-punção dural é mais alta em pacientes jovens, com exceção da idade pré-puberal. O tratamento deve ser feito com hidratação, solução salina intratecal ou epidural. E também o tamponamento epidural com sangue, introduzido em 1960[36].

Cefaleia por fístula liquórica

A cefaleia desaparece dentro de sete dias após a oclusão da fístula liquórica[1]. Tratamento com repouso, esteroides e tamponamento epidural com sangue é feito para o alívio da dor[37].

Cefaleia atribuída à hipofisite linfocitária

A cefaleia aparece em relação estreita temporal com o hipopituitarismo.

A hipofisite linfocitária é frequentemente acompanhada por hiperprolactinemia (50% dos casos) ou por autoanticorpos contra a proteína citosólica hipofisária (20%).

Esse transtorno se desenvolve tipicamente no final da gravidez ou durante o período puerperal, mas também pode ocorrer em homens[1].

CEFALEIA ATRIBUÍDA A UMA SUBSTÂNCIA OU A SUA SUPRESSÃO

Cefaleia induzida por doador de óxido nítrico

Imediata e tardia

Todos os doadores de óxido nítrico [ON] (nitrato de amila, trinitroglicerina, mono ou dinitrato de isossorbida, nitroprussiato de sódio, tetranitrato de eritritil, hexanitrato de manitol, tetranitrato de pentaritritil) podem causar cefaleia 8.1.1, especialmente em pessoas com migrânea. Dado que a migrânea é mais prevalente em mulheres, esse tipo de cefaleia induzida por doador de ON pode predominar no sexo feminino[1].

Cefaleia induzida por inibidor de fosfodiesterase

As fosfodiesterases (FDEs) são uma grande família de enzimas que quebram os nucleotídeos cíclicos GMPc e AMPc. Quando as FDEs são inibidas, os níveis de guanosina 3',5'- monofosfato cíclico (GMPc) e de adenosina 3',5'-monofosfato cíclico (AMPc) aumentam. Os inibidores da FDE-5, sildenafil e dipiridamol são os únicos componentes desse grupo estudados formalmente.

A cefaleia foi observada como efeito colateral do sildenafil nos estudos clínicos, mas apenas recentemente estudos experimentais têm demonstrado que, em jovens, particularmente em mulheres, a cefaleia ocorre na maioria dos indivíduos e que, em pacientes com migrânea, o sildenafil geralmente induz uma crise de migrânea[1].

Cefaleia induzida por hormônios exógenos

O uso regular de hormônios exógenos, tipicamente para a contracepção ou terapia de reposição, pode estar associado ao aumento na frequência ou ao desenvolvimento inédito de cefaleia ou migrânea.

Quando uma mulher apresenta também cefaleia ou migrânea associada à retirada de estrógeno exógeno, ambos os códigos 8.3.1 *Cefaleia induzida por hormônio exógeno* e 8.4.3 *Cefaleia por retirada de estrógeno* deverão ser aplicados[1].

Cefaleia por retirada ou supressão de estrógenos

A cefaleia ou a migrânea aparece dentro de cinco dias após o último uso de estrógeno e desaparece dentro de três dias.

▶ CEFALEIA ATRIBUÍDA A INFECÇÃO

Cefaleia atribuída a meningite bacteriana

A incidência anual de meningite bacteriana nos EUA é de 5 a 10.000 casos/100.000. É ligeiramente mais frequente em homens, por razões ainda desconhecidas. A incidência anual de meningite viral é de 10,9 por 100.000, com a maioria dos casos ocorrendo no verão. Novamente, a proporção é maior entre os homens[37].

▶ CEFALEIAS ATRIBUÍDAS A TRANSTORNOS DA HOMEOSTASE

Cefaleia atribuída a hipertensão arterial

A prevalência mundial estimada de hipertensão arterial é da ordem de 1 bilhão de indivíduos hipertensos, e aproximadamente 7,1 milhões de óbitos por ano podem ser atribuídos à hipertensão arterial[38].

A prevalência da hipertensão arterial no Brasil foi levantada por amostras em algumas cidades. Esses estudos mostraram uma variação de 22,3% a 43,9% de indivíduos hipertensos, conforme a cidade considerada[39].

Até os 50 anos, mais homens desenvolvem hipertensão. Após os 50 anos, o quadro se inverte, acometendo mais as mulheres[39].

Foi constatado que mulheres com migrânea têm uma significativa e leve elevação da pressão diastólica quando comparadas a mulheres não migranosas. Nos EUA, um estudo americano de 508 mulheres jovens com migrânea e 3.192 sem migrânea não encontrou nenhuma associação entre migrânea e hipertensão[40].

O risco de complicações de hipertensão arterial, em geral, é maior em homens. Dados obtidos em estudo nacional sugerem maior prevalência de insuficiência renal em homens, de acidente vascular cerebral em homens brancos do que em mulheres brancas e de hipertrofia ventricular esquerda em homens do que em mulheres com idade ≥ 49 anos[41].

Cefaleia atribuída a crise hipertensiva sem encefalopatia hipertensiva

A hipertensão paroxística pode ocorrer em associação com a falência dos reflexos dos barorreceptores (após endarterectomia carotídea ou subsequente à irradiação do pescoço) ou em pacientes com tumores de células enterocromafins.

Cefaleia atribuída a encefalopatia hipertensiva

Admite-se que a encefalopatia hipertensiva ocorra quando a vasoconstrição cerebrovascular compensatória não consegue mais prevenir uma hiperperfusão cerebral à medida que a tensão arterial se eleva.

Qualquer causa de hipertensão, incluindo feocromocitoma e ingestão de toxinas vasopressoras, pode levar à encefalopatia hipertensiva.

Cefaleia atribuída a pré-eclâmpsia

A placenta parece essencial para o desenvolvimento da pré-eclâmpsia. A pré-eclâmpsia é um transtorno multissistêmico com várias formas. Além da hipertensão, podem ocorrer proteinúria, edema tecidual, trombocitopenia e anormalidades da função hepática. A pré-eclâmpsia parece envolver uma grande resposta inflamatória materna, com atividade sistêmica imunológica ampla.

Cefaleia atribuída a eclâmpsia

Os relatos de casos indicam que a eclampsia pode ocorrer no puerpério tanto quanto durante a gravidez[1].

Mulheres que sofrem com enxaqueca apresentam mais risco de ter hipertensão na gravidez[42].

Tratamento da pré-eclâmpsia e eclâmpsia

O tratamento para pré-eclâmpsia leve é o repouso da mãe, deitada do lado esquerdo (acredita-se que essa posição ajuda na circulação sanguínea para o útero e rins), diminuição de sal na comida, aumento da ingestão de água e rigorosa vigilância pré-natal. Anti-hipertensivos podem ser indicados nessa fase. Na pré-eclâmpsia grave, geralmente a mulher ficará internada no hospital.

Ainda não está claramente definido o tratamento ou o tipo de intervenção efetiva para prevenir sua evolução para eclâmpsia. Para alguns, o melhor seria a indução do parto, o que pode não ser possível em gestações precoces. Nesses casos, o repouso e o monitoramento constante seriam opções aceitáveis.

A referência para um serviço de atenção terciária nos quadros de pré-eclâmpsia grave e a administração de sulfato de magnésio para a eclâmpsia foram as únicas medidas com evidência científica demonstrada na redução da morte materna. Há falta de evidências sobre a ação de agentes antiplaquetários na prevenção da pré-eclâmpsia e sobre o uso de anti-hipertensivos no tratamento da pré-eclâmpsia leve. Também não há evidências favoráveis à suplementação de zinco, magnésio, vitamina A e cálcio na pré-eclâmpsia.

Revisão sistemática da biblioteca Cochrane demonstrou que a suplementação de cálcio previne a hipertensão arterial e a pré-eclâmpsia, com melhores resultados nas populações de risco ou com deficiência nutricional desse mineral. Entretanto, ainda não há evidência a respeito da dose mais adequada e de outros desfechos maternos e fetais. Essa mesma fonte confirmou que o sulfato de magnésio, comparado ao placebo, à ausência de tratamento ou à fenitoína, é melhor na prevenção da eclâmpsia e, provavelmente, na redução do risco de morte materna. Entretanto, os revisores advertem para a ocorrência de 25% de efeitos colaterais, principalmente tremores musculares, e para a necessidade de mais investigações sobre o prognóstico neonatal[43].

Pode-se definir como prioridade para a prevenção de morte materna relacionada à eclâmpsia/pré-eclâmpsia a padronização de guias e treinamento da equipe técnica para a implementação universal do sulfato de magnésio, realização de ensaios clínicos controlados para avaliar os efeitos da suplementação de vitaminas A e E e de cálcio nas populações deficientes, além da avaliação do custo-benefício de fitas reagentes para investigação de proteinúria[44].

Cefaleia atribuída ao hipotireoidismo

Estima-se que aproximadamente 30% dos pacientes com hipotireoidismo sofram com cefaleia. Esse mecanismo não está claro. Há uma preponderância feminina e frequentemente uma história de migrânea na infância. A cefaleia atribuída ao hipotireoidismo não está associada a náuseas e vômitos.

A cefaleia aparece dentro de dois meses após outros sintomas do hipotireoidismo tornarem-se evidentes. A cefaleia desaparece dentro de dois meses após o tratamento eficaz do hipotireoidismo[1].

Cefaleia ou dor facial atribuída a transtorno do crânio, pescoço, olhos, ouvidos, nariz, seios da face, dentes, boca ou outras estruturas faciais ou cranianas

Cefaleia cervicogênica

A. Dor referida de uma fonte no pescoço e percebida em uma ou mais regiões da cabeça e/ou face, preenchendo os critérios C e D.
B. Evidência clínica, laboratorial e/ou por imagem de um transtorno ou lesão na coluna cervical ou nos tecidos moles do pescoço, reconhecidos por serem, ou geralmente aceitos como uma causa válida de cefaleia.
C. Evidência de que a dor pode ser atribuída ao transtorno ou à lesão do pescoço, baseada em pelo menos uma das seguintes:
1. demonstração de sinais clínicos que impliquem uma fonte de dor no pescoço
2. abolição da cefaleia após um bloqueio anestésico diagnóstico de uma estrutura cervical ou de seu suprimento nervoso, utilizando placebo ou outro controle adequado
D. A dor desaparece dentro de três meses após o tratamento bem-sucedido do transtorno ou lesão causal.

Pode chegar a quatro mulheres para um homem[45].

Cefaleia atribuída à rinossinusite

Cefaleia atribuída à rinossinusite deve ser diferenciada de "a sua dor é por sinusite?", um diagnóstico comumente não específico. A maioria desses casos preenche os critérios da 1.1 *Migrânea sem aura,* com a cefaleia acompanhada por sintomas autonômicos nasais importantes ou deflagrada por alterações nasais.

A sinusite crônica não é validada com uma causa de cefaleia ou dor facial, exceto que ocorra uma agudização[1].

Cefaleia ou dor facial atribuída a transtorno da articulação temporomandibular

A dor proveniente da articulação temporomandibular (ATM) ou de estruturas relacionadas é comum[1]. É mais comum em mulheres[14].

Estudos populacionais mostram que 75% das pessoas têm pelo menos um sinal e 33% têm pelo menos um sintoma de disfunção da articulação. É estimado que, de 70% de pacientes com sinais de disfunção temporomandibular, somente 5% requeiram tratamento e poucos apresentem cefaleia[46].

▶ CEFALEIA ATRIBUÍDA A TRANSTORNO PSIQUIÁTRICO

Cefaleia atribuída a distúrbio de somatização

O transtorno de somatização, como definido no *Diagnostic and Statistical Manual of Mental Disorders* (DSM-IV), é um transtorno polissintomático caracterizado por múltiplas dores recorrentes e sintomas gastrointestinais, sexuais e pseudoneurológicos, ocorrendo por um período de anos, com início antes dos 30 anos de idade. Esses sintomas são, por definição, considerados somatoformes, isto é, são queixas de sintomas físicos sugestivos, mas não completamente explicados por uma condição médica ou efeito(s) direto(s) de uma substância. Nos EUA, é encontrado predominantemente em mulheres, nas quais o risco estimado durante o tempo de vida é de 2%, com uma proporção mulheres/homens de aproximadamente 10/1. Essa proporção não é tão grande em algumas outras culturas (por exemplo, gregos e porto-riquenhos).

Deve ser notado que a lista de sintomas requeridos no DSM-IV é muito extensa: um mínimo de oito sintomas somatoformes precisa ter ocorrido durante o tempo de vida do paciente, cada um com intensidade suficiente para resultar em procura de ajuda médica ou ingestão de medicação (prescrita ou não), ou afetar a produtividade da pessoa (por exemplo, causando perda de dias de trabalho). O DSM-IV fixou um limite assim alto para reduzir os diagnósticos falso-positivos, mais particularmente pela possibilidade de que sintomas "inexplicados" sejam de fato parte de uma alteração médica complexa e ainda não diagnosticada, com uma apresentação sintomática variável, como a esclerose múltipla ou o lúpus eritematoso sistêmico[1].

NEURALGIAS CRANIANAS E CAUSAS CENTRAIS DE DOR FACIAL

Neuralgia do trigêmeo

Neuralgia clássica do trigêmeo

A neuralgia clássica do trigêmeo geralmente se inicia na segunda ou terceira divisões do nervo trigêmeo, afetando a bochecha ou queixo. Em menos de 5% dos pacientes, a primeira divisão está afetada. Raramente, pode ocorrer bilateralmente. Nesses casos, uma causa central como a esclerose múltipla deve ser considerada. A dor frequentemente provoca espasmos dos músculos da face do lado afetado (tique doloroso). O aumento da frequência da exploração cirúrgica da fossa posterior e o imageamento por RM têm demonstrado que muitos pacientes, possivelmente a maioria deles, apresentam compressão da raiz trigeminal por vasos tortuosos ou aberrantes. A neuralgia clássica do trigêmeo costuma se responsiva à farmacoterapia, pelo menos no início[1].

Neuralgia trigeminal sintomática

Dor indistinguível da neuralgia clássica, mas causada por lesão estrutural demonstrável, que não a compressão vascular. Não demonstra período refratário após um paroxismo e pode, diferentemente da neuralgia clássica, haver alteração da sensibilidade nos territórios de distribuição dos ramos do nervo trigêmeo[1].

A média de idade de início é a mesma em ambos os sexos, ao redor dos 50 anos. Preponderância feminina e idade de início tardio são sustentadas por muitos autores[47].

Cefaleia por compressão externa

Cefaleia resultante da estimulação contínua de nervos cutâneos pela aplicação de pressão, por exemplo, por uma faixa em torno da cabeça, um chapéu apertado ou óculos utilizado durante a natação.

Cefaleia por estímulo frio

Cefaleia atribuída a aplicação externa de estímulo frio

Cefaleia atribuída a ingestão ou inalação de estímulo frio

Em pacientes migranosos, a cefaleia pode ser referida no local usual da migrânea[1].

Neuropatia ocular diabética

Dor na região do olho e da fronte, associada à paresia de um ou mais nervos oculomotores em um paciente com diabetes melito. A dor precede os sinais de neuropatia por menos do que sete dias.

O diabetes do tipo I ocorre mais ou menos na mesma proporção em homens e mulheres, mas é mais comum em caucasianos do que em outros grupos étnicos. O diabetes do tipo II é mais comum em pessoas com mais idade, principalmente em pessoas que estão com sobrepeso. É mais comum em afro-americanos, americanos hispânicos, latinos e índios americanos[48].

A12. Cefaleia atribuída a distúrbio psiquiátrico

A12.3 Cefaleia atribuída a transtorno depressivo maior

A12.4 Cefaleia atribuída a transtorno de pânico

A12.5 Cefaleia atribuída a transtorno de ansiedade generalizada

São critérios presentes nos apêndices por estarem insuficientemente validados. A cefaleia deve ser atribuída aos respectivos transtornos citados somente nos casos em que ocorra exclusivamente no contexto de um crise de depressão, ou de pânico ou ansiedade[1]. Tais transtornos são mais prevalentes em mulheres.

Infarto migranoso

O aumento do risco de acidente vascular cerebral em pacientes com migrânea tem sido demonstrado em mulheres com menos de 45 anos em vários estudos. A evidência de uma associação entre a migrânea e acidente vascular encefálico (AVE) em mulheres mais idosas e homens em geral é inconsistente[1].

Séries hospitalares sugerem que entre 1% e 17% dos AVEs são atribuídos a migrânea em pacientes com idade abaixo de 50 anos. No geral, a relação entre migrânea e AVE é mais forte para migrânea com aura do que sem aura. Os AVEs relacionados a migrânea são comumente encontrados na distribuição da artéria cerebral posterior[37].

A migrânea foi associada com um risco quatro vezes maior de AVE em mulheres com idade abaixo de 45 anos[37].

Cefaleias secundárias na gestação

Cefaleias secundárias, que mimetizam migrânea, podem ocorrer nesse período da mulher[37]. Migrânea iniciada na gestação pode ser causada por vasculites, tumor cerebral, coriocarcinoma, tumor hipofisário, MAV, sinusopatias, hipertensão intracraniana idiopática, HSA, AVE, TVC, pré-eclâmpsia e eclâmpsia[37,49].

A seguir, alguns comentários sobre determinadas cefaleias secundárias.

As sinusopatias costumam ser supradiagnosticadas e sinusopatia crônica não causa cefaleia[37,49].

Somente 48% de pacientes com tumor cerebral durante a gestação desenvolvem cefaleia. A gravidez não aumenta o risco de tumor cerebral.

A gravidez aumenta o risco de acidente vascular cerebral nas mulheres em 13 vezes. O acidente vascular cerebral clássico durante a gravidez é a TVC. A maioria dos casos apresenta-se com déficits neurológicos, mas a trombose do seio sagital superior pode se apresentar com cefaleia progressiva, sem sinais ou sintomas neurológicos.

A HSA explica 50% dos sangramentos intracranianos durante a gravidez. A HSA pode mimetizar eclâmpsia. A maioria dos casos de hemorragia intracraniana resulta de hipertensão, especialmente no grupo da eclâmpsia. O abuso de drogas (álcool e cocaína) é causa de hemorragia intracerebral e subaracnóidea durante a gravidez[49].

Os testes diagnósticos para cefaleia durante a gravidez funcionam para:
- confirmar o diagnóstico;
- excluir outras causas de cefaleia;
- descartar comorbidades que poderiam complicar a cefaleia e seu tratamento;
- estabelecer uma linha de base para excluir contraindicações ao tratamento com drogas;
- medir níveis de drogas para determinar absorção, aderência do paciente ou abuso de medicação[37].

CONCLUSÃO

É importantíssimo conhecer e divulgar as diretrizes de quando se deve suspeitar de cefaleia secundária na paciente feminina, para então processar a realização de um exame complementar, seja de imagem ou outro, tal como o liquor ou angiografia cerebral. A lista a seguir deve fazer parte de pronto-socorros e postos de saúde e do dia a dia de todo médico que atende urgência ou professor que ensina as urgências médicas:

- primeiro episódio de cefaleia de início súbito ou pior cefaleia da vida;
- acompanhada por distúrbio de consciência, febre e rigidez de nuca;
- alterações na frequência, na intensidade, ou nas características clínicas da crise de cefaleia;
- exame neurológico anormal (acompanhado por sintomas/sinais neurológicos irritativos ou deficitários);
- cefaleia progressiva ou nova, diária e persistente;
- sintomas neurológicos que não preenchem os critérios para migrânea com aura típica;
- déficit neurológico persistente;
- evidência de uma lesão focal definida no eletroencefalograma;
- alteração na pele ou na órbita sugestiva de MAV;
- comorbidade de crises epilépticas parciais;
- acompanhada de distúrbios endócrinos ou HAS;
- relacionada a tosse ou esforço físico;
- desencadeada por atividade sexual, durar horas e com vômitos;
- mudança de padrão; nova cefaleia superposta à antiga;
- início após 50 anos de idade[2].

REFERÊNCIAS BIBLIOGRÁFICAS

1. Headache Classification Subcommittee of the International Headache Society. The International Classification of Headache Disorders, 2ª edition. Cephalalgia. 2004;24(Suppl 1):1-151.
2. Contag SA, Mertz HL, Bushnell CD. Migraine during pregnancy: is it more than a headache? Nat Rev Neurol. 2009;5:449-56.
3. Rasmussen BK, Breslau N. Epidemilogy. In: Olesen J, Tfelt-Hansen P, Welch KMA, editors. The headaches. New York: Raven Press; 1993, p.169-73.
4. Rasmussen BK. Epidemiology of headache in Europe. In: Olesen J, editor. Frontiers in headache research: headache classification and epidemiology. New York: Raven Press; 1994, v. 4, p. 231-7.
5. Queiroz LP, Peres MFP, Piovesan EJ, et al. A nationwide population-based study of migraine in Brazil. Cephalalgia. 2009;29:642–9.
6. MacGregor EA, Chia H, Vohrah RC, et al. Migraine and menstruation: a pilot study. Cephalalgia. 1990;10(6):305-10.
7. MacGregor EA. Menstrual migraine: towards a definition. Cephalalgia. 1996;16(1):11-21.
8. Queiroz LP, Peres MF, Piovesan EJ, et al. A nationwide population-based study of tension-type headache in Brazil. Headache. 2009;49:71-8.
9. Köseoglu E, Naçar M, Talaslioglu A, et al. Epidemiological and clinical characteristics of migraine and tension type headache in 1146 females in Kayseri, Turkey. Cephalalgia. 2003;23(5):381-8.
10. Melhado EM. Cefaleia na gestação [tese]. Campinas: Universidade Estadual de Campinas; 2005.
11. Rasmussen BK, Jensen R, Schroll M, et al. Interrelations between migraine and tension type headache in the general population. Arch Neurol. 1992;49(9):914-8.
12. Rasmussen BK. Epidemilogy. In: Olesen J, Tfelt-Hansen P, Welch KMA, editors. The headaches. New York: Raven Press. 1993, p. 439-43.
13. Silberstein SD, Lipton RB, Goadsby PJ, editors. Headache in clinical practice. Oxford: Isis Medical Media; 1998. Tension-type headache: diagnosis and treatment; p. 91-100.
14. Costa CMC. Diferenças de dor no homem e na mulher. Campanha de Combate à Dor na Mulher SBED/Janssen-Cilag; 2008, p.1-4.
15. Yamada AML, Arruda MA. Cefaleias primárias incomuns na infância. In: Arruda MA, Guidetti V, editores. Cefaleias na infância e adolescência. Ribeirão Preto: Instituto Giulia; 2007, p.177-81.
16. Peres MFP. Hemicrânia contínua. Eisntein. 2004;2(Suppl 1):17-22.
17. Hutchinson SL, Silberstein SD. Menstrual migraine: case studies of women with estrogen-related headaches. Headache. 2008;48:S131-41.
18. Queiroz LP, Peres MFP, Piovesan EJ, et al. Chronic daily headache in Brazil: a nationwide population-based study. Cephalalgia. 2008;28:1264-9.
19. Silberstein SD, Lipton RB, Sliwinski M. Classification of daily and near-daily headaches: field trial of revised IHS criteria. Neurology. 1996;47:871-5.
20. Dodick DW. Review of comorbidities and risk factors for the development of migraine complications (infarct and chronic migraine). Cephalalgia. 2009;29(Suppl 3):7-14.
21. Scher AI, Stewart WF, Ricci JA, et al. Factors associated with the onset and remission of chronic daily headache in a population-based study. Pain. 2003;106:81-9.
22. Bigal ME, Lipton RB, Stewart WF. Migraine: epidemiology, impact, and risk factors for progression. Headache. 2005;45(Suppl 1):S3-13.
23. Katsarava Z, Schneeweiss S, Kurth T, et al. Incidence and predictors for chronicity of headache in patients with episodic migraine. Neurology. 2004;62:788-90.
24. Krymchantowski AV. Cefaleias primárias. Como diagnosticar e tratar. Abordagem prática e objetiva. São Paulo: Lemos editorial; 2002. Migrânea ou enxaqueca; p: 35-80.
25. Melhado EM. Cefaleia: cuidado inicial e atendimento na cidade de Catanduva, SP [dissertação]. Campinas: Universidade Estadual de Campinas; 2000.
26. Diener HC, Tfelt-Hansen P. Headache associated with chronic use of substances. In: Olesen J, Tfelt-Hansen P, Welch KMA, editors. The headaches. New York: Raven Press; 1993, p. 721-7.
27. Olesen J. The secondary headaches. In: Olesen J, Tfelt-Hansen P, Welch KMA, editors. The headaches. New York: Raven Press; 1993, p. 619-21.
28. Gorelick PB. Ischemic stroke and intracranial hematoma. In: Olesen J, Tfelt-Hansen P, Welch KMA, editors. The headaches. New York: Raven Press; 1993, p. 639-45.
29. Wall M, Corbett JJ. Arteritis. In: Olesen J, Tfelt-Hansen P, Welch KMA, editors. The headaches. New York: Raven Press; 1993, p. 653-62.
30. Ameri A, Bousser MG. Cerebral venous thrombosis. In: Olesen J, Tfelt-Hansen P, Welch KMA, editors. The headaches. New York, Raven Press; 1993, p. 671-3.
31. Dutra AP. Trombose venosa cerebral: evolução clínica e fatores prognósticos em 111 pacientes [tese]. São Paulo: Faculdade de Medicina da Universidade de São Paulo; 2008.
32. Dentali F, Ageno W. Cerebral vein thrombosis. Intern Emerg Med. 2010;5(1):27-32.
33. Camargo ECS, Bacheschi LA. Trombose venosa cerebral: como identificá-La? Rev Assoc Med Bras. 2001;47(4):278.
34. Goadsby PJ, Schoenen J, Ferrari MD, et al. Intractable headache criteria. Cephalalgia. 2007;27(7):858-9.
35. Sorensen PS, Corbett JJ. High cerebrospinal fluid pressure. In: Olesen J, Tfelt-Hansen P, Welch KMA, editors. The headaches. New York: Raven Press; 1993, p. 679-86.

36. Vilming ST, Titus F. Low cerebrospinal fluid pressure. In: Olesen J, Tfelt-Hansen P, Welch KMA, editors. The headaches. New York: Raven Press; 1993, p. 687-95.
37. Silberstein SD, Lipton RB, Goadsby PJ, editors. Headache in clinical practice. Oxford: Isis Medical Media; 1998, p. 191-200.
38. Correa TD, Namura JJ, Silva CAP, et al. Hipertensão arterial sistêmica: atualidades sobre sua epidemiologia, diagnóstico e tratamento. Arq Med ABC. 2005;31(2):91-101.
39. Wikipédia a enciclopédia livre. Hipertensão arterial. Disponível em: <http://pt.wikipedia.org/wiki/Hipertens%C3%A3o_arterial>. Acesso em: 15 fev. 2010.
40. Strandgaard S, Henry P. Arterial hypertension. In: Olesen J, Tfelt-Hansen P, Welch KMA, editors. The headaches. New York: Raven Press; 1993, p. 675-8.
41. Noblat ACB, Lopes MB, Lopes GB, et al. Complicações da hipertensão arterial em homens e mulheres atendidos em um ambulatório de referência. Arq Bras Cardiol. 2004;83(4):308-13.
42. Pontes AP. Enxaqueca x hipertensão na gravidez. Disponível em: <http://revistacrescer.globo.com/Revista/Crescer/0,,EMI26380-10566,00.html>. Acesso em: 6 dez. 2009.
43. Atallah AN, Hofmeyr GJ, Duley L. Calcium supplementation during pregnancy for preventing hypertensive disorders and related problems. Cochrane Database Syst Rev. 2005;(2):CD001059.
44. Calderon IMP, Cecatti JG, Veja EP. Intervenções benéficas no pré-natal para prevenção da mortalidade materna. Rev Bras Ginecol Obstet. 2006;28(5):310-5.
45. Silva WF, Costa J. Cefaleia cervicogênica: experiência pessoal. Migrâneas e Cefaleias. 2001;11-4.
46. Graff-Radford SB, Soyka D. Headache related to oromandibular structures. In: Olesen J, Tfelt-Hansen P, Welch KMA, editors. The headaches. New York: Raven Press; 1993, p. 759-63.
47. Terrence CF, Fromm GH. Trigeminal neuralgia and other facial neuralgias. In: Olesen J, Tfelt-Hansen P, Welch KMA, editors. The headaches. New York: Raven Press; 1993, p. 773-85.
48. The National Women's Health Information Center. US Department of Health and Human Services Office on Women's Health. Diabetes: perguntas frequentes. Disponível em: <http://translate.google.com.br/translate?hl=pt-BR&langpair=en%7Cpt&u=http://www.womenshealth.gov/faq/diabetes.cfm>. Acesso em: 15 fev. 2009.
49. Hainline B. Headache. Neurol Clin. 1994;12(3):443-60.

Capítulo 5

CEFALEIA E CICLO MENSTRUAL

Eliana Meire Melhado

"O corpo humano não é uma forma acabada, controlada – está sempre no processo de vir a ser".
Romano Guardini

▶ CICLO MENSTRUAL

A mulher passa por vários períodos em sua vida dependentes da fase hormonal: da infância entra na puberdade, na qual ocorre a menarca ou primeira menstruação, para então passar pela fase de vida adulta, em que apresenta ciclos menstruais; nesta fase, a mulher pode ou não engravidar, pode ou não fazer uso de pílulas anticoncepcionais orais ou outras formas de contraceptivos, quando então entra na fase de climatério, na qual apresenta a menopausa e, durante as fases pré e pós-menopausa, a mulher pode ou não ser submetida à terapia de reposição hormonal (Fig. 5.1)[1].

Durante a infância feminina, o eixo hipotálamo-hipofisário apresenta atividade extremamente reduzida até cerca dos 9 a 10 anos de idade (os ovários produzem quantidades muito reduzidas de estrogênios por causa da falta de estímulos pelas gonadotrofinas)[2], quando então ocorre o despertar da atividade hipotalâmica e hipofisária, na maioria das meninas, permanecendo obscuro o meca-

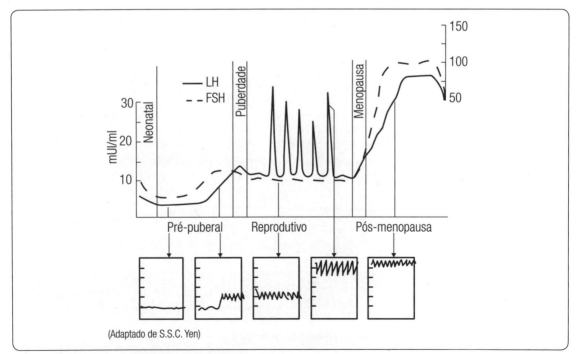

Fig. 5.1. Fases do ciclo de vida hormonal da mulher[1].

nismo íntimo dele. Várias pesquisas evidenciam a elevação dos níveis plasmáticos do hormônio luteinizante (LH) durante o sono em meninas no início da puberdade. Essa produção pulsátil de LH parece representar importante papel no desencadeamento das atividades hipotalâmicas-hipofisárias.

A capacidade dos ovários em secretar estrogênios acentua-se a partir do momento em que a adenoipófise passa a sofrer estímulo pelo hormônio liberador de gonadotrofinas (GnRH) e aumenta sua produção de gonadotrofinas. O nível progressivamente aumentado de estrogênios desempenha papel fundamental no desenvolvimento dos órgãos genitais e dos caracteres sexuais secundários. Paralelamente à mudança do eixo, ocorre aumento da secreção de androstenediona pela cortical das suprarrenais. Outro androgênio que tem sua secreção incrementada no início da puberdade é a deidroepiandrostenediona[2].

O ciclo menstrual é uma expressão repetitiva da operação do sistema hipotálamo-hipófise-ovariano[1]. A função ovariana normal é resultado da atividade coordenada pelo hipotálamo, o qual secreta GnRH, e pela hipófise, que secreta LH e o hormônio foliculestimulante (FSH).

O ovário, por sua vez, secreta o estrogênio, a progesterona, as inibinas e as activinas[3]. Cada ciclo culmina com sangramento menstrual, e o primeiro dia da menstruação é aceito como ponto de referência do início do ciclo menstrual, terminando no último dia antes da próxima menstruação[3]. O ciclo menstrual pode ser subdividido em fase folicular (primeira e segunda metades), fase ovulatória e fase lútea. Os níveis circulantes de gonadotrofinas, androgênios e progestínicos, durante o ciclo ovulatório normal em mulheres, exibem um padrão cíclico[1].

O ciclo dura, em média, 28 dias, podendo variar de 25 a 32 dias[3].

A fase folicular caracteriza-se pelo crescimento folicular com aumento dos níveis de estrogênio, seguido pela ovulação[3]. O folículo recém-roto completa sua luteinização com aumento de progesterona (fase lútea). O estradiol e a estrona declinam durante a maior parte da fase lútea.

Lipoproteína de baixa densidade (LDL) colesterol é a fonte para síntese de progesterona.

A secreção pulsátil de LH é necessária para manter a função do corpo lúteo[1] (Fig. 5.2).

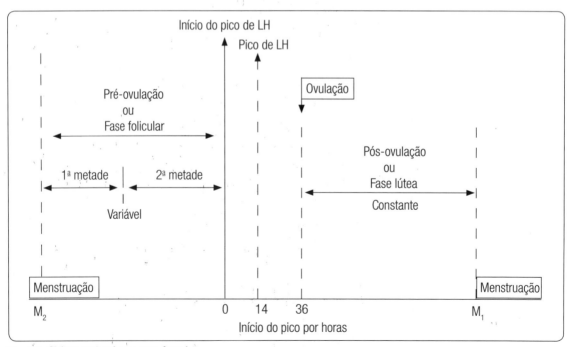

Fig. 5.2. Ciclo menstrual com suas fases[1].

Sob modulação da norepinefrina, da serotonina, do hormônio liberador de corticotropina, dos opioides, da dopamina e de outros neurotransmissores, o hipotálamo secreta GnRH; esse, por sua vez, estimula a produção e a secreção de LH e de FSH pela hipófise, os quais estimulam a secreção ovariana de estrógeno e de progesterona; esses últimos, por meio de um mecanismo de *feedback*, regulam a produção de LH e de FSH na hipófise e de GnRH no hipotálamo[3].

▶ ESTROGÊNIO

Química

Nos seres humanos, o estrogênio[4] natural mais potente é o 17-betaestradiol, seguido pela estrona e pelo estriol. Cada uma dessas moléculas é um esteroide de 18 carbonos, contendo um anel A fenólico (um anel aromático com grupo hidroxila no carbono 3) e um grupo beta-hidroxílico ou cetona na posição 17 do anel D. O anel A fenólico é o componente estrutural principal, responsável pela ligação seletiva de alta afinidade aos receptores estrogênicos. As substituições etinílicas na posição C17 aumentam significativamente a potência oral, inibindo o metabolismo hepático da primeira circulação (Fig. 5.3).

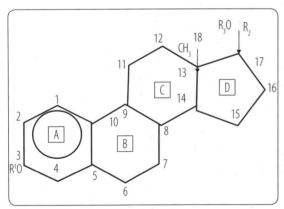

Fig. 5.3. Estrutura química do estrogênio.

Biossíntese

Os estrogênios esteroides são produzidos a partir da androstenediona ou testosterona como precursores intermediários, reação que envolve a aromatização do anel A e é catalisada em três etapas por um complexo enzimático de monoxigenase do citocromo P450 (aromatase ou CYP19), que usa nicotinamida adenina dinucleotídeo fosfato (NADPH) e oxigênio molecular como cossubstratos. Na primeira etapa dessa reação, o C19 (grupo metílico angular na posição C10 dos precursores do androgênio) é hidroxilado. Uma segunda hidroxilação resulta na eliminação do grupo hidroximetílico recém-formado no C19 e a última hidroxilação em C2 provoca a formação de um intermediário instável, que se reconstitui para formar o anel A fenólico. As três etapas dessa reação consomem três moléculas de oxigênio e três de NADPH. A atividade da aromatase encontra-se dentro de uma glicoproteína transmembrana (família de monoxigenase do citocromo P450). Uma flavoproteína onipresente, conhecida como NADPH-citocromo P450 redutase, também é essencial para a reação. Essas duas proteínas estão localizadas no retículo endoplasmático das células granulomatosas do ovário, nas células de Sertoli e Leydig dos testículos, nas células estromáticas do tecido adiposo, nos sinciciotrofoblastos placentários, nos blastocistos pré-implantação, nos ossos e em várias regiões do cérebro.

Os ovários são a fonte principal de estrogênio circulante nas mulheres que ainda não entraram na menopausa. O principal produto secretor é o estradiol, sintetizado pelas células granulomatosas a partir dos precursores androgênicos fornecidos pelas células da teca. A atividade da aromatase é induzida pelas gonadotrofinas, que atuam via receptores da membrana plasmática e aumentam as concentrações intracelulares do 3',5'-monofosfato de adenosina cíclico (AMP cíclico).

As gonadotrofinas e o AMP cíclico também aumentam a atividade da enzima de clivagem da cadeia lateral do colesterol e facilitam o transporte do colesterol (precursor de todos os esteroides) para dentro das mitocôndrias das células que sintetizam esteroides. O ovário contém um tipo de desidrogenase 17-beta-hidroxisteroide (tipo I), que facilita a produção da testosterona e do estradiol a partir da androstenediona e da estrona, respectivamente. Contudo, no fígado, há outra forma dessa enzima (tipo II), que favorece a oxidação do estradiol circulante em estrona e, na sequência, esses dois esteroides são convertidos em estriol. Em seguida, todos esses três estrogênios são excretados na urina com seus conjugados glucuronídicos e sulfatados.

Nas mulheres que passaram para a menopausa, a fonte principal de estrogênio é o estroma do tecido adiposo e outros tecidos extraovarianos. A estrona é sintetizada a partir da di-hidroepiandrostenediona, secretada pelo córtex suprarrenal. Nos homens, os estrogênios são produzidos pelos testículos, mas a produção extragonádica pela aromatização dos esteroides C19 circulantes parece ser responsável pela maior parte dos hormônios estrogênicos circulantes. Dessa forma, o nível dos estrogênios é regulado em parte pela disponibilidade dos precursores androgênicos.

Os efeitos estrogênicos têm sido atribuídos mais comumente aos hormônios circulantes, mas os estrogênios produzidos em nível local também podem ter ações importantes.

A placenta sintetiza grandes quantidades de estrogênios e usa a di-hidroepiandrostenediona fetal e seus derivados 16-alfa-hidroxil para produzir estrona e estriol, respectivamente; por essa razão, a urina das gestantes é uma fonte abundante de estrogênios naturais. A égua prenhe excreta mais de 100 mg/dia, um recorde superado apenas pelo cavalo reprodutor, que, apesar das manifestações inequívocas de virilidade, excreta mais estrogênio em seu ambiente que qualquer outro ser vivo (Fig. 5.4)[4].

Ações farmacológicas e fisiológicas

Controle neuroendócrino do ciclo menstrual

O ciclo menstrual das mulheres é controlado por uma série de reações neuroendócrinas que envolvem o hipotálamo, a hipófise e os ovários. Um oscilador ou relógio neuronal existente no hipotálamo dispara a intervalos regulares, resultando na secreção periódica do GnRH nos vasos do sistema porta hipotalâmico-hipofisário. Em seguida, esse hormônio interage com seu receptor cognato presente nos gonadotrofos e provoca a liberação de LH e FSH pela hipófise anterior.

As gonadotrofinas (LH e FSH) são responsáveis pelo crescimento e pela maturação do folículo de Graaf dos ovários e pela produção ovariana de estrogênio e progesterona, que exercem regu-

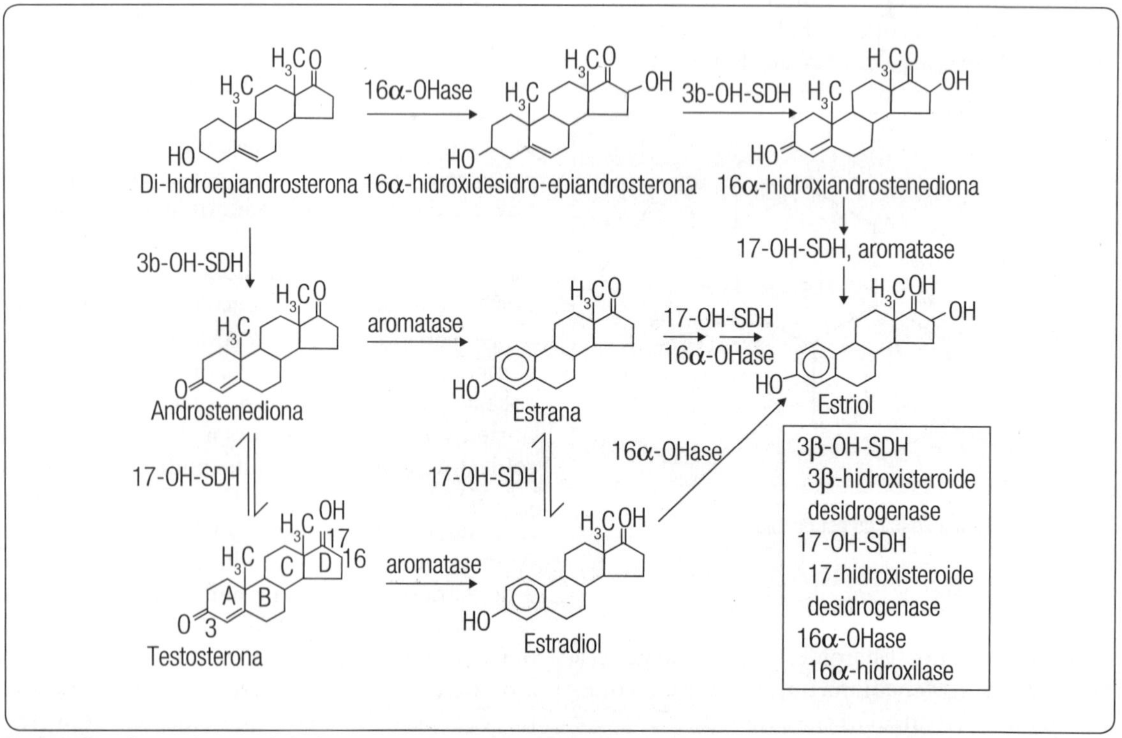

Fig. 5.4. Biossíntese de estrogênios[4].

lação em *feedback* na hipófise e no hipotálamo. Como a liberação do GnRH é intermitente, as secreções de LH e FSH são pulsáteis, conforme determina o relógio neural, conhecido como gerador de pulsos de GnRH hipotalâmico. A natureza intermitente e pulsátil da secreção hormonal é essencial à manutenção dos ciclos menstruais ovulatórios normais, pois a infusão contínua do GnRH interrompe as secreções de LH e FSH, diminui a produção de estradiol e progesterona e causa amenorreia.

O núcleo arqueado do hipotálamo exibe a concentração mais alta de neurônios que secretam GnRH. Essas células disparam simultaneamente.

Antes da puberdade, o gerador de pulsos do GnRH hipotalâmico não funciona, não há secreção de gonadotrofinas e os ciclos menstruais não ocorrem. Mecanismos fisiológicos desconhecidos, estimulados no início da puberdade, ativam o gerador de pulsos. Depois dessa ativação, têm início os perfis de LH, FSH, estradiol e progesterona detectados no ciclo menstrual[4].

Nas mulheres com ciclos menstruais, o pico de secreção das gonadotrofinas no meio do ciclo estimula a ruptura do folículo e a ovulação em um a dois dias. Em seguida, o folículo rompido transforma-se em corpo lúteo, que produz grandes quantidades de progesterona e estrogênio sob a influência do LH, durante a segunda metade do ciclo. Se a mulher não engravidar, o corpo lúteo para de funcionar depois de alguns dias, os níveis dos esteroides diminuem e a menstruação ocorre. Dessa forma, a fase lútea do ciclo é regulada pelo ciclo de vida funcional do corpo lúteo, que é limitado a 14 dias. Quando os níveis dos esteroides diminuem, o gerador de pulsos volta ao padrão de disparos típicos da fase folicular, todo o sistema á reajustado e começa um novo ciclo ovariano.

Os níveis elevados de progesterona durante a fase lútea do ciclo afetam a frequência e a amplitude dos pulsos de LH. A progesterona diminui diretamente a frequência do gerador de pulsos hipotalâmicos que, por sua vez, reduz a frequência dos pulsos de LH liberados pela hipófise. A progesterona também produz um efeito direto na hipófise, que se opõe às ações inibitórias dos estrogênios e, dessa forma, aumenta a quantidade de LH liberado (isto é, a amplitude dos pulsos de LH).

Quando os ovários são retirados ou param de funcionar, há produção excessiva de FSH e LH, que são excretados na urina. Embora as concentrações do FSH diminuam com a introdução da terapia de reposição hormonal, elas não voltam ao normal, em virtude da produção da inibina pelo ovário.

Ações no desenvolvimento

Os estrogênios são responsáveis em grande parte pelas alterações que ocorrem na puberdade das meninas e pelas alterações nas características sexuais secundárias das mulheres.

Efeitos metabólicos

Os estrogênios afetam muitos tecidos e produzem várias ações metabólicas nos seres humanos e animais.

Há muitos anos se sabe que os estrogênios exercem efeitos positivos na massa óssea. O osso é continuamente remodelado nas áreas conhecidas como unidades de remodelação óssea, graças à ação reabsortiva dos osteoclastos e à ação formadora dos osteoblastos. Os estrogênios regulam diretamente os osteoblastos e aumentam as sínteses de colágeno do tipo I, osteocalcina, osteopontina, osteonectina, fosfatase alcalina e outros marcadores dos osteoblastos diferenciados. Contudo, o efeito principal dos estrogênios é reduzir as quantidades e a atividade dos osteoclastos.

Os estrogênios exercem muitos efeitos no metabolismo lipídico, dentre os quais os mais importantes são os efeitos sobre os níveis séricos das lipoproteínas e dos triglicérides. Em geral, os estrogênios elevam ligeiramente os triglicérides séricos e diminuem suavemente os níveis séricos do colesterol total. Contudo, as ações mais importantes parecem ser o aumento das concentrações das lipoproteínas de alta densidade (HDL) e a redução dos níveis das LDL e da lipoproteína (a). Essa relação benéfica entre HDL e LDL é um efeito colateral interessante do tratamento de mulheres na pós-menopausa com estrogênio[4].

Os estrogênios alteram a composição da bile.

Isoladamente, o estrogênio parece reduzir ligeiramente os níveis da glicose e insulina em jejum, mas não parece ter efeitos significativos no metabolismo dos carboidratos.

Os estrogênios alteram algumas proteínas séricas, principalmente as que estão envolvidas na ligação hormonal e no sistema de coagulação. Em geral, esses hormônios tendem a aumentar os níveis plasmáticos da globulina de ligação do cortisol (ou transcortina), da globulina de ligação da tiroxina e da globulina de ligação dos esteroides sexuais, que se liga aos androgênios e estrogênios.

Os estrogênios alteram alguns processos metabólicos que afetam o sistema cardiovascular. Os efeitos sistêmicos são alterações do metabolismo das lipoproteínas e da produção hepática das proteínas plasmáticas. Os estrogênios provocam um aumento discreto dos fatores de coagulação VII e XII e diminuem os fatores anticoagulantes como proteína C, proteína S e antitrombina III. Vários estudos envolvendo mulheres tratadas apenas com estrogênio, ou com estrogênio e progesterona, demonstraram reduções dos níveis da proteína inibidora do ativador do plasminogênio 1 (PIA-1), com aumento concomitante da fibrinólise. Dessa forma, os estrogênios aumentam os processos de coagulação e fibrinólise, e o desequilíbrio entre essas duas atividades contrárias pode acusar efeitos adversos.

A administração prolongada de estrogênio está associada à redução dos níveis plasmáticos da renina, enzima conversora de angiotensina e endotelina 1; a expressão do receptor da angiotensina 1 também diminui. As ações do estrogênio na parede vascular incluem o aumento da produção de óxido nítrico, que ocorre em alguns minutos, além da indução da sintetase do óxido nítrico (forma indutível) e do aumento da produção da prostaciclina, que ocorrem mais lentamente. Os estrogênios também promovem o crescimento das células endoteliais, ao mesmo tempo em que inibem a proliferação das células musculares lisas dos vasos[4].

Receptores estrogênicos

Estrogênios exercem seus efeitos interagindo com receptores, que fazem parte da superfamília dos receptores nucleares. Existem dois tipos de receptores estrogênicos (RE), RE-α e RE-β, produzidos por genes diferentes. O RE-α, primeiro a ser descoberto, está presente em quantidades mais abundantes no trato reprodutor feminino, principalmente no útero, na vagina e no ovário, bem como na glândula mamária, no hipotálamo, nas células endoteliais e na musculatura lisa vascular.

O RE-β está expresso numa distribuição tissular um pouco diferente, com expressão mais intensa na próstata e no ovário e menos abundante no pulmão, no cérebro e no sistema vascular. Os dois REs humanos têm homologia de 44% na sequência de aminoácidos global e compartilham a estrutura do domínio, que é comum aos membros dessa família. O receptor estrogênico é dividido em seis domínios funcionais: o domínio A/B NH2-terminal contém o segmento de ativação funcional 1 (AF-1), que pode ativar a transcrição, independentemente do ligando; o domínio C, altamente conservado, compreende o domínio de ligação do DNA, que contém quatro cisteínas dispostas em dois *fingers* de zinco; o domínio D, geralmente conhecido como "região da dobradiça", contém o sinal de localização nuclear; e os domínios E/F têm várias funções, incluindo ligação do ligando, dimerização e transativação dependente do ligando, mediada pelo domínio AF-2.

Existem diferenças significativas entre as duas isoformas do receptor no que diz respeito aos domínios de ligação do ligando e nos dois domínios de transativação. Os receptores parecem ter funções biológicas diferentes e podem responder diferentemente aos diversos compostos estrogênicos. Por exemplo, embora os dois receptores se liguem ao 17-betaestradiol com a mesma velocidade de dissociação (KD) (cerca de 0,3 nM), o fitoestrogênio genisteína liga-se ao RE-β com afinidade cerca de cinco vezes maior do que ao RE-α. Entretanto, o grau acentuado de homologia nos domínios de ligação do ácido desoxirribonucleico (DNA) indica que esses dois receptores provavelmente reconheçam sequências semelhantes de DNA e, dessa forma, regulem alguns dos mesmos genes-alvos[4].

Mecanismo de ação

Os dois tipos de receptores estrogênicos são fatores de transcrição ativados por ligandos, que aumentam ou diminuem a síntese do mRNA (ácido ribonucleico mensageiro) a partir dos genes-

-alvos. Depois de entrarem na célula por difusão passiva pela membrana plasmática, o hormônio liga-se a um RE no núcleo. No núcleo, o RE está presente sob a forma de um monômero e, depois da ligação ao estrogênio, há uma alteração que provoca a dimerização, aumentando a afinidade e a taxa de ligação do receptor ao DNA. O RE liga-se aos elementos de resposta do estrogênio (ERE) nos genes-alvos com a sequência homóloga GGTCANNNTGACC. O complexo RE/DNA recruta uma ou mais proteínas coativadoras para a região promotora. Os coativadores têm atividade de histona acetilase e/ou recrutam outras proteínas com essa atividade ao complexo. A acetilação das histonas altera a estrutura da cromatina na região promotora dos genes-alvos e permite que as proteínas façam a composição do aparelho de transcrição geral, visando preparar e iniciar a transcrição[4].

A interação do RE com um antagonista também promove a dimerização e a ligação ao DNA. Contudo, o antagonista resulta numa conformação do RE diferente do receptor ocupado por um agonista. A conformação induzida pelo antagonista facilita a ligação dos correpressores como NcoR/SMRT (correpressor dos receptores dos hormônios nucleares/mediador da supressão dos receptores retinoides e tireóideos). Em seguida, o complexo RE/correpressor recruta outras proteínas adicionais com atividade de histona desacetilase, como a HDAC1.

A desacetilação das histonas altera a conformação da cromatina e reduz a capacidade de o aparelho de transcrição geral formar complexos de iniciação. As diferenças nas sequências dos aminoácidos do AF-1 e AF-2 do RE-α e RE-β sugerem que eles interajam com coativadores e correpressores com afinidade e especificidade diferentes. Considerando-se também a observação de que o RE-α e o RE-β podem formar heterodímeros e homodímeros, pode-se formar um conjunto diferente de RE/coativadores e RE/cossupressores num mesmo promotor-alvo. Nas células que expressam isoformas dos receptores, a ação do RE-β parece opor-se à atividade do RE-α[4].

Absorção, metabolismo e eliminação

Os estrogênios têm uma estrutura lipofílica. Sua absorção geralmente é boa. O estradiol, o etinilestradiol e outros compostos ficam no plasma sanguíneo extensivamente ligados às proteínas plasmáticas. O estradiol e outros estrogênios naturais ligam-se principalmente à globulina de ligação dos esteroides sexuais (GLES) e, em menor grau, à albumina sérica. Já o etinilestradiol liga-se extensivamente à albumina sérica, mas não à GLES. Em virtude do seu tamanho e da natureza lipofílica, os estrogênios livres saem facilmente do espaço plasmático e se distribuem amplamente aos compartimentos tissulares.

Existem variações no metabolismo do estradiol que dependem do estágio do ciclo menstrual e de a paciente estar na pré ou pós-menopausa. Em geral, esse hormônio sofre biotransformação hepática rápida, com meia-vida plasmática avaliada em minutos. O estradiol é convertido principalmente pela 17-beta-hidroxisteroides desidrogenase em estrona, que é convertida por 16-alfa-hidroxilação e 17-cetorredução em estriol, o principal metabólito urinário. Vários conjugados sulfatados e glicuronídicos também são excretados na urina. Quantidades menores de estrona ou estradiol são oxidados em 2-hidroxicatecóis pelo CYP3A hepático e pelo CYP1A nos tecidos extra-hepáticos, ou em 4-hidroxicatecóis pelo CYP1B1 nos locais extra-hepáticos, com predomínio da formação do 2-hidroxicatecol. Os 2 e 4-hidroxicatecóis são, em grande parte, inativados pelas catecol-O-metil transferases (COMT)[4].

Contudo, quantidades menores podem ser convertidas por reações catalisadas pelo citocromo P450 ou pela peroxidase, formando semiquinonas ou quinonas, que são capazes de gerar reações aditivas do DNA ou espécies reativas do oxigênio, que poderiam oxidar as bases do DNA. Os estrogênios também passam pela recirculação enteroepática via:

a) conjugação com sulfato e glicuronídeo no fígado;
b) secreção biliar dos conjugados no intestino; e
c) hidrólise no intestino, seguida da reabsorção.

O etinilestradiol é eliminado muito mais lentamente do que o estradiol, devido ao metabolismo hepático diminuído, e a meia-vida da fase de eliminação é de 13-27 horas em vários estudos. Ao contrário do estradiol, a via principal de biotransformação do etinilestradiol é a 2-hidroxilação e a formação subsequente de éteres 2 e 3-metílicos correspondentes. O mestranol, outro estrogênio semissintético e componente de alguns anticoncepcionais orais combinados, é o éter 3-metílico do etinilestradiol. No organismo, esse composto sofre desmetilação hepática rápida em etinilestradiol, que é sua forma ativa.

As determinações dos níveis urinários e plasmáticos dos estrogênios e seus metabólitos são usadas com algumas finalidades. No ciclo menstrual normal, a excreção diária média dos estrogênios no meio do ciclo ovulatório máximo varia de 25-100 µg; o segundo pico durante a fase lútea é mais prolongado, mas as taxas máximas de excreção são um pouco menores (10-80 µg/dia). Depois da menopausa, a excreção dos estrogênios, nas mulheres normais, varia de 5-10 µg/dia, e a síntese desses hormônios ocorre principalmente a partir dos precursores androgênicos nos tecidos não ovarianos. Os valores normais dos homens variam de 2-25 µg/dia, que praticamente equivalem aos níveis dos estrogênios urinários das mulheres durante a primeira semana do ciclo menstrual. Crianças pequenas não têm estrogênios detectáveis na urina. Durante o primeiro trimestre da gravidez, a placenta transforma-se na fonte principal de estrogênios urinários, que continuam aumentando e chegam a níveis de cerca de 30 mg/dia pouco antes do parto[4].

▸ PROGESTOGÊNIOS

Química

Os progestogênios incluem o hormônio natural progesterona, os derivados 17-alfa-acetoxiprogesterona do grupo dos pregnanos, os derivados 19-nortestosterona (estranos) e o norgestrel e compostos relacionados do grupo dos gonanos. O acetato de medroxiprogesterona e o acetato de megestrol são esteroides C21 com atividade seletiva muito semelhante à da própria progesterona.

O receptor da progesterona (RP) se afina a uma estrutura de anel A Δ^4-3-ona numa conformação 1β,2α invertida. Outros receptores dos hormônios esteroides também se ligam a essa estrutura de anel A não fenólico, embora a conformação ideal seja diferente da usada para o receptor da progesterona. Por essa razão, algumas progestinas sintéticas (principalmente os compostos 19-nor) demonstram pouca ligação com os receptores glicocorticoides, androgênicos e mineralocorticoides; essa propriedade provavelmente explica algumas de suas atividades não progestacionais.

Um grupo de fármacos é semelhante à progesterona e a seu metabólito 17-alfa-hidroxiprogesterona, que por si só é inativa, mas alguns de seus derivados ésteres têm atividade progestacional. Compostos como o caproato de hidroxiprogesterona apresentam atividade progestacional, mas precisam ser administrados por via parenteral, em virtude do metabolismo hepático da primeira circulação. Entretanto, as substituições desses 17-ésteres na posição 6 do anel B resultam em compostos ativos por via oral, como o acetato de medroxiprogesterona e o acetato de megestrol. Os compostos desse grupo químico apresentam atividade progestacional relativamente seletiva.

O segundo grupo importante de compostos é formado pelos derivados 19-nor. A 19-norprogesterona tem atividade progestacional potente, enquanto os derivados da 19-nortestosterona apresentam atividade predominantemente androgênica em vez de progestacional. Um substituinte etinil no C17 reduz o metabolismo hepático e fornece análogos da 19-nortestosterona, tais como a noretindrona, o acetato de noretindrona, noretinodrel e diacetato de etinodiol, ativos por via oral. Esses compostos são menos seletivos que os derivados da 17-alfa-hidroxiprogesterona mencionados antes e têm graus variáveis de atividade androgênica e, em menor grau, atividades estrogênicas e antiestrogênicas.

A substituição do grupo 13-metil da noretindrona por um substituinte 13-etil resulta no gonano norgestrel, que é um progestogênio mais potente que o composto original e tem menos atividade androgênica. O norgestrel é uma mistura racêmica de um isômero dextrorrotatório inativo e um isômero levorrotatório ativos, ou levonorgestrel. Por essa razão, as preparações contendo metade de levonorgestrel e metade de norgestrel têm atividade farmacológica equivalente. Mais recentemente, foram disponibilizados outros gonanos – incluindo gestodeno, norgestimato e desogestrel – que, de acordo com alguns estudos, têm pouquíssima ou nenhuma atividade androgênica nas doses terapêuticas. Os últimos fármacos são usados como componentes progestrogênicos das chamadas pílulas anticoncepcionais combinadas de terceira geração (Fig. 5.5).

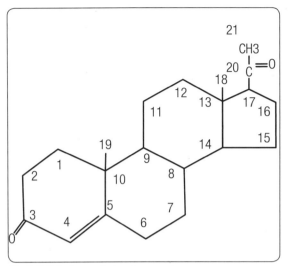

Fig. 5.5. Estrutura química da progesterona.

Síntese e secreção

A progesterona é secretada no ovário, principalmente pelo corpo lúteo, durante a segunda metade do ciclo menstrual. A secreção começa pouco antes da ovulação do folículo destinado a liberar um óvulo. A produção da progesterona a partir dos precursores esteroides ocorre no ovário, nos testículos, no córtex suprarrenal e na placenta. O efeito estimulador do LH sobre a síntese e a secreção da progesterona pelo corpo lúteo é mediado por um receptor ligado à membrana, relacionado com uma via de transdução de sinais acoplado à proteína G, que aumenta a síntese do AMP cíclico, estimulando a adenilciclase. Se o óvulo for fecundado, a implantação ocorre cerca de sete dias depois, e quase de imediato começa o desenvolvimento do trofoblasto, que secreta gonadotrofina coriônica humana (hCG) na circulação materna e, dessa forma, mantém a viabilidade funcional do corpo lúteo. A hCG, que pode ser detectada na urina vários dias antes da época esperada do período menstrual seguinte, é excretada em quantidades cada vez maiores durante as próximas cinco semanas ou mais e, a partir daí, em quantidades cada vez maiores durante toda a gravidez.

Durante o segundo ou terceiro mês de gestação, a placenta em desenvolvimento começa a secretar estrogênio e progesterona em colaboração com as glândulas suprarrenais do feto e, a partir de então, o corpo lúteo deixa de ser essencial à continuação da gravidez. O estrogênio e a progesterona continuam sendo secretados em grandes quantidades pela placenta até a ocasião do parto.

As determinações da taxa de secreção de progesterona sugerem que, partindo de alguns miligramas por dia secretados durante a fase folicular do ciclo, ela aumenta para 10-20 mg durante a fase lútea e para várias centenas de miligramas durante o último trimestre da gravidez. Taxas de 1-5 mg/dia foram detectadas em homens e são comparáveis aos valores observados em mulheres durante a fase folicular do ciclo.

Ações farmacológicas e fisiológicas

A progesterona apresenta ações neuroendócrinas, diminuindo a frequência do gerador de pulsos hipotalâmicos e aumentando a amplitude dos pulsos de LH liberados pela hipófise. Ela apresenta ações no trato reprodutivo, nas glândulas mamárias e no sistema nervoso central (SNC). No SNC, a progesterona eleva a temperatura em cerca de 0,5° Celsius no meio do ciclo, que se correlaciona com a ovulação e persiste pelo restante do ciclo, até que o fluxo menstrual tenha início. O mecanismo central exato é desconhecido, mas pode ser que haja uma alteração do centro regulador da temperatura no hipotálamo. A progesterona aumenta a resposta ventilatória dos centros respiratórios ao dióxido de carbono e diminui as Pco_2 arterial e alveolar na fase lútea do ciclo menstrual e durante a gravidez. Esse hormônio também pode induzir ações depressoras e hipnóticas no SNC.

Efeitos metabólicos

A progesterona aumenta os níveis basais de insulina e os níveis deste hormônio depois da ingestão de carboidratos, mas normalmente não causa alterações da tolerância à glicose. Entretanto, a administração prolongada dos progestogênios mais potentes como o norgestrel pode reduzir a tolerância à glicose.

A progesterona estimula a atividade da lipase lipoproteica e parece aumentar a deposição de gordura. Alguns estudos demonstraram que esse hormônio e seus análogos aumentam a LDL e não causam efeitos ou produzem apenas reduções modestas nos níveis séricos de HDL. Os derivados da 19-norprogesterona podem produzir efeitos mais marcantes nos lipídeos plasmáticos, em virtude da sua atividade androgênica. Nesse sentido, um estudo prospectivo de grande porte demonstrou que o acetato de medroxiprogesterona reduz o aumento benéfico das HDL causado pelos estrogênios conjugados durante a reposição hormonal em mulheres na pós-menopausa, mas não afeta significativamente o efeito benéfico redutor da LDL pelos estrogênios. Já a progesterona micronizada não altera significativamente os efeitos benéficos dos estrogênios nos perfis de LDL e HDL.

A progesterona também pode reduzir os efeitos da aldosterona nos túbulos renais e diminui a reabsorção do sódio, que pode aumentar a secreção dos mineralocorticoides pelo córtex suprarrenal.

Mecanismos de ação

Existe um único gene para o receptor da progesterona, que produz duas isoformas do receptor: RP-A e RP-B. Os primeiros 164 aminoácidos do RP-B não estão presentes no RP-A, o que ocorre em virtude do uso de dois promotores diferentes dependentes do estrogênio no gene do RP. As duas isoformas do RP possuem uma estrutura de domínio modular comum a todos os componentes da subfamília dos receptores nucleares. Como o domínio de acoplamento do ligando é idêntico nas duas isoformas do RP, não há diferença na ligação dos ligandos, assim como se observava com as duas isoformas do RE. Na ausência do ligando, o RP está presente no núcleo, num estado monométrico inativo, ligado às proteínas do choque térmico. Com a ligação da progesterona, as proteínas do choque térmico dissociam-se e os receptores são fosforilados e, em seguida, formam dímeros (homo e heterodímeros), que se ligam com grande afinidade aos ERP (elementos de resposta da progesterona) localizados nos genes-alvos. A ativação transcricional pelo RP ocorre principalmente via recrutamento dos coativadores como SRC-1, NCoA-1 ou NCoA-2, ou pela interação direta com os fatores de transcrição geral como o TFIIB. Em seguida, o complexo formado pelo receptor e coativador favorece interações adicionais com outras proteínas, como a CBP e p300, que possuem atividade de histona acetilase. A acetilação da histona causa uma remodelação da cromatina, que aumenta a acessibilidade das proteínas transcricionais gerais, incluindo a polimerase II do RNA, ao promotor-alvo. Os antagonistas da progesterona também facilitam a dimerização do receptor e a ligação do DNA, mas, assim como acontece com o RE, a conformação do RP ligado ao antagonista é diferente da conformação do complexo RP-agonista. Essa conformação diferente favorece a interação do RP com os correpressores NCoR/SMRT, que recrutam histona desacetilase. A desacetilação da histona aumenta a interação do DNA com nucleossomos e torna o promotor-alvo inacessível ao mecanismo de transcrição geral.

Absorção, metabolismo e excreção

A progesterona é metabolizada rapidamente na primeira circulação pelo fígado. Pesquisas recentes desenvolveram preparações com altas doses de progesterona micronizada contendo partículas pequenas suspensas em óleo e acondicionadas em cápsulas de gelatina. A biodisponibilidade absoluta dessas preparações é pequena, mas são conseguidos níveis plasmáticos eficazes. A progesterona está disponível também em solução oleosa para injeção, sob a forma de gel vaginal e como dispositivo intrauterino de liberação lenta como método anticoncepcional.

No plasma, a progesterona liga-se à albumina e à GLC, mas não se liga em quantidades significativas à GLEE. Os compostos 19-nor como a noretindrona, o norgestrel e o desogestrel ligam-se à GLEE e à albumina, enquanto os ésteres como o AMP ligam-se predominantemente à albumina. A ligação total de todos esses compostos sintéticos às proteínas plasmáticas é alta (90% ou mais), embora a distribuição da ligação com as diversas proteínas varie com cada fármaco.

A meia-vida de eliminação da progesterona é de cerca de 5 minutos, e esse hormônio é metabolizado principalmente no fígado, em metabólitos hidroxilados e seus conjugados sulfatados e glicuronídicos, que são eliminados na urina. Um metabólito urinário importante e específico do metabolismo da progesterona é o pregnano-3α,20α-diol; a determinação desse metabólito na urina e no plasma é usada como indicador da secreção endógena de progesterona. Os progestogênios sintéticos têm meias-vidas muito maiores (noretindrona – 7h, norgestrel – 16h, gestodeno – 12h, acetato de medroxiprogesterona – 24h). O metabolismo dos progestogênios sintéticos parece ocorrer no fígado, e a eliminação em geral ocorre pela urina, por meio de conjugados e vários metabólitos polares[4].

▶ HORMÔNIO LIBERADOR DE GONADOTROFINAS

O GnRH regula a síntese e a secreção de FSH e LH pelas células gonadotróficas da hipófise. O GnRH é codificado por um gene situado no cromossomo 8p21 e deriva de um peptídeo precursor de 92 aminoácidos por processamento proteolítico, produzindo o GnRH maduro, um decapeptídeo com extremidades aminoterminal e carboxiterminal bloqueadas.

A liberação de GnRH é intermitente e determinada por um gerador de pulsos neurais localizado na parte média basal do hipotálamo – primariamente no núcleo arqueado –, que controla a frequência e a amplitude da liberação do GnRH de neurônios no hipotálamo. Embora seja ativo no final da vida fetal e durante cerca de um ano após o nascimento, a atividade do gerador de pulsos do GnRH diminui consideravelmente depois desse período, talvez secundariamente à inibição pelo SNC. Pouco antes da puberdade, a inibição do SNC diminui e verifica-se um aumento na amplitude e na frequência dos pulsos de GnRH, particularmente durante o sono. Com a progressão da puberdade, os pulsos de GnRH aumentam ainda mais em amplitude e frequência até atingir o padrão normal do adulto. A liberação intermitente do GnRH é crucial para a síntese e a liberação normais das gonadotrofinas, que também são liberadas de modo pulsátil.

A administração contínua de GnRH resulta em dessensibilização e infrarregulação dos receptores de GnRH nas células gonadotróficas da hipófise. As últimas ações constituem a base para o uso clínico de análogos do GnRH de ação longa, que suprimem a secreção de gonadotrofinas. Esses compostos aumentam transitoriamente a secreção de LH e de FSH, mas acabam dessensibilizando as células gonadotróficas ao GnRH e inibindo, assim, a liberação de gonadotrofinas[5].

LH e FSH

São sintetizados e secretados pelas células gonadotróficas, que constituem cerca de 20% das células secretoras de hormônio da adenoipófise. A gonadotrofina coriônica (primatas e éguas) é sintetizada pelas células sinciciotrofoblásticas da placenta. A produção de gonadotrofinas pela hipófise é estimulada pelo GnRH e também regulada por efeitos de retroalimentação dos hormônios gonádicos.

LH, FSH e gonadotrofina coriônica e o TSH formam a família glicoproteica de hormônios hipofisários.

Cada hormônio é um heterodímero glicosilado contendo uma subunidade alfa comum e uma subunidade beta distinta, que conferem a especificidade de ação do hormônio.

Enquanto todas as subunidades beta dessa família assemelham-se, do ponto de vista estrutural, a subunidade beta da gonadotrofina coriônica exibe mais diferenças, contendo uma extensão carboxiterminal de 30 aminoácidos e resíduos adicionais de carboidratos. Os resíduos de carboidratos nas gonadotrofinas influenciam a taxa de sua depuração da circulação, prolongando, assim, suas meias-vidas séricas. Os resíduos também desempenham um papel na transdução de sinais no nível dos receptores de gonadotrofinas. O gene beta do FSH humano localiza-se no cromossomo 11p13; o gene beta do LH, em 19p12-32, em estreita proximidade com pelo menos sete genes beta da gonadotrofina coriônica; e o gene que codifica a subunidade alfa encontra-se no cromossomo 6q21-23 (Fig. 5.6)[5].

▶ HORMÔNIOS E MIGRÂNEA

A migrânea na mulher depende, com certa frequência, da variação dos níveis hormonais, e várias evidências apontam nessa direção:
- prevalência da migrânea a partir da menarca (33%);
- exacerbação da migrânea com o uso de anticoncepcionais;

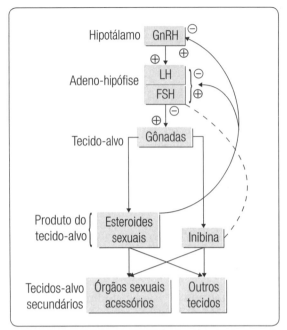

Fig. 5.6. Eixo hipotalâmico-hipofisário-gonádico e a liberação de LH e FSH[5].

- desaparecimento ou atenuação da migrânea a partir do segundo trimestre gestacional;
- aparecimento rápido da migrânea no período puerperal, principalmente por causa da queda rápida dos estrogênios;
- funcionamento da menstruação como gatilho de crises de migrânea;
- desaparecimento da migrânea na pós-menopausa;
- reaparecimento da migrânea em muitos casos com a terapia hormonal[3,6-8].

A flutuação dos níveis de estrógenos é extremamente importante na modulação da migrânea menstrual ou na modulação da migrânea na mulher.

A migrânea menstrual é causada pela diminuição dos estrogênios (estradiol e seus metabólitos), agindo sobre um sistema vascular craniano suscetível. A diminuição de progesterona tem pouca ou nenhuma influência sobre sua etiopatogenia[9-13].

Somerville[9-13] estudou seis mulheres com migrânea menstrual ou pré-menstrual. Amostras de sangue, 20 ml cada, foram obtidas por venopunção por meio do ciclo. Durante o primeiro ciclo menstrual sem tratamento e o ciclo subsequente tratado com estradiol, as mulheres foram orientadas a registrar os dados do sangramento menstrual, o tempo de início, a duração da migrânea e a presença de sintomas associados, tais como distúrbios visuais ou náusea. O efeito do estradiol injetado foi estudado durante o ciclo subsequente. Sangue foi colhido 3 a 10 dias antes da data esperada da menstruação, depois valerato de estradiol em óleo foi injetado intramuscularmente.

Todas as mulheres envolvidas no estudo foram informadas de que elas receberam tratamento hormonal e de que um escape menstrual deveria ser esperado. Elas não foram informadas do efeito que esse tratamento poderia ter na migrânea. Concentrações plasmáticas de progesterona e estradiol foram determinadas em todas as amostras de sangue obtidas.

Os resultados mostraram que a progesterona plasmática permaneceu baixa durante a primeira metade do ciclo, com um aumento evidente ao redor do tempo da ovulação (dias 12, 13 e 14). Isso foi assinalado pelo pico distinto de estradiol plasmático e seguido por um rápido aumento no valor do nível de progesterona na fase luteal. Seguiu-se um período de vários dias durante os quais os níveis de progesterona permaneceram altos, embora flutuando, até que, com a aproximação da menstruação, o valor de progesterona caiu rapidamente.

O efeito do tratamento com estradiol foi a injeção ter causado rápido aumento no estradiol plasmático em todos os indivíduos. Isso foi seguido por um platô de altos níveis sustentados, os quais declinaram lentamente ao valor de pré-tratamento por um período de vários dias. Claro que houve grande variação individual na capacidade de metabolizar o valerato de estradiol após a injeção. O tratamento com estradiol não interferiu no declínio de progesterona pré-menstrual e não retardou a menstruação. A menstruação durante o ciclo tratado com estradiol mostrou ser causada pela privação de progesterona sozinha. A duração do sangramento menstrual foi, geralmente, prolongada pelo tratamento. O efeito do tratamento com estradiol na migrânea menstrual foi consistente. Em seis mulheres a migrânea demorou de três a nove dias para surgir. Cinco mulheres experimentaram sua migrânea usual, uma mulher experimentou uma cefaleia bilateral, e não sua migrânea. Em quatro mulheres, o tratamento retardou o início da migrânea até após todo o sangramento menstrual ter cessado. O autor concluiu que a privação do estrogênio pode disparar ataques de migrânea em mulheres suscetíveis[9-13].

Migrânea por queda de estrogênio requer vários dias de exposição a altos níveis de estrogênios. Quando o autor usou um sistema de liberação errático de implante de estrogênio de longa ação para suprimir a migrânea, suas pacientes desenvolveram sangramentos irregulares e as cefaleias associadas com os níveis de flutuações hormonais.

Em mulheres que apresentam migrânea com aura, altos níveis de estrogênio foram relatados durante o ciclo menstrual normal, com média dos níveis de estradiol dobrados (94,4 pg/ml) em relação àquelas do grupo controle (50,6 pg/ml) e mulheres com migrânea sem aura (41,6 pg/ml). Isso implica que pode haver um nível crítico de estrogênio acima do qual a aura pode ser disparada[14].

Observa-se aumento dos níveis de prostaglandinas, especialmente PGF2 e PGE2, aumentadas na fase lútea de pacientes com migrânea menstrual. As prostaglandinas são derivadas de um ácido graxo de 20 carbonos, inibem a transmissão adrenérgica e os nociceptores sensitivos e promovem o desenvolvimento da inflamação neurogênica. As prostaglandinas modulam a atividade simpática. As prostaglandinas da série E inibem a transmissão adrenérgica. Drogas anti-inflamatórias não esteroidais bloqueiam a síntese de prostaglandinas e aumentam a transmissão adrenérgica por aumentar a quantidade de noradrenalina liberada. Prostaglandinas são sintetizadas em resposta à liberação neuronal de noradrenalina. Quando injetadas, produzem intensa dor local, em parte por diminuir o limiar dos nociceptores.

Anti-inflamatórios não hormonais bloqueiam a síntese e inibem o desenvolvimento da inflamação neurogênica [a estimulação nervosa sensorial antidrômica resulta na liberação de substância P, CGRP (peptídeo relacionado ao gene da calcitonina), e de neurocinina A e produz vasodilatação, ligação à proteína plasmática e inflamação estéril. A inflamação neurogênica pode gerar parte da sensação dolorosa de cefaleia][15].

Ergotaminas e sumatriptano previnem a inflamação neurogênica por bloquear a transmissão das fibras C não mielinizadas.

As prostaglandinas afetam o SNC e podem modular o sistema de controle de dor noradrenérgico descendente.

Contrações uterinas aumentadas causam grande parte da dor da dismenorreia. As prostaglandinas, particularmente PGF2 e PGE2, produzidas pelo endométrio sob a influência de estrogênio e progesterona, intensificam as contrações uterinas. O endométrio e o fluido menstrual das pacientes dismenorreicas contêm concentrações aumentadas de prostaglandinas. Esses aumentos de prostaglandinas são associados com cefaleia menstrual. Níveis aumentados de PGF2, que são normais por meio do ciclo menstrual, significativamente aumentam durante a crise de migrânea. O plasma tirado de mulheres que estão menstruando e apresentam dismenorreia intensa, infundido de volta a elas quando não menstruam, reproduze dismenorreia e outros sintomas de síndrome pré-menstrual, incluindo cefaleia[16].

Prostaglandinas apresentam meia-vida curta, portanto um fator gerador de prostaglandina, que aumenta a produção local de prostaglandina, pode induzir a síndrome pré-menstrual, incluindo cefaleia. Autores relataram que mulheres com migrânea podem ter mais proliferação endometrial arterial e então, possivelmente, uma alteração à resposta ao estrogênio no órgão-alvo. Migrânea menstrual pode ser consequência da queda dos estrogênios que afeta o hipotálamo e o útero, mediada em parte pelo aumento das prostaglandinas e dos fatores geradores de prostaglandinas[3,1].

A liberação irregular de prolactina é devida à sensibilidade anormal aos fatores liberadores hipotalâmicos. Essa liberação de prolactina está sob o controle tônico inibitório do hipotálamo. A dopamina é o maior fator inibitório de prolactina. A serotonina pode aumentar a liberação de prolactina por inibir dopamina (DA) e estimular neurônios de hormônio liberador de tireotrofina (TRH). Os próprios receptores de serotonina são modulados por estrogênio e progesterona. Acetilcolina, opioides e estrogênios agem indiretamente para aumentar a liberação de prolactina. Nas mulheres migranosas, níveis basais de prolactina estão em níveis normais em todas as fases do ciclo menstrual, entretanto a resposta de liberação da prolactina a TRH exógena está aumentada durante a crise de migrânea.

O aumento de prolactina por antagonistas dopaminérgicos em mulheres com migrânea menstrual ocorre por meio do ciclo menstrual e é mantida em mulheres migranosas pós-menopausadas[17]. Já que a inibição da liberação da prolactina por levodopa é menos marcante em migranosas, a hipersensibilidade do receptor dopaminérgico não pode justificar essas respostas[19].

Há diminuição da atividade opioide hipotalâmica. Os peptídeos opioides tonicamente inibem o GnRH hipotalâmico e, então, a secreção de LH pituitária pela ação no receptor m no núcleo arqueado do hipotálamo. A administração de naloxana produz um aumento significativo nos níveis de LH na fase luteal precoce do ciclo menstrual. Mas a resposta do LH à naloxana é perdida: 1) na fase luteal, na mulher com verdadeira migrânea menstrual, talvez por causa da diminuição da atividade opioide hipotalâmica funcional em migrânea menstrual; 2) durante a síndrome pré-menstrual; 3) mais precoce na fase luteal em pacientes com cefaleias mais intensas e crônicas; e 4) depois da menopausa.

A resposta é restaurada pelo tratamento com estrogênios e progesterona.

Mulheres com síndrome pré-menstrual e migrânea menstrual (ocorrendo antes do início da menstruação) podem perder a resposta estimulatória à liberação de betaendorfina, induzida por clonidina, e de hormônio do crescimento. Isso sugere uma hipossensibilidade ao adrenorreceptor-2 pós-sináptico, talvez como resultado de um conteúdo anormal de opioide do hipotálamo. A própria clonidina pode aliviar sintomas de síndrome pré-menstrual[19].

A pituitária é a origem primária da betaendorfina, entretanto betaendorfina sintetizada no cérebro age localmente como neuromodulador e é influenciada pelos estrogênios.

Uma correlação tem sido relatada entre a perda da responsividade à naloxana, a diminuição de níveis de betaendorfina no fluxo sanguíneo cerebral e o aumento da intensidade da migrânea. As alterações estrogênio-sensitivas no tônus opioide central nas mulheres com migrânea menstrual podem sugerir a gênese da cefaleia[20].

Há diminuição da concentração de melatonina em todo ciclo menstrual. A melatonina é sintetizada a partir da serotonina por dois passos enzimáticos sequenciais na glândula pineal. Triptofano é convertido em serotonina, a qual é N-acetilada e, então, convertida em melatonina. O ritmo da glândula pineal é dirigido pelo núcleo supraquiasmático do hipotálamo, o qual recebe *input* visual direto e indireto. A concentração de melatonina é aumentada durante o escuro e suprimida pela luz. Uma anormalidade no marca-passo circadiano hipotalâmico poderia agir no disparo da migrânea e na diminuição da produção de melatonina.

Brun *et al.*[21] compararam a secreção de melatonina noturna em mulheres com migrânea sem aura com controles normais. Para qualificar como tendo migrânea relacionada à menstruação, suas pacientes tinham frequência e intensidade de cefaleia aumentadas no período da menstruação e pelo menos uma crise por mês durante o estudo. A imunoatividade da melatonina urinária, um marcador para a secreção de melatonina noturna, esteve diminuída por meio do ciclo menstrual em mulheres com migrânea menstrual e não aumentou na fase lútea, enquanto aumentou significativamente na fase luteal em controles. A imunoatividade diminuída da melatonina poderia resultar de uma fase demorada na secreção da melatonina ou, mais provavelmente, da hipofunção simpática, a qual tem sido relacionada à migrânea[21].

Murialdo *et al.*[22] relataram que a imunoatividade da melatonina urinária noturna estava diminuída em pacientes com migrânea sem aura disparada pela menstruação (definida como migrânea ocorrendo dois dias antes a três dias depois do fluxo); entretanto, eles notaram um aumento na excreção durante a fase luteal. A diferença entre os dois estudos pode ser devida ao fato de que Brun *et al.*[21] usaram uma definição menos precisa de cefaleia relacionada à menstruação[22].

Uma cefaleia ocorrendo durante a fase pré-menstrual (luteal) pode justificar a menor excreção de melatonina luteal[20].

▸ HORMÔNIOS E CEFALEIA DO TIPO TENSIONAL

O estudo de uma comunidade turca coloca fatores hormonais gerais como menstruação como desencadeantes de cefaleia em 35,6% das migranosas e em 24,5% das pacientes com cefaleia do tipo tensional[23].

O estudo de tese de doutorado realizado em Campinas mostrou cefaleia do tipo tensional episódica em 22/360 pacientes com cefaleia menstrual antes da gravidez (6,11%), provável cefaleia do tipo tensional em 2/360 (0,56%) e cefaleia do tipo tensional crônica em 1/360 (0,28%). Esse fato leva a pensar que fatores hormonais podem interferir também no desencadeamento de cefaleia do tipo tensional, em menor grau do que na migrânea. Mais estudos são necessários para confirmar ou refutar tal fato[6].

HORMÔNIOS E CEFALEIA EM SALVAS

Estudo nacional mostrou cefaleia em salvas em duas pacientes dentre 319 entrevistadas que mencionavam crises mais intensas na época da menstruação[24].

Um caso na literatura de cefaleia em salvas exclusivamente menstrual foi descrito em 2007[25], admitindo-se que a influência do ciclo menstrual sobre essa forma de cefaleia não é bem conhecida.

Constatou-se que menstruação, uso de contraceptivos orais, gravidez e menopausa têm uma menor influência sobre a cefaleia em salvas do que sobre a migrânea[26].

CEFALEIA ASSOCIADA A ANTICONCEPCIONAIS

O estudo de tese de doutorado de Campinas mostrou dois casos de cefaleia associada a anticoncepcionais ou estrogênios dentre 360 mulheres grávidas com cefaleia menstrual anterior à gestação (0,56%)6.

O efeito dos contraceptivos orais no curso da migrânea é variável: 18% a 50% das mulheres apresentam piora da cefaleia; em 30% a 40%, a cefaleia não se modifica ou melhora; e em 5% a 10%, há o início de migrânea[27].

DIFERENÇAS CLÍNICAS ENTRE A MIGRÂNEA DO PERÍODO E FORA DO PERÍODO MENSTRUAL

Algumas mulheres que experimentam migrânea menstrual podem, experimentar, em relação à migrânea não menstrual[28]:

- maior duração;
- maior proporção de recorrência;
- maior associação à incapacidade;
- maior resistência ao tratamento do que outras crises de migrânea;
- associação com sintomas não dolorosos, incluindo fotofobia, fonofobia, náusea ou vômito;
- dismenorreia;
- sintomas de síndrome pré-menstrual.

Em estudo de 155 mulheres que registraram suas crises de migrânea em 698 ciclos menstruais, constatou-se que a migrânea menstrual pode ser mais intensa, mais frequente e mais comumente associada com vômitos do que em mulheres que têm migrânea fora do ciclo menstrual[29]. Já num estudo baseado na população, amostras de 81 mulheres com registro de diário sobre 7 mil dias mostraram que cefaleias ocorreram mais frequentemente durante dois dias antes e dois dias após o início do fluxo, mas no total ou global essas cefaleias não foram mais intensas do que as cefaleias fora do período. Também não está claro se, nessa amostra populacional de mulheres com migrânea, as cefaleias desencadeadas pelo fator hormonal respondem menos ao tratamento do que as cefaleias não disparadas pelo fator hormonal[30].

Migrânea associada à menstruação melhora fora do período menstrual com tratamento convencional, sendo considerada uma das mais difíceis de tratar em clínica de cefaleia e mais resistente ao tratamento.

Análises de grandes bases de dados para muitas medicações não mostraram diferenças para crises menstruais e não menstruais[31].

Um estudo de revisão afirma que alterações cíclicas nos hormônios femininos aumentam o risco dos ataques, mas não as características das crises[32].

A migrânea relacionada à menstruação é mais severa na intensidade da dor do que a não menstrual. A migrânea menstrual é mais incapacitante do que a não menstrual.

Na ausência de dados populacionais, uma conclusão prudente é que a migrânea relacionada à menstruação é mais provável de apresentar sintomas premonitórios e náusea piores.

Até 2006, a despeito da percepção de pacientes e médicos de que a migrânea menstrual seja mais resistente ao tratamento do que outras, análises de grandes bases de dados para muitas medicações não mostraram diferenças para crises menstruais e não menstruais[31,33].

No geral, com as novas revisões, parece que a migrânea relacionada à menstruação é pior do que a não relacionada, quando se consideram os estudos clínicos e populacionais com leve, porém significativa:

a) piora da intensidade clínica;
b) duração maior;
c) incapacidade mais grave;
d) presença de pródromos;
e) náusea;
f) piora da resposta ao tratamento agudo.

Essas diferenças são de grande valor quando pacientes se consultam por migrânea relacionada à menstruação, em que os estudos baseados em clínicas tendem a destacar a maior severidade da migrânea menstrual comparada com a não menstrual. Isso deve mudar a atitude dos médicos quanto à necessidade de se tornarem hábeis a manusear a migrânea relacionada à menstruação[32].

Uma revisão afirma que a migrânea menstrual é associada com *distress* menstrual e incapacidade. Num estudo baseado na população envolvendo mais de mil mulheres, constatou-se que: 84% delas, com migrânea menstrual, engajam-se em menos atividades sociais; 81% têm dificuldades em fazer trabalhos caseiros; 58% têm atividades familiares limitadas; 55% não podem se engajar em esportes e 45% apresentam incapacidades relacionadas ao trabalho. Incapacidade relacionada ao trabalho é mais frequentemente relatada para migrânea pré-menstrual do que para crises não menstruais. Semelhantemente, o tempo gasto em menos de 50% da produtividade é maior para crises menstruais do que não menstruais[34].

Com relação à definição de migrânea, a classificação internacional adota a definição -2 a +3 dias do fluxo, que é arbitrária, e faltam biomarcadores que podem definir a relação entre flutuações hormonais e cefaleia[31].

Estudos de gatilho de migrânea são difíceis de se realizarem, pois os desencadeantes não são poderosos a ponto de desencadear dor toda vez. Não seria assim também para o estrogênio[31]?

Um estudo da literatura, piloto aberto para migrânea relacionada à menstruação[35], demonstra bem a ação dos hormônios na migrânea.

O objetivo foi mostrar uma forma de tratamento para migrânea relacionada à menstruação, porém é a oportunidade adequada para citá-lo, pois mostra a atuação de hormônios exógenos no ciclo menstrual e na migrânea.

É conhecido que o declínio de estradiol na fase lútea do ciclo menstrual equivale a 20 a 25 μg de etinilestradiol; se a redução for de apenas 10 μg, há um benefício em reduzir a possibilidade de aparecimento da migrânea. Foram estudadas 11 mulheres que utilizaram 20 μg de etinilestradiol por 21 dias (pílula de baixa dosagem) e 0,9 μg de estrogênio equino conjugado nos dias 22 a 28 (que corresponde a 10 μg de etinilestradiol sintético). Todas as pacientes tiveram redução de pelo menos 50% de dias com cefaleia.

No ciclo convencional, há um declínio do estrogênio na fase luteal tardia que é mais lenta do que a provocada por hormônios da pílula (Fig. 5.7).

O declínio de nível hormonal com uma pílula de 35 μg de etinilestradiol é súbito, desencadeando a cefaleia (Fig. 5.8).

Com o uso de pílulas de 20 μg, o declínio do nível do estrogênio é menor do que com a pílula de 35 μg, mas ele é súbito também, e há pílulas que apresentam na composição 10 μg de etinilestradiol dos dias 24 a 28 do ciclo, o que não impede a queda do nível de estrogênio no dia 22, possibilitando o aparecimento de cefaleia (Fig. 5.9).

Utilizando a suplementação de estrogênio equino conjugado de 0,9 mg, que corresponde a 10 μg de etinilestradiol, dos dias 22 a 28 do ciclo (na pausa da pílula), em uma mulher que usa anticoncepcional oral de 20 μg de etinilestradiol, obtém-se a menor queda do nível de estrogênio (de apenas 10 μg), com a prevenção da cefaleia (Fig. 5.10).

▶ CONCLUSÃO

Há muito a se estudar com relação à influência do ciclo menstrual sobre a cefaleia, sobretudo sobre a migrânea. O que se sabe é que o tratamento dito hormonal previne apenas o aparecimento da migrânea, mas não melhora o limiar da dor. Também é conhecido o fato de que a profilaxia hormonal é melhor para a migrânea menstrual pura ou verdadeira do que para a migrânea relacionada à menstruação.

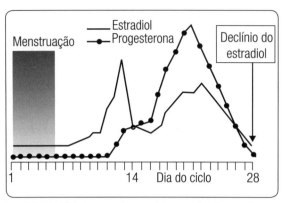

Fig. 5.7. Declínio hormonal num ciclo menstrual normal.

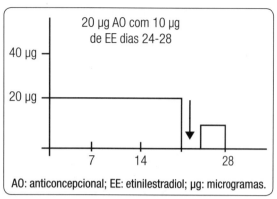

Fig. 5.9. Queda do nível de estrogênio em pílulas de 20 µg de etinilestradiol e com 10 µg no dia 24-28 do ciclo[35].

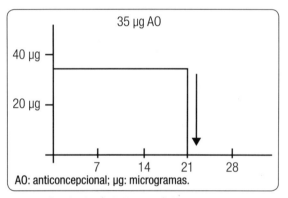

Fig. 5.8. Queda do nível de estrogênio em uma mulher utilizando pílula de 35 µg de etinilestradiol[35].

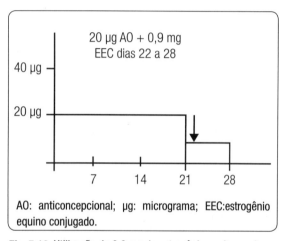

Fig. 5.10. Utilização de 0,9 mg de estrogênio equino conjugado na pausa contraceptiva em uma mulher que utiliza pílula de 20 µg por 21 dias[35].

▶ REFERÊNCIAS BIBLIOGRÁFICAS

1. Yen SSC. Ciclo menstrual humano. In: Yen SSC, Jaffe RB, editors. Endocrinologia reprodutiva: fisiologia, fisiopatologia e tratamento clínico. São Paulo: Roca; 1990, p.193-227.
2. Piato S, editor. Diagnóstico e terapêutica em ginecologia. São Paulo: Atheneu; 1986, Fisiologia, p. 11-25.
3. Ciciarelli MC. Cefaleia e ciclo hormonal. In: Speciali JG, Silva WF, editores. Cefaleias. São Paulo: Lemos Editorial; 2002, p.181-200.
4. Loose-Michell DS, Stancel GM. Estrogênios e progestogênios. In: Gilman AG, Hardman JG, Limbird LE. As bases farmacológicas da terapêutica. 9. ed. Rio de Janeiro: McGraw-Hill; 1996, p.1201-30.
5. Parker KL, Schimmer BP. Hormônios hipofisários e seus fatores de liberação hipotalâmicos. In: Hardman JG, Limbird LE, editors. Goodmann & Gilman: as bases farmacológicas da terapêutica. 10. ed. Rio de Janeiro: McGraw-Hill; 2003, p. 1159-74.
6. Melhado EM. Cefaleia na gestação [tese]. Campinas: Universidade Estadual de Campinas; 2005.
7. Melhado EM, Maciel JA, Guerreiro CA. Headache during gestation: evaluation of 1101 women. Can J Neurol Sci. 2007; 34(2):187-92.
8. Silberstein SD, Lipton RB, Goadsby PJ. Pregnancy, breast feeding and headache. In: Silberstein SD, Lipton RB, Goadsby PJ, editors. Headache in clinical practice. Oxford: Isis Medical Media; 1998, p.191-200.
9. Somerville BW. The role of progesterone in menstrual migraine. Neurology. 1971;21(8):853-9.
10. Somerville BW. A study of migraine in pregnancy. Neurology. 1972; 22(8):824-8.
11. Somerville BW. The role of estradiol withdrawal in the etiology of menstrual migraine. Neurology. 1972;22(4):355-65.

12. Somerville BW. Estrogen- withdrawal migraine I: duration of exposure required and attempted prophylaxis by premenstrual estrogen administration. Neurology. 1975;25(3):239-44.
13. Somerville BW. Estrogen-withdrawal migraine. II: Attempted prophylaxis by continuous estradiol administration. Neurology. 1975;25(3):245-50.
14. MacGregor EA. Estrogen replacement and migraine. Maturitas. 2009;63:51-5.
15. Moskowitz MA. The trigeminovascular system. In: Olesen J, Tfelt-Hansen P, Welch KMA, editors. The headaches. New York: Raven Press; 1993, p. 97-104.
16. Nattero G, Allais G, De Lorenzo C, et al. Relevance of prostaglandins in true menstrual migraine. Headache. 1989;29:232-7.
17. Awaki E, Takeshima T, Takahashi K. A neuroendocrinological study in female migraineurs: prolactin and thyroid stimulating hormones responses. Cephalalgia. 1989;9:187-93.
18. Nattero G, Corno M, Savi L, et al. Prolactin and migraine: effect of l-dopa on plasma prolactin levels in migraineurs and normals. Headache. 1986;26:9-12.
19. Facchinetti F, Martignoni, E, Nappi G, et al. Premenstrual failure of alpha-adrenergic stimulation on hypothalamus-pituitary responses in menstrual migraine. Psychosom Med. 1989;51:550-8.
20. Silberstein SD, Merriam GR. Sex hormones and headache. J Pain Syntom Manage. 1993;8(2):98-114.
21. Brun J, Claustrat B, Saddier P, et al. Nocturnal melatonin excretion is decreased in patients with migraine without aura attacks associated with menses. Cephalalgia. 1995;15(2):136-9.
22. Murialdo G, Fonzi S, Costelli P, et al. Urinary melatonin excretion throughout the ovarian cycle in menstrually related migraine. Cephalalgia. 1994;14(3):205-9.
23. Köseoglu E, Naçar M, Talaslioglu A, et al. Epidemiological and clinical characteristics of migraine and tension type headache in 1146 females in Kayseri, Turkey. Cephalalgia. 2003;23(5):381-8.
24. Silva WF, Costa Neto J, Albuquerque E, et al. Cefaleias primárias e hormônios sexuais femininos. Migrâneas & cefaleias. 2003;6(1):4-8.
25. Rozen TD. Pure menstrual cluster headache. Headache. 2007;47(7):1093-5.
26. Vliet JAV, Favier I, Helmerhorst FM, et al. Cluster headache in women: relation with menstruation, use of oral contraceptives, pregnancy, and menopause. J Neurol Neurosurg Psychiatry. 2006;77:690-2.
27. Bousser MG. Migraine, female hormones, and stroke. Cephalalgia. 1999;19(2):75-9.
28. Hutchinson SL, Silberstein SD. Menstrual migraine: case studies of women with estrogen-related headaches. Headache. 2008;48:S131-41.
29. MacGregor EA, Hackshaw A. Prevalence of migraine on each day of the natural menstrual cycle. Neurology. 2004;63:351-3
30. Stewart WF, Lipton RB, Chee E, et al. Menstrual cycle and headache in a population sample of migraineurs. Neurology. 2000;55:1517-23.
31. Loder EW, Dawn CB, Golub JR. Headache and combination estrogen-progestin oral contraceptives: integrating evidence, guidelines, and clinical practice. Headache. 2005;45:224-31.
32. Tepper SJ. Perimentrual migraines: are they different from migraines in general? Curr Pain and Headache Rep. 2008;12:463-7.
33. Brandes JL. The influence of estrogen on migraine: a systematic review. JAMA. 2006;295(15):1824-30.
34. Mac Gregor EA. Perimenstrual headaches: unmet needs. Curr Pain Headache Repo. 2008;12:468-74.
35. Calhoun AH. A novel specific prophylaxis for menstrual-associated migraine. South Med J. 2004; 97(9):819-22.

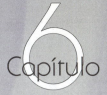

Capítulo 6

CEFALEIA E SÍNDROME PRÉ-MENSTRUAL: RELAÇÃO?

Eliana Meire Melhado

"A cólera prejudica a saúde do corpo, ofusca o entendimento e cega a razão."
Diderot

▶ INTRODUÇÃO

A observação de que as mulheres experimentavam maior prevalência de cefaleia, queixas somáticas e aumento de tensão no período pré-menstrual remonta aos tempos de Hipócrates. O ciclo menstrual da mulher tem sido assim relacionado, desde os primórdios da medicina, ao surgimento ou exacerbação de vários distúrbios psíquicos, desde o simples aumento da ansiedade e irritabilidade até o surgimento de delírios e ideações suicidas[1].

▶ A SÍNDROME PRÉ-MENSTRUAL

A síndrome pré-menstrual (SPM) é a ocorrência repetitiva de um conjunto de alterações físicas, do humor, cognitivas e comportamentais com a presença de queixas de desconforto, irritabilidade, depressão ou fadiga, geralmente acompanhadas da sensação de intumescimento e dolorimento de seios, abdome, extremidades, além de cefaleia e compulsão por alimentos ricos em carboidratos, acrescidos ou não de distúrbios autonômicos, com início em torno de duas semanas antes da menstruação e alívio rápido após o início do fluxo menstrual.

Em virtude do grande número de sintomas atribuídos à SPM, com mais de 150 relacionados a vários órgãos e sistemas, não existe um consenso quanto a uma definição mais exata e sim a suposição de que ocorram diversos subtipos desse distúrbio, cada um com a sua gravidade e sustentados por um complexo conjunto de fatores biológicos, psicológicos e ambientais. Na realidade, a conceituação da SPM está muito mais sustentada na ciclicidade ou na periodicidade, vinculada temporalmente à menstruação, do que na sintomatologia *per se*.

Os principais sintomas físicos da SPM são dolorimento e tumefação das mamas (mastalgia), cefaleia e alterações do humor, que acometem mais de 75% das mulheres durante 3 a 10 dias anteriores à menstruação. Designa-se transtorno disfórico pré-menstrual (TDPM) uma variante da SPM mais severa ou extrema, apresentando a oscilação do humor como fator mais perturbador e debilitante no complexo de sintomas descritos[2].

O TDPM caracteriza-se por:

a) recorrência cíclica, durante a fase lútea, de sintomas de humor e comportamentais em primeira instância, e somáticos, sendo depressão, ansiedade, labilidade afetiva, tensão, irritabilidade, ira, distúrbios do sono e do apetite os mais frequentes;

b) sintomas severos o suficiente para o comprometimento do funcionamento social, ocupacional e escolar;

c) sintomas relacionados diretamente às fases do ciclo menstrual e que podem durar, tipicamente, de 5 a 14 dias. Em geral, pioram com a aproximação da menstruação e usualmente cessam de forma imediata ou logo a seguir (um a dois dias) ao início de fluxo menstrual[3,4].

Tais observações são válidas na presença de um ciclo espontâneo, ovulatório, na ausência de intervenção farmacológica, hormonal e ingestão de drogas e álcool, os quais mascaram a progressão dos sintomas no curso do ciclo menstrual.

O TDPM deve ser diferenciado da SPM. Esta última, primariamente reservada para sintomas físicos moderados já descritos, acrescidos de leves variações de humor. Torna-se importante diferenciar o TDPM também da amplificação de sintomas de outras doenças psiquiátricas ou clínicas concorrentes[3,4].

Síndrome de tensão pré-menstrual é um conjunto de sintomas físicos e comportamentais que ocorre de forma cíclica na segunda metade do ciclo menstrual.

Foi incluída na classificação de 1994 do *Diagnostic and Statistical Manual for Mental Disorders Fourth Edition*[5] com o nome de TDPM, que incluía avaliação por meio de diários de sintomas. Uma investigação clínica possibilitada por essa ferramenta foi constatar que cerca de 75% das mulheres que menstruam apresentam algum sintoma pré-menstrual físico, emocional ou comportamental, mas somente 3% a 8% delas apresentam o diagnóstico final de TDPM[6].

Os sintomas propostos para a SPM são mostrados na Tabela 6.1[6].

Os critérios utilizados para pesquisar a presença do TDPM, segundo o *Manual de Diagnóstico e Estatística da Associação Psiquiátrica Americana* (1994), são os seguintes:

A. Na maioria dos ciclos menstruais, durante o ano anterior, pelo menos cinco dos seguintes sintomas, presentes na maior parte do tempo durante a última semana da fase lútea, começaram a remitir dentro de alguns dias, após o início da fase folicular, e estiveram ausentes na semana após a menstruação, com pelo menos um dos sintomas, sendo o de número 1, 2, 3 ou 4:

1. Humor acentuadamente deprimido, sentimentos de falta de esperança ou pensamentos autodepreciativos.
2. Ansiedade acentuada, tensão, sentimentos de estar com os "nervos à flor da pele".
3. Instabilidade afetiva acentuada (por exemplo, subitamente triste em prantos ou sensibilidade aumentada, sentimentos de rejeição).
4. Raiva ou irritabilidade persistente; conflitos interpessoais aumentados.
5. Interesse diminuído pelas atividades habituais (por exemplo, trabalho, escola, amigos, passatempos).
6. Sentimento subjetivo de dificuldade para se concentrar.
7. Letargia, fadiga fácil ou acentuada falta de energia.
8. Alteração acentuada do apetite, excessos alimentares ou avidez por determinados alimentos.
9. Hipersônia ou insônia.
10. Sentimentos subjetivos de descontrole emocional.
11. Outros sintomas físicos, como sensibilidade ou inchaço das mamas, cefaleias, dor articular ou muscular, sensação de "inchaço geral" e ganho de peso.

B. Os sintomas devem interferir acentuadamente no trabalho, na escola, nas atividades sociais habituais ou nos relacionamentos com os outros (por exemplo, evitar atividades sociais, redução da produtividade e da eficiência no trabalho ou na escola).

C. A perturbação não é uma exacerbação dos sintomas de outro transtorno psiquiátrico, como o transtorno depressivo maior, transtorno do pânico, transtorno distímico ou um transtorno de personalidade, embora possa estar sobreposta a qualquer um deles.

D. Os critérios A, B e C devem ser confirmados por anotações prospectivas em diário durante pelo menos dois ciclos sintomáticos consecutivos; o diagnóstico pode ser feito provisoriamente, antes dessa confirmação[6].

A *décima Classificação Internacional de Doenças*[7] (CID-10) também inclui uma categoria diagnóstica na qual existem determinadas manifestações de sintomas com um padrão cíclico associado ao ciclo menstrual. Nessa classificação, essa entidade é denominada síndrome pré-menstrual. O transtorno encontra-se no capítulo relacionado aos transtornos ginecológicos e não conta com um conjunto de critérios precisos como a DSM-IV. Os sintomas da SPM, segundo a CID-10, são muito mais gerais e, para o estabelecimento do diagnóstico, não há necessidade de se contarem os sintomas de humor[6].

Tabela 6.1 – Sintomas propostos para a SPM

Psicológicos	Físicos
Agitação	Acne
Agressividade	Asma
Anorexia	Aumento de peso
Ansiedade	Cefaleia
Aumento de energia	Constipação
Cansaço	Diarreia
Choro fácil	Diminuição da atividade
Comportamento impulsivo	Diminuição da eficiência
Compulsão alimentar	Diminuição do desempenho
Confusão	Dores nas juntas
Depressão	Dor na fossa ilíaca
Desesperança	Dor pélvica
Diminuição da atenção	Dor muscular
Diminuição da autoestima	Dismenorreia
Diminuição da libido	Edema
Falta de vontade	Enxaqueca
Fome	Fogachos
Hipersônia	Fraqueza
Insônia	Hipersensibilidade mamária
Irritabilidade	Inchaço
Isolamento social	Inchaço nos dedos
Labilidade emocional	Lesões de pele
Letargia	Mastodínia
Libido aumentada	Náuseas
Mal-estar	Oligúria
Perda da capacidade de julgamento	Parestesias
Perda da concentração	Pouca coordenação
Perda do autocontrole	Poliúria
Pessimismo	Prurido
Sede	Rinorreia
Tendência suicida	Secura nos olhos
Tensão	Sensação de inchaço
Tonteiras	Sinusite
Tristeza	Tonteiras
Violência	Tumefação mamária
	Vertigem
	Visão turva
	Vômitos

Os sintomas ocorrem na fase lútea, aumentam antes da menstruação e cessam durante ou logo após o fluxo. Presença de um dos seguintes sintomas:

- desconforto psicológico leve;
- sensação de inchaço/ganho de peso;
- hipersensibilidade nas mamas;
- sudorese nas mãos e nos pés;
- dores difusas;
- diminuição da concentração;
- alterações do sono;
- alterações do apetite.

As diferenças existentes entre SPM e TDPM são mostradas na Tabela 6.2[8].

Tabela 6.2 – Diferenças existentes entre SPM e TDPM

	SPM	TDPM
Classificação diagnóstica	CID-10	DSM-IV
Usuários desses critérios	Obstetras/ ginecologistas/ clínicos gerais	Psiquiatras e outros profissionais de saúde mental
Número de sintomas necessários	1	5 a 11
Comprometimento funcional	Não requer	Requer a interferência com o funcionamento social
Avaliação prospectiva de sintomas	Não requer	Requer a avaliação prospectiva dos sintomas em dois ciclos consecutivos

Alterações psicopatológicas e o ciclo menstrual

A liberação pulsátil de hormônio liberador de gonadotrofinas (GnRH) pelo hipotálamo exerce um papel central no funcionamento do sistema reprodutivo. As mudanças na frequência pulsátil de secreção de GnRH/LH distinguem a ovulação das fases folicular e lútea do ciclo menstrual.

O sistema nervoso central (SNC) extra-hipotalâmico exerce influência definitiva no sistema reprodutivo. Os neurotransmissores e neuromoduladores relacionados a essa estimulação supra-hipotalâmica incluem endorfinas, noradrenalina, adrenalina e dopamina. Níveis de receptores de serotonina também sofrem modificações nas concentrações no prosencéfalo e hipocampo durante o ciclo menstrual. Em humanos, os níveis plasmáticos de serotonina caem muito durante a fase lútea nas mulheres, que apresentam alterações do humor no período pré-menstrual, o que não ocorre em mulheres com ciclos menstruais assintomáticos. Os níveis plasmáticos de triptofano, um precursor da serotonina, também se modificam durante o ciclo menstrual e parecem correlacionar-se com as concentrações plasmáticas de estrogênio[6].

SPM e TDPM são condições multifatoriais. Aspectos biológicos, psicológicos e sociais interagem na determinação da apresentação clínica da SPM/TDPM.

Nenhuma diferença foi observada entre os níveis de hormônios gonadais de mulheres sadias e portadoras de SPM. As portadoras de SPM apresentariam algum tipo de disfunção associada à neurotransmissão cerebral e, consequentemente, uma vulnerabilidade maior aos hormônios gonadais. Assim, pequenas variações nos níveis plasmáticos, mesmo dentro da faixa considerada normal, provocariam manifestações amplificadas e resultariam nos sintomas do transtorno. Predisposição genética também é um fator que desempenha papel importante no aparecimento do transtorno[6].

A tendência hoje é acreditar que a função fisiológica do ovário seja o gatilho que dispara os sintomas da síndrome, alterando a atividade da serotonina (neurotransmissor) dentro do SNC[2].

Informações implicam a serotonina como o principal neurotransmissor, cujos níveis são afetados pelos níveis de hormônios esteroides circulantes. Outro neurotransmissor que pode estar envolvido é o ácido gama-aminobutírico (GABA)[6].

Muitos fatores fisiológicos variam durante o ciclo menstrual e, por isso, podem ocorrer durante o curso do ciclo, pelo menos em um subgrupo de mulheres em idade reprodutiva. É frequente o aparecimento e/ou agravamento pré-menstrual de certos quadros clínicos como a porfiria aguda, a síndrome da vesícula irritável, o lúpus eritematoso sistêmico, a herpes genital e a enxaqueca.

Várias observações sugerem uma associação entre as fases do ciclo menstrual e o aparecimento e agravamento de sintomas psiquiátricos em um subgrupo de pacientes.

Apesar de não haver alterações específicas nos níveis de hormônio luteinizante (LH) em pacientes com transtorno de humor, parece que um subgrupo de pacientes com esse diagnóstico evidencia uma diminuição significativa dos níveis de estrogênios. Seus níveis plasmáticos podem ter implicações na modulação do humor, tendo em vista sua ação "antidepressiva" no SNC[6].

Diagnóstico

Podem-se definir como sintomas pré-menstruais os sintomas físicos, comportamentais e do humor que apareçam ou aumentem sua gravidade na fase lútea tardia do ciclo menstrual e que desapareçam, ou retornem, ao nível de gravidade anterior com o início do fluxo menstrual. Esse padrão inclui sempre um intervalo livre de sintomas após o ciclo menstrual e a ovulação. Os sintomas podem ser muito heterogêneos, não somente variando de uma mulher para outra, como também numa mesma mulher de um ciclo para outro. O mais típico é que os sintomas apareçam alguns dias após a ovulação e desapareçam ao início da menstruação. Algumas mulheres, porém, experimentam os sintomas desde a ovulação até o início das regras.

Instrumentos de avaliação auxiliam no diagnóstico prospectivo. Podem-se citar o *Menstrual Distress Questionnaire* (MQD), o *Premenstrual Assessment Form* (PAF) e o *Daily Rating Form* (DRF), traduzido para o português como Formulário de Avaliação Diária[6].

Epidemiologia

Enquanto cerca de 75% das mulheres experimentam alguma flutuação no estado de humor durante o ciclo menstrual, somente uma porcentagem de 3% a 8% delas apresentam sintomas com gravidade suficiente para preencher os critérios do TDPM. O quadro pode iniciar-se desde a menarca até a menopausa, podendo também ter duração variável. De forma geral, os sintomas começam quando a mulher se encontra no início da segunda década de vida. No entanto, elas somente procuram tratamento cerca de 10 anos depois.

Logo, as portadoras de SPM começam a se tratar em torno de 30 anos de idade. Geralmente, as mulheres que procuram tratamento referem que os seus sintomas pré-menstruais tendem a ter maior intensidade e a durar mais tempo com o passar dos anos. Característica importante é que mulheres com TDPM referem um comprometimento em suas atividades familiares, sociais e ocupacionais, durante o período sintomático, comparável àquelas mulheres com um episódio depressivo maior. A comorbidade ao longo da vida com outros transtornos psiquiátricos é elevada. A principal entidade clínica associada ao diagnóstico de TDPM são os transtornos de humor (transtorno depressivo maior). História pessoal de depressão é um importante fator de risco para o TDPM[6].

Tratamento

A abordagem deve ser individualizada e a síndrome, classificada em termos do tipo de sintoma predominante, gravidade e comprometimento social. Observa-se predomínio, na maioria dos casos, de um determinado grupamento sintomático, como aqueles relacionados a retenção hídrica, manifestações dolorosas ou oscilações do humor. As queixas podem ser mais ou menos intensas e deve-se avaliar o quanto está interferindo no cotidiano da paciente.

Intervenções conservadoras

Pode-se propor para quadros mais leves abordagem não farmacológica, tais como técnicas de relaxamento, psicoterapia como a terapia cognitivo-comportamental, e associar certas modificações no estilo de vida.

Deve-se realizar mudanças no hábito alimentar. Na fase lútea, é importante reduzir ou parar o tabaco, chocolate, cafeína e álcool; comer pequenas quantidades, mais vezes, e carboidratos complexos (não usar açúcar refinado); reduzir a ingestão de sódio, principalmente naquelas mulheres com retenção hídrica. Deve-se encorajar as pacientes a manterem o índice de massa corporal (IMC) < 25 kg/m² com a prática de exercício físico regular e programado. Não há forma de exercício físico mais apropriado; é importante praticar (a melhora deve estar relacionada ao aumento dos níveis de endorfina)[6].

Terapias não farmacológicas para tratar a SPM e o TDPM incluem mudanças no estilo de vida, modificação ou suplementação dietética e terapia cognitivo-comportamental (TCC). Um estudo controlado, randomizado, duplo-cego, examinou o efeito da TCC, da fluoxetina e uma combinação das duas. Os pesquisadores constataram que TCC e fluoxetina são igualmente efetivas em melhorar o escore do *Calendar of Premenstrual Experiences* (COPE). A combinação de terapias não forneceu vantagens. Outras terapias não farmacológicas têm limitada evidência da efetividade por causa de pequenos ensaios clínicos não controlados ou não randomizados[9].

O uso de vitamina B6 mostra-se útil em estudos randomizados, com um efeito fraco, mas positivo. Suplementação dietética com cálcio na fase lútea (1.000 mg/dia) mostra-se eficaz para sintomas físicos e psicológicos[6].

O *American College of Obstetricians and Gynecologists* (ACOG) aconselha que exercícios aeróbicos regulares podem aliviar a síndrome pré-menstrual[10].

Tratamento farmacológico

Sintomas pré-menstruais moderados e severos são frequentemente tratados com drogas. As terapias farmacológicas consideradas mais efetivas para sintomas pré-menstruais são os inibidores seletivos de recaptação de serotonina (ISRS), especialmente fluoxetina, sertralina e paroxetina. Esses ISRS têm sido estudados em ensaios clínicos randomizados e controlados, mas a efetividade é desconhecida entre três e seis meses[9].

Mais de 30 estudos clínicos mostram eficácia dos ISRS. Esses agentes são efetivos e bem tolerados em mais de 70% das mulheres com formas graves de SPM e TDPM, em doses geralmente baixas, com início de ação em um a dois dias. O uso intermitente é recomendado, mostrando-se superior ao uso contínuo. Uso intermitente é usar as drogas somente na fase lútea. Deve-se usá-las por vários ciclos. Agem nos sintomas de irritabilidade e disforia e também nos somáticos[6].

Fluoxetina – A mais estudada, eficaz e tolerável. Aprovada pelo *Food and Drug Administration* (FDA) para tratamento da SPM e TDPM em uso contínuo. Dois estudos mostram eficácia e tolerabilidade em esquema intermitente. Dose de 20 mg/dia. Não vantajosa em doses mais altas.

Sertralina – Dois ensaios em uso contínuo nas doses de 50 a 150 mg/dia. Efeitos colaterais mais relatados foram náusea, diarreia e diminuição da libido. Maior número de estudos em uso intermitente mostrou eficácia e tolerabilidade. Alguns ensaios não mostraram resposta a sintomas físicos da síndrome.

Paroxetina e citalopram – Um ensaio clínico randomizado para cada uma dessas drogas mostrou eficácia e boa tolerabilidade.

Agentes hormonais ou anti-hormonais

Pela indução da anovulação, os sintomas da síndrome desaparecem. Análogos do GnRH (buserrelina – *spray* nasal; leuprolide – injeção *depot*), implantes de estradiol em doses altas para causar anovulação, medroxiprogesterona e danazol[6].

Progesterona

Uma revisão recente da Cochrane examinou a utilidade da progesterona em tratar SPM e encontrou qualidade de evidência muito pequena de efetividade[9].

Contraceptivos orais

Conduta contraditória na literatura.

Drospirenona mais etinilestradiol 20 µg podem ajudar a tratar sintomas pré-menstruais em mulheres com distúrbio disfórico pré-menstrual. Placebo também tem um grande efeito. Não se sabe se os contraceptivos continuam seu efeito depois de três ciclos para mulheres com sintomas menos severos. Ensaios clínicos maiores e mais longos de maior qualidade são necessários para esclarecimentos dessa condição[9].

Espironolactona

Também em investigação está o sistema renina-angiotensina-aldosterona, o qual ajuda a regular o balanço fluídico. Espironolactona, com sua atividade mineralocorticoide, influencia o sistema renina-angiotensina-aldosterona e leva a aumento de excreção fluídica. Espironolactona tem mostrado reduzir sintomas de SPM em ensaios clínicos randomizados e controlados[9].

Alprazolam

Eficaz, não é medicamento de primeira escolha, cuidado com dependência.

Corrige o *downregulation* do complexo receptor benzodiazepínico/GABA.

Buspirona

Eficaz na ansiedade e não causa dependência.

Outros agentes

Vitaminas, lítio, betabloqueadores, bloqueadores dos canais de cálcio, bromocriptina, tiroxina, diuréticos, naltrexona, vitamina E, anti-inflamatórios não hormonais[6].

– **Vitamina E**

Atividade antioxidante.

– ***Borago officinalis L*** (Gamaline V®, Gamax®)

Um de seus principais componentes é o ácido gamalinolênico, um ácido graxo essencial. As prostaglandinas são formadas pela conversão do ácido linoleico em gamalinolênico, via ácido aracdônico. Uma diminuição nessa conversão ocorre na SPM. A prostaglandina E1 (PGE1) é formada pela transformação enzimática dos ácidos graxos insaturados ingeridos na alimentação, como o ácido linoleico. A transformação do ácido linoleico em gamalinolênico é determinante para a síntese de prostaglandina, pela ação da enzima delta-6-desaturase. Quando existe diminuição da atividade dessa enzima, a transformação do ácido linoleico em gamalinolênico e posteriormente em prostaglandina fica prejudicada. A PGE1 atua regulando os sintomas da síndrome pré-menstrual.

▶ SÍNDROME PRÉ-MENSTRUAL E CEFALEIA

Migrânea menstrual pode ocorrer simultaneamente com a síndrome da tensão pré-menstrual, mas não faz parte dessa síndrome. São entidades distintas que podem ocorrer simultaneamente.

Nas pacientes com SPM[11], documentou-se cefaleia intensa que falhou em atender critérios para migrânea. As cefaleias foram mais intensas na fase luteal tardia, com pico um dia antes da menstruação. Em contraste, nas mulheres sem a síndrome pré-menstrual, o pico da cefaleia foi no primeiro dia de fluxo.

Migrânea que ocorre de -7 a -3 dias do fluxo menstrual pode ser considerada pré-menstrual e associada à síndrome pré-menstrual[12,13]. As migrâneas ocorrendo entre -1 e +4 dias do início do fluxo deveriam ser chamadas de migrâneas menstruais. Cefaleias que ocorrem entre dois dias antes do início do fluxo até três dias após o início do fluxo são as enxaquecas menstruais e estão associadas à tensão pré-menstrual ou não, mas não fazem parte da síndrome pré-menstrual[14-16].

Os limites propostos são arbitrários e deveriam ser revistos[12].

Migrânea que ocorre durante a menstruação é comumente associada à dismenorreia e frequentemente refratária ao tratamento[12].

A síndrome pré-menstrual é caracterizada por uma salva de sintomas na fase luteal, incluindo fadiga, em 90% das pacientes; irritabilidade ou depressão, em 90%; humor lábil, em 75%; alterações do apetite, em 75%; e edema, tensão mamária e cefaleia, em 50% cada. Depressão é o distúrbio mais importante a ser distinguido na síndrome pré-menstrual. Na depressão da síndrome pré-menstrual, há tipicamente um intervalo livre de sintomas a partir de 4 a 12 dias do ciclo menstrual[13].

É importante diferenciar entre as duas condições, porque medicações que podem ser úteis no tratamento das cefaleias associadas à dismenorreia podem não ajudar na cefaleia associada com síndrome pré-menstrual[12].

Cefaleia é uma das queixas mais comuns entre os sintomas da síndrome pré-menstrual. Há alguma controvérsia sobre a associação entre migrânea menstrual e síndrome pré-menstrual, ou mais corretamente transtorno disfórico pré-menstrual. Semelhante ao problema com o uso do termo "migrânea menstrual", é importante que os ensaios clínicos diferenciem mulheres com sintomas da SPM e mulheres que preencham os critérios para migrânea menstrual. Apesar de várias pesquisas terem sugerido uma associação entre essas duas condições, o TDPM afeta mulheres durante a fase luteal e se resolve com a menstruação. Por definição, TDPM pode somente ocorrer na presença da ovulação. Em contraste, migrânea menstrual ocorre somente durante a fase luteal tardia do ciclo e durante a menstruação, podendo ocorrer na ausência de ovulação[17] (Tabela 6.3).

Num estudo de mulheres sem migrânea, com e sem síndrome pré-menstrual, observou-se que mu-

Tabela 6.3 – Diferenças entre migrânea, SPM e cefaleia tensional

	SPM	Migrânea	Tensional
Idade de início	Segunda década	Segunda década	Segunda/terceira décadas
Procura por tratamento	10 anos depois	5,7 anos	5,7 anos[19]
Comorbidade	Transtorno psiquiátrico	Transtorno psiquiátrico	Menos relacionada
Cronificação	Piora sintomas ao longo da vida	Cronifica e tem fatores para isso	Pode cronificar
Com relação ao ciclo em dias	Cefaleia entre -7 e -3	-2 e +3	Variável, não há estudos
Ovulação	Tem de ocorrer para haver sintomas	Não é necessária	Não é necessária
Queda de estrogênio	Não necessária	Necessária	Provavelmente necessária

lheres com SPM experimentam incidência aumentada de cefaleia entre o dia -4 e o dia +2 do ciclo, com pico no dia -1, o dia antes de o sangramento começar. Em contraste, mulheres sem SPM foram mais prováveis de experimentar cefaleias não migranosas severas no primeiro dia do sangramento[18].

CONCLUSÃO

A SPM compartilha vias fisiopatológicas semelhantes e, ao mesmo tempo, distintas da migrânea menstrual. Tanto na semelhança quanto na dissemelhança, o tratamento pode ser respectivamente o mesmo e distinto para as duas condições. Por exemplo, podem-se usar betabloqueadores para ambas as condições, já que se conhece o fato de que ISRS não apresentam nível de evidência bom para profilaxia da migrânea.

A associação entre a SPM e a migrânea menstrual deve ser alvo de futuras pesquisas[17].

REFERÊNCIAS BIBLIOGRÁFICAS

1. Ballone GJ. Tensão pré-menstrual (TPM). Disponível em: <http://virtualpsy.locaweb.com.br/index.php?art=247&sec=14>. Acesso em: 20 fev. 2010.

2. Valadares GC, Ferreira LV, Correa Filho H, et al. Transtorno disfórico pré-menstrual: revisão, conceito, história, epidemiologia e etiologia. Rev Psiquiatr Clín. 2006;33(3):117-23.
3. Thys-Jacobs S, Starkey P, Bernstein D, et al. Calcium carbonate and the premenstrual syndrome: effects on premenstrual and menstrual symptoms. Premenstrual Syndrome Study Group. Am J Obstet Gynecol. 1998;179(2):444-52.
4. Parry BL. 45 years old woman with premenstrual dysfhoric disorder. JAMA. 1999;281:368-73.
5. American Psychiatric Association. Diagnostic and Statistical Manual of mental Disorders. 4. ed. Washington: APA; 1994.
6. Appolinário JC. TDPM: transtorno disfórico pré-menstrual. São Paulo: Segmento; 2003, p. 1-40.
7. Organização Mundial da Saúde. Organização das Nações Unidas. CID-10: Classificação Internacional de Doenças e Problemas Relacionados à Saúde. São Paulo: Edusp; 2008.
8. Ling FW. Recognizing and treating premenstrual dysphoric disorder in the obstetric, gynecologic and primary care practices. J Clin Psychiatry. 2000;61(Suppl 12):9-16.
9. Lopez LM, Kaptein AA, Helmerhorst FM. Oral contraceptives containing drospirenone for premenstrual syndrome. Cochrane Database of Systematic Reviews. 2009;2:1469-493X.
10. Daley A. Exercise and premenstrual symptomatology: a comprehensive review. J Womens Health (Larchmt). 2009;18(6):895-9.
11. Welch KMA. Migraine and ovarian steroid hormones. Cephalalgia. 1997;17(Suppl 20):12-6.
12. Silberstein SD, Merrian MD. Sex hormones and headache. J Pain Syntom Manage. 1993;8(2):98-114.
13. Fettes I. Menstrual migraine: methods of prevention and control. Postgraduate Medicine. 1997;5(101):67-75.
14. MacGregor EA, Chia H, Vohrah RC, et al. Migraine and menstruation: a pilot study. Cephalalgia. 1990;10:305-10.
15. MacGregor EA. "Menstrual migrains: towards a definition. Cephalalgia. 1996;16:11-21.
16. Headache Classification Subcommittee of the International Headache Society. The International Classification of Headache Disorders, 2ª edition. Cephalalgia. 2004;24(Suppl 1):1-151.
17. MacGregor EA. Perimenstrual headaches: unmet needs. Curr Pain Headache Rep. 2008;12:468-74.
18. Keenan PA, Lindamer LA. Non-migraine headache across the menstrual cycle in women with and without premenstrual syndrome. Cephalalgia. 1992;12:356-9.
19. Melhado EM. Cefaleia: cuidado inicial e atendimento na cidade de Catanduva, SP [dissertação]. Campinas: Universidade Estadual de Campinas; 2000.

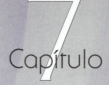

Capítulo 7

TRATAMENTO CONVENCIONAL DA CEFALEIA NA MULHER

Eliana Meire Melhado

"O homem inteligente está sempre aberto a novas ideias. Na verdade, ele as busca."

Provérbio 18:15

▶ INTRODUÇÃO

Aborda-se, neste capítulo, principalmente o tratamento medicamentoso das cefaleias primárias. As cefaleias secundárias apresentam formas de tratamento relacionadas com a causa de origem.

Na medicina baseada em evidência, os níveis de estudo para a escolha de um fármaco para o tratamento de uma determinada condição são os seguintes:

- Estudo nível I – Revisão sistemática de ensaios clínicos controlados, duplos-cegos, apropriadamente randomizados, multicêntricos, placebos-controlados. (Ia e Ib).
- Nível II-1 – Ensaios controlados bem desenhados, mas sem randomização.
- Nível II-2 – Estudos analíticos de caso-controle ou coorte bem desenhados.
- Nível II-3 – Séries de tempo múltiplo com ou sem a intervenção (isto é, estudos investigacionais não controlados e *cross-seccional*).
- Nível III: Metanálise; relatos de comitês de *expert*; estudos descritivos e relatos de caso.

Para a escolha de um tratamento, deve-se basear no tripé entre o nível de evidência, as características individuais do paciente e a experiência pessoal do médico. Desses três aspectos, surgirá uma resultante com o medicamento que melhor se enquadra àquela paciente naquele dado momento. Isso é válido para o tratamento preventivo e sintomático.

▶ TRATAMENTO DA MIGRÂNEA NA MULHER

Sabe-se que a migrânea varia sua prevalência nas diferentes fases da vida da mulher por causa de suas variações hormonais (na fase fértil, a prevalência atinge os níveis mais altos). Consequentemente, o tratamento pode variar em decorrência das diferentes fases tanto em um único mês como ao longo da vida.

A descrição do tratamento será dividida em tratamento não farmacológico, pormenorizado no Capítulo 18, e tratamento medicamentoso. O tratamento medicamentoso, por sua vez, será subdividido em tratamento sintomático e tratamento preventivo ou profilático.

Para o tratamento, é necessário definir a paciente: se está em idade fértil, usando ou não alguma forma de contracepção; se está na perimenopausa, fazendo ou não terapia de reposição hormonal; se apresenta sintomas associados pré-menstruais ou dismenorreicos; se apresenta comorbidades como distúrbios do sono e psiquiátricas, obesidade, entre outras.

De acordo com as definições propostas, o tratamento terá algumas diferenças se a migrânea for piorada com a menstruação (migrânea relacionada à menstruação) ou se a migrânea for a verdadeira migrânea menstrual (migrânea menstrual verdadeira). No caso da verdadeira migrânea menstrual que tem um calendário fixo (isto é, caso a mulher tenha um ciclo regular sem atrasos ou adiantamento), é possível utilizar a droga antimigranosa somente no período pré e perimenstrual.

Na prática clínica, no entanto, encontra-se a maioria dos casos (60% a 70%) de migrânea que piora no ciclo menstrual. E também se depara com ciclos menstruais irregulares, que levam a uma dificuldade de datar o início de um tratamento.

Inclusive, no caso de migrânea menstrual verdadeira, o tratamento profilático deve ser curto e introduzido no período menstrual.

A paciente migranosa deve preencher um diário detalhado da frequência das crises, os dias da cefaleia, a intensidade da dor, a presença ou não de manifestações associadas, a regularidade do ciclo, a resposta ao tratamento antimigranoso. Esse diário é extremamente importante, porque mostra um retrato fiel do tipo de migrânea menstrual e dos fatores que desencadeiam ou que pioram ainda mais essa fase menstrual e possibilita estudos e a otimização do tratamento.

O tratamento inicial das mulheres que têm migrânea por meio do ciclo menstrual inclui o não farmacológico com medidas gerais, que sempre deve ser indicado, tais como relaxamento, identificação e eliminação de fatores desencadeantes, modalidades psicológicas tal como a terapia cognitivo-comportamental, fisioterapia, *biofeedback*, acupuntura, exercícios físicos, higiene do sono e dieta adequada. O uso de medicações preventivas e sintomáticas deve ser avaliado e indicado pelo profissional médico[1].

Atualmente, a profilaxia hormonal não precisa ser deixada para último plano[2], porém sempre deve ser acompanhada por um ginecologista ou endocrinologista, o que será discutido no Capítulo 8. Os tratamentos convencionais sempre devem vir antes ou em conjunto com a terapia hormonal, pois parece que a terapia hormonal não interfere no limiar da dor, como ocorre com o tratamento preventivo convencional.

Tratamento sintomático da crise aguda de migrânea na mulher

Terapêutica sintomática é usada para diminuir a duração e a intensidade de uma crise individual e os sintomas associados de náusea e de vômito, fotofobia, fonofobia e eventualmente outros sintomas como a osmofobia.

Um esquema prático para o tratamento das crises agudas de migrânea na mulher, seja uma crise no meio do ciclo ou no período menstrual, é explicado no Consenso do Tratamento da Migrânea da Sociedade Brasileira de Cefaleia[3] (Tabela 7.1).

Tabela 7.1 – Medicamentos para o tratamento de uma crise de migrânea

- Consenso do tratamento da migrânea sem aura (crises: fraca, moderada, forte): naratriptano, rizatriptano, sumatriptano e zolmitriptano (nível I); ácido acetilsalicílico, ácido tolfenâmico, clonixinato de lisina, ibuprofeno e naproxeno sódico (nível I)[3].
- Aspirina + cafeína + acetaminofen[4].
- Anti-inflamatórios não hormonais (AINHs)[3].
- Ergotamina e di-hidroergotamina[5].

Outro esquema preconiza as seguintes drogas:

- analgésicos combinados (acetaminofen, aspirina e cafeína);
- AINHs;
- ácido mefenâmico;
- di-hidroergotamina;
- triptanos;
- fenotiazinas para resgate e tratamento de emergência[6].

Associar uma droga antiemética ao medicamento sintomático melhora a eficácia da droga, por melhorar sua absorção. São elas: metoclopramida, bromoprida, dimenidrinato, domperidona, trimebutina e ondansetrona. As três últimas não causam reações extrapiramidais[7].

Os medicamentos utilizados na crise aguda de migrânea menstrual com evidência de bons resultados[3] são:

- sumatriptano 6 mg subcutâneo (SC) – máximo de duas aplicações em 24 horas – mínimo de seis horas de espaço entre elas (nível I);
- zolmitriptano 2,5 mg via oral ou sobrelingual (máximo de 7,5 nas 24 horas) (nível I); ou
- tratamento da migrânea sem aura de acordo com Consenso da Sociedade Brasileira de Cefaleia (nível I)[3].

Uma revisão de 2006 sobre o uso de triptanos em crises menstruais mostrou que o sumatriptano na dose de 50 ou 100 mg é eficaz (ausência de dor significativa) após duas horas de administração com início do tratamento para crise fraca a moderada, enquanto o naratriptano 2,5 mg é eficaz quatro horas após a administração nas mesmas condições[8].

Uma metanálise sobre a ação dos triptanos em crises de enxaqueca demonstrou que o sumatriptano nas doses de 25 mg foi superior ao naratripano 2,5 mg após duas de administração. Doses de 50 ou 100 mg de sumatriptano foram superiores à de 25 mg de sumatriptano e à de 2,5 mg de naratriptano na crise de migrânea menstrual. O sumatriptano 100 mg tem efeitos adversos mais frequentes[9].

Metanálise de 2008 concluiu que o naratriptano 2,5 mg possui evidências insuficientes para demonstrar sua eficácia em diminuir a cefaleia da enxaqueca menstrual, embora seus efeitos adversos se assemelhem aos do placebo. O rizatriptano 10 mg *versus* placebo foi eficaz em diminuir a crise aguda de migrânea relacionada à menstruação em duas horas, e o zolmitriptano 2,5 mg foi satisfatório em reduzir a crise de cefaleia da migrânea menstrual[10]. O sumatriptano 50 e 100 mg foi eficaz em reduzir a dor da migrânea relacionada à menstruação[10].

Tratamento preventivo ou profilático da migrânea na mulher

Tratamento preventivo deveria ser considerado quando há três ou mais crises por mês que sejam prolongadas e não responsivas a medidas sintomáticas, ou quando as medidas sintomáticas são contraindicadas ou produzem significativos efeitos colaterais. O objetivo do tratamento preventivo é reduzir a frequência, a duração e a intensidade das crises. Considera-se um resultado aceitável uma redução de 50%, sem efeitos colaterais intoleráveis. Se a terapêutica é de sucesso, as dosagens podem ser reduzidas em quatro a seis meses, podendo o tratamento durar mais tempo, com a descontinuação sendo o último objetivo. Para assegurar a adesão, as pacientes deveriam ser orientadas com relação aos objetivos, dosagens, benefícios e efeitos colaterais. A terapêutica deveria ser começada com baixa dose, a qual pode ser aumentada gradualmente baseada na resposta. Essas medidas podem eliminar todas as cefaleias, exceto aquelas relacionadas com o fluxo.

O tratamento preventivo está indicado nas situações[11] apresentadas na Tabela 7.2.

Tabela 7.2 – Quando indicar tratamento preventivo

1. A enxaqueca interfere significativamente na rotina diária do paciente, apesar do tratamento sintomático agudo.
2. Três ou mais ataques por mês, com risco de abuso de medicamentos sintomáticos.
3. Medicamentos sintomáticos ineficazes, contraindicados, com eventos adversos consideráveis, ou com utilização abusiva.
4. Preferência do paciente.
5. Presença de formas incomuns de enxaqueca: <ul><li>enxaqueca hemiplégica;</li><li>enxaqueca basilar;</li><li>enxaqueca com aura prolongada;</li><li>infarto migranoso;</li><li>enxaqueca menstrual[11].</li></ul>

A migrânea menstrual inclui a migrânea relacionada à menstruação e a migrânea menstrual verdadeira ou pura.

A migrânea menstrual pura ou verdadeira tipicamente ocorre no mesmo momento do fluxo, ou em associação com sintomas que anunciem sua ocorrência, permitindo o uso temporário de medicações. O tratamento da síndrome pré-menstrual coexistente pode ajudar a controlar a cefaleia pré-menstrual.

No período menstrual, podem ser usados esquemas com drogas de uso sintomático como preventivas de curto prazo tanto para a migrânea menstrual verdadeira como para migrânea relacionada à menstruação.

Mulheres que têm migrânea relacionada à menstruação podem ser tratadas com medicação profilática (antidepressivos, betabloqueadores, bloqueadores de canal de cálcio ou metisergida). Mulheres em uso de medicação profilática para a migrânea não menstrual podem aumentar a dose de medicação antes de seu fluxo[1].

A cefaleia do período menstrual é uma das mais difíceis de tratar. Quando se institui tratamento preventivo convencional, ela pode piorar no período menstrual, pois, ao eliminar as crises de cefaleia fora do período menstrual, as crises "migram" para o período menstrual. Assim, uma dica importante é aumentar a dose da medicação preventiva de quatro a cinco dias antes do início da cefaleia até o final da menstruação. Também podem ser usadas, assim como para a migrânea menstrual pura, drogas de uso sintomático como preventivas de curto tempo.

Profilaxia de curta duração é recomendar medicações como anti-inflamatórios não hormonais, triptanos e reposição de estrogênios durante cinco a sete dias no mês (antes do início da fase menstrual e até um pouco depois dela)[12].

Tratamento preventivo de curto prazo

O tratamento preventivo de curto prazo para migrânea menstrual verdadeira ou migrânea relacionada à menstruação é discriminado a seguir.

Anti-inflamatórios não hormonais

- Naproxeno sódico 550 mg, 2x/dia: iniciar dois dias antes da data da menstruação (prevista), durante cinco a sete dias; ou 500 mg, 2x/dia: iniciar sete dias antes da menstruação até o sexto dia do ciclo (profilático – nível I).
- Ibuprofeno 200-400 mg, 2-3x/dia: iniciar sete dias antes da menstruação até o sexto dia do ciclo (profilático – nível I).
- Cetoprofeno 25-50 mg, 3x/dia: iniciar sete dias antes da menstruação até o sexto dia do ciclo (profilático – nível I).
- Ácido mefenâmico 500 mg, 3-4x/dia: iniciar dois a três dias antes da menstruação até seu término (preventivo – nível II).
- Nimesulide 100 mg, 2-3x/dia: iniciar no primeiro dia da cefaleia menstrual e manter durante 10 dias (preventivo – nível I).
- Ácido tolfenâmico, outros AINH e inibidores seletivos da ciclo-oxigenase 2 (COX2) (Celecoxibe®) também podem ser utilizados.

O uso de AINH não exclui o emprego de triptanos para crises agudas que possam surgir.

Triptanos e ergotamínicos

- Sumatriptano 25 mg, 3x/dia: dois a três dias antes do início da cefaleia, por cinco dias (preventivo – nível I).
- Naratriptano 1 mg (nível I) a 2,5 mg (evidência baixa), 2x/dia: dois dias antes do início da cefaleia, por cinco dias.
- Tartarato de ergotamina 1 mg, 1-2x/dia: iniciar no primeiro dia da cefaleia menstrual por três a cinco dias (preventivo – nível II).

Triptanos e ergotamínicos excluem os triptanos para crises, mas não o uso de anti-inflamatórios.

Metanálise de 2008 avaliou um grupo de mulheres com migrânea menstrual que recebeu 1 mg de naratriptano, 2x/dia, durante cinco dias, no período perimenstrual, e concluiu que os resultados foram superiores aos do placebo, recomendando essa dose por cinco dias para migrânea relacionada à menstruação. Não se demonstrou benefício para uso na dose de 2,5 mg, 2x/dia, por cinco dias[10].

Um estudo aberto foi realizado com 20 mulheres em 126 ciclos menstruais, com sumatriptano para profilaxia de curta duração. Em mais da metade delas não surgiram crises menstruais durante o estudo[13].

Constatou-se que frovatriptano 2,5 mg, 2x/dia, e não 1x/dia, por seis dias perimenstruais, apresentou boa evidência. Frovatriptano não deveria ser usado em mulheres com doença cardíaca, hipertensão não controlada ou uso concomitante de ergotamina e inibidores da monoaminoxidase (IMAO)[10].

A revisão sistemática de 2008 mostrou insuficiente evidência para recomendar rotineiramente nimesulide, magnésio, fitoestrogênios e naproxeno para pacientes com migrânea relacionada à menstruação em terapia preventiva de curto prazo. A evidência de que esses tratamentos são efetivos é de pobre qualidade[10].

Tratamento preventivo de uso contínuo

Os fatores que influenciam a escolha do medicamento profilático são: o tipo da enxaqueca, a eficácia relativa da droga, a preferência do paciente, as condições comórbidas e o perfil dos efeitos colaterais[11].

Há muitas drogas utilizadas como medicamentos preventivos (Tabela 7.3).

Tabela 7.3 – Medicamentos preventivos atuais

Betabloqueadores
Propranolol, atenolol*

- Antagonistas do canal de cálcio
- Antagonistas da serotonina
- Neuromoduladores*
- Antidepressivos

– ATCs*, IMAOs*

– Riboflavina (B2)

– Magnésio (Mg++)

– Toxina botulínica A

– Inibidores das ECAs*

– Bloqueadores dos receptores de angiotensina

– AINHs*

ATCs: antidepressivos tricíclicos; IMAOs: inibidores da monoaminoxidase; ECAs: enzima conversora de angiotensina;
*: drogas aprovadas pelo FDA.

As drogas aprovadas pelo *Food and Drug Administration* (FDA) são: metisergida, propranolol, timolol, divalproato de sódio e topiramato.

Um conceito fundamental é o de que a enxaqueca é uma doença crônica progressiva; portanto, além das indicações formais de tratamento preventivo, a prevenção da progressão da doença e o combate aos fatores relacionados à sua progressão devem mudar os conceitos de abordagem desses pacientes. Dessa forma, devem-se tratar os migranosos cedo e profilaticamente para modificar, quando possível, os fatores de risco para a progressão da enxaqueca[14].

Para o tratamento da migrânea na mulher, podem-se escolher quaisquer das drogas preventivas, entre elas as mais estudadas encontram-se na Tabela 7.4.

Uma vez escolhida a medicação, de acordo com o perfil da paciente, deve-se acompanhar o tratamento.

Revisão sistemática apresenta um algoritmo para o tratamento da migrânea na mulher[15]. Ele pode ser seguido como um guia, salvo as peculiaridades de cada paciente e a experiência pessoal de cada médico que trata migrânea e outras formas de cefaleia na mulher (Fig. 7.1).

Considerações sobre as classes de drogas usadas para profilaxia de longo prazo

NEUROMODULADORES

Topiramato

Aprovado pelo FDA, o uso de topiramato na mulher é interessante, por levar à redução do peso corporal, que não se constitui apenas num aspecto estético, mas de manutenção do índice de massa corporal (IMC). Sabe-se que a obesidade é um fator de risco modificável para cronificação da migrânea. Também é uma droga eficaz e segura, inclusive para mulheres na menopausa, pela segurança cardiovascular e para tratamento da comorbidade epilepsia. Não interage com contraceptivos em doses de até 200 mg/dia (com componentes de estrogênio ou progesterona dos contraceptivos orais de terceira geração, que são os mais utilizados)[16,17].

Tabela 7.4 – Drogas preventivas atuais: eficácia, eventos adversos, contraindicação relativa e condição comórbida

Droga	Eficácia	Evento adverso	Contraindicação relativa	Condição comórbida
Neuromoduladores				
Divalproato	++++	++	Doença hepática, sangramentos	Mania, epilepsia, ansiedade
Topiramato	++++	++	Cálculo renal	Epilepsia, risco de ganhar peso
Antidepressivos				
Tricíclicos	++++	++	Mania, retenção urinária e bloqueio cardíaco	Outros quadros álgicos, depressão, ansiedade e insônia
Betabloqueadores	++++	++	Asma, depressão, mal de Raynaud e diabetes	Hipertensão, angina e insuficiência cardíaca congestiva
Antagonistas de canais de cálcio	++	+	Constipação e hipotensão	Enxaqueca com aura, hipertensão, angina e asma

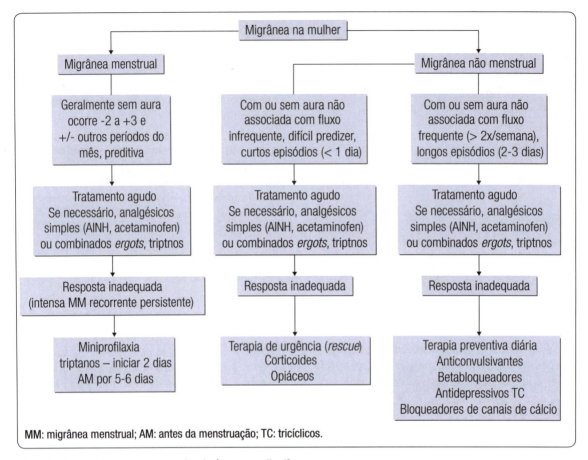

Fig. 7.1. Algoritmo para o tratamento da migrânea na mulher[15].

Em um estudo de três meses de tratamento preventivo da enxaqueca e sua atuação sobre o peso corporal, foram utilizadas várias drogas para a prevenção da enxaqueca. Todas as medicações utilizadas apresentaram ganho de peso (flunarizina, pizotifeno, nortriptilina etc.). O topiramato, ao longo de 270 dias, mostrou redução do peso corporal[18].

Divalproato de sódio

Aprovado pelo FDA, o divalproato constitui-se numa das drogas de primeira linha para o tratamento da migrânea. Eficaz e segura, não interage com contraceptivos nas doses habitualmente usadas para migrânea. Ótima droga para tratar comorbidades como epilepsia e transtorno bipolar. Contraindicada em síndrome do ovário policístico. Todas as drogas, mas principalmente o divalproato, devem ser ministradas com cautela em mulheres com vida sexual ativa, pois apresentam risco alto de malformações fetais. O médico deve sempre verificar e orientar o uso, pela paciente, de um método contraceptivo eficaz no caso da escolha desse medicamento para tratar a migrânea na mulher.

Os anticonvulsivantes são drogas metabolizadas no sistema microssomal P450. Drogas tradicionais como a carbamazepina, o fenobarbital e a fenitoína são indutoras enzimáticas potentes; outras mais novas, como o topiramato e a oxcarbazepina, são indutoras menos potentes; enquanto a gabapentina e a lamotrigina não induzem ou inibem as enzimas hepáticas. Por sua vez, o valproato é classicamente conhecido pela sua capacidade inibidora enzimática. Drogas como a carbamazepina, o fenobarbital e a fenitoína são capazes de aumentar a atividade de várias izoenzimas do citocromo P450 e, consequentemente, aceleram o metabolismo hepático dos anticoncepcionais orais, levando à redução de sua eficácia, e não devem ser usadas com anticoncepcionais com 35 μg ou menos de etinilestradiol. A oxcarbazepina e o topiramato, por exibirem capacidade limitada de indução enzimática, também estão implicados na perda de eficácia de contraceptivos, em doses elevadas. O topiramato não interage com contraceptivos em doses abaixo de 200 mg/dia. A vigabatrina, a lamotrigina e a gabapentina não interferem com contraceptivos orais[19].

Se for usar uma droga teratogênica, deve-se indicar um método contraceptivo eficaz para a mulher em tratamento.

Antidepressivos tricíclicos

Amitriptilina

Uma das mais eficazes na prevenção da enxaqueca, é útil em comorbidades psiquiátricas como a síndrome depressiva, na insônia e em dores como na síndrome fibromiálgica, todas mais prevalentes em mulheres. Cautela quanto ao ganho de peso deve ser tomada.

Nortriptilina

É eficaz e não causa tanta sonolência quanto a amitriptilina.

Betabloqueadores[20]

Propranolol

Uma das mais eficazes e das mais utilizadas por sua segurança. Ótima droga para comorbidades como prolapso de valva mitral e tremor essencial. Contraindicada a asmáticos.

Timolol

Ótima droga para comorbidades como prolapso de valva mitral e tremor essencial. Contraindicada a asmáticos.

Metoprolol

Ótima droga para comorbidades como prolapso de valva mitral e tremor essencial. Contraindicada a asmáticos.

Atenolol

Ótima droga para comorbidades como prolapso de valva mitral e tremor essencial. Contraindicada a asmáticos.

Bloqueadores dos canais de cálcio

Verapamil

Eficaz em migrânea e cefaleia em salvas. Cuidados devem ser tomados com efeitos como hipotensão arterial e arritmia cardíaca.

Flunarizina

Cuidado com ganho de peso. Ótima para pacientes que estão em inanição por vômito pela migrânea e que manifestam desejo de ganhar um pouco de peso. Pacientes com associação de queixas de tontura com a cefaleia se beneficiam com o uso da flunarizina. Não é boa droga para pacientes com tendências depressivas ou ansiosas e nem com história familiar e pessoal de tremor essencial.

Antagonistas serotoninérgicos

Metisergida

Categoria X para gravidez, cuidado com fibrose retroperitoneal. Usar, no máximo, por quatro meses.

Pizotifeno

Cuidados com ganho de peso.

Riboflavina

É a vitamina B2, 400 mg, dose única[7]. Porém, na prática clínica, podem ser usadas doses menores associadas a drogas preventivas habituais (50 a 100 mg/dia).

Magnésio

Carbonato de magnésio 360 mg/dia no período pré-menstrual demonstrou reduzir cefaleia e os sintomas pré-menstruais quando comparado com o placebo[21].

Alguns estudos placebos-controlados mostram resultados conflitantes[7].

Relato de 1996 estudou 150 pacientes entre 18-60 anos de idade, com duração de 12 semanas, que receberam 243 mg de aspartato de magnésio. Ao final de três meses de estudos, a análise obtida em 69 pacientes mostrou que não houve diferença entre aqueles que apresentaram redução de pelo menos 50% da frequência das crises (o estudo foi multicêntrico, placebo-controlado e randomizado)[22].

Outro estudo analisou 81 pacientes de oito centros que receberam 600 mg de dicitrato de magnésio e placebo por 12 semanas. Nas semanas 9-12, a frequência das crises foi reduzida em 41,6% no grupo do magnésio e em 15,8% no grupo do placebo comparado ao período da base. Entretanto, a porcentagem de pacientes com redução da frequência das crises superior a 50% foi de 39% no grupo com magnésio e 21% no grupo com placebo, não havendo diferença estatisticamente significativa entre os dois grupos com relação a esse parâmetro[23].

Dose escolhida: carbonato de magnésio 360 mg VO/dia[22-25].

Piridoxina

Cloridrato de piridoxina 300 a 600 mg por dia, do 14º dia a partir do 1º dia de menstruação até o final da menstruação seguinte (nível III).

Toxina botulínica

Não há estudo específico para mulheres, mas pode ser citada como uma ótima opção, por não ter a passagem hepática e contraindicação cardiovascular. Portanto, é uma opção segura para ambos os sexos. É proibida na gestação. E também não interfere no peso corporal.

Num estudo, foram analisados pacientes com migrânea crônica e incapacitante. Toxina botulínica do tipo A (máximo de 200 U (Botox®) e topiramato (Topamax®) demonstraram eficácia semelhante no tratamento profilático de migrânea crônica. Pacientes que receberam toxina botulínica tipo A tiveram menos efeitos adversos e descontinuação do tratamento[26].

Como demonstrado na análise de um subgrupo de um estudo fase II, pacientes com cefaleia e migrânea tratados com toxina botulínica do tipo A e nenhum tratamento adicional tiveram significativamente mais dias livres de dor do que aqueles tratados com placebo. Pacientes também requereram administração menos frequente de remédios para cefaleia. É importante também reconhecer que repetir o tratamento com toxina botulínica do tipo A em dosagens acima de 260 U foi seguro e não mostrou efeitos colaterais sérios. Estudos clínicos fase III já estão sendo conduzidos[27].

Preditores da resposta à toxina botulínica do tipo A para migrânea crônica parecem incluir predominantemente localização unilateral da cefaleia na presença de alodinia muscular ou cutânea. A toxina botulínica do tipo A tem sido demonstrada ser segura e eficaz, bem como bem tolerada, com raras descontinuações devidas a eventos adversos. Ensaios clínicos recentes indicam que a combinação racional de terapias pode ter um papel importante no tratamento da migrânea crônica refratária[28].

Mecanismos pelos quais a toxina botulínica alivia a cefaleia podem ser devidos aos efeitos diretos na junção neuromuscular, aos efeitos antiproprioceptivos diretos sobre os nervos da cabeça e à inibição da liberação de vários neuropeptídeos e neuromoduladores que, portanto, bloqueiam a transmissão dos sinais neuronais aferentes[29].

Foi realizado um grande estudo em 122 centros europeus e norte-americanos que envolveu 1.384 pacientes, em duas fases, uma duplo-cega, placebo-controlada, de 24 semanas, e uma aberta, de 32 semanas, com todos os pacientes tratados com a toxina botulínica do tipo A. O estudo mostrou que a toxina botulínica reduziu em 50% o número de dias e horas de dor de cabeça quando utilizada na dose recomendada de 155 unidades, aplicadas em 31 pontos da cabeça e pescoço, podendo chegar até 195 unidades distribuídas em 39 pontos[30,31]. Portanto, a toxina botulínica foi aprovada em 2011 para tratamento de migrânea crônica pelo FDA e pela Agência Nacional de Vigilância Sanitária (Anvisa). Deve ficar claro que o profissional capacitado para diagnosticar e tratar a doença é o neurologista, que é o especialista habilitado para aplicar a toxina de acordo com o protocolo aprovado pelo FDA e pela Anvisa. A toxina botulínica não deve ser aplicado para outras formas de dor de cabeça até o momento, porque não existem estudos que comprovem sua eficácia para outros tipos de cefaleia.

Inibidores da enzima conversora e bloqueadores dos receptores de angiotensina

- Lisinopril – eficaz[32]
- Losartana

Melatonina

Não existente no Brasil. Boa escolha para cefaleia e insônia.

Bromocriptina

Em doses de 2,5 mg, 3x/dia, em uso contínuo (II)[33]. Causa muitos efeitos colaterais.

Tanacetum parthenium

Fitoterápico profilático de enxaqueca, 120 mg, dose única diária. Fez parte de rituais para celebração da Páscoa no Reino Unido, como erva purificadora depois do jejum da quaresma.

Com relação à migrânea menstrual, podem-se também associar à droga escolhida como profilaxia outras drogas profiláticas. Poderia ser tentado um esquema de monoterapia, porém, com o acompanhamento do tratamento com diário de cefaleia (ver Anexo 1), podem-se introduzir mais uma ou duas drogas preventivas conforme a gravidade do caso. Já na primeira consulta, é possível iniciar uma droga preventiva e uma droga preventiva alternativa como o magnésio, ou associação de magnésio e piridoxina, ou mesmo de *borago officinalis* (ver Capítulo 6), em caso de piora de sintomas pré-menstruais e sintomas associados de síndrome pré-menstrual.

O acompanhamento dessas pacientes com o diário de cefaleia é o grande ditador de como será conduzida a próxima conduta, que pode variar desde a manutenção da terapêutica instituída até a mudança somente da terapia aguda, a mudança completa de toda a terapêutica, a associação de uma droga alternativa para o período menstrual, ou a associação de outro profilático, ou a associação de mais de um preventivo.

A politerapia é baseada em evidência e exemplos de associações interessantes são:

- antidepressivo + neuromodulador;
- antidepressivo + betabloqueador;
- betabloqueador + neuromodulador;
- betabloqueador + antidepressivo + neuromodulador[7].

Todas as drogas preventivas podem ser associadas com magnésio ou piridoxina, em uso contínuo ou pré-menstrual.

Caso clínico

MFG, 35 anos, apresenta cefaleia desde 15 anos de idade. Procurou atendimento por piora do quadro há três meses, com cefaleia pulsátil, frontal (ora à direita, ora à esquerda), que se espalha para a cabeça toda, em crescendo, com náusea, sem vômito (chegava a vomitar quando era mais jovem), fotofobia e fonofobia. Cefaleia 2x/semana, com duração de cerca de 12 horas, pois o fato de dormir melhora a dor. Faz uso de dipirona ou da combinação dipirona, isometepteno e cafeína (neosaldina). *Fatores desencadeantes:* jejum, falta de sono, menstruação, estresse. Sem aura. No período menstrual, a paciente tem a dor com as mesmas características, com maior intensidade três dias antes da menstruação, às vezes no segundo dia de fluxo e, eventualmente, depois que acaba o fluxo. Fica cinco dias menstruada. Faz uso de pílula (etinilestradiol 20 µg e gestodeno 75 µg) em esquema de 21 dias de pílulas ativas e 7 de intervalo. Menstrua três dias após acabar a cartela, o que culmina num ciclo de 24 dias. A dor ocorre exatamente após terminar a cartela. Apresentava cefaleia no período menstrual antes de usar contraceptivo, do qual faz uso desde que se casou, há cinco anos. *Antecedentes:* não é hipertensa nem diabética, tem prolapso de válvula mitral, nega asma, tem um filho de 2 anos, concebido no único intervalo do contraceptivo desde que se casou (quatro meses antes de engravidar e durante a gravidez). Na gestação, não teve cefaleia. Amamentou seis meses e, após, voltou a usar pílula e a ter dor, cuja frequência aumentou, segundo ela, pelo elevado nível de estresse (responsabilidade com a criança). Nega tabagismo. *Ao exame:* leve sobrepeso, força e reflexos dentro da normalidade. Rigidez da musculatura cervical.

- *Abordagem inicial:* orientação dietética, não ficar em jejum, comer mais açúcares complexos e cortar os doces. Fazer exercícios (tem má postura por carregar o bebê), orientação a fisioterapia para postura e melhorar a região cervical.
- *Abordagem terapêutica sintomática:* ibuprofeno 400 mg até 8/8 horas, se houver dor; e domperidona/sumatriptano 50 mg até 6/6 horas se a dor não passar com ibuprofeno.
- *Abordagem terapêutica profilática:* propranolol 40 mg 1x/dia. Após 60 dias de tratamento, houve melhora da dor não menstrual e a cefaleia menstrual piorou,

sendo intensa e preenchendo seis dias menstruais (três antes e três durante). Optou-se por associar magnésio e piridoxina em esquema contínuo e aumentar o propranolol para 60 mg/dia. Na próxima consulta, conforme a evolução, será mantido ou associado mais um preventivo.

Futuras drogas para migrânea

A linha de pesquisa de futuros compostos para o tratamento agudo da migrânea inclui antagonistas TPRV1, antagonistas do receptor de prostaglandina E receptor 4 [EP(4)], agonistas dos receptores de serotonina 5-HT1(F) e inibidores da sintetase do óxido nítrico. O imediato futuro do tratamento preventivo para a migrânea é bem representado por toxina botulínica do tipo A, antagonistas dos receptores de glutamato NMDA, bloqueador da *gap-junction* (tonabersat) e um bloqueador de angiotensina do tipo I (candesartana). Os primeiros antagonistas não peptídicos do peptídeo relacionado ao gene da calcitonina (CGRP) não oral, telcagepant, recentemente têm-se mostrado altamente efetivos no tratamento das crises de migrânea[34].

▶ TRATAMENTO DA CEFALEIA TIPO TENSIONAL NA MULHER

Tratamento não medicamentoso

É realizado com fisioterapia, *biofeedback*, psicoterapia, acupuntura, atividade física e diário de cefaleia (ver Capítulo 18).

Tratamento medicamentoso

Dividido em tratamento sintomático e preventivo.

Tratamento sintomático

Várias drogas são eficazes:
- ácido acetilsalicílico: 500-1.000 mg, uma vez por dia;
- paracetamol: 500-750 mg, duas a três vezes por dia;
- dipirona: 500-750 mg, até quatro vezes por dia;
- AINH: os mais diversos;
- relaxantes musculares: carisoprodol;
- benzodiazepínicos: eventualmente podem ser utilizados.

Tratamento preventivo

Pode ser realizado com amitriptilina, clomipramina, fluoxetina, ácido valproico, divalproato, topiramato, toxina botulínica, magnésio, piridoxina e betabloqueadores.

▶ TRATAMENTO DA CEFALEIA TRIGÊMINO-AUTONÔMICA

Hemicrania paroxística na mulher:
- indometacina.

Tratamento da hemicrania contínua:
- indometacina.

▶ TRATAMENTO DA NEVRALGIA DO TRIGÊMEO

Tratamento sintomático

Pode ser feito com anti-inflamatório não esteroidal.

Tratamento profilático

Podem ser usados neuromoduladores como oxcarbazepina, carbamazepina, topiramato, gabapentina e pregabalina.

▶ TRATAMENTO DA CEFALEIA CERVICOGÊNICA

- Colar cervical.
- AINH.
- Bloqueio do nervo occipital maior.
- Relaxantes musculares: carisoprodol.
- Benzodiazepínicos.
- Tratamento não farmacológico: fisioterapia, acupuntura e *biodfeedback*.

TRATAMENTO DA CEFALEIA EM SALVAS NA MULHER

Tratamento sintomático

Pode ser realizado com:
- tartarato de ergotamina sublingual (SL) 2 mg;
- O_2 a 100%, 8 litros/minutos por 15-20 min (cuidado em tabagistas);
- sumatriptano 6 mg SC ou 10-20 mg intranasal (IN).

Tratamento preventivo

Forma episódica:
- prednisona 1 mg/kg por três dias – deve-se reduzir 5-10 mg a cada três dias até 5 mg/dia por cinco dias, e então parar;
- verapamil 80 mg, 3-4x/dia;
- valproato de sódio 600-1.000 mg/dia;
- topiramato;
- divalproato de sódio;
- gabapentina[35];
- melatonina 10 mg/dia, sozinha ou associada a outra droga.

Forma crônica:
- carbonato de lítio 300 mg, 2x/dia;
- verapamil 80 mg, 3-4x/dia;
- valproato de sódio 600-1.000 mg/dia;
- topiramato, divalproato e gabapentina, com estudos mostrando eficácia em formas agudas e crônicas[36-38];
- melatonina: 10 mg/dia, sozinha ou associada a outra droga[39].

TRATAMENTO DA CEFALEIA CRÔNICA DIÁRIA NA MULHER

Divide-se em tratamento não farmacológico e farmacológico.

Não farmacológico

- Identificar condições coexistentes, especialmente o uso excessivo de medicação.
- Orientar e apoiar paciente (educação).
- Suspender os fármacos e substâncias em excesso.
- Excluir dor de cabeça secundária (ver Anexo 3).
- Diagnosticar subtipo de cefaleia crônica diária.
- Sugerir mudanças nos hábitos de vida (parar de fumar, exercícios regulares, *biofeedback*, fisioterapia, psicoterapia).
- Utilizar medicação preventiva.

Farmacológico

Divide-se em tratamento sintomático e preventivo.

Sintomático

Analgésicos e triptanos, no máximo 2x/semana.

É fundamental retirar o excesso de medicação e tratar a síndrome de abstinência, que se constitui de cefaleia, náuseas, vômitos, transtornos do sono, desidratação, agitação, tremor, nervosismo e dificuldade de concentração, os quais desaparecem entre 7 e 10 dias.

Deve-se usar AINH, di-hidroergotamina, triptanos, neurolépticos, corticoides, antieméticos e hidratação.

Preventivo

Conforme a cefaleia de base.

Deve-se usar monoterapia ou associar classes de fármacos preventivas que atuam em sistemas neurotransmissoriais diferentes e na hiperexcitabilidade cortical. As associações de classes farmacológicas podem ser as seguintes:
- betabloqueadores + antidepressivo tricíclico + neuromoduladores;
- betabloqueador + antidepressivo tricíclico;
- antidepressivo tricíclico + neuromoduladores;
- betabloqueadores + neuromoduladores[7].

É importante tratar a cefaleia sempre considerando o fator de risco modificável que pode estar associado: frequência das crises, excesso de medicação, comorbidade psiquiátrica e eventos estressantes (ver Capítulo 15), transtornos do sono (ronco) (ver Capítulo 16) e obesidade (ver Capítulo 17)[40].

Um estudo prospectivo mostrou que, de 96 pacientes estudados, 31% apresentaram recaída em seis meses, 41%, em um ano e 45%, em quatro anos[41].

▶ CONCLUSÃO

Migrânea é uma doença crônica que pode ser progressiva em algumas pessoas. A enxaqueca menstrual é uma dor de difícil tratamento. Ser mulher é um fator de risco não modificável para progressão da migrânea. Deve-se escolher muito bem a medicação preventiva para a paciente, pois toda droga, desde que eficaz, é bem-vinda.

▶ REFERÊNCIAS BIBLIOGRÁFICAS

1. Silberstein SD, Merriam GR. Sex hormones and headache. J Pain Syntom Manage. 1993;8(2):98-114.
2. Headache Classification Subcommittee of the International Headache Society. The International Classification of Headache Disorders, 2ª edition. Cephalalgia. 2004;24(Suppl 1):1-151
3. Consenso da Sociedade Brasileira de Cefaleia. Recomendações para o tratamento da crise migranosa. Arq Neuropsiquiatr. 2000;58:371-89.
4. Silberstein SD, Armellino JJ, Hoffman HD. Treatment of menstruation-associated migraine with the nonprescription combination of acetaminophen, aspirin, and caffeine: results from three randomized, placebo-controlled studies. Clin Ther. 1999;21:475-91.
5. Winner P, Sheftell F, Sadowsky C, et al. A profile of menstrual migraine sufferers. Cephalalgia. 1993;13:242.
6. Association of Reproductive Health Professionals. What You Need to Know. Women and Migraine. Women and Migraine Updated August; 2009, p. 1-2.
7. Krymchantowski AV. Cefaleias primárias. Como diagnosticar e tratar. Abordagem prática e objetiva. São Paulo: Lemos Editorial; 2002, p. 35-80.
8. Tepper SJ. Tailoring management strategies for the patient with menstrual migraine: focus on prevention and treatment. Headache. 2006;46(Suppl 2):S61-8.
9. Ferrar, MD, Goadsby PJ, Roon KI, et al. Triptans (serotonin, 5-HT1B/1D agonists) in migraine: detailed results and methods of a meta-analysis of 53 trials. Cephalalgia. 2002;22(8):633-58.
10. Pringsheim T, Davenport WJ, Dodick D. Acute treatment and prevention of menstrually related migraine headache: evidence-based review. Neurology. 2008;70:1555-63.
11. US Headache Consortium Guidelines. Disponível em: <http://www.aan.com/public/practiceguidelines/05.pdf>. Acesso em: 19 fev. 2009.
12. Mannix LK, Savani N, Landy S, et al. Efficacy and tolerability of naratriptan for short-term prevention of menstrually related migraine: data from two randomized, double-blind, placebo-controlled studies. Headaches. 2007;47(7):1037-49.
13. Newman LC, Lipton RB, Lay CL, Solomon S. A pilot study of oral sumatriptan as intermittent prophylaxis of menstruation-related migraine. Neurology. 1998;51(1):307-9.
14. Kruit MC, Buchem MAV, Hofman PAM, et al. Migraine as a risk factor for subclinical brain lesions. JAMA. 2004;291:427-34.
15. Brandes JL. The influence of estrogen on migraine: a systematic review. JAMA. 2006;295(15):1824-30.
16. Dainese F, Maggioni F, Ruffatti S, et al. Body weight in headache prophylaxis. Apresentado no XI Congresso da Sociedade Internacional de Cefaleia. Roma, Itália; 2003 [Pôster P5N15].
17. Loewinger LE, Young WB. Headache preventives: effect on weight. Neurology. 2002;58(7 Suppl 3):A286.
18. Loewinger LE, Young WB. Headache preventive: effect on weight. Neurology. 2002;58(7 Suppl):A497.
19. Lin K. Metabolismo das drogas antiepilépticas e interações com medicamentos e substâncias endógenas. In: Yacubian EMT, editor. Epilepsia & mulher. São Paulo: Lemos Editorial; 2005, p. 9-17.
20. Ciciarelli MC. Cefaleia e ciclo hormonal. In: Specialli JG, Silva WF, editors. Cefaleias. São Paulo: Lemos Editorial; 2002, p. 181-200.
21. Facchinetti F. Magnesium prophylaxis of menstrual migraine: effects on intracellular magnesium. Headache. 1992;31(5):298-301.
22. Pfaffenrath V, Wessly P, Meyer C, et al. Magnesium in the prophylaxis of migraine: a double blind, placebo-controlled study. Cephalalgia. 1996;16:436-40.
23. Peikert A, Wilmzig C, Köhne-Volland R. Prophylaxis of migraine with oral magnesium: results from a prospective, multi-center, placebo-controlled and double-blind randomized study. Cephalalgia. 1996;16:257-63.
24. Facchinetti F, Sances G, Borella P, et al. Magnesium prophylaxis of menstrual migraine: effects on intracellular magnesium. Headache. 1991;31:298-301.
25. Wang F, Van Den Eeden SK, Ackerson LM, et al. Oral magnesium oxide prophylaxis of frequent migrainous headache in children: a randomized, double-blind, placebo-controlled trial. Headache. 2003;43(6):601-10.
26. Mathew NT, Jaffri SFA. A double-blind comparison of onabotulinumtoxina (Botox®) and topiramate (Topamax®) for the prophylactic treatment of chronic migraine: a pilot study. Headache. 2009;49:1466-78.

27. Tiesler U. First results of clinical studies on botulinum toxin A in migraine and headache. Nervenarzt. 2008;79(Suppl 1):44-6.
28. Mathew NT. Dynamic optimization of chronic migraine treatment: current and future options. Neurology. 2009;72(5 Suppl):S14-20.
29. Schwartz JS, Song P, Blitzer A. Cefaleia. In: Grant G, editor. Usos terapêuticos da toxina botulínica. Ribeirão Preto: Novo Conceito Editora; 2009, p. 111-32.
30. Dodick DW, Turkel CC, DeGryse RE, et al. PREEMPT Chronic Migraine Study Group. OnabotulinumtoxinA for treatment of chronic migraine: pooled results from the double-blind, randomized, placebo-controlled phases of the PREEMPT clinical program.Headache. 2010;50(6):921-36.
31. Aurora S, Diener HC, Dodick D. PREEMPT Chronic Migraine Study Group. J Headache Pain. 2011; 12(2):137-8.
32. Schuh-Hofer S, Flach U, Meisel A, et al. Efficacy of lisinopril in migraine prophylaxis-an open label study. Eur J Neurol. 2007;14(6):701-3.
33. Andersen AN, Larsen JF, Steenstrup OR, et al. Effect of bromocriptine on the premenstrual syndrome: a double-blind clinical trial. Br J Obstet Gynaecol. 1977;84:370-4.
34. Farinelli I, De Filippis S, Coloprisco G, et al. Future drugs for migraine. Intern Emerg Med. 2009. [Internet].
35. Nobre ME. Tratamento. In: Nobre ME, editor. Cefaleia em salvas. São Paulo: Lemos Editorial; 2006, p. 77-86.
36. Gallagher RM, Mueller LL, Freitas FG. Divalproex sodium in the treatment of migraine and cluster headaches. JAOA. 2002;102(2):92-4.
37. Mathew NT, Kailasam J, Meadors L. Prophylaxis of migraine, transformed migraine, and cluster headache with topiramato. Headache. 2002;42(8):796-803.
38. Leandri M, Luzzani M, Cruccu G, et al. Drug-resistant cluster headache responding to gabapentin: a piloty study. Cephalalgia. 2001;21(7):744-6.
39. Peres MFP, Rozen TD. Melatonin in the preventive treatment of chronic cluster headache. Cephalalgia. 2001;21:993-5.
40. Scher AI, Stewart WF, Ricci JA, et al. Factors associated with the onset and remission of chronic daily headache in a population-based study. Pain. 2003;106:81-9.
41. Katsarava Z, Muessig M, Dzagnidze A, et al. Medication overuse headache: rates and predictors for relapse in a 4-year prospective study. Cephalalgia. 2005;25:12-5.

Capítulo 8

TRATAMENTO HORMONAL DA CEFALEIA NA MULHER EM IDADE FÉRTIL

Eliana Meire Melhado

"Bom senso vai mais longe do que muito conhecimento."
Provérbio oriental

▸ INTRODUÇÃO

O foco desse tipo de tratamento é a migrânea, pois é a enxaqueca que pode se caracterizar como uma dor intensa e incapacitante no período menstrual da mulher, levando os médicos a pensarem na terapia hormonal (TH) como coadjuvante da terapia não farmacológica e profilática convencional.

Sabe-se que atualmente a profilaxia hormonal não precisa ser deixada para último plano, de acordo com a Sociedade Internacional de Cefaleia (SIC), e sempre deve ser feita por um ginecologista ou endocrinologista[1].

A importância na diferenciação entre a A1.1.1 *Migrânea sem aura menstrual pura* e a A1.1.2 *Migrânea sem aura relacionada à menstruação* é que a profilaxia hormonal parece ser mais eficaz para a migrânea menstrual pura ou verdadeira. Para confirmar o diagnóstico, é necessária a evidência fornecida por registro prospectivo por, no mínimo, três meses, uma vez que muitas mulheres superdimensionam ou superestimam a associação entre as crises e a menstruação[1].

Os tratamentos convencionais sempre devem vir antes ou em conjunto com a TH, pois parece que esta não interfere no limiar da dor, diferentemente do tratamento preventivo convencional, que aumenta o limiar da dor.

▸ CONCEITOS IMPORTANTES PARA O TRATAMENTO HORMONAL DA CEFALEIA NA MULHER

Antes de falar propriamente do tratamento hormonal da migrânea em mulheres na idade fértil, devem ser discutidos aspectos importantes da literatura e da prática clínica dos neurologistas que tratam cefaleia na mulher, ginecologistas e especialidades afins.

O mecanismo da migrânea pode ser diferente pelo sangramento endometrial natural ou por privação de hormônio da pílula[1].

Três ciclos menstruais devem ser documentados para o diagnóstico[1]. A profilaxia hormonal parece ser mais efetiva para migrânea menstrual verdadeira do que para migrânea relacionada à menstruação, porém dados devem ser validados para serem discutidos na revisão da classificação futuramente.

Essa profilaxia não deve ser deixada para último plano[2].

O nível de evidência para prevenção de migrânea menstrual é baixo em ensaios clínicos com estrogênio[3]. A definição da classificação de migrânea menstrual como dois dias antes do fluxo até três após o início do fluxo (-2 a +3) é arbitrária, e faltam biomarcadores que possam definir a relação entre flutuações hormonais e cefaleia[4].

Distúrbios menstruais afetam 2,5 milhões de mulheres entre 18-50 anos nos Estados Unidos da América (EUA), sendo a dismenorreia e a cefaleia alguns dos mais frequentes. Desde 1977, já se estuda prolongar os ciclos menstruais mensais para trimestrais[5], porque estudos mostram que as mulheres preferem os ciclos estendidos, por vários motivos: menos dias de sangramento, menos dor e menor consumo de produtos de higiene[6,7].

Mulheres na perimenopausa (a partir dos 40 anos ou mais) apresentam sintomas perimenstruais e vasomotores. O uso de contraceptivos orais no esquema 21 dias de pílulas ativas e 7 dias de intervalo (21/7) melhora os sintomas, mas esses recorrem na pausa contraceptiva. O uso estendido e contínuo de contraceptivos é indicado para mulheres saudáveis perimenopáusicas, não fumantes, sendo a contracepção necessária ou não.

Não há dados sustentados de que o uso contínuo de contraceptivos aumente a saúde geral da mulher. O esquema com 84 dias de pílulas ativas e 7 dias de inativas expõe a mulher a estrogênios sintéticos e progestinas nove semanas por ano a mais do que no esquema 21/7. De outro lado, porém, não há dados de que essa maior exposição aumente o risco de doenças trombóticas, nem dados de que ela proteja contra câncer endometrial e ovariano tardio na vida, por diminuir a proliferação endometrial e suprimir a foliculogênese ovariana[6].

Somente as mulheres que usam contraceptivos em esquema convencional podem usar o esquema estendido[6]. Conscientizar mulheres de que o sangramento 21/7 é desnecessário. Nos apêndices, estão colocadas as definições de migrânea menstrual, segundo a classificação da SIC de 2004, a qual cita que a menstruação é o sangramento de um ciclo menstrual normal ou resultante da suspensão dos progestágenos exógenos das pílulas[1]. Os ginecologistas não definem sangramento de pílula como menstruação[6], mas sim o sangramento de um ciclo menstrual natural. De outro lado, Somerville[8-12] concluiu que a migrânea menstrual é o resultado da queda dos estrogênios após níveis altos e sustentados desse mesmo hormônio. Quando se mantiveram níveis mais altos de estrogênio, o autor verificou que a migrânea foi postergada, porém as mulheres apresentaram seu sangramento menstrual, o que prova que o sangramento menstrual natural acontece em decorrência da queda dos níveis de progestágenos ou progesterona.

Um estudo populacional norueguês mostrou mais alta prevalência de cefaleia entre usuárias de contraceptivos do que entre as que nunca os usaram[13]; porém, dois estudos dinamarqueses não encontraram essa relação[14].

▶ TRATAMENTO

O tratamento não farmacológico sempre deve ser instituído. Para o tratamento, deve-se definir a paciente: se está em idade fértil, não usando ou em uso de contraceptivos; se está na perimenopausa ou pós-menopausa, em reposição hormonal ou sem reposição hormonal; e se apresenta sintomas associados como sintomas pré-menstruais ou dismenorreicos[15].

O tratamento não farmacológico está descrito no Capítulo 18 e se constitui em preencher o diário da cefaleia, em adotar medidas gerais (como detectar fatores desencadeantes e orientar técnicas de relaxamento, de higiene do sono e de hábitos de vida de um modo geral, fisioterapia ou acupuntura e associações de terapias)[4], em fisioterapia ou em *biofeedback*[16].

Deve-se basear a escolha do fármaco no seguinte tripé: medicina baseada em evidência, experiência pessoal do médico e características individuais da paciente. Desses três aspectos, surge uma resultante com os fármacos que podem ser escolhidos. O tratamento farmacológico constitui-se do tratamento das crises agudas de cefaleia e do tratamento preventivo, cujo objetivo é reduzir a frequência, a intensidade e a duração das crises de cefaleia e talvez, pelos conceitos atuais de fisiopatologia, reduzir a progressão da doença.

O tratamento farmacológico é subdividido em convencional e hormonal. O tratamento hormonal, portanto, é uma forma de tratamento preventivo. Abordam-se, no tratamento hormonal da migrânea, as seguintes terapêuticas:

8.3.1 Contraceptivos – Orais, implante de estradiol subcutâneo (SC); progesterônicos

8.3.2 Agonistas do hormônio liberador de gonadotrofinas (GnRH) – Acetato de leuprolide e implante SC de goserrelina

8.3.3 SERMs (moduladores seletivos dos receptores de estrogênio) – Tamoxifeno, raloxifeno

8.3.4 Tibolona

8.3.5 Androgênio sintético – Danazol

8.3.6 Agonistas dopaminérgicos – Bromocriprina (agonista derivado do *ergot*)

Contraceptivos

É aceito que os contraceptivos orais podem influenciar o curso da cefaleia e, às vezes, iniciá-la[17]. O efeito dos contraceptivos orais no curso da migrânea é variável:

- em 18% a 50% das mulheres, há relatos de piora, com crises no período livre da pílula;
- em 30% a 40% delas, a cefaleia não se modifica ou melhora;
- em 5% a 10% delas, há o início de migrânea nos primeiros meses após o início da pílula[18].

A segunda edição da *Classificação Internacional das Cefaleias* mostra duas entidades com relação aos hormônios:

8.3.1 Cefaleia induzida por hormônio exógeno
- Uso regular de hormônios exógenos.
- Cefaleia ou migrânea desenvolve-se ou piora dentro de três meses do início do uso e reverte ou desaparece dentro de três meses depois da descontinuação.

8.4.3 Cefaleia por supressão de estrogênio
- Uso de estrogênios por três semanas.
- A cefaleia ou migrânea aparece em cinco dias após o último uso de estrogênio e desaparece dentro de três dias[1].

O surgimento de cefaleias com anticoncepcionais orais melhora com o uso contínuo[4] e pode ocorrer em mulheres sem cefaleia, mas com história familiar[19]. Paciente com cefaleia na semana livre ou do intervalo de pílula oral pode responder à abordagem hormonal alternativa[20].

Estratégia 1
A estratégia terapêutica hormonal mais comumente adotada é o uso contínuo (estendido) de anticoncepcionais por 6 a 12 semanas (duas a seis cartelas de 21 pílulas ou mais), podendo-se prevenir a migrânea menstrual na semana livre da pílula, eliminando a diminuição súbita dos níveis de estrogênio mensal responsáveis por essa cefaleia[6,7].

O *Food and Drug Administration* (FDA) aprovou uma formulação com 91 pílulas, sete inativas, para mulheres com migrânea na semana livre do anticoncepcional oral[4,5].

Pode-se fazer esquema com o anticoncepcional já utilizado pela paciente (Yasmin®, Gestinol® 28, Diminutt®, Femiane®, Femina®, Yas®, Alestra 20®, Alestra 30®, Microvlar®, Nordette®, Evra TD®, Lovelle intravaginal® etc.). Pílulas monofásicas contendo entre 15 e 50 μg de etinilestradiol, combinadas com um progestágeno (desogestrel, gestodeno, levonorgestrel etc.), são as mais usadas[21]. A estratégia inicial seria usar pílulas contendo 20 μg de etinilestradiol ou menos, que levam a uma menor redução do nível do estrogênio na semana de intervalo da pílula.

O tratamento hormonal não modifica o limiar à dor.

Estratégia 2
As estratégias descritas a seguir podem ser usadas em mulheres que utilizam e que não usam anticoncepcionais com cefaleia na semana livre de pílula, portanto mantêm a proteção contraceptiva nas mulheres que necessitam da prevenção da gestação. Estradiol transdérmico (TD) 100 μg a cada dois dias, durante cinco a sete dias (nível de evidência II), em três adesivos: o primeiro, três dias antes da menstruação; o segundo, no primeiro dia de fluxo; e o terceiro, dois dias após o fluxo. Se a mulher estiver em uso de pílula, deve usar um adesivo com a pílula 20, um no dia 23 de intervalo e um no dia 26 de intervalo[22]; ou um adesivo com a pílula 21 e um no dia 25 de intervalo (dois adesivos); ou adesivo de 50 μg: o primeiro, dois dias antes do início da menstruação, e o segundo, quatro dias após o início do fluxo.

O estrogênio TD 100 μg gera 75 pg/ml de nível sanguíneo de estradiol[23]. O nível sanguíneo de estradiol para não provocar a crise de migrânea é de 46 a 60 pg/ml.

O estrogênio TD 25 a 50 μg gera níveis abaixo do nível ótimo de estrogênio (25 a 40 pg/ml no sangue) para prevenir a cefaleia. Portanto, a melhor estratégia com adesivos TD é a utilização do de 100 μg.

Estradiol gel percutâneo: 1,5 mg, dois dias antes da menstruação, durante sete dias (evidência nível II)[23]. Esse é o mais efetivo[17,24,25]. Ou 1,5 mg durante os sete dias de intervalo da pílula. Ou, em caso de cartelas com 24 pílulas, 1,5 mg do gel por sete dias, iniciando na pílula 23[23].

Uma revisão sistemática destacou uso de estradiol gel 1,5 mg perimenstrualmente em mulheres com migrânea menstrual pura ou relacionada à menstruação para prevenção de migrânea, encontrando evidência de que o estradiol 1,5 mg aplicado perimenstrualmente fornece substancial redução na ocorrência de migrânea menstrual pura e redução moderada na ocorrência de migrânea relacionada à menstruação[26].

Alguns estudos medem o aumento ovulatório na temperatura, de forma a predizer a ovulação e o tempo de profilaxia perimenstrual. Outro indicador de ovulação é a alteração na qualidade e quantidade do muco cervical (método de Billings). Esses dois métodos são frequentemente combinados, tanto que a deficiência de um contrabalança ou supre a vantagem do outro, desse modo resultando em maior eficiência. Entretanto, a dificuldade da observação e o mapeamento são um inconveniente indesejado para muitas mulheres, e a adesão a longo prazo torna-se improvável. Um método mais conveniente é o monitor de fertilidade de uso caseiro para predizer a menstruação e pode ser usado pela mulher com ciclos variados entre 21 e 42 dias. Acuradamente prediz a ovulação e, consequentemente, a menstruação, em mais de 90% dos ciclos, num ensaio clínico de profilaxia perimenstrual. Isso tudo porque, se a estratégia é a iniciação da profilaxia perimenstrual, períodos fixos de tratamento podem não ser a melhor opção[27], como nos esquemas fixos propostos.

Estudo de MacGregor usou estradiol gel como suplemento para prevenir migrânea menstrual, mostrando uma redução significativa desta durante o uso de estradiol. Algumas mulheres experimentaram demora nas crises quando os suplementos foram descontinuados. A duração do tratamento com estradiol tem sido baseada no aumento esperado perimenstrual da migrânea, começando dois dias antes do início da menstruação. Suplementos foram iniciados seis dias antes do primeiro dia completo de menstruação, coincidindo com o pico de estrogênio luteal urinário médio (E1G) e permitindo três dias para alcançar os níveis de estado estável. Nesse estudo, estradiol gel foi usado até o dia 2 do ciclo baseado na análise dos ciclos estudados pré-tratamento mostrando ter sido o dia 2 o dia mediano do ciclo do platô (nadir) do E1G. Entretanto, houve uma grande variação inter e intraindividual. Em algumas mulheres, o platô de E1G não ocorreu até o dia 6 ou mais tarde. Em tais ciclos, migrânea devida à queda do estrogênio pós-gel ocorreu porque o tratamento não foi continuado até o aumento do estrogênio endógeno. O trabalho sugere que, para melhores conclusões, estudos futuros deveriam desenhar melhor o início e a duração dos suplementos de estrogênio por meio da variação individual do dia do ciclo de E1G luteal máxima e E1G folicular mínima[27,28].

Num estudo piloto aberto para tratamento da migrânea relacionada à menstruação[29], o autor quis demonstrar que, se a redução sanguínea de estradiol fosse de apenas 10 µg, haveria um benefício em reduzir a migrânea, já que o declínio de estradiol na fase lútea é equivalente a 20 a 25 µg de etinilestradiol. Onze mulheres utilizaram 20 µg de etinilestradiol por 21 dias e 0,9 mg de estrogênio equino conjugado nos dias 22 a 28 (correspondentes a 10 µg de etinilestradiol sintético). Todas as pacientes tiveram redução de pelo menos 50% de dias com cefaleia. Então, usar 0,9 mg de estrogênio equino conjugado por dia, durante sete dias, iniciando no dia 22 da pausa, é uma estratégia para tratar migrânea relacionada à menstruação[20,29].

O tratamento hormonal visa estabilizar os níveis hormonais. Mulheres com migrânea menstrual podem se beneficiar da eliminação da semana livre de pílula, quando os níveis de estrogênio caem abruptamente, usando estradiol TD poucos dias antes do fluxo, durante o fluxo ou adicionando baixa dose de estrogênio oral (estradiol 1 mg) durante a semana livre, o que pode prevenir a migrânea menstrual, porém não prevenirá o sangramento de privação.

Estratégia 3
Essa estratégia envolve a progesterona, que confere proteção contraceptiva às mulheres que necessitam da prevenção da gestação. Apesar de relatos favoráveis, a progesterona não é efetiva no tratamento da cefaleia ou da síndrome pré-menstrual[30]. Porém, na contraindicação de contraceptivos com etinilestradiol (ver Capítulo 21), podem ser usados: a minipílula com levonorgestrel 30 µg; a pílula de progesterona de média dosagem com desogestrel 75 µg; o implante subdérmico de etonogestrel 68 mg e o endoceptivo de levonorgestrel 52 mg. Se não houver melhora, também não haverá piora da cefaleia, podendo haver uma boa resposta com a terapêutica preventiva convencional, sem risco de acidente vascular encefálico (AVE).

Estratégia 4

Implante de estradiol

Um estudo mostrou que o implante de estradiol SC 100 mg mais noretisterona 5 mg durante sete dias por ciclo preveniu a cefaleia. A gestação pode ocorrer nos seis primeiros meses[24,25].

Agonistas do hormônio liberador de gonadotrofinas

Esses hormônios não são contraceptivos. Para casos de cefaleias incapacitantes refratárias ao tratamento convencional, a anticoncepcionais e a adesivos TDs, pode-se usar o acetato de leuprolide (Lupron®, Abbott) e o implante SC de goserrelina.

1) Acetato de leuprolide (Lupron®, Abbott)

Podem ser utilizados por 10 meses 3,75 mg IM/mês e, nos últimos seis meses, é indicada a suplementação com estradiol TD 100 µg/dia (estudo americano) e acetato de medroxiprogesterona 2,5 mg/dia (Provera®, Pharmacia).

Tratamento bem tolerado[31].

Leva à supressão seletiva da ciclicidade menstrual, portanto induzindo hipogonadismo, e por isso é necessária a suplementação com estrogênio e progesterona.

Crítica: estudo não duplo-cego, com número pequeno de pacientes.

2) Implante SC de goserrelina mais estradiol TD mostrou benefício modesto em reduzir a cefaleia perimenstrual e fora da menstruação[32].

Porém, sem a adição de estradiol, não melhorou a cefaleia.

Tratamento cirúrgico

O tratamento com agonistas de GnRH é chamado de ooforectomia médica.

Ooforectomia cirúrgica e histerectomia em pacientes com intensa síndrome pré-menstrual ou migrânea menstrual responsivas à ooforectomia médica não são recomendadas[33].

O tratamento com GnRH deve ser encorajado, em último caso com a reposição estrogênica TD e baixas doses de progesterona[34].

Drogas indicadas se contracepção não for necessária

Moduladores seletivos dos receptores de estrogênio

Tamoxifeno (antiestrogênio): 5-20 mg/dia durante 7 a 14 dias antes da menstruação (no ciclo luteinizante) durante quatro ciclos[35]. Pode precipitar menopausa ou 10 a 20 mg/dia do dia -14 a -7 do ciclo seguido por 5 a 10 mg nos dias +1 a +3 após o início do fluxo[36].

O tamoxifeno mostrou-se eficaz no tratamento da migrânea menstrual[37].

Raloxifeno: ensaio clínico em migrânea menstrual é necessário[33]. Mulheres que requerem TH, mas não toleram estrogênios, devem utilizar 60 mg/dia[22,31].

O raloxifeno (60 mg/dia) é capaz de produzir atrofia endometrial sem a adição de progesterona. Não há dados na literatura relacionando o raloxifeno com a migrânea hormônio-sensível. Entretanto, é possível que o raloxifeno estabilize a migrânea hormônio-sensível[37].

Tibolona

Apresenta propriedades estrogênicas e progestogênicas: 2,5 mg/dia. Ensaio clínico é necessário em migrânea menstrual. Um ensaio na pós-menopausa em mulheres com cefaleia tensional e migrânea mostrou sucesso[38].

Androgênio sintético

Danazol (androgênio sintético): 200 mg, 12/12h, do 3º ao 28º dia do ciclo (25 dias por mês). Inibe a esteroidogênese ovariana[17,39]. Pode precipitar menopausa.

Das pacientes, 16% declinam por efeitos colaterais. Os efeitos colaterais já relatados são: distúrbios da menstruação, ganho de peso, calores, inchaço, escurecimento da urina, cansaço, sonolência, acne, aumento da oleosidade do cabelo e da pele, perda de cabelo, alteração da voz, crescimento do clitóris[40].

Ou 200 mg, 1-3 vezes/dia (máximo de 600 mg/dia), durante menstruação ou ao início dos sintomas premonitórios[41,42].

Agonista dopaminérgico

Bromocriptina (agonista dopaminérgico derivado do *ergot*) foi usada num estudo com 24 mulheres com migrânea menstrual, 2,5 mg, três doses, em uso contínuo (7,5 mg/dia) (evidência nível II), e mostrou redução de frequência de 72%[43]. Ou uso intermitente durante a fase menstrual, 2,5 a 5 mg/dia, reduz síndrome pré-menstrual e cefaleia[44].

Esquemas de amenorreia

Os esquemas de amenorreia são descritos como terapêuticos em várias circunstâncias médicas, tais como menorragia, dismenorreia, endometriose, anemia, síndrome pré-menstrual e migrânea menstrual[5].

Abaixo, segue tabela com os esquemas terapêuticos de amenorreia, sua capacidade contraceptiva, doses, desvantagens, custos e benefícios (Tabela 8.1).

Outras condições para as quais a redução da frequência menstrual ou amenorreia podem ter benefícios terapêuticos são:

- menorragia, associada com leiomioma/ademiose uterina;
- distúrbios inerentes de sangramento, doença de Von Willebrand, hemofilia, deficiência de fator XI;
- distúrbios de sangramento adquirido, anticoagulação crônica, trombocitopenia, dismenorreia (primária ou adquirida), endometriose/dor pélvica crônica;
- síndrome pré-menstrual e anemia.

Tabela 8.1 – Esquemas terapêuticos de amenorreia na mulher

Características	Estendidos OCs	DMPA (medroxiprogesterona depot)	Alta dose de progestina oral	Agonista GnRH + reposição de estrogênio	Danocrine® (Danazol)	LNG DIU DIU de levonorgestrel
Dose	< 35 mg estrogênio, monofásico contínuo 84/7	150 mg IM a cada 3 meses	Acetato de noretindrona – 5 mg, 1-3 x/dia	Acetato de leuprolide 3,7 5 mg/mês ou 11,25 mg q 3m	Danazol, 800 mg: 2 doses	Mirena®, libera 20 mg LNG/dia, efetivo por 5 anos
Usos médicos	Menorragia, dismenorreia, endometriose, anemia, SPM, migrânea menstrual	As mesmas dos OCs	As mesmas dos OCs	As mesmas dos OCs	Endometriose, menorragia	Menorragia
Fornece contracepção	Sim	Sim	Sim	Não	Não	Sim
Desvantagens	Sangramento de escape/mancha	Sangramento irregular/mancha	Efeitos colaterais da PG (alteração de humor)	Perda de densidade óssea, efeito colateral de hipoestrogenismo	Efeito colateral de hipoestrogenismo e androgênico	Sangramento intermenstrual
Custo X outros	Custo-efetivo se uso dos produtos sanitários é alto	Custo-efetivo	Mais custoso do que OCs estendidos	Muito custoso	Custoso	Custo inicial alto, custo-efetivo com uso estendido

OCs: contraceptivos orais; DIU: dispositivo intrauterino; IM: intramuscular; LNG: levonorgestrel; SPM: síndrome pré-menstrual; PG: progesterona.

RECOMENDAÇÕES PARA O USO DE CONTRACEPTIVOS ORAIS EM DISTÚRBIOS DE CEFALEIA PRIMÁRIA

As recomendações para o uso de contraceptivos orais em distúrbios de cefaleia primária são[4,45]:

Cefaleia do tipo tensional
- Sem contraindicação ao uso de contraceptivos orais.

Migrânea sem aura
- Sem contraindicação ao uso de contraceptivos orais em pacientes com menos de 35 anos ou sem fatores de risco adicionais para AVE.
- Julgamento clínico deveria ser feito para decidir se as vantagens do uso de contraceptivos orais sobrepujam os riscos em pacientes com 35 anos ou mais ou com outros fatores de risco para AVE.
- Monitorar frequência e intensidade da cefaleia durante o uso de contraceptivos orais.
- Rever o uso se cefaleia piorar ou desenvolver sintomas neurológicos focais (isto é, aura).

Migrânea com aura
- Considerar formas alternativas de contracepção.
- Reconhecer que há um espectro de intensidade de aura que varia de prolongada, auras dramáticas, até auras somente uma ou duas vezes ao longo da vida. O senso comum e a opinião de *experts* sugerem que o risco de AVE pode variar; evidência definitiva falta a esse respeito e o julgamento clínico deve ser usado.

Cefaleia em salvas
- Evidência insuficiente para alguma recomendação com relação ao uso de contraceptivos orais nessa rara síndrome que é mais comum em homens.
- Mulheres com nenhuma história pessoal, mas forte história familiar de cefaleia ou migrânea.
- Evidência modesta de risco aumentado de cefaleia precipitada com o uso de contraceptivos orais, especialmente se a idade for maior de 35 anos. Deve-se monitorar estritamente caso os contraceptivos orais sejam utilizados.

CONCLUSÃO

O tratamento hormonal para os distúrbios de cefaleia primária, sobretudo migrânea, deve ser visto como coadjuvante no tratamento da dor. Há perspectivas futurísticas com relação ao uso dos hormônios a favor do bem-estar da mulher, já que muitas mulheres têm dificuldade de se adaptar a determinado hormônio e acabam apresentando efeito colateral, entre eles a cefaleia. Muitas mulheres não se encontram em paz com suas variações hormonais naturais, desencadeando, por exemplo, a síndrome pré-menstrual. A mulher precisa estar em harmonia com seu ambiente hormonal[46].

REFERÊNCIAS BIBLIOGRÁFICAS

1. Headache Classification Subcommittee of the International Headache Society. The International Classification of Headache Disorders, 2ª edition. Cephalalgia. 2004;24(Suppl 1):1-151.
2. Consenso da Sociedade Brasileira de Cefaleia. Recomendações para o tratamento profilático da migrânea. Arq Neuropsiquiatr. 2002;60:159-69.
3. Brandes JL. The influence of estrogen on migraine: a systematic review. JAMA. 2006;295(15):1824-30.
4. Loder EW, Buse DC, Golub JR. Headache and combination estrogen-progestin oral contraceptives: integrating evidence, guidelines, and clinical practice. Headache. 2005;45(3):224-31.
5. Kaunitz AM. Menstruation: choosing whether... and when. Contraception. 2000;62(6):277-84.
6. Nelson AL. Extended-cycle oral contraception: a new option for routine use. Treat Endocrinol. 2005;4(3):139-45.
7. Association of Reproductive Health Professionals. What You Need to Know. Women and Migraine. Women and Migraine Updated August 2009, p. 1-2.
8. Somerville BW. The role of progesterone in menstrual migraine. Neurology. 1971;21(8):853-9.
9. Somerville BW. A study of migraine in pregnancy. Neurology. 1972;22(8):824-8.
10. Somerville BW. The role of estradiol withdrawal in the etiology of menstrual migraine. Neurology. 1972;22(4):355-65.
11. Somerville BW. Estrogen-withdrawal migraine. I: duration of exposure required and attempted prophylaxis by premenstrual estrogen administration. Neurology. 1975;25(3):239-44.

12. Somerville BW. Estrogen-withdrawal migraine. II: attempted prophylaxis by continuous estradiol administration. Neurology. 1975;25(3):245-50.
13. Aegidius K, Zwart JA, Hagen K, et al. Oral contraceptives and increased headache prevalence: the Head-HUNT Study. Neurology. 2006;66(3):349-53.
14. Rasmussen BK. Migraine and tension-type headache in a general population: precipitating factors, female hormones, sleep pattern and relation to lifestyle. Pain. 1993;53:65-72.
15. Couturier EG, Bomhof MA, Neven AK, et al. Menstrual migraine in a representative Dutch population sample: prevalence, disability and treatment. Cephalalgia. 2003;23:302-8.
16. Blanchard EB, Kim M. The effect of the definition of menstrually-related headache on the response to biofeedback treatment. Appl Psychophysiol Biofeedback. 2005;30(1):53-63.
17. Allais G, Bussone G, De Lorenzo C, et al. Advanced strategies of short-term prophylaxis in menstrual migraine: state of the art and prospects. Neurol Sci. 2005;26(Suppl 2):S125-9.
18. Bousser MG. Migraine, female hormones, and stroke. Cephalalgia. 1999;19(2):75-9.
19. Wetzel SG, Kirsch E, Stock KW, et al. Cerebral veins: comparative. J Neurol Neurosurg Psychiatry. 2001;70:105-8.
20. Tozer BS, Boatwright EA, David PS, et al. Prevention of migraine in women throughout the life span. Mayo Clin Proc. 2006;81:1086-92
21. Silva CCC. Contracepção em epilepsia. In: Yacubian EMT, editor. Epilepsia e mulher. São Paulo: Lemos Editorial; 2005, p. 39-65.
22. Moloney MF, Matthews KB, Scharbo-Dehaan M, et al. Caring for the woman with migraine headaches. Nurse Pract. 2000;25(2):17-8.
23. MacGregor EA. Oestrogen and attacks of migraine with and without aura. Lancet Neurol. 2004;3:354-61.
24. Magos AL, et al. Treatment of the premenstrual syndrome by subcutaneous estradiol implants and cyclic oral noresthirenone: placebo controlled study. BMJ Clin Res. 1986;292:1629-33.
25. Magos AL, Zilka KJ, Studd JW. Treatment of menstrual migraine by estradiol implants. Gynecol Endocrinol 1988;2:113-20.
26. Pringsheim T, Davenport WJ, Dodick D. Acute treatment and prevention of menstrually related migraine headache: evidence-based review. Neurology. 2008;70:1555-63.
27. MacGregor EA. Perimenstrual headaches: unmet needs. Curr Pain Headache Rep. 2008;12(6):468-74.
28. MacGregor EA, Frith A, Ellis J, et al. Prevention of menstrual attacks of migraine: a double-blind placebo-controlled crossover study. Neurology. 2006;67:2159-63.
29. Calhoun AH. A novel specific prophylaxis for menstrual-associated migraine. South Med J. 2004;97(9):819-22.
30. Freeman EW, Rapkin A, Pearlstein T, et al. Evaluation of a unique oral contraceptive in the treatment of premenstrual dysphoric disorder. J Women's Health Gend Based Med. 2001;10(6):561-9.
31. Murray SC, Muse KN. Effective treatment of severe menstrual migraine headaches with gonadotropin-releasing hormone agonist and add-back therapy. Fertil Steril. 1997;67(2):390-3.
32. Allais G, De Lorenzo C, Mana O, et al. Oral contraceptives in women with migraine: balancing risks and benefits. Neurol Sci. 2004;25:S211-4.
33. Thompson JD, Warshaw J. Histerectomia. In: Rock JA, Thompson JD, editores. Te Linde Ginecologia operatória. 8. ed. Rio de Janeiro: Guanabara Koogan; 1999, p. 607-8.
34. Silberstein SD. Headache and female hormones: what you need to know? Curr Opin Neurol. 2001;14(3):323-33.
35. Powles TJ. Prevention of migrainous headaches by tamoxifen. Lancet. 1986;2(8519):1344.
36. O'Dea JP, Davis EH. Tamoxifen in the treatment of menstrual migraine. Neurology. 1990;40:1470-1.
37. Protti GG, Sanvito WL. Influência da menopausa e terapia de reposição hormonal sobre a migrânea. Diagnóstico & Tratamento. 2005 jan./mar. Disponível em: <http://www.apm.org.br/fechado/rdt_materia.aspx?idMateria=371>. Acesso em: 2 mar. 2010.
38. Genazzani AR, Pluchino N, Bernardi F, et al. Beneficial effect of tibolone on mood, cognition, well-being, and sexuality in menopausal women. Neuropsychiatr Dis Treat. 2006:2(3):299-307.
39. Lichten EM, Bennett RS, Whitty AJ, et al. Efficacy of danazol in the control of hormonal migraine. J Reprod Med. 1991;36(6):419-24.
40. Ministério da Saúde. Secretaria de Atenção à Saúde. Consulta Pública n° 3, de 13 de junho de 2008. Disponível em: <http://bvsms.saude.gov.br/bvs/saudelegis/sas/2008/cop0003_13_06_2008.htm>. Acesso em: 17 mar. 2010.
41. Calton GJ, Burnett JW. Danazol and migraine. N Engl J Med. 1984;310:721-2.
42. Vincent FM. Migraine responsive to danazol. Neurology. 1985;35:618.
43. Herzog AG. Continuous bromocriptine therapy in menstrual migraine. Neurology. 1995;45:465.
44. Andersen AN, Larsen JF, Steenstrup OR, et al. Effect of bromocriptine on the premenstrual syndrome: a double-blind clinical trial. Br J Obstet Gynaecol. 1977;84:370-4.
45. International Headache Society Taskforce. International Members' Handbook. Recommendations on the risk of ischaemic stroke associated with use of combined oral contraceptives and hormones replacement therapy in women with migraine. Cephalalgia. 2000;20:155-6.
46. Berenstein E. A inteligência hormonal da mulher. Rio de Janeiro: Objetiva; 2001, p. 9-14.

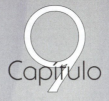

Capítulo 9

CEFALEIA E GRAVIDEZ

Eliana Meire Melhado

"O corpo humano não é uma forma acabada, controlada – está sempre no processo de vir a ser."
Romano Guardini

▸ INTRODUÇÃO

Cefaleia na gestação é uma particularidade da mulher, e, na mulher, é uma peculiaridade de uma fase do ciclo de vida feminino, considerada opcional, uma vez que a informação leva a mulher a ter o domínio sobre a escolha de ser ou não mãe.

Quando, na literatura, se fala em cefaleia na gestação, o foco é a migrânea, provavelmente por causa do impacto pessoal, social e profissional desse distúrbio na vida do indivíduo acometido[1].

Pretende-se, no presente capítulo, relatar a migrânea e também todas as formas de cefaleias que possam estar relacionadas com a gravidez.

▸ AVALIAÇÃO DA MULHER COM CEFALEIA NA GRAVIDEZ

A avaliação da mulher com cefaleia na gravidez deve ser individual, objetivando sua melhor qualidade de vida e boas condições ambientais ao feto.

A anamnese bem feita, com questionário padronizado, é ótima sugestão. Preocupar-se com as cefaleias secundárias é a grande obrigação do médico (essa preocupação, em geral, está adequada nos programas de atendimento pré-natal). Descartada a hipótese de cefaleia secundária, pela história cuidadosa, exame físico direcionado[2], exame neurológico e, se necessário, exame complementar, deve-se diagnosticar e tratar a cefaleia primária (essa parte costuma ser falha nos programas de atendimento pré-natal), portanto tratar a cefaleia-doença.

No momento em que se diagnostica a cefaleia primária, ocorre a necessidade de bem caracterizar a cefaleia da paciente, pois a maioria das grávidas apresenta migrânea ou cefaleia tensional[2]. É importante saber então se houve ou não piora da cefaleia. Caso tenha havido piora, deve-se encaminhar, de preferência, para técnicas não medicamentosas (*biofeedback*, fisioterapia, técnicas de relaxamento e gelo) e, em último caso, entrar com medicações profiláticas, que podem ser usadas, desde que com critério (melhorar a gestante sem prejudicar o feto).

Melhorar ou acabar com o sofrimento doloroso do paciente é o que se aprende desde o início do curso médico.

Uma sugestão de algoritmo para auxiliar na avaliação da paciente grávida com cefaleia é descrito na Fig. 9.1[2].

▸ EPIDEMIOLOGIA E CURSO CLÍNICO DAS CEFALEIAS DURANTE A GESTAÇÃO

Cefaleias primárias, tais como cefaleia do tipo tensional e migrânea, podem ocorrer durante a gravidez[3-5]. Estudos em 1998[5] apresentam um agrupamento das cefaléias, por ordem de frequência, que se iniciam durante a gravidez:

a) As cefaleias mais comumente relacionadas ao período gestacional são: acidente vascular encefálico (AVE), trombose venosa cerebral (TVC), eclâmpsia, hemorragia subaracnóidea (HSA), tumor pituitário e coriocarcinoma.

b) As cefaleias com a mesma frequência no período gestacional ou fora dele são: hipertensão intracraniana idiopática, cefaleia do tipo tensional, sinusite, meningite, vasculite e tumor cerebral.
c) As cefaleias menos comuns durante o período gestacional são: as migrâneas.

As cefaleias secundárias podem mimetizar a migrânea e, portanto, as cefaleias iniciadas durante a gestação podem ser secundárias a vasculites, tumor cerebral, coriocarcinoma, tumor hipofisário, malformação arteriovenosa (MAV), HSA, hipertensão intracraniana idiopática, TVC, pré-eclâmpsia e eclâmpsia, AVE e sinusopatias. Há risco de hipercoagulabilidade gestacional[2,4-6].

Quando se estuda cefaleia na gestação, deve-se sempre verificar se é uma cefaleia que existia antes da gestação e verificar seu padrão durante a gravidez ou se é uma cefaleia que se iniciou durante a gravidez.

A migrânea é muito mais estudada do que outras formas de cefaleias.

No estudo de tese de doutorado de Campinas (na Unicamp), os achados de cefaleias que iniciaram pela primeira vez durante a gestação foram diferentes dos apresentados por Silberstein et al.[5] e estão descritos a seguir, segundo os critérios diagnósticos da Sociedade Internacional de Cefaleia (SIC) de 2004[7].

Setenta e seis mulheres grávidas dentre 1.065 iniciaram cefaleia na gestação e foram classificadas da seguinte forma:

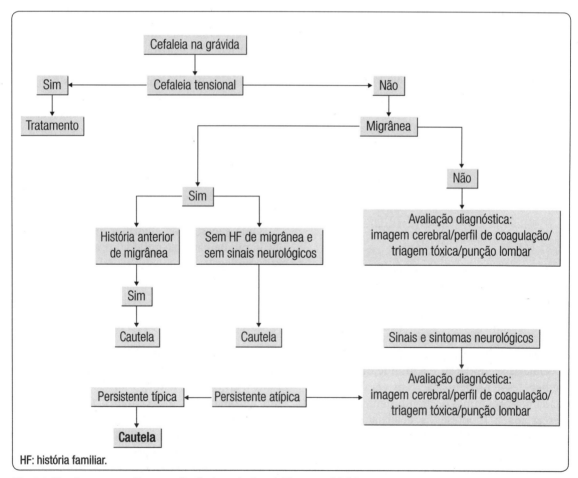

Fig. 9.1. Algoritmo para auxiliar na avaliação de paciente grávida com cefaleia[2].

- cefaleia por hipertensão arterial sistêmica (HAS): 23 (30,3%) mulheres;
- cefaleia por HAS e eclâmpsia: 2 (2,6%) mulheres;
- migrânea 1.6.1: 11 (14,5%) mulheres;
- migrânea sem aura: 8 (10,5%) mulheres;
- migrânea com aura típica: 6 (7,8%) mulheres;
- migrânea com aura típica e aura sem migrânea: 1 (1,3%) mulher;
- cefaleia não especificada: 5 (6,5%) mulheres;
- cefaleia atribuída à sinusopatia: 4 (5,3%) mulheres;
- cefaleia idiopática em facada: 3 (3,9%) mulheres;
- cefaleia cervicogênica: 3 (3,9%) mulheres;
- cefaleia do tipo tensional: 2 (2,6%) mulheres;
- cefaleia secundária epilepsia: 2 (2,6%) mulheres;
- outras formas de cefaleias: 6 (7,8%) mulheres.

Isso configurou uma incidência de 7,13%.

Migrânea

A migrânea atinge mais de 18% das mulheres grávidas. Na maior parte dos casos, a migrânea é diagnosticada antes da gravidez[8].

A gravidez sobre a migrânea

O efeito benéfico da gravidez sobre a migrânea é bem conhecido há décadas[9,10]. A gravidez pode indubitavelmente modificar o padrão da migrânea[9,11], porém a migrânea nunca representa uma ameaça ou fator de risco para a gravidez, o feto[9,11] ou o parto[9].

A migrânea raramente se inicia durante a gravidez[2,5,12]. A incidência está entre 5% a 10%[9,11,13-15], chegando até 13% em alguns relatos[9], sendo mais referidos os ataques com aura[9].

Callaghan[16] constatou que a migrânea frequentemente começa durante a gravidez, com incidência correspondente à população geral[2]. Estudos subsequentes refutaram o estudo de Callaghan[2,13-15,17,18].

Os investigadores que relatam o início de migrânea durante a gravidez geralmente descrevem sinais e sintomas neurológicos associados e concluem que as pacientes apresentam migrânea com aura.

O estudo de Chancellor *et al.*[19] mostrou que, de nove mulheres que desenvolveram migrânea com aura durante a gestação, quatro desenvolveram trombocitopenia, duas, pré-eclâmpsia e uma, aborto[2].

Muitas síndromes podem mimetizar a migrânea, e a mulher grávida é um alvo para desenvolver estados de hipercoagulabilidade. Portanto, a migrânea com aura não deveria ser diagnosticada pela primeira vez durante a gravidez, a menos que outras possibilidades tenham sido consideradas[2].

A respeito do efeito benéfico da gravidez sobre a migrânea, observou-se melhora ou desaparecimento da migrânea entre 55% e 90% dos casos[2,6,8,11-14,17,18,20,21].

Num estudo[9], a migrânea melhorou ou desapareceu em 102 de 147 mulheres grávidas. Os estudos dinamarqueses[9,22] mostraram que 48% das mulheres grávidas tiveram melhora ou desaparecimento da cefaleia e 4% delas tiveram piora. Um estudo de tese de doutorado, vinculado a Campinas, mostrou 63,44% de melhora e desaparecimento das cefaleias em geral, incluindo a migrânea, durante o terceiro trimestre[15].

Alguns autores colocam que a melhora é mais intensa dentre as mulheres com migrânea sem aura prévia, e outros autores não encontraram diferença de melhora entre migrânea com e sem aura[9,14].

A melhora é observada particularmente durante o segundo e o terceiro trimestres gestacionais[3,5,11]. Um estudo de doutorado de Campinas mostrou melhora crescente do primeiro ao terceiro trimestre, de, respectivamente, 51,46%, 60,02% e 63,44% das cefaleias em geral. O estudo de Sances *et al.*[18] mostrou melhora da migrânea de 46,8%, 83,0% e 87,2%, respectivamente, do primeiro para o terceiro trimestre.

A melhora é mais frequente quando a migrânea anterior à gestação é estritamente relacionada à menstruação[9], a chamada migrânea menstrual verdadeira[2]. Portanto, mulheres que melhoram durante a gravidez são, provavelmente, aquelas que apresentavam migrânea menstrual e migrânea que iniciou durante a menarca[22]. Um estudo de tese de doutorado[15] mostrou melhora e desaparecimento crescentes, do primeiro ao terceiro trimestre gestacional, das cefaleias relacionadas ao ciclo menstrual, e não somente a menstrual pura, maior do que as cefaleias não menstruais, de, respectivamente, 62,22%, 74,17% e 77,78%[20].

Num estudo norueguês, cefaleia migranosa e não migranosa foram menos prevalentes no terceiro trimestre da gravidez, mas não no primeiro e no segundo trimestre, comparadas com mulheres não grávidas[23]. Algumas grávidas não apresentam melhora, permanecendo inalterado o padrão de migrânea, e algumas até mesmo pioram durante a gestação, especialmente nos casos de migrânea com aura[5].

Entre 3% e 8% das gestantes experimentam piora clínica da migrânea[6,9,11,13].

Enxaqueca não se modifica entre 5% e 30%[6,9,13,15]. Numa dessas séries[13], 21% não melhoraram ou pioraram a cefaleia e, na de Granella et al.[17], 32% não melhoraram ou pioraram durante a gravidez. O efeito benéfico da gravidez sobre a migrânea continua indiferente nas multíparas ou pode diminuir com o decorrer das gestações[9].

A possibilidade de migrânea complicada durante a gravidez tem sido levantada, mas em alguns casos a migrânea é sintomática de pré-eclâmpsia. Em outros estudos, a investigação apropriada não foi feita para descartar complicações cerebrovasculares da gravidez, que se apresentam com características migranosas[9]. Citam-se aqui dois estudos, um sobre migrânea hemiplégica na gravidez[24] e um relato de caso de migrânea do tipo basilar com perda de consciência durante a gravidez[25], ambos com investigação apropriada e diagnóstico correto, tratando-se apenas de migrânea, sem complicações vasculares.

A migrânea sobre a gravidez e o feto

Migrânea é um fator de risco para várias complicações sérias na gravidez, portanto a grávida migranosa deveria ser monitorizada para essas condições[10].

Mulheres com migrânea não apresentam risco significativamente aumentado de gerar crianças com defeitos congênitos ou outros problemas[10].

Um estudo húngaro sugere que a migrânea materna grave pode ser associada com deficiência congênita nos membros[26,10]. Os autores relataram um risco relativo de 2,5 (RR = 2,5) de defeitos congênitos nos membros, para mulheres grávidas com migrânea materna durante o segundo e o terceiro mês de gravidez, comparadas a controles pareados. Não foi uma hipótese específica do estudo e houve falha metodológica na determinação da migrânea e de medicamentos associados[26].

Um estudo caso-controle húngaro, o maior do mundo, analisou 38 mil partos e sugeriu que a idade média gestacional e o peso ao nascimento não diferiram da população geral. Já, a proporção de partos prematuros e de baixo peso ao nascimento foi a mesma entre mulheres com migrânea intensa e não migranosas (portanto a migrânea não aumenta a possibilidade de parto prematuro e baixo peso ao nascimento). Observou-se menor ocorrência de ameaça de aborto e trabalho de parto prematuro nas migranosas grávidas[10,27].

A migrânea é um fator de risco para complicações maternas da gestação, aumentando o risco de pré-eclâmpsia[8] e de náusea e vômitos intensos na gravidez[10]. A desidratação materna pode trazer risco teratogênico ao feto e, portanto, nesses casos é mais seguro tratar a gestante do que não tratar. O risco de desenvolver pré-eclâmpsia em mulheres com migrânea durante a gravidez é quatro vezes mais alto do que em mulheres grávidas sem migrânea[8].

Risco aumentado de pré-eclâmpsia é associado a risco aumentado de placenta prévia, convulsões e AVE. A pré-eclâmpsia é causa de morbidade e mortalidade nos países desenvolvidos. O risco de pré-eclâmpsia em migranosas parece aumentar a proporção da gravidade da doença. A pré-eclâmpsia pode aparecer mais cedo e ser mais grave em mulheres que têm migrânea. Grávidas migranosas com hipertensão gestacional são mulheres de risco para doença cardíaca[10].

O diagnóstico de pré-eclâmpsia requer a demonstração de proteinúria maior do que 300 mg/24 horas e pressão arterial maior do que 140/90 mmHg no final da gestação e período pós-parto. O termo eclâmpsia é usado quando o distúrbio é complicado por crises convulsivas. O critério para eclâmpsia requer que um acidente vascular cerebral (AVC) seja apropriadamente excluído como causa provável[10].

A diferenciação entre migrânea e pré-eclâmpsia durante o terceiro trimestre é um desafio para os médicos. Pré-eclâmpsia ocorre em 5% a 8% das gestações e é caracterizada por hipertensão e proteinúria. Pode ser diagnosticada depois de 20 semanas de gestação ou durante o puerpério. Hipertensão nesse grupo é definida como pressão sanguínea $\geq$ 140/90 mmHg em múltiplas medidas, tomadas com pelo menos 4 horas de intervalo. Proteinúria é definida como excreção de proteína na urina de 24 horas $\geq$ 300 mg. Critérios para pré-eclâmpsia grave aceito pelo *The American College of Obstetrics and Gynecology* incluem duas medidas de pressão sanguínea sistólica $\geq$ 160 mmHg ou pressão sanguínea diastólica $\geq$ 110 mmHg obtidas pelo menos com 6 horas de intervalo, enquanto a paciente está em repouso; proteinúria $\geq$ 5 g em 24 horas e oligúria < 500 ml em 24 horas. Outros critérios incluem a presença de distúrbio visual ou cerebral, edema pulmonar ou cianose, dor epigástrica ou no quadrante superior direito, dano da função hepática, trombocitopenia e restrição do crescimento fetal. Para assegurar a saúde materna, o parto é o tratamento definitivo no grupo de pacientes com pré-eclâmpsia grave.

Pré-eclâmpsia é caracterizada por disfunção endotelial, ativação plaquetária e inflamação. Descobriu-se que fatores angiogênicos e seus receptores correspondentes exibem níveis desregulados no soro materno e podem ser usados para predizer a pré-eclâmpsia com alta sensibilidade e especificidade. Interessantemente, certas características patológicas da migrânea, como a disfunção endotelial, sobrepõem-se com aquelas da pré-eclâmpsia. Em adição, ambas as condições são associadas com fatores de risco cardiovascular e risco subsequente mais alto de AVE isquêmico. Os resultados desse estudo sugerem que existe sobreposição entre a migrânea ativa durante a gravidez, a pré-eclâmpsia e complicações vasculares[8].

Resultados de um estudo de caso-controle indicaram associações entre migrânea no periparto e doença cardíaca, tromboembolismo venoso e fatores de risco cardiovasculares, tais como hipertensão, diabetes e tabagismo[28].

Mulheres que experimentam crises de migrânea ativa e grave durante a gravidez requerem mais estudos para determinar se medidas de prevenção da migrânea e/ou vascular deveriam ser iniciadas durante a gravidez[8].

Evidência de boa qualidade suporta o uso de sulfato de magnésio para prevenir crises epilépticas da pré-eclâmpsia. A dose parenteral de magnésio usada para pré-eclâmpsia e eclâmpsia tem sido bem tolerada e mostra-se eficaz no tratamento da migrânea. Magnésio é um tratamento a se considerar em situações em que é difícil distinguir entre a cefaleia da pré-eclâmpsia e a da migrânea, ou em que as duas condições se sobrepõem. Suplementação de magnésio como um método de profilaxia da migrânea na gravidez pode ser uma boa opção. O término da gestação é o tratamento definitivo para a pré-eclâmpsia e a eclâmpsia. A cefaleia e outros sintomas devem desaparecer dentro de uma semana[10].

Para a prevenção da pré-eclâmpsia, podem ser administradas as vitaminas C e E, que têm mostrado redução significativa da pré-eclâmpsia. Um dos métodos mais utilizados para rastreamento de gestantes de risco para pré-eclâmpsia é a Dopplervelocimetria das artérias uterinas no início do segundo trimestre da gestação. As gestantes com maior propensão para desenvolver a pré-eclâmpsia apresentam maiores índices de resistência ou presença bilateral de incisura protodiastólica[29].

Migrânea também é fator de risco para AVC relacionado à gravidez. A maioria dos AVCs relacionados à migrânea ocorre durante o terceiro trimestre gestacional e no puerpério. As mulheres apresentam um fator de risco muito mais alto no pós-parto imediato do que durante o restante da gestação. O risco de AVC hemorrágico é elevado também durante a gestação e no pós-parto. Um estudo mostrou que, dentre 2.850 gestantes com diagnóstico de AVE, a migrânea foi a condição médica mais fortemente associada ao AVC, com risco relativo (RR) de 16,9. O risco de AVC aumentou com a idade materna e foi mais alto em mulheres com idade acima de 35 anos. A hipertensão gestacional também foi um fator de risco para AVC com RR de 4,4[10].

Derivados de *ergot*, tais como bromocriptina e metilergonovina, foram implicados como possíveis causas de AVC no período pós-parto. Derivados do *ergot* também foram implicados como possíveis causas de angiopatia pós-parto. Angiopatia pós-parto causa constrição de artérias cerebrais grandes e médias, e a cefaleia é um sintoma comum. A síndrome é relatada em mulheres com migrânea com aura, porém há incerteza se ocorre mais provavelmente nessa população. Parece que agentes simpaticomiméticos, como fenilefrina, também podem provocar o distúrbio. Portanto, devem-se evitar agentes vasoconstritores ou ergotamínicos em pacientes grávidas com migrânea.

A cefaleia da TVC não pode ser facilmente distinguida da migrânea. A TVC é provavelmente a causa mais comum de AVC na gravidez e é igualmente mais frequente no período pós-parto. Cefaleia e convulsões são os dois sintomas mais comuns presentes na TVC, com cefaleia ocorrendo em mais de 90% das pacientes. Alterações da consciência, papiledema e coma são menos comuns do que cefaleia. A TVC é frequentemente associada com infecção e estado de hipercoagulabilidade, bem como com síndromes de hiperviscosidade como a desidratação. Critérios diagnósticos da SIC requerem a presença de convulsões, déficit neurológico focal ou aumento da pressão intracraniana para o diagnóstico definitivo, apesar de estudos sugerirem que essas características são variáveis[10].

A medicação sobre a gravidez e o feto

Este tópico será abordado nos Capítulos 10 e 20.

Cefaleia tensional

A cefaleia tensional é menos provável de melhorar durante a gravidez[2].

Certas alterações de postura podem predispor à cefaleia tensional durante a gravidez. O estresse psicológico durante a gravidez também pode contribuir para a cefaleia do tipo tensional[2]. A incidência de cefaleia do tipo tensional durante a gestação não é conhecida. Pacientes com cefaleia do tipo tensional não desenvolvem sintomas neurológicos e não parecem doentes como as migranosas[2].

Num estudo com 148 pacientes com cefaleia do tipo tensional crônica, constatou-se que o alívio da cefaleia durante a gravidez foi mais comum entre as pacientes com migrânea do que entre as pacientes com cefaleia do tipo tensional[3]. Nenhuma diferença foi encontrada entre os grupos com relação à cefaleia relacionada à menstruação[3], ou seja, tanto a cefaleia tensional menstrual como a migrânea menstrual melhoraram em proporções semelhantes durante a gravidez.

Num estudo dinamarquês baseado na população, 39% das pacientes com cefaleia tensional acusaram a menstruação como fator precipitante e 67% não tiveram mudança durante a gravidez. Já 28% das pacientes relataram desaparecimento ou substancial melhora durante a gravidez e 5% pioraram[3,30].

Num estudo de tese de doutorado nacional[15,20,21], a cefaleia do tipo tensional episódica diagnosticada antes da gestação foi aquela que permaneceu indiferente em relação à migrânea durante o primeiro, o segundo e o terceiro trimestres de gravidez, apesar de também aumentar seu percentual de melhora, comparada com ela mesma, no decorrer da gestação.

Outras cefaleias primárias

Hainline[2] coloca que alterações na lordose cervical e nos músculos paravertebrais podem ser associadas à cefaleia do tipo tensional.

Deve-se destacar a possibilidade de cefaleia cervicogênica em pacientes grávidas, relacionadas provavelmente às alterações posturais próprias da gestação. Num trabalho de doutorado de Campinas, três pacientes foram encontradas com cefaleia cervicogênica iniciadas na gestação. Um autor norueguês relata que cefaleia cervicogênica não se altera durante a gravidez[31].

Um autor nacional[32] relatou que uma paciente com cefaleia em salvas crônica apresentou desaparecimento das crises durante sua única gestação.

Sjaasted et al. e Ekbom e Waldenlind encontraram melhora ou mesmo desaparecimento da cefaleia em salvas e da hemicrania paroxística crônica, respectivamente, durante a gestação[33,34].

Achados de um trabalho de tese de doutorado da Unicamp mostraram que oito pacientes apresentavam cefaleia idiopática em facada (4.1), segundo os critérios da SIC[7], antes da gravidez.

Dessas, cinco apresentaram desaparecimento da cefaleia e, em três, a dor não se modificou.

Cinco pacientes apresentaram cefaleia por estímulo frio (13.11), segundo os critérios da SIC[7]: duas tiveram desaparecimento de sua dor e três melhoraram a frequência da cefaleia durante a gestação.

É interessante propor estudos, de preferência baseados na população[35], focalizando o comportamento de outras formas de cefaleia primária durante a gravidez.

Cefaleia pós-parto

Cefaleia pós-parto é extremamente comum, ocorrendo em 1/4 a 1/3 das mulheres na população obstétrica geral, durante seis semanas após o parto, e em cerca de metade das mulheres com história anterior de cefaleia. Num estudo, 75% das cefaleias foram classificadas como cefaleias primárias e apenas 4% delas foram incapacitantes. Nessa série, somente 4,7% das cefaleias foram classificadas como pós-punção dural. Fatores de risco para cefaleia, nesse estudo, incluíram punção dural conhecida, história anterior de cefaleia, multiparidade e idade avançada (Tabela 9.1)[10].

Tabela 9.1 – Fatores de risco para cefaleia pós-parto[36]

Fator de risco	Risco relativo
Punção dural conhecida	6,36 (1,29-31,24)
História anterior de cefaleia	1,57 (1,01-2,44)
Multiparidade	1,37 (1,03-1,82)
Idade avançada	1,03 (1-1,06)

Sabe-se que as cefaleias durante a primeira semana do pós-parto ocorrem em 34% a 40% das mulheres. A incidência é mais alta entre mulheres com antecedente pessoal ou familiar prévio de migrânea, particularmente nos casos de migrânea menstrual. As cefaleias ocorrem mais frequentemente entre o terceiro e o sexto dia do pós-parto. Algumas delas são tensionais, às vezes relacionadas à depressão pós-parto, outras encontram critérios para migrânea. Em geral, as pacientes com migrânea anterior descrevem suas cefaleias do pós-parto como menos dolorosas do que as crises usuais. Crises de migrânea com e sem aura, repetidas e intensas, foram relatadas[3]. A cefaleia do pós-natal foi menos intensa do que a migrânea típica, bifrontal e prolongada, e foi associada com fotofobia, fonofobia náusea e anorexia[5,12].

Em um estudo, cefaleias novas e frequentes ocorreram em 3,6% das mulheres, e migrânea, em 1,4% de 11.701 mulheres, durante três meses no pós-parto[5]. Dois dos casos de migrânea neurológica focal de 1986 apresentaram-se no pós-parto. Ambos tiveram história de migrânea com aura[37].

Migrânea frequentemente reinicia no período pós-parto ou pode começar pela primeira vez (de novo)[5]. Não há um fator gatilho específico de piora no período do pós-parto[12].

O tratamento da cefaleia pós-parto depende do diagnóstico. Parece prudente evitar o uso de agentes vasoconstritores ou ergotamínicos no pós-parto em pacientes com cefaleia. Opioides são escolhas seguras. Vias de administração não oral são preferidas[10]. Deve-se também hidratar a paciente.

O diagnóstico diferencial de cefaleia migranosa no pós-parto requer atenção para as características clínicas da cefaleia. Características a serem consideradas são a associação da cefaleia com pressão sanguínea elevada (que pode sinalizar pré-eclâmpsia no pós-parto), o início súbito de cefaleia atípica e variações na natureza usual da migrânea, tais como o início de novos sintomas neurológicos. Mulheres, no pós-parto, com algumas dessas características deveriam ser avaliadas no departamento de emergência e exame de neuroimagem deveria ser considerado.

Cefaleia pós-anestesia subdural

A incidência desse tipo de cefaleia é baixa na mulher após o parto.

Estudo comparou a frequência e a intensidade da cefaleia da punção pós-dural em pacientes obstétricas usando as agulhas 25G Quincke, 27G Quincke e 27G Whitacre. Foi duplo-cego, randomizado, intervencional, com pacientes recrutadas de outubro de 2005 a dezembro de 2006. Mulheres grávidas (480), entre 18-45 anos, no parto de termo, foram submetidas à cesariana sob anestesia espinal e foram randomizadas em três grupos: Grupo I (agulha 25G Quincke: n = 168), Grupo II (agulha 27G Quincke: n = 160) e

Grupo III (agulha 27G Whitacre: n = 152). Anestesia espinal foi feita com 1,5-2,0 ml a 0,75% de bupivacaína hiperbárica no espaço vertebral L3-4. Frequência da cefaleia da pós-punção dural seguida do uso da agulha 25G Quincke (Grupo I), 27G Quincke (Grupo II) e 27G Whitacre (Grupo III) foi de 8,3% (14/168), 3,8% (6/160) e 2,0% (3/152), respectivamente.

A maioria das pacientes a desenvolveu no primeiro e no segundo dias do pós-operatório. A agulha 27G Whitacre mostrou frequência e intensidade de cefaleia pós-punção significativamente menor do que as agulhas 25G Quincke ou 27G Quincke. O fato é que esse tipo de cefaleia é raro, independentemente da agulha usada[38].

Dois estudos nacionais mostraram incidência de cefaleia como uma complicação da raquianestesia em mulheres grávidas submetidas à cesariana: 4/200 mulheres não apresentaram diferença entre os quatro tipos de agulhas utilizadas e 19/4.570 mulheres gestantes de termo submetidas a cesariana sob raquianestesia. Neste último, a incidência de cefaleia pós-raquianestesia na população obstétrica, após o uso da mesma agulha (de Whitacre calibre 27), foi muito baixa (0,4%), em uma amostragem significativa[39,40].

Abaixo encontra-se um quadro-resumo (Tabela 9.2) dos estudos sobre cefaleia, gravidez e pós-parto.

Tabela 9.2 – Estudos epidemiológicos sobre cefaleia, gravidez e pós-parto

Parâmetro	Lance e Anthony (1966)[41]	Callaghan (1968)[16]	Somerville (1972)[42]	Chancellor et al. (1990)[19]	Ratinahirana et al. (1990)[43]	Granella et al. (1993)[17]	Rasmussen (1993)[9]	Chen e Leviton (1994)[13]	Maggioni et al. (1997)[44]	Sances et al. (2003)[18]	Melhado (2005)[15]
Mulheres estudadas	500/120	200	200	9	703	1.300	975	55.000	430	392 49	1.101
História de cefaleia e gravidez	120	41	38	Não estudou	116	943	80	484	126 MO = 81 MA = 12 CTT = 33	47MO 2 MA	1.029
Número de gestações	252	200	200	?	147 baseou em gestações	943		484	?	37 = primípara 12 = secundigesta	457 = primípara 304- = secundigesta 200 = terceira
Cefaleia durante gravidez	0	33/41 (80%) migrânea 20 tensional (100%)	7/38 (18%)	9	16/147 (11%)	12 (1,30%)	?	0	1/430		76/1029
Cefaleia pós-parto			?	?	42 (4,50%)	?		0	?		
Cefaleia anterior	252	8 migrânea 0 tensional	31/38	0	131	571	80	484	Migrânea = 93 CTT = 33	47MO 2 MA	993

continuação

Cefaleia anterior melhor	145/252 (57,5%)	4 de 8 migrânea 0 tensional	24/31	0	102/131	384/571 (67,25%)	48% migrânea e 28% tensional	382/484 (79%)	80%	1° tri: 57,4% 2° tri: 83% 3° tri: 85,2%	1° tri: 51,4% 2° tri: 60% 3° tri: 63,4%
Cefaleia anterior pior		3 de 8		0	10/131	20/571 (3,50%)	4% migrânea e 5% tensional			1°tri:6 2°tri:4 (33,3%) 3°tri:10 (83,2%)	1° tri: 18,1% 2° tri: 11,5% 3° tri: 9%
Inalterada				0	11/131	167/571 (29,24%)	48% migrânea e 67% tensional		Cerca de 20%		1° tri: 29,1% 2° tri: 27,5% 3° tri: 26,4%
Variável	107/252 (42%)		7/38 (18%)		Melhorou mais			102/484 (21%)			1° tri: 1,3% 2° tri: 0,9% 3° tri: 1,1%
Menstrual	Aliviou 63,6% e a não menstrual só (48%)			Complicações	Nível social?	Remissão = 116	Migrânea em 24% e tensional em 39%			Migrânea associada = 27	Migrânea relacionada =3 6,25%
Informação	Clínica cefaleia	Baixo nível						Mulheres de pré-natal			Serviço pré-natal

MO: migrânea sem aura; MA: migrânea com aura; CTT: cefaleia do tipo tensional; tri: trimestre.

Cefaleias secundárias

Cefaleias secundárias que mimetizam migrânea também podem ocorrer durante a gestação[4]. Migrânea iniciada na gestação pode ser causada por vasculites, tumor cerebral, coriocarcinoma, tumor hipofisário, MAV, sinusopatias, hipertensão intracraniana idiopática, HSA, AVE, TVC, pré-eclâmpsia e eclâmpsia[2,5].

Alguns comentários sobre determinadas cefaleias secundárias:

1. O diagnóstico de sinusopatia costuma ser superdimensionado e sinusopatia crônica não causa cefaleia[2,5].
2. Somente 48% de pacientes com tumor cerebral durante a gestação desenvolvem cefaleia. A gravidez não aumenta o risco de tumor cerebral.
3. A gravidez aumenta o risco de AVC nas mulheres em 13 vezes. O AVC clássico durante a gravidez é a TVC. A maioria dos casos apresenta-se com déficits neurológicos, mas a trombose do seio sagital superior pode se apresentar com cefaleia progressiva, sem sinais ou sintomas neurológicos.
4. A HSA explica 50% dos sangramentos intracranianos durante a gravidez. A HSA pode mimetizar eclâmpsia. A maioria dos casos de hemorragia intracraniana resulta de hipertensão, especialmente no grupo da eclâmpsia. O abuso de drogas

(álcool e cocaína) é causa de hemorragia intracerebral e subaracnóidea durante a gravidez[2].

5. Diagnóstico diferencial de cefaleia trovoada de início súbito inclui a síndrome de vasoconstrição cerebral reversível, HSA por aneurisma, TVC, dissecção da artéria carótida ou vertebral, apoplexia pituitária e hemorragia intraparenquimatosa. Neuroimagem é requerida nesses casos. Síndrome de vasoconstrição cerebral reversível engloba diversos grupos de condições, incluindo encefalopatia hipertensiva e vasculopatia associada com a gravidez e o pós-parto (angiopatia pós-parto). Síndrome de vasoconstrição cerebral reversível é caracterizada por início súbito de uma cefaleia severa, que diminui dentro de poucos dias a semanas e se resolve, na maioria das pacientes, em aproximadamente 12 semanas após a apresentação. Uma síndrome semelhante pode ser vista com a pré-eclâmpsia e a eclâmpsia ocorrendo antes do parto ou no pós-parto. Um diagnóstico de síndrome de vasoconstrição cerebral reversível requer a exclusão de outras causas de cefaleia acompanhadas de tomografia ou ressonância magnética e angiorressonância arterial e venosa para avaliar edema cerebral ou vasoconstrição e excluir TVC. As anormalidades associadas com a síndrome de vasoconstrição cerebral reversível incluem edema vasogênico, o qual é hipodenso na tomografia e hiperintenso na sequência T2 (propriedades dos tecidos após a exposição a uma série de pulsos) da ressonância magnética. Líquido cefalorraquidiano obtido via punção lombar pode excluir vasculites ou infecção[8].

Os testes diagnósticos para cefaleia durante a gravidez funcionam para:
a) confirmar o diagnóstico;
b) excluir outras causas de cefaleia;
c) descartar comorbidades que poderiam complicar a cefaleia e seu tratamento;
d) estabelecer uma linha de base para excluir contraindicações ao tratamento com drogas;
e) medir níveis de drogas para determinar absorção, aderência do paciente, ou abuso de medicação[4].

As cefaleias sintomáticas requerem punção lombar ou neuroimagem para diagnosticá-las. As diretrizes para a neuroimagem em pacientes que estão ou podem estar grávidas são:
- determinar a necessidade e os riscos potenciais do procedimento;
- se possível, realizar o exame nos primeiros 10 dias pós-fluxo menstrual ou, se paciente grávida, adiar o exame para o terceiro trimestre ou preferivelmente no pós-parto;
- realizar o procedimento de mais alta resolução e com a menor radiação;
- usar ressonância magnética se possível;
- evitar exposição direta de abdome e pelve;
- evitar agente de contraste;
- não evitar teste radiológico puramente por causa da gestação;
- se significativa exposição é necessária em paciente grávida, consultar um especialista em radiação;
- formas de consentimento não são requeridas nem recomendadas[5].

A tomografia de crânio é relativamente segura durante a gravidez e é o estudo de escolha para traumatismo craniano e para possível hemorragia não traumática subaracnóidea, subdural ou intraparenquimatosa.

A ressonância magnética é preferível para todas as patologias cranianas não traumáticas e não hemorrágicas. Os potenciais riscos da ressonância magnética em gravidez são ainda controversos. Deve-se usar primeiro a angiorressonância para avaliar a suspeita de patologia vascular, mas, quando necessário, a angiografia é razoavelmente segura em paciente grávida[5].

Uma tomografia de crânio expõe a mãe a uma radiação de < 0,01 Gray (Gy), enquanto o limiar fetal de dano com a radiação ionizante diretamente em direção a pelves materna é de > 0,1 a 0,2 Gy. Para manter a margem de segurança, o *National Council for Radiation Protection and Measurements* agrupou o limite de radiação aceitável em todas as tomografias em 0,05 Gy. A ressonância magnética não apresenta o mesmo nível de risco associado com radiação ionizante.

O agente de contraste gadolínium está associado com a síndrome nefrogênica sistêmica. Ocorre em pacientes com função renal comprometida. O gadolínium atravessa a placenta dentro da circulação fetal e é excretado dentro do fluido amniótico, no qual o agente pode permanecer por longo período de tempo. Nenhum estudo prospectivo com grande número de pacientes avaliou o risco de teratogenicidade e efeito mutagênico.

O *American College of Radiology Guidelines Document for Safe MR Practices* recomenda que a paciente grávida deveria receber agentes de contraste com gadolínium após cuidadosa consideração da proporção risco-benefício. Contraste iodado de tomografia é associado com nefropatia em cerca de 21% dos pacientes que têm filtração glomerular basal de < de 50 ml/min/1,73 m². Nefropatia por contraste iodado de tomografia é geralmente reversível, mas a condição pode ser associada com complicações não renais que podem aumentar a permanência hospitalar e a mortalidade intra-hospitalar. Contraste de iodo livre médio dado à mãe tem potencial de depressão fetal e depressão da função tireoidiana. As tireoides neonatais deveriam ser checadas depois do parto em tais pacientes[8].

As indicações potenciais para tomografia computadorizada de crânio ou ressonância magnética de crânio, na investigação de cefaleia durante a gravidez, são as mesmas de um paciente com suspeita de cefaleia secundária e incluem:

- primeiro episódio de cefaleia de início súbito ou pior cefaleia da vida;
- acompanhada por distúrbio de consciência, febre, rigidez de nuca;
- alterações na frequência, na intensidade, ou nas características clínicas da crise de cefaleia;
- exame neurológico anormal (acompanhado por sintomas/sinais neurológicos irritativos ou deficitários);
- cefaleia progressiva ou nova, diária e persistente;
- sintomas neurológicos que não preenchem os critérios para migrânea com aura típica;
- déficit neurológico persistente;
- evidência de uma lesão focal definida no eletroencefalograma;
- alteração na pele ou na órbita sugestiva de MAV;
- comorbidade de crises epilépticas parciais;
- acompanhada de distúrbios endócrinos ou HAS;
- relacionada a tosse ou esforço físico;
- desencadeada por atividade sexual, durando horas e com vômitos;
- mudança de padrão; nova cefaleia superposta à antiga;
- início após 50 anos de idade (Anexo 3)[8].

Ao concluir que a paciente grávida apresenta cefaleia primária, ver Capítulo 10.

▶ FISIOLOGIA DA MULHER DURANTE A GESTAÇÃO

Algumas considerações sobre as mudanças corporais na mulher grávida serão discriminadas a seguir.

Profundas alterações fisiológicas, anatômicas e bioquímicas ocorrem durante a gestação[5,45]. Elas começam logo após a fertilização e continuam durante toda a gravidez. As alterações fisiológicas observadas na gestação decorrem, principalmente, de fatores hormonais e mecânicos[45].

Há formação de esteroides e mineralocorticoides e mudança na composição dos estrógenos maternos, aumentando os níveis de renina, angiotensinogênio, angiotensina e hormônio lactogênio placentário, e há maciça produção de gonadotrofina coriônica. Além disso, a placenta produz tirotrofina coriônica e fatores de liberação e de inibição semelhantes aos hipotalâmicos, como somatostatina, inibina, bem como grande variedade de proteínas[45].

O útero rapidamente aumenta de tamanho, transformando-se de uma estrutura quase sólida pesando 70 g em um órgão muscular de parede relativamente fina, grande o suficiente para acomodar o feto, a placenta e o líquido amniótico. O crescimento uterino depende de estrogênios e, em menor extensão, da progesterona durante os primeiros poucos meses de gravidez. Após 12 semanas, o crescimento resulta da pressão exercida pela expansão dos produtos da concepção. O crescimento de células e tecidos é dependente da síntese aumentada de poliaminas.

As alterações metabólicas ocorrem em resposta ao rápido crescimento do feto e da placenta. Ganho de peso alcança cerca de 11 kg em média, devido ao aumento do útero e de seu conteúdo, das mamas, do volume sanguíneo e do fluido extravascular. A retenção de água (cerca de 6,5 litros no termo)[5,45] é uma ocorrência normal[5], uma das mais importantes da gestação[45], mediada, em parte, por uma queda na osmolaridade plasmática de 10 mOm/l, induzida por recomposição no limiar do osmorreceptor[5,45]. O feto, a placenta e o líquido amniótico contêm cerca de 3,5 litros de água. Os outros 3 litros de água resultam do volume sanguíneo materno aumentado e do aumento no tamanho uterino e mamário. Próximo do termo, o volume sanguíneo é cerca de 45% acima do basal. A perda de peso durante os primeiros 10 dias pós-parto alcança em média 2 kg.

O aumento do plasma é de 45% e o de eritrócitos é de 33%, estabelecendo-se diluição do sangue materno. Esse acúmulo progressivo da volemia faz com que os mecanismos homeostáticos de volume sejam ajustados repetidamente durante a gravidez. O objetivo do aumento da volemia materna é o fornecimento de maior oferta de nutrientes e oxigênio ao concepto[5].

O aumento da volemia determina a elevação do débito cardíaco. Demonstrou-se que há diminuição da volemia em mulheres com hipertensão induzida pela gestação, antes do aparecimento da síndrome[45].

Enquanto a gravidez é potencialmente diabetogênica, nas mulheres grávidas saudáveis, a rápida concentração de glicose plasmática pode cair devido aos níveis plasmáticos aumentados de insulina[5]. A insulina tem papel central na modulação do metabolismo materno durante a gestação[45]. A progesterona, quando administrada a adultas não grávidas numa quantidade que seja semelhante àquela que é produzida durante a gravidez, resulta em uma concentração basal de insulina aumentada e responde a um teste de provocação oral de glicose semelhante àquele de mulheres grávidas normais. Adicionalmente, o estradiol induz a hiperinsulinismo em controles e em ratas ooforectomizadas.

A concentração de lipídeos, lipoproteínas e apolipoproteínas plasmáticas aumenta durante a gravidez. Há uma correlação positiva entre a concentração de lipídeos e níveis de estradiol, progesterona e lactogênio placentário humano[5].

Os rins aumentam em tamanho durante a gravidez. Precocemente na gravidez, no início do segundo trimestre, a taxa de filtração glomerular e o fluxo plasmático renal aumentam cerca de 50%. A elevada taxa de filtração glomerular persiste no termo, enquanto o fluxo plasmático renal diminui durante a fase tardia da gravidez.

O fígado humano não aumenta em tamanho durante a gravidez[5].

O sistema respiratório apresenta aumento do volume-corrente pulmonar de 500 a 700 ml/min, determinados pelo aumento da volemia e do débito cardíaco, a fim de permitir adequada oxigenação do sangue materno[45].

As profundas alterações fisiológicas que ocorrem durante a gravidez podem alterar a farmacocinética de drogas: o volume plasmático aumenta pela metade, o débito cardíaco aumenta 30% a 50% e o fluxo renal plasmático e a taxa de filtração glomerular aumentam cerca de 40% a 50%. A albumina sérica diminui 20% a 30%, resultando em diminuição da ligação a drogas e em aumento do *clearence* de drogas. O fluido extracelular aumentado e o tecido adiposo aumentam o volume de distribuição de drogas. O metabolismo de drogas pode também estar aumentado, modulado, em parte, pela alta concentração de hormônios sexuais[5].

▶ ORIENTAÇÃO AO OBSTETRA

Costuma-se dizer que o ginecologista e o obstetra são os médicos da mulher, grávida ou não grávida. Eles realizam o atendimento pré-natal, aplicando sua anamnese, seu questionário direcionado e, inclusive, perguntam sobre cefaleia e examinam e orientam a paciente.

A orientação, quando a queixa é cefaleia, costuma ser pobre. Geralmente, o obstetra prescreve paracetamol e não avalia a gravidade do quadro de dor de cabeça da mulher. As gestantes que apresentam piora das cefaleias anteriores são atendidas com crises agudas em pronto-socorros, mas, após a melhora da crise aguda, são dispensadas e não são orientadas quanto a tratamento especializado. Algumas passam os nove meses de gestação com dor diária por falta de orientação. Esses fatos foram constatados no estudo de tese de doutorado realizado em Catanduva, vinculado à Unicamp, constituindo-se em dados extraoficiais.

É preciso alertar a classe médica sobre esses aspectos, para que se possam promover programas de educação ao obstetra. Os tratados de Ginecologia e Obstetrícia já trazem o ginecologista como o médico da saúde geral da mulher e relatam a necessidade da boa formação geral desse médico. Portanto, cabe aos especialistas em neurologia e cefaleia orientar o ginecologista e o obstetra a tratar adequadamente ou encaminhar as mulheres com cefaleia para tratamento especializado, a fim de que elas tenham o máximo de conforto e melhor qualidade de vida.

GRAVIDEZ E PSICOLOGIA

Quando se fala em cefaleia e gravidez, é preciso considerar qual é situação da mulher grávida diante da gestação. Ela sente medo? A gravidez foi planejada? Está usando automedicação?

Não é objetivo deste capítulo relatar os aspectos psicológicos da mulher grávida. Apenas deve-se deixar o lembrete de que gravidez não desejada (como ocorre com algumas mulheres), problemas financeiros e não oficialização da relação conjugal interferem no decurso da gestação, e esses fatos podem contribuir para a piora das cefaleias e outros estados patológicos da mulher grávida. Nesse caso, fica mais difícil avaliar somente a parte hormonal da mulher como causa de piora da cefaleia. A indicação de tratamento psicológico pode ajudar essas mulheres a resolverem seus conflitos e a aumentarem sua autoestima.

FISIOPATOLOGIA HORMONAL DA CEFALEIA NA GESTAÇÃO

A mulher passa por vários períodos em sua vida dependentes da fase hormonal: da infância entra na puberdade, quando ocorre a menarca ou primeira menstruação, para então passar pela fase de vida adulta com ciclos menstruais; nessa fase, a mulher pode ou não engravidar, pode ou não fazer uso de métodos contraceptivos; posteriormente, entra na fase de climatério, apresentando a menopausa e, durante as fases pré e pós-menopausa, a mulher pode ou não ser submetida à terapia de reposição hormonal (Fig. 9.2).

A gravidez, entre as fases de vida da mulher, é uma fase opcional, não obrigatória. Grandes transformações hormonais estão envolvidas.

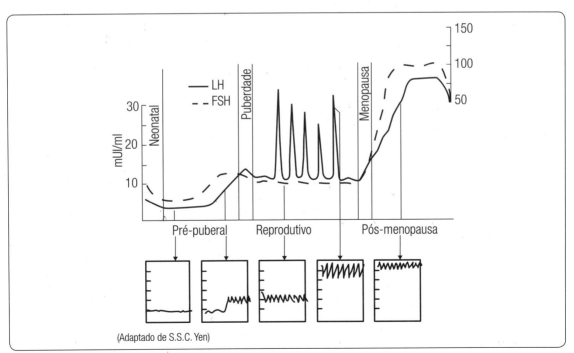

Fig. 9.2. Fases do ciclo de vida hormonal da mulher[46].

O ciclo menstrual é uma expressão repetitiva da operação do sistema hipotálamo-hipófise-ovariano. Cada ciclo culmina com sangramento menstrual e o primeiro dia da menstruação é aceito como ponto de referência do início do ciclo menstrual. O ciclo menstrual pode ser subdividido em: fase folicular, em que existe predomínio de estrógenos (primeira e segunda metade), fase ovulatória e fase lútea, na qual predomina a progesterona (Fig. 9.3)[11].

Ciclo gestacional

Em caso de fecundação do óvulo por espermatozoide, vai haver a formação de feto e placenta e de um ciclo gestacional. Após a fecundação, gonadotrofina coriônica humana é sintetizada antes da nidificação pelo corpo lúteo. Seus níveis duplicam-se a cada 72 horas. Sua função é a maior utilização do colesterol para a síntese incrementada da progesterona.

A placenta sintetiza apenas progesterona. Os demais são metabolizados por ela. Progesterona são esteroides naturais. Até 10 semanas de gestação, o corpo lúteo gravídico a fabrica. Porém, sua atividade persiste por todo o ciclo gestativo pela ação da placenta.

Para a formação do hormônio estrogênico, a progesterona sofre preliminarmente 17-alfa-hidroxilação. Assim, a dosagem de progesterona e 17-hidroxiprogesterona fornece meios para distinguir as duas importantes vias de síntese (da progesterona e do estrogênio). A produção diária ascende de 40 ng/ml, no primeiro trimestre, até 200 ng/ml no termo, com níveis sempre crescentes.

Estrogênios são de três tipos: estrona, estradiol e estriol. Os níveis de estradiol elevam-se lentamente desde o começo da gravidez, porém tornam-se mais acentuados após oito semanas, traduzindo a intervenção da placenta, que produz estrogênios de origem materna. Durante a gravidez, estrona e estradiol aumentam cerca de cem vezes em relação aos níveis de mulheres fora da gestação; entretanto, o estriol eleva-se cerca de mil vezes.

A produção de esteroides no corpo lúteo gravídico torna-se de importância secundária quando, entre os 60-70 dias (a partir do primeiro dia da última menstruação), se instala a capacidade plena da placenta. Estrogênios e progesterona al-

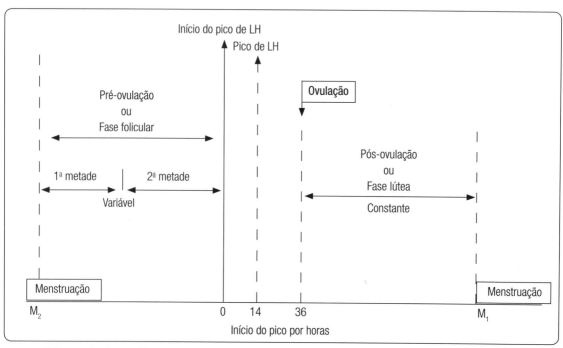

Fig. 9.3. Ciclo menstrual normal[11].

cançam valores 500 a 1.000 vezes maiores do que na não grávida.

Diante de tantas transformações do organismo da mulher durante a gestação, todas decorrentes das mudanças hormonais, pode-se supor que o que acontece com relação às cefaleias é complexo. Não basta raciocinar apenas com níveis hormonais, mas por meio das interações dos hormônios com os seus receptores.

Sabe-se que na pré-puberdade a migrânea ocorre igualmente entre meninos e meninas, mas, depois da puberdade, a migrânea ocorre três vezes mais frequentemente nas mulheres[2].

Conhece-se o predomínio feminino de cefaleia, tanto a migrânea quanto a do tipo tensional em alguns estudos[2,9], mas não da tensional em outros[47], porém essa preponderância permanece obscura[9]. Parte desse predomínio é explicada pelos fatores hormonais, que se comportam basicamente de duas maneiras: predisponentes ou constitucionais, ou como deflagradores de crise de cefaleia[9]. O mecanismo do efeito hormonal na cefaleia não é conhecido, mas sabe-se que é bastante complexo.

A proporção feminino:masculino de migrânea altera da infância (F:M = 1:1) para a fase adulta (F:M = 3:1), e a cefaleia tensional altera de F:M = 1:1 em crianças para cerca de 5:4 em adultos.

O pico feminino:masculino de 4,3:1 ocorre entre 20 e 24 anos de idade. Então, um dos componentes da migrânea pode ser definido com relação ao ciclo reprodutivo e à bioquímica e à farmacologia dos esteroides ovarianos[2].

O mecanismo do efeito hormonal na cefaleia não é conhecido. Retenção de sal e de fluidos e agregação plaquetária ou alterações nos níveis de serotonina e prostaglandinas deveriam ser responsabilizadas.

Os altos níveis sustentados de estrogênio têm sido propostos como mecanismo de alívio da migrânea com a gravidez[48].

Somerville estudou a relação entre migrânea, progesterona e estrogênio e concluiu que a migrânea menstrual é causada por altos níveis prolongados de estrogênios, seguidos por declínio precipitado nos níveis de estrogênio. A manipulação farmacológica de progesterona não tem efeito nas pacientes com migrânea menstrual, mas a administração prolongada de estrogênio faz atrasar as crises por todo o período em que os altos níveis de estrogênio forem mantidos. Uma vez que os estrogênios exógenos são retirados, típicos ataques de migrânea ocorrem[42,49-52].

Durante a gravidez, há um nível consistentemente aumentado acima de cem vezes de estradiol[2,3,19].

Segundo os dados de Somerville, era esperado que a gravidez fosse um período de alívio da migrânea nas pacientes com migrânea menstrual[2,3,48]. Esse mecanismo não pode explicar a piora ou o aparecimento de cefaleia durante a gravidez[48].

Somerville havia postulado que o alívio da migrânea durante a gestação dependia de adequados níveis de progesterona, mas acabou concluindo que o alívio da migrânea não dependia dos níveis absolutos de progesterona no sangue, medidos próximo do parto, porque não houve diferença estatística desses níveis entre mulheres com e sem alívio da migrânea durante a gravidez[42,48-52].

Os níveis de estrogênios não são consistentemente diferentes entre mulheres não grávidas, com ou sem migrânea menstrual[48]. Provavelmente, a chave para a gênese da migrânea seja a sensibilidade intrínseca dos receptores dos neurônios hipotalâmicos[53]. Na maioria das mulheres, os níveis aumentados ou sustentados de estrogênio diminuem a cefaleia. Porém, em algumas mulheres, por causa das diferenças entre os receptores de estrogênios, essas mesmas alterações poderiam induzir cefaleia[48,53,54].

Outras sugestões hormonais para a cefaleia e a gravidez são com relação ao metabolismo da serotonina durante a gravidez e os níveis aumentados de endorfinas durante os últimos dois trimestres[3].

A cefaleia pós-parto está relacionada com a rápida queda do nível de progesterona e estrogênio durante o parto, que acaba desencadeando-a. Também a prolactina como um fator deflagrador do ataque de migrânea permanece controverso[3].

É descrito que a migrânea menstrual ocorre no período das maiores flutuações dos níveis hormonais. Tentativas de encontrar consistentes diferenças nos níveis de hormônios ovarianos entre mulheres com migrânea menstrual e controles não tiveram resultados. Alguns autores têm relatado níveis mais elevados, outros não[53].

Sabe-se que a migrânea com aura é menos provável de melhorar do que a migrânea sem aura na gravidez. Esse achado pode estar relacionado ao aumento da reatividade vascular nos pacientes com migrânea e aura. O potencial efeito adverso da gravidez na reatividade vascular leva a um aumento da frequência das crises nas pacientes com migrânea e aura[8].

Cefaleia tensional é menos relacionada à influência hormonal[2]. Não há alteração hormonal conhecida na cefaleia tensional[2].

Outras formas de cefaleia primária provavelmente ainda não foram estudadas quanto à influência hormonal na gravidez.

▶ CONCLUSÃO

Cefaleia na gestação é um tema amplo e deve ser estudado de forma mais complexa, por envolver dois seres: a mulher grávida e o feto. Deixa-se aqui a mensagem de que há muito a ser feito ainda, a fim de esclarecer esse universo tão grandioso da cefaleia na mulher grávida.

▶ REFERÊNCIAS BIBLIOGRÁFICAS

1. Rasmussen BK. Epidemiology and socio-economic impact of headache. Cephalalgia. 1999;19(Suppl 25):20-3.
2. Hainline B. Headache. Neurol Clin. 1994;12(3):443-60.
3. Rasmussen BK. Epidemiology. In: Olesen J, Tfelt-Hansen P, Welch KMA, editors. The headaches. New York: Raven Press; 1993, p.15-20.
4. Silberstein SD. Migraine and pregnancy. Advances in Headache. 1997;15(1):209-31.
5. Silberstein SD, Lipton RB, Goadsby PJ. Pregnancy, breast feeding and headache. In: Silberstein SD, Lipton RB, Goadsby PJ, editors. Headache in clinical practice. Oxford: Isis Medical Media; 1998, p. 191-200.
6. Bousser MG. Migraine, female hormones, and stroke. Cephalalgia. 1999;19(2):75-9.
7. Headache Classification Subcommittee of the International Headache Society. The International Classification of Headache Disorders (2ª ed.). Cephalalgia. 2004;24(Suppl 1):1-151.
8. Contag SA, Mertz HL, Bushnell CD. Migraine during pregnancy: is it more than a headache? Nat Rev Neurol. 2009;5:449-56.
9. Rasmussen BK. Migraine and tension-type headache in a general population: precipitating factors, female hormones, sleep pattern and relation to lifestyle. Pain. 1993;53:65-72.
10. Loder E. Migraine in pregnancy. Semin Neurol. 2007;27:425-33.
11. Ciciarelli MC. Cefaleia e ciclo hormonal. In: Speciali JG, Silva WF, editores. Cefaleias. São Paulo: Lemos Editorial; 2002, p.181-200.
12. Goadsby PJ, Goldberg J, Silberstein SD. Migraine in pregnancy. BMJ. 2008;336;1502-4.
13. Chen TC, Leviton A. Headache recurrence in pregnant women with migraine. Headache. 1994;34(2):107-10.
14. Aubé M. Migriane in pregnancy. Neurology. 1999;53(4 Suppl 22):S26-8.
15. Melhado EM. Cefaleia na gestação [tese]. Campinas: Universidade Estadual de Campinas; 2005.
16. Callaghan N. The migraine syndrome in pregnancy. Neurology. 1968;18(2):197-201.
17. Granella F, Sances G, Zanferini C, et al. Migraine without aura and reproductive life events: a clinical epidemiological study in 1300 women. Headache. 1993;33(7):385-9.
18. Sances G, Granella F, Nappi RE, et al. Course of migraine during pregnancy and postpartum: a prospective study. Cephalalgia. 2003;23(3):197-205.
19. Chancellor AM, Wroe SJ, Cull RE. Migraine occurring for the first time in pregnancy. Headache. 1990;30(4):224-7.
20. Melhado E, Maciel JA, Guerreiro CA. Headaches during pregnancy in women with a prior history of menstrual headaches. Arq Neuropsiquiatr. 2005;63(4):934-40.
21. Melhado EM, Maciel JA, Guerreiro CA. Headache during gestation: evaluation of 1101 women. Can J Neurol Sci. 2007;34(2):187-92.
22. Welch KMA. Migraine and pregnancy. In: Devinsky O, Feldmann E, Hailine B, editors. Advances in neurology: neurological complications of pregnancy. New York: Raven Press; 1994, p. 77-81.
23. Aegidius K, Zwart JA, Hagen K, et al. The effect of pregnancy and parity on headache prevalence: the head-HUNT study. Headache. 2009; 9(6):851-9.
24. Mandel S. Hemiplegic migraine in pregnancy. Headache. 1988;28(6):414-6.
25. Jacobson SL, Redman CW. Basilar migraine with loss of consciousness in pregnancy. Case report. Br J Obstet Gynaecol. 1989;96(4):494-5.
26. Bánhidy F, Acs N, Horváth-Puhó E, et al. Maternal severe migraine and risk of congenital limb deficiencies. Birth Defects Res A Clin Mol Teratol. 2006;76(8):592-601.
27. Bánhidy F, Acs N, Horváth-Puhó E, et al. Pregnancy complications and delivery outcomes in pregnant women with severe migraine. Eur J Obstet Gynecol Reprod Biol. 2007;134(2):157-63.
28. Bushnell CD, Jamison MG, James A. Migraines during pregnancy linked to stroke and vascular diseases: us population based case-control study. BMJ. 2009;338:b664.

29. Cha SC. Epilepsia e gravidez. In: Yacubian EMT. Epilepsia e mulher. São Paulo: Lemos Editorial; 2005, p. 73-6.
30. Rasmussen BK. Migraine in the reproductive cycle. In: Olesen J, Tfelt-Hansen P, Welch KMA, editors. The headaches. New York: Raven Press; 1993, p. 413-9.
31. Sjaastad O, Fredriksen TA. Cervicogenic headache: lack of influence of pregnancy. Cephalalgia. 2002;22(8):667-71.
32. Silva WF, Costa Neto J, Albuquerque E, et al. Cefaleias primárias e hormônios sexuais femininos. Migrâneas & Cefaleias. 2003;6(1):4-8.
33. Sjaastad O, Apfelbaum R, Caskey W, el at. Chronic paroxysmal hemicrania (CPH): the clinical manifestations: a review. Ups J Med Sci. 1980;31(Suppl):27-33.
34. Ekbom K, Waldenlind E. Cluster headache in women: evidence of hypofertility(?) Headaches in relation to menstruation and pregnancy. Cephalalgia. 1981;1(3):167-74.
35. Rasmussen BK. Epidemiology of headache in Europe. In: Olesen J, editors. Frontiers in headache research: headache classification and epidemiology. New York: Raven Press; 1994, p. 231-7.
36. Goldszmidt E, Kern R, Chaput A, et al. The incidence and etiology of postpartum headaches: a prospective cohort study. Can J Anaesth. 2005;52:971-7.
37. Wright DS, Patel MK. Focal migraine and pregnancy. BMJ. 1986;293:1557-8.
38. Shaikh JM, Memon A, Memon MA, et al. Post dural puncture headache after spinal anaesthesia for caesarean section: a comparison of 25 g Quincke, 27 g Quincke and 27 g Whitacre spinal needles. J Ayub Med Coll Abbottabad. 2008;20(3):10-3.
39. Neves JFNP, Monteiro GA, Almeida JR, et al. Raquianestesia para cesariana: avaliação da cefaleia com agulhas de Quincke e Whitacre 25G e 27G. Rev Bras Anestesiol. 1999;49(3):173-5.
40. Villar GCP, Rosa C, Cappelli EL, et al. Incidência de cefaleia pós-raquianestesia em pacientes obstétricas com o uso de agulha de Whitacre calibre 27G: experiência com 4.570 casos. Rev Bras Anestesiol. 1999;49(2):110-2.
41. Lance JW, Anthony M. Some clinical aspects of migraine: a prospective survey of 500 patients. Arch Neurol; 1966;15(4):356-61.
42. Somerville BW. A study of migraine in pregnancy. Neurology. 1972;22(8):824-8.
43. Ratinahirana H, Darbois Y, Bousser MG. Migraine and pregnancy: a prospective study in 703 women after delivery. Neurology. 1990;40(Suppl 1):437.
44. Maggioni F, Alessi C, Maggino T, et al. Headache during pregnancy. Cephalalgia. 1997;17(7):765-9.
45. Rudge MVC, Berezowski AT. Adaptação do organismo materno à gravidez. In: Bussâmara N, editor. Obstetrícia básica. São Paulo: Sarvier; 1995, p. 31-7.
46. Yen SSC. Ciclo menstrual humano. In: Yen SSC, Jafferb RB. Endocrinologia reprodutiva: fisiologia, fisiopatologia e tratamento clínico. São Paulo: Roca; 1990, p. 193-227.
47. Queiroz LP, Peres MFP, Piovesan EJ, et al. A nationwide population-based study of tension-type headache in Brazil. Headache. 2009;49:71-8.
48. Uknis A, Silberstein SD. Review article: migraine and pregnancy. Headache. 1991;31(6):372-4.
49. Somerville BW. The role of progesterone in menstrual migraine. Neurology. 21(8):853-9.
50. Somerville BW. The role of estradiol withdrawal in the etiology of menstrual migraine. Neurology. 22(4):355-65.
51. Somerville BW. Estrogen-withdrawal migraine I: duration of exposure required and attempted prophylaxis by premenstrual estrogen administration. Neurology. 1975;25(3):239-44.
52. Somerville BW. Estrogen-withdrawal migraine. II: attempted prophylaxis by continuous estradiol administration. Neurology. 1975;25(3):245-50.
53. Silberstein SD, Merriam GR. Estrogens, progestins, and headache. Neurology. 1991;41(6):786-93.
54. Silberstein SD. The role of sex hormones in headache. Neurology. 1992;42(Suppl 2):37-42.

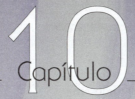

Capítulo 10
TRATAMENTO DA CEFALEIA NA GRAVIDEZ

Eliana Meire Melhado

"A vida não nos acontece, acontece a partir de nós."
Max Wickett

INTRODUÇÃO

Com relação ao tratamento da cefaleia na gestação, sabe-se que o foco dos estudos é a migrânea. Será abordado também o tratamento da cefaleia do tipo tensional e da cefaleia em salvas.

MIGRÂNEA E GESTAÇÃO

A maior preocupação no tratamento das pacientes grávidas com cefaleia é o efeito da medicação e da própria migrânea sobre a gravidez e o feto[1,2], tendo este último tópico sido abordado no Capítulo 9.

A medicação sobre a gravidez e o feto

A grande pergunta que se faz é como e quando tratar com medicamentos a mulher grávida. A medicação sobre o feto é preocupante. Deve-se entender muito bem a farmacologia das drogas, considerando-se a baixa evidência dos medicamentos na gestação. A seguir, aborda-se o que se tem de conhecimento e de desconhecimento e o que se pode realizar na gestação.

Antes do tratamento propriamente dito, deve-se lembrar que há três possibilidades de pacientes que procuram o médico. Com relação a cada uma, o que fazer?

a) Não gestante com cefaleia procura o médico para tratamento preventivo e tem intenção de engravidar – propõe-se à paciente um tratamento de seis meses, retiram-se as drogas e pede-lhe que postergue a gestação para depois do tratamento.

b) Não grávida com cefaleia procura o médico e engravida na vigência de tratamento profilático – esse caso é mais delicado. A conduta vai depender da droga utilizada. Se for droga da categoria D ou X, deve ser suspensa imediatamente. Se for uma droga da categoria C ou B, ela pode ser mantida e o tratamento acompanhado.

c) Grávida com cefaleia procura o médico para tratamento – essa situação é a mais comum e o tratamento é o que se segue[3].

Tratamento

O tratamento da mulher grávida com migrânea ou cefaleia primária constitui-se do tratamento não medicamentoso e do medicamentoso.

Tratamento não medicamentoso

Na piora da cefaleia, tanto para crise aguda quanto profilaxia pode-se e deve-se usar:
- medidas de relaxamento;
- repouso no leito;
- *biofeedback*;
- gelo no local;
- fisioterapia[2,4,5];
- hidroterapia e/ou hidroginástica;
- acupuntura;
- psicoterapia.

Tratamento medicamentoso

O tratamento medicamentoso é dividido em sintomático e preventivo.

✓ *Tratamento sintomático da migrânea na mulher grávida*

Deve-se evitar o uso de fármacos no primeiro trimestre, principalmente no segundo e no terceiro mês de gestação (período teratogênico clássico), e de drogas cujo benefício exceda risco fetal[4].

Quando indicar tratamento medicamentoso sintomático?
- Em crises sérias, nas pacientes que não melhoram mesmo com medidas gerais.
- Em casos de náusea e vômito, com risco de desidratação materna e consequentemente risco de sofrimento fetal[6].
- Se usar drogas no segundo e no terceiro trimestres, descontinuar duas semanas antes do parto por risco de fechamento do ducto arterioso fetal, hipertensão pulmonar no feto e sangramento no parto.

Por causa de possíveis riscos de injúria ao feto, o uso de medicação[1,2] deve ser limitado[1,2,7], entretanto não é contraindicado durante a gravidez[1,2]. Baseado no conhecimento de que a migrânea geralmente melhora durante a gravidez[1,2], muitas mulheres podem tratar suas cefaleias com medidas de relaxamento, não farmacológicas, tais como gelo, massagem e *biofeedback*[1,2,4,7].

Algumas mulheres, entretanto, continuarão tendo cefaleias intensas, intratáveis, às vezes associadas com náuseas, vômitos e possível desidratação. Essas condições são nocivas para a paciente e também podem determinar um risco para o feto maior do que o risco potencial da medicação usada para tratar a paciente grávida.

O tratamento sintomático, designado para reduzir a intensidade e a duração dos sintomas, é usado para tratar crises agudas de cefaleia. Crises individuais deveriam ser tratadas com repouso, relaxamento e gelo. Em geral, as medicações deveriam ser evitadas no primeiro trimestre. Caso sejam usadas durante o segundo e o terceiro trimestres, deveriam ser descontinuadas duas semanas antes do parto[7].

Para as cefaleias que não respondem ao tratamento não farmacológico, drogas sintomáticas são indicadas. Os anti-inflamatórios não hormonais, o paracetamol, sozinho ou com codeína, codeína sozinha, ou outros narcóticos podem ser usados durante a gravidez. A aspirina em baixa dosagem intermitente não apresenta risco teratogênico significativo, apesar de altas doses, especialmente se dadas próximo ao termo, poderem ser associadas com sangramento materno e fetal. Aspirina deveria ser reservada, a menos que haja uma definitiva necessidade terapêutica para tal (outras além da cefaleia).

Ergotamínicos e di-hidroergotamina são contraindicados[4]. A ergotamina mostrou associação com um risco aumentado de defeitos do tubo neural, uma menor média de idade gestacional e maior proporção de recém-nascidos de baixo peso ao nascimento, em adição à maior proporção de partos prematuros particularmente em fetos homens e depois do tratamento da ergotamina no terceiro trimestre. Essas associações podem ser explicadas pelo efeito da ergotamina na placenta[8].

Derivados do *ergot*, tais como a ergotamina e di-hidroergotamina, são altamente não seletivos e interagem com receptores de monoaminas, levando a efeitos múltiplos, incluindo atividade simpaticomimética e vasoconstrição. Efeitos adversos relacionados aos derivados ergotamínicos, incluindo a vasoconstrição arterial generalizada com fluxo sanguíneo uterino diminuído e contratilidade muscular uterina aumentada, impedem seu uso durante a gravidez[9].

Um estudo húngaro mostrou que mães de casos com defeitos do tubo neural apresentaram maior uso de ergotamina durante o segundo mês de gestação, período crítico dos defeitos de tubo neural. Então, o uso de dose diária de 1,5 mg de ergotamina durante o segundo mês de gravidez mostrou um risco maior para defeitos do tubo neural. Associação semelhante não foi encontrada entre Kefalgin® (cafeína, aminofenazona e beladona) contendo 0,3 mg de ergotamina e defeitos do tubo neural. Essas diferenças podem indicar um efeito teratogênico da ergotamina dose-dependente.

Relatos prévios descrevem associações da ergotamina com a sequência de Poland, atresia jejunal, síndrome de Moebius, artrogripose, defeitos resultando em vasoconstrição e isquemia tecidual. Outro relato não encontrou aumento de anomalia congênita entre 25 mulheres grávidas tratadas com ergotamina. Outro estudo de investigação em animais mostrou redução do peso fetal, encurtamento ou ausência de unhas, falanges e dedos em ratos (1972 a 1997). Portanto, a ergotamina deve ser evitada na gravidez e o aconselhamento das mulheres com exposição fetal deveria alertar pela possível exposição tóxica[10].

Triptanos podem ser usados na gravidez, se outras drogas não resolverem as crises agudas, tentando evitar o segundo e o terceiro mês de gestação. Há pequena evidência para sugerir que os triptanos sejam teratogênicos ou alterem o fluxo sanguíneo uteroplacentário[9]. Porém, permanece a possibilidade de que o uso de triptanos seja associado com um pequeno aumento no risco de defeitos muito raros de nascimento[9].

Sumatriptano é classe C do *Food and Drug Administration* (FDA). Não há sinal de teratogenicidade, não aumenta a contração uterina ou afeta o fluxo uterino em animais. Dados excluem defeitos de nascimento único, mas informações para descartar um defeito de nascimento comum ou um modesto aumento no risco de defeitos de nascimento raros são necessárias[6]. Estudos populacionais e registros não têm revelado nenhuma diferença na frequência de defeitos de nascimento entre populações controle e pacientes usando sumatriptano. Um estudo, entretanto, encontrou um pequeno aumento na frequência de atresia esofagiana, apesar da incidência como um todo não ter sido mais alta do que na população geral[9].

Naratriptano, zolmitriptano e rizatriptano não apresentam evidências de teratogenicidade[11,12].

Os sintomas associados da migrânea, tais como náuseas e vômitos, podem ser tão incapacitantes quanto a própria dor. Metoclopramida, a qual reduz a atonia gástrica vista em migrânea e aumenta a absorção de medicações coadministradas, é extremamente útil no tratamento da migrânea. Leve náusea pode ser tratada com emetrol ou vitamina B6 (não teratogênica)[6]. Solução fosforilada e carboidratada (emetrol) pode ser usada para náuseas mais leves[6]. Náuseas mais intensas podem requerer supositórios ou injeções.

Trimetobenzamida, clorpromazina, proclorperazina e prometazina são disponíveis oralmente, parenteralmente e por supositório, podendo ser usadas seguramente. Corticoides como a dexametasona podem ser utilizados ocasionalmente. Algumas crises agudas de migrânea deveriam ser tratadas mais agressivamente com hidratação intravenosa e uso de proclorperazina 10 mg intravenosa para controlar a dor e a náusea (não no Brasil). Essa conduta pode ser suplementada por narcóticos como a meperidina[4] ou por corticoides intravenosos. Essas medidas são extremamente eficazes para reverter o estado migranoso durante a gravidez[1,2,13].

Ondansetron, metoclopramida, clorpromazina ou procloperazina intravenosas podem ser usadas sozinhas ou em combinação com anti-inflamatório não hormonal (AINH) ou opioides no tratamento da cefaleia aguda. A eficácia de todos esses antieméticos para migrânea foi demonstrada em estudos placebo-controlados e randomizados. Antieméticos não são, em geral, associados com risco teratogênico aumentado em humanos, apesar das fenotiazinas terem sido associadas a risco aumentado de colestase intra-hepática durante a gravidez[9].

O uso de medicações narcóticas, como droga de primeira linha para migrânea ou em doses progressivamente mais altas, leva a frequentes complicações. Em ambos os casos, cefaleia de rebote pode se desenvolver como resultado da retirada do narcótico[9].

Benzodiazepínicos, opioides e barbitúricos são também opções para o tratamento da migrânea. Agentes dessas três categorias não deveriam ser usados cronicamente, porque são associados com dependência e podem contribuir para o desenvolvimento de cefaleia de rebote e crônica diária na mãe, sendo associados com a síndrome de retirada no neonato. A severidade da privação do neonato é diretamente atribuível à frequência e à dose da droga usada. Cefaleia crônica relacionada ao uso excessivo de medicação é mais frequentemente observada com o uso de narcóticos, apesar de que a medicação usada para alívio da migrânea aguda pode causar uma cefaleia de rebote por analgésico. Para superar os problemas de cefaleia de rebote e por uso excessivo de opioide, deveria ser adotada uma estratégia profilática para tratamento da migrânea. Além disso, diretrizes práticas disponíveis recomendam medicações não opioides como terapia de primeira linha para migrânea grave[9].

A dipirona e a amidopirina foram comercializadas nas primeiras décadas do século XX. Após detecção de agranulocitose nos anos 1930, ambas as drogas foram retiradas do mercado em vários países, incluindo os Estados Unidos da América (EUA) e o Reino Unido. Entretanto, a dipirona foi usada mais tarde em alguns países da Europa, América do Sul e leste. Agranulocitose nunca foi observada depois do uso da dipirona na Hungria. Os achados desse estudo sugerem que o tratamento de mulheres grávidas com dipirona numa dose terapêutica usual apresenta pouco ou nenhum risco teratogênico ao embrião.

Num estudo de caso-controle, a dipirona analisada (não isoladamente) para vários tipos de dores mostrou, nos casos, uma proporção aumentada de anormalidade congênita diafragmática, que merece mais investigação. Outras anomalias após correção estatística não estavam significativamente aumentadas[14].

Os AINHs podem somente ser usados até 32 semanas de gestação. O uso estendido pode causar fechamento do ducto arterial e hipertensão pulmonar persistente no feto e neonato. Evidência de constrição do ducto foi encontrada na ecocardiografia fetal em 4 de 54 (7%) fetos de mulheres que foram tratadas com ibuprofeno para o trabalho de parto. Oligoâmnio e falência renal neonatal foi relatada em mulheres grávidas que têm recebido terapia prolongada com AINH para propostas de inibição de parto prematuro durante o segundo e terceiro trimestres[9].

Naproxeno pode ser usado na crise aguda de cefaleia.

Corticoides são úteis em usos ocasionais[13].

Proclorperazina 10 mg intravenosa e hidratação são oportunas em estado mal enxaquecoso[2,13]. Meperidina ou dexametasona em suplementação é útil se o estado mal enxaquecoso persistir[1,4,13].

Analgésicos comuns tais como paracetamol e acetaminofen podem ser usados com segurança. Cuidados devem ser tomados com o uso excessivo para não provocar cefaleia crônica diária.

✓ *Tratamento preventivo ou profilático*

Quando usar tratamento medicamentoso profilático?
- Se a intensidade for forte e de frequência alta.
- Se houver náusea, vômito, desidratação materna com risco de sofrimento fetal[6].
- Quando não houver resposta a drogas para crise aguda.
- Se houver três a quatro crises por mês e incapacitantes.
- Como último recurso após explicar riscos fetais.
- Preocupação: medicação e cefaleia sobre o feto[4,15].
- Tentar não usar fármacos no primeiro trimestre principalmente no segundo e no terceiro mês de gestação.
- Não usar drogas duas semanas antes do parto.
- Se usar drogas no segundo e terceiro trimestres, descontinuar duas semanas antes do parto[7].
- Observar comorbidades para a escolha de drogas.

O tratamento preventivo segue as diretrizes do tratamento geral com algumas ressalvas.

A intensidade forte e a frequência aumentada da migrânea associadas com náuseas e vômitos podem justificar o uso de medicação profilática ou preventiva. Essa opção de tratamento deveria ser o último recurso e usada somente com o consentimento da paciente e de seu acompanhante, depois dos riscos terem sido completamente explicados. O tratamento preventivo é usado para reduzir a frequência, a intensidade e a duração das crises.

Considerar a profilaxia quando as pacientes experimentam pelo menos três ou quatro crises por mês prolongadas e intensas, que sejam particularmente incapacitantes ou não responsivas à terapia sintomática e que possam resultar em desidratação e sofrimento fetal. Os bloqueadores beta-adrenérgicos, tais como propranolol, têm sido usados sob determinadas circunstâncias, apesar de certos eventos adversos terem sido relatados, incluindo o retardo do crescimento uterino[16]. Se a migrânea for tão intensa que o tratamento com drogas se torne essencial, o risco de todas as drogas que são usadas deveria ser colocado para a paciente. Se a paciente tem uma doença coexistente que requer tratamento, escolha uma droga que trate ambos os problemas[1,2,13,15]. Por exemplo: propranolol pode ser usado para tratar hipertensão arterial sistêmica e migrânea, enquanto fluoxetina pode ser usada para tratar as comorbidades como depressão e ansiedade.

Classes de drogas que podem ser usadas como profiláticas:

Betabloqueadores
- Propranolol – eventos adversos: retardo do crescimento uterino, hipoglicemia, bradicardia e depressão respiratória.
- Atenolol – eventos adversos: peso menor ao nascimento.
- Metoprolol – eventos adversos: atraso de crescimento[1].
- Labetalol.

Corticoides – úteis em uso ocasional em esquema de profilaxia curta, auxilia no amadurecimento dos pulmões fetais.
- Prednisona e prednisolona – sem risco, preferir estes à dexametasona, pois esta última atravessa a barreira placentária.
- Dexametasona – em humanos, atravessa placenta, não mostrando risco de malformações[6], mas leucocitose; em animais, houve redução da adrenal, do timo, do peso da placenta e aumento do peso do fígado fetal[2,13].

Inibidores seletivos de recaptação de serotonina (ISRS) – fluoxetina.

Magnésio[17], riboflavina, cloridrato de piridoxina – não há evidência de risco de anomalias congênitas múltiplas associado ao uso de suplementação vitamínica periconcepcional[18].

Neuromoduladores – podem ser usados em doses mais baixas para cefaleias refratárias. Os estudos sobre epilepsia e gravidez mostram quais são as drogas mais seguras[19].
- Carbamazepina – categoria B.
- Lamotrigina – categoria C.

CEFALEIA TENSIONAL

O foco de tratamento em pacientes que apresentam cefaleia tensional deveria ser a modificação da postura e do comportamento. Exercícios deveriam ser prescritos como obrigatórios. Analgésicos leves tais como acetaminofen podem ser utilizados periodicamente. Outras medicações usadas no tratamento da migrânea deveriam ser evitadas, a menos que o tratamento não farmacológico falhasse e a paciente apresentasse dor considerável[20].

Na escolha de drogas preventivas, seguir diretrizes semelhantes ao tratamento da migrânea.

CEFALEIA EM SALVAS

Cefaleia em salvas durante a gravidez é uma condição relativamente rara, com potencial de implicações graves e crises permanecendo não modificadas na maioria das pacientes. Cefaleia em salvas é um distúrbio raro na mulher e mais raro tanto na gravidez como na amamentação. Apesar do pequeno número, a doença pode levar a um sério impacto na vida das mulheres afetadas e especialmente no planejamento familiar[21].

Com relação ao tratamento, a paciente deve receber uma explicação detalhada sobre os riscos e a segurança das drogas. Deve-se usar as doses mais baixas possíveis. Entre os tratamentos de primeira escolha, estão o oxigênio, o sumatriptano intranasal ou subcutâneo para dores agudas e o verapamil e a prednisona/prednisolona para tratamento preventivo. Lidocaína e lítio são drogas de segunda e terceira escolhas, respectivamente. Entre os neuromoduladores, gabapentina é a droga de escolha. Há insuficiente experiência com pizotifeno, melatonina e capsaicina. Ácido valproico deve ser evitado[21].

É importante sempre realizar medidas não medicamentosas como a fisioterapia.

O QUE NÃO USAR NA GRÁVIDA COM CEFALEIA

Terapia herbal ou natural, por serem menos estudadas.

Feverfew, por apresentar possível teratogenicidade.

Ergotamina e di-hidroergotamina são contraindicadas[4] por mostrarem associação com um risco aumentado de defeitos do tubo neural, maior proporção de partos prematuros, de recém-nascidos de baixo peso ao nascimento e menor média de idade gestacional[22].

Benzodiazepínicos e barbitúricos, por ocorrência de fenda palatina e defeitos cardíacos e urogenitais[6].

Valproato e divalproato, por defeitos do tubo neural, como espinha bífida oculta e meningomielocele; alterações cardíacas, como levocardia, estenose de valva aórtica, ducto arterioso patente, tetralogia de Fallot, bloqueio parcial do ramo direito, defeito do septo ventricular; defeitos faciais diversos[6].

Inibidores dos receptores da enzima conversora de angiotensina, por associação com problemas fetais renais[6].

▶ EXPOSIÇÃO A DROGAS

O reconhecimento de teratogenicidade da talidomida e a epidemia de rubéola de 1963 e 1964 resultaram em uso extremamente conservador de drogas durante a gravidez.

Mais de 3 mil drogas têm sido testadas pelo FDA e somente 20 são conhecidos teratógenos humanos. Há conhecimento insuficiente sobre os riscos de defeitos de nascimento por exposição a drogas, a despeito do fato de que 67% das mulheres tomem drogas durante a gravidez e 50%, durante o primeiro trimestre. A maioria das drogas atravessa a placenta e apresenta potencial efeito adverso ao feto. Apesar de estudos não terem estabelecido absolutamente a segurança de nenhuma medicação durante a gravidez, acredita-se que algumas sejam relativamente seguras[1,2].

Alguns conceitos importantes sobre o efeito de drogas na gravidez estão na Tabela 10.1.

As categorias de risco de drogas do FDA[1,2,13] estão descritas na Tabela 10.2.

O FDA lista cinco categorias de rótulos para uso de drogas durante a gravidez. Essa categoria fornece um guia terapêutico pesando os riscos e os benefícios da droga. Um sistema alternativo é o serviço de informação teratogênica (TERIS) que foi designado para medir o risco teratogênico ao feto a partir da exposição à droga (Tabela 10.3).

Um estudo recente constatou que as categorias do FDA têm pouca ou nenhuma correlação com o TERIS. Essa discrepância resulta, em parte, pelo fato de que as categorias do FDA foram designadas para fornecer guia terapêutico, e o TERIS é útil para estimar o risco teratogênico de uma droga (Tabela 10.4).

Tabela 10.1 – Conceitos sobre o efeito de drogas na gravidez[2]

Conceitos	Efeitos de drogas
Aborto espontâneo	Morte do concepto, mais devida a anormalidades cromossômicas.
Embriotoxicidade	Habilidade de a droga matar o embrião em desenvolvimento.
Anomalias congênitas	Desvio da morfologia ou função normal.
Teratogenicidade	Habilidade de o agente exógeno produzir permanente anormalidade da estrutura ou função num organismo exposto durante a embriogênese ou vida fetal.
Efeitos fetais	Retardo do crescimento, histogênese anormal (também anormalidade congênita e morte fetal). Principal resultado de toxicidade de droga fetal durante o segundo e terceiro trimestres de gestação.
Efeitos perinatais	Efeitos na contração uterina, saída do recém-nascido ou hemostasia.
Efeitos pós-natais	Drogas podem ter efeitos de latência a longo prazo: oncogênese tardia e anormalidades funcionais e comportamentais.

Tabela 10.2 – Categoria do risco de drogas do FDA

Categoria FDA	
Categoria A	Estudos controlados em humanos não mostram riscos.
Categoria B	Sem evidência de risco em humanos, mas não há estudos controlados em humanos.
Categoria C	O risco em humanos não foi comprovado.
Categoria D	Presença de evidências de risco em humanos, em experimentos animais e/ou humanos.
Categoria X	Contraindicadas durante a gravidez.

Tabela 10.3 – Serviço de informação teratogênica (TERIS)

Serviço de informação teratogênica (TERIS)	
Proporção de risco	Definição
N	Nenhum (A)
N-Min	Nenhum-mínimo (A)
Min	Mínimo (B)
Min-S	Mínimo-pequeno (D)
S	Pequeno
S-Mod	Pequeno-moderado
Mod	Moderado
H	Alto (X)
U	Indeterminado (C)

A contagem da gestação é feita a partir do primeiro dia da última menstruação em que ocorreu a fecundação.

Entre 14 e 30 dias após a data da última menstruação, o período para atuação de drogas é tudo ou nada. O período teratogênico clássico ocorre entre 31 e 70 dias a partir do primeiro dia da última menstruação. Após isso, ocorre o desenvolvimento de órgãos internos, já formados, e o crescimento cerebral até o período do parto, com 280 dias de gestação (Fig. 10.1).

Tabela 10.4 – Proporção de risco pelo TERIS e categoria FDA[1,2,13,15]

TERIS	Categoria FDA
Nenhum	A
Nenhum-mínimo	A
Mínimo	B
Mínimo-pequeno	D
Pequeno	
Pequeno-moderado	
Moderado	
Alto	X
Indeterminado	C

Os fatores de risco proporcionais do FDA e do TERIS para algumas classes individuais de drogas são mostrados na Tabela 10.5[1,2,13,15,20].

▶ REFLEXÃO SOBRE AS CATEGORIAS DE RISCO DE DROGAS E GESTAÇÃO

As tabelas de categoria de risco de drogas na gestação apresentam sérias deficiências. Os riscos B, C e D apresentam texto parecido na explicação do que significa a categoria. Deveria ser incluída na tabela qual anomalia é suspeita em estudos científicos e colocada ao lado da categoria. Devem-se evitar drogas ou tratamentos que possam ser perigosos ao feto ou que possam afetar adversamente a gravidez ou o desenvolvimento do parto[6]. É difícil quantificar o risco da maioria das drogas. A decisão da escolha de um fármaco deve ser feita caso a caso usando-se informações imperfeitas e incompletas. Os sistemas de classificação são confusos e muito simplificados. Algumas drogas, classificadas como da categoria D, foram agrupadas somente pela semelhança na molécula química; por exemplo, a oxitetraciclina é teratógena, mas a doxiciclina não. Hormônios como clomifene e benzodiazepínicos como flura-

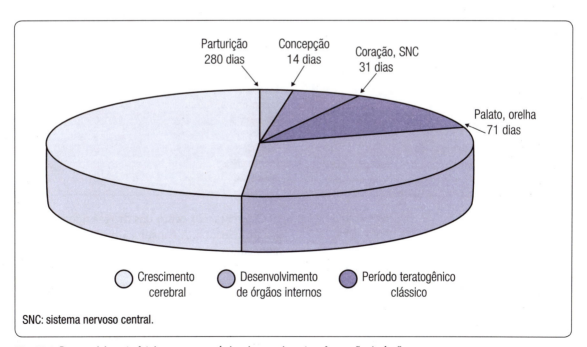

Fig. 10.1. Desenvolvimento fetal com seus períodos de crescimento e formação de órgãos.

zepan e triazolan estão incluídos na categoria X, apesar de não haver evidência de teratogenicidade e, portanto, risco não confirmado.

Tabela 10.5 – Fatores de risco para algumas drogas (FDA e TERIS)

Analgésicos simples	FDA	TERIS
Aspirina	C (D)	Nenhum-mínimo
Acetaminofen	B	Nenhum
Cafeína	B	Nenhum-mínimo
Dipirona	C	
AINH		
Ibuprofeno	B(D)	Nenhum-mínimo
Indometacina	B(D)	Nenhum
Naproxeno	B(D)	Indeterminado
Narcóticos		
Butorfanol	C(D)	
Codeína	C(D)	Nenhum-mínimo
Meperidina	B(D)	Nenhum-mínimo
Metadona	B(D)	Nenhum-mínimo
Morfina	B(D)	Nenhum-mínimo
Antagonistas 5-HT		
Pizotifeno	C(?)	Indeterminado (?)
Metisergida	D(?)	Indeterminado (?)
Ergóticos e agonistas serotoninérgicos		
Ergotamina	X	Mínimo
Di-hidroergotamina	X	Indeterminado
Sumatriptano	C	Indeterminado
Corticosteroides		
Dexametasona	C	Nenhum-mínimo
Prednisona	B	Nenhum-mínimo
Barbitúricos		
Butalbital	C(D)	Nenhum-mínimo
Fenobarbital	D	Nenhum-mínimo
Benzodiazepínicos		
Clordiazepóxido	D	Nenhum-mínimo
Diazepam	D	Nenhum-mínimo
Anti-histamínicos		
Ciclizina	B	Indeterminado
Cipro-heptadina	B	Indeterminado
Dimenidrato (dramamine)	B	Nenhum-mínimo
Meclizina	B	Nenhum-mínimo
Neurolépticos		

continuação

Fenotiazinas		
Clorpromazina	C	Nenhum-mínimo
Proclorperazina	C	Nenhum
Butirofenonas		
Haloperidol	C	Nenhum-mínimo
Metoclopramida	B	Mínimo
Outras		
Emetrol	B	
Doxilamina		Nenhum
Piridoxina	B	
Betabloqueadores	Dose	
Atenolol	50-120 mg/dia	C
Propranolol	40-320 mg/dia	C
Nadolol	40-240 mg/dia	C
Metoprolol	50-100 mg/dia	B
Antidepressivos		
Tricíclicos		
Amitriptilina	10-250 mg/dia	D(B)
Nortriptilina	10-100 mg/dia	D(B)
ISRS		
Fluoxetina	10-80 mg/dia	B
Paroxetina	10-50 mg/dia	C
Sertralina		B
Bloqueadores dos canais de cálcio		
Verapamil	240-720 mg/dia	C
Diltiazem	120-360 mg/dia	C
Anticonvulsivantes		
Ácido valproico		D
Divalproato	500-3.000 mg/dia	D
Topiramato		D
Carbamazepina		B
Gabapentina		C
Lamotrigina		C
Fenitoína		D
Oxcarbazepina		D
Etosuximida		C

Quarenta por cento das drogas não têm uma categoria listada. A consulta a múltiplas origens é aconselhável para prescrever medicamentos[6].

Desde 1971, o FDA proibiu ensaios fase I e II em mulheres grávidas ou potencialmente suspeitas de gestação. Isso se deveu à tragédia da talidomida reconhecida em 1963-1964[2].

O medo teratogênico contudo é exagerado pelas seguintes características:

– Estudos resultam em falsos-positivos por terem sérios problemas metodológicos. A chance mundial de um bebê ter anomalia congênita é de 3%.

– Algumas condições crônicas e doenças infecciosas são muito piores do que o não tratamento. Foi provado que o risco teratogênico dessas condições é 4x maior do que usar a droga. Febre na gravidez precoce não tratada pode causar a hipertermia embriopática. Para evitar isso, bastava usar um antitérmico. Doenças sexualmente transmissíveis que ascendem pelo sistema reprodutor feminino aumentam o risco de retardo de crescimento intrauterino. Diabetes melito (DM) tipo I não controlado é teratogênico e, se adequadamente tratado, pode prevenir a embriopatia diabética Portanto, evitar droga na gravidez precoce não é realidade e pode ser até perigoso.

As doenças crônicas que permitem utilização de drogas continuamente, sem interrupção na gravidez, são: cefaleia, asma, hipertensão, distúrbios da tireoide, DM, depressão severa e epilepsia[23].

O risco teratogênico ocorre a partir de 29 dias do primeiro dia da última menstruação (quando da ativação de células-tronco) até 70 dias (quando ocorre a formação de órgãos). O segundo e o terceiro mês de gravidez, portanto, representam risco (período crítico) das maiores malformações, mas outras podem ocorrer até o nono mês. Portanto, a avaliação por trimestre é um erro metodológico sério[23].

Na vigência de dor forte de cabeça durante 29 e 70 dias (segundo e terceiro meses), o melhor é tratá-la. A dor, com desidratação e sofrimento fetal, pode ser teratogênica ao feto.

Por sua vez, a suplementação multivitamínica contendo ácido fólico pré-concepcional previne defeitos do tubo neural, cardiovasculares, do trato urinário e de membros[23], mostrando os benefícios das vitaminas na gestação.

Um estudo multicêntrico da Organização Mundial da Saúde (OMS) de 1987 a 1997 mostrou uma mudança da prescrição ao longo de 10 anos, com esforços educacionais de orientação a médicos e pacientes. Houve aumento da prescrição médica de suplementos com ferro e diminuição dos alcaloides de *ergot*. Foi uma mudança de hábito, um trabalho de conscientização sobre os malefícios da automedicação em gestantes e da falta de informação médica sobre algumas medicações[24].

Tratar gestantes é uma das, se não a única, partes da medicina que não é baseada em evidência. Nelas, continuar-se-á a executar a ARTE da medicina em sua visão mais profunda descrita pelos nossos antepassados.

CONCLUSÃO

Saber se a mulher está grávida. Se fizer tratamento preventivo, deve-se certificar de que está com um método contraceptivo eficaz[6]. As mulheres devem ser aconselhadas a tomar suplemento vitamínico com 0,4 g de ácido fólico para reduzir risco de defeito do tubo neural[6].

Se a gravidez é desejada na migranosa, a descontinuação da medicação deve ser feita antes da concepção. Técnicas não farmacológicas são efetivas para tratamento agudo e preventivo[6]. Se drogas forem necessárias, é importante escolher as menores doses e que causem menos problemas na gravidez. Se a mulher engravidar durante o tratamento, a conduta vai depender das drogas que ela estiver usando.

Grandes estudiosos (húngaros, de centros americanos e alguns europeus), depois de tantas revisões, questionam: "Podemos melhorar nossas incertezas sobre o tratamento da migranosa grávida?". E a resposta: "Pouco podemos esperar que a situação mude no futuro".

O não poder usar drogas na gestação se deve muito mais ao desconhecimento de sua ação no feto do que o contrário.

REFERÊNCIAS BIBLIOGRÁFICAS

1. Silberstein SD. Headaches and women: treatment of the pregnant and lactating migraineur. Headache. 1993;33(10):533-40.
2. Silberstein SD, Lipton RB, Goadsby PJ, editors. Headache in clinical practice. Oxford: Isis Medical Media; 1998. Pregnancy, breast feeding and headache; p. 191-200.
3. Speciali JG. Entendendo a enxaqueca. Ribeirão Preto: Funpec; 2003.
4. Consenso da Sociedade Brasileira de Cefaleia. Recomendações para o tratamento da crise migranosa. Arq Neuropsiquiatr. 2000;58:371-89.
5. Mannix LK, Diamond M, Loder E. Women and headache: a treatment approach based on life stages. Cleve Clin J Med. 2002;69(6):488-500.
6. Loder E. Migraine in pregnancy. Semin Neurol. 2007;27(5):425-33.

7. Aubé M. Migraine in pregnancy. Neurology. 1999;53(4 Suppl 22):S26-8.
8. Bánhidy F, Acs N, Puhó E, et al. Ergotamine treatment during pregnancy and a higher rate of low birthweight and preterm birth. Br J Clin Pharmacol. 2007;64(4):510-6.
9. Contag SA, Mertz HL, Bushnell CD. Migraine during pregnancy: is it more than a headache? Nat Rev Neurol. 2009;5:449-56.
10. Acs N, Bánhidy F, Puhó E, et al. A possible dose-dependent teratogenic effect of ergotamine. Reprod Toxicol. 2006;22:551-2.
11. Kulay Jr L, Kulay MNC, Lapa AJ. Medicamentos na gravidez e na lactação. São Paulo: Manole; 2009.
12. Bánhidy F, Acs N, Horváth-Puhó E, et al. Maternal severe migraine and risk of congenital limb deficiencies. Birth Defects Res A Clin Mol Teratol. 2006;6(8):592-601.
13. Silberstein SD. Migraine and pregnancy. Neurol Clin. 1997;15(1):209-31.
14. Bánhidy F, Acs N, Puhó E, et al. A population-based case-control teratogenic study of oral dipyrone treatment during pregnancy. Drug Safety. 2007;30(1):59-70.
15. Consenso da Sociedade Brasileira de Cefaleia. Recomendações para o tratamento profilático da migrânea. Arq Neuropsiquiatr. 2002;60:159-69.
16. Pruyn SC, Phelan JP, Buchanan GC. Long-term propranolol therapy in pregnancy: maternal and fetal outcome. Am J Obstet Gynecol. 1979;35(4):485-9.
17. Welch KMA. Migraine and pregnancy. In: Devinsky O, Feldmann E, Hailine B, editors. Advances in neurology: neurological complications of pregnancy. New York: Raven Press; 1994, p. 77-81.
18. Czeizel AE, Puhó EH, Bánhidy F. No association between periconceptional multivitamin supplementation and risk of multiple congenital abnormalities: a population-based case-control study. Am J Med Genet. 2006;140(22):2469-77.
19. Harden CL, Meador KJ, Pennell PB, et al. Management issues for women with epilepsy: focus on pregnancy (an evidence-based review): II. Teratogenesis and perinatal outcomes. Epilepsia. 2009;50(5):1237-46.
20. Hainline B. Headache. Neurol Clin. 1994;12(3):443-60.
21. Jürgens TP, Schaefer C, May A. Treatment of cluster headache in pregnancy and lactation. Cephalalgia. 2009;29:391-400.
22. Bánhidy F, Acs N, Puhó E, et al. Ergotamine treatment during pregnancy and a higher rate of low birthweight and preterm birth. Br J Clin Pharmacol. 2007;64(4):510-6.
23. Bánhidy F, Lowry RB, Czeizel AE. Risk and benefit of drug use during pregnancy. Int J Med Sci. 2005;2(3):100-6.
24. Sabo A, Stanulović M, Jakovljević V, et al. Collaborative study on drug use in pregnancy: the results of the follow-up 10 years after (Novi Sad Centre)]. Pharmacoepidemiol Drug Saf. 2001;10(3):229-35.

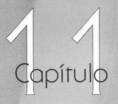

Capítulo 11

CEFALEIA E AMAMENTAÇÃO

Eliana Meire Melhado

"Não há investimento melhor para qualquer comunidade do que dar leite a bebês. Cidadãos saudáveis são o maior bem que um país pode ter."
Winston Churchill

▶ INTRODUÇÃO

Há poucos estudos citando a prevalência ou incidência de cefaleia relacionada à amamentação. Eles descrevem a cefaleia pós-parto e subentende-se que a cefaleia relacionada com a lactação está inserida no contexto. São necessários estudos que englobem os dois grupos de pacientes: aqueles com cefaleia pós-parto não relacionadas à amamentação e aqueles com cefaleias associadas à amamentação.

▶ EFEITO DA LACTAÇÃO SOBRE A CEFALEIA

Mulheres migranosas deveriam ser encorajadas a amamentar seus neonatos. Uma grande série de casos não demonstrou efeito significativo da lactação na atividade da cefaleia em migranosas lactantes e nenhum estudo sugeriu que a lactação possa ter efeito positivo na migrânea[1].

Cefaleia pós-parto

Cefaleia pós-parto é extremamente comum, ocorrendo entre 1/4 e 1/3 das mulheres na população obstétrica geral, durante seis semanas após o parto, e em cerca de metade das mulheres com história anterior de cefaleia. Num estudo, 75% das cefaleias foram classificadas como cefaleias primárias e apenas 4% delas foram incapacitantes. Nessa série, somente 4,7% das cefaleias foram classificadas como pós-punção dural[1].

As cefaleias ocorrem mais frequentemente entre o terceiro e o sexto dia pós-parto. Algumas delas são tensionais, às vezes relacionadas à depressão pós-parto; outras encontram critérios para migrânea[2]. A cefaleia pós-natal foi menos intensa do que a migrânea típica, bifrontal e prolongada, e foi associada com fotofobia, fonofobia náusea e anorexia[3,4].

Em um estudo, cefaleias novas e frequentes ocorreram em 3,6% das mulheres, e migrânea em 1,4% de 11.701 mulheres, durante três meses no pós-parto.[3]

Migrânea frequentemente reinicia no período pós-parto ou pode começar pela primeira vez[3]. Não há um fator gatilho específico de piora no período pós-parto[4].

Cefaleia em salvas durante a gravidez é uma condição relativamente rara, com potenciais implicações graves e crises permanecendo não modificadas na maioria das pacientes, diferente da migrânea, na qual a paciente relata melhora no terceiro trimestre. Infortunadamente, pouco é conhecido sobre o curso da cefaleia em salvas na amamentação. Manzoni *et al.* relataram que o curso da cefaleia em salvas não parece ser influenciado pelo puerpério em 82 casos[5,6]. Cefaleia em salvas é um distúrbio raro na mulher e mais raro tanto na gravidez como na amamentação. Apesar do pequeno número, a doença pode levar a um sério impacto na vida das mulheres afetadas e especialmente no planejamento familiar[6].

LIBERAÇÃO DE PROLACTINA E CEFALEIA

Como parte da fisiopatologia da migrânea na mulher, tem-se a liberação irregular de prolactina por causa da sensibilidade anormal aos fatores liberadores hipotalâmicos. A liberação de prolactina está sob o controle tônico inibitório do hipotálamo. A dopamina é o maior fator inibitório de prolactina. A serotonina pode aumentar a liberação de prolactina por inibir a dopamina e estimular neurônios de hormônio liberador de tireotrofina (TRH). Os próprios receptores de serotonina são modulados por estrogênio e progesterona. Acetilcolina, opioides e estrogênios agem indiretamente para aumentar a liberação de prolactina.

Nas mulheres migranosas, níveis basais de prolactina estão normais em todas as fases do ciclo menstrual. Entretanto, a resposta da prolactina ao TRH exógeno está aumentada durante a crise de migrânea. O aumento de prolactina por antagonistas dopaminérgicos em mulheres com migrânea menstrual ocorre por meio do ciclo menstrual e é mantida em mulheres migranosas pós-menopausadas[7]. Desde que a inibição da liberação da prolactina por levodopa seja menos marcante em migranosas, a hipersensibilidade do receptor dopaminérgico não pode justificar essas respostas[8] (Fig. 11.1).

Num estudo sobre cefaleia em salvas, a resposta da prolactina ao TRH foi menor em mulheres, mas não em homens, comparada com controles. Os resultados sugerem uma alteração da regulação da secreção de prolactina não somente durante períodos ativos de salvas, mas durante intervalos livres de sintomas. A possível influência do sono, estradiol, testosterona, medicação, dor com mecanismos serotoninérgicos é importante[10].

A disfunção hipotalâmica em migrânea episódica e crônica foi postulada baseada no desvio do ritmo circadiano normal dos hormônios como a prolactina, o cortisol e a melatonina[11].

Uma revisão sistemática mostrou que fatores que aceleram o retorno da migrânea no pós-parto incluem a amamentação com mamadeira (*bottle-feeding*) e a idade de 30 anos ou menos. Esses dados são consistentes com relatos de que a incidência de migrânea é baixa durante a amamentação[12].

A impressão da autora deste livro é de que a migrânea melhora durante o período de lactação. Pode-se especular que durante a amamentação ocorrem níveis aumentados de prolactina (o hormônio da lactação), levando a uma melhora da cefaleia durante a amamentação. Esse fato precisa ser explorado por meio de um estudo clínico. Na experiência da autora, muitas mulheres voltam a apresentar a cefaleia anterior à gravidez e lactação, geralmente migrânea, após pararem de amamentar.

A utilização de pílulas à base de progesterona para mulheres que amamentam, que não fizeram laqueadura e que necessitam de um método contraceptivo não colabora com o aparecimento da cefaleia, uma vez que não ocorre a queda dos níveis de estrogênio por causa do uso de pílula contínua contendo progesterona, mas também pode não interferir na melhora da migrânea. Ressalte-se que o ambiente hormonal nessa fase da mulher favorece o não aparecimento da menstruação.

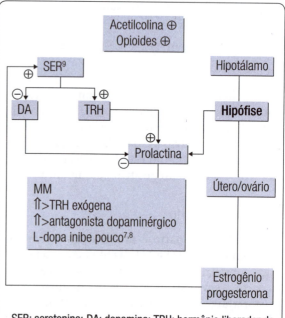

Fig. 11.1. Liberação irregular de prolactina na migrânea menstrual[9].

CONCLUSÃO

No geral, há uma melhora da cefaleia durante a lactação. É preciso estudar melhor as cefaleias nesse período tão peculiar da mulher, inclusive com relação ao ritmo circadiano de alguns hormônios ou neurotransmissores, destacando-se a prolactina.

REFERÊNCIAS BIBLIOGRÁFICAS

1. Loder E. Migraine in pregnancy. Semin Neurol. 2007;27:425-33.
2. Rasmussen BK. Epidemiology. In: Olesen J, Tfelt-Hansen P, Welch KMA, editors. The headaches. New York: Raven Press; 1993, p. 15-20.
3. Silberstein SD, Lipton RB, Goadsby PJ. Pregnancy, breast feeding and headache. In: Silberstein SD, Lipton RB, Goadsby PJ, editors. Headache in clinical practice. Oxford: Isis Medical Media; 1998, p. 191-200.
4. Goadsby PJ, Goldberg J, Silberstein SD. Migraine in pregnancy. BMJ. 2008;336;1502-4.
5. Manzoni GC, Micieli G, Granella F, et al. Cluster headache in women: clinical findings and relationship with reproductive life. Cephalalgia. 1988;8:37-44.
6. Jürgens TP, Schaefer C, May A. Treatment of cluster headache in pregnancy and lactation. Cephalalgia. 2009;29:391-400.
7. Awaki E, Takeshima T, Takahashi K. A neuroendocrinological study in female migraineurs: prolactin and thyroid stimulating hormones responses. Cephalalgia. 1989;9:187-93.
8. Nattero G, Corno M, Savi L, et al. Prolactin and migraine: effect of l-dopa on plasma prolactin levels in migraineurs and normals. Headache. 1986;26:9-12.
9. Silberstein SD, Merriam GR. Sex hormones and headache. J Pain Syntom Manage. 1993;8(2):98-114.
10. Waldelind E, Gustafsson SA. Prolactin in cluster headache: diurnal secretion, response to thyrotropin-releasing hormone, and relation to sex steroids and gonadotropins. Cephalalgia. 1987;7(1):43-54.
11. Alstadhaug KB. Migraine and the hypothalamus. Cephalalgia. 2009;29:809-17.
12. Brandes JL. The influence of estrogen on migraine: a systematic review. JAMA. 2006;295(15):1824-30.

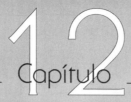

Capítulo 12
TRATAMENTO DA CEFALEIA NA AMAMENTAÇÃO

Eliana Meire Melhado

"Não se pode parar de tentar e de firmar-se, nem mesmo por um momento."
J. Goldstein

▸ INTRODUÇÃO

O tratamento da cefaleia na amamentação apresenta semelhanças com o tratamento da cefaleia na gestação no que diz respeito a orientar sobre técnicas não medicamentosas. Deve-se restringir o uso de medicamentos[1,2]. Algumas medicações seguras para a gestação podem ser também usadas na amamentação, porém, outras, indicadas na gravidez, podem não ser seguras na amamentação.

▸ LEITE MATERNO E FARMACOLOGIA

O leite é uma suspensão de proteínas e gorduras numa solução mineral carboidratada. Uma mãe lactante secreta 600 ml de leite/dia contendo proteína suficiente, gordura e carboidratos que encontram demanda nutricional de crescimento e desenvolvimento para a criança. Terapia com drogas nesse período deveria ser colocada com cautela por causa da possibilidade de transmissão da droga no leite[3]. O transporte de uma droga no leite depende de sua solubilidade em lipídeos, peso molecular, grau de ionização e ligação à proteína, da presença ou ausência da secreção ativa, massa molecular, bem como do tempo de intervalo entre a tomada da droga e, em seguida, o horário de amamentação[3,4].

Diferentes espécies na composição do leite podem resultar em diferenças na transferência de drogas. Uma vez que o leite humano tem um pH mais alto (pH geralmente > 7,0) do que o leite de vaca (pH geralmente < 6,8), o transporte de drogas bovinas não pode ser apurado em humanos. Muitas drogas podem ser detectadas no leite em níveis que não são de significância clínica para a criança. A concentração de droga no leite é uma fração variável do nível sanguíneo materno. A dose na criança é geralmente de 1% a 2% da dose materna[5], que é geralmente trivial. Alguma exposição à droga tóxica ou alérgeno potencial pode ser inapropriada.

Ocorre uma tendência de ligação do leite aos compostos básicos, porque o pH do leite materno é igual a 7,0, mais ácido que o pH sanguíneo[5]. Drogas antiepilépticas são excretadas no leite materno, mas a maioria das mães que precisam usar essas medicações pode amamentar seus filhos com segurança. A determinação dos níveis séricos maternos pode ser útil na avaliação clínica do bebê exposto a determinada medicação. A Academia Americana de Pediatria recomenda que a amamentação seja interrompida apenas se o recém-nascido evoluir com sedação, irritabilidade ou dificuldade para sugar. Quando a mãe interrompe a amamentação, pode haver aumento na concentração plasmática das drogas antiepilépticas, requerendo ajuste na dose diária. A retirada abrupta da medicação pode causar síndrome de abstinência no recém-nascido, com tremores e agitação[6].

TRATAMENTO DA MIGRÂNEA

Tratamento não farmacológico

O tratamento não farmacológico é a principal forma recomendada para crises agudas e para profilaxia.

Esse tratamento inclui:
- fisioterapia;
- *biofeedback*;
- repouso;
- gelo no local;
- acupuntura;
- psicoterapia.

Tratamento farmacológico

O tratamento farmacológico se divide em sintomático e preventivo ou profilático.

Tratamento sintomático das crises agudas

Podem ser usados paracetamol e dipirona com risco mínimo.

Ácido acetilsalicílico pode ser usado com cuidado.

Clorpromazina, haloperidol e metoclopramida não são recomendados.

Ergotaminas são contraindicadas.

Cafeína e narcóticos são compatíveis[5].

Acetaminofen é preferido à aspirina[4].

Tratamento profilático da migrânea durante a lactação

Benzodiazepínicos, antidepressivos tricíclicos, fenobarbital e inibidores seletivos de recaptação de serotonina (ISRS) podem ser usados com cuidado por causa do potencial risco de sedação do recém-nascido[5].

Bloqueador de canal de cálcio e betabloqueadores são compatíveis com amamentação.

Alguns neuromoduladores (ou drogas antiepilépticas) como valproato podem ser utilizados.

A mãe deixar para tomar a medicação após terminar a amamentação pode reduzir o risco de sedação.

Devem-se usar as menores doses e aumentá-las progressivamente caso necessário. É importante verificar por quanto tempo a mãe pretende amamentar, pois o tratamento deve ser indicado por pelo menos seis meses e, às vezes, a mãe vai amamentar por menos tempo do que o período de tratamento, principalmente se a cefaleia começou alguns meses após o início da amamentação.

Lítio e bromocriptina devem ser evitados.

TRATAMENTO AGUDO E PREVENTIVO DA CEFALEIA EM SALVAS NA AMAMENTAÇÃO

Oxigênio, sumatriptano e lidocaína para dor aguda e prednisona/prednisolona, verapamil e lítio como agentes profiláticos são drogas de escolha durante a lactação e não requerem cessação da amamentação[3]. Em caso da necessidade, outro triptano é aceitável.

Valproato é razoavelmente seguro, mas deveria ser evitado, se possível, para prevenir o risco de exposição de uma gravidez não desejada.

Se sintomas inexplicados ocorrerem, devem sempre se considerar efeitos adversos de drogas entre as crianças mais jovens do que 2 meses, porque a farmacocinética difere substancialmente entre os indivíduos. Durante os primeiros dois dias após o nascimento, sintomas devidos à contaminação do leite são raros, porque a produção de leite é ainda limitada. No caso de sintomas suspeitos, um pediatra e um serviço de informação de teratologia deveriam ser contatados imediatamente. Se há suspeita de toxicidade, análise da droga no sangue infantil pode ser indicado[3].

RISCO DE DROGAS NA AMAMENTAÇÃO

Drogas sintomáticas para crises de dor

Sumatriptano

Sumatriptano apresenta uma concentração leite/plasma em torno de 5, o que sugere uma relevante troca da droga do plasma ao compartimento do leite. Após injeção subcutânea de 6 mg (em cinco mulheres estudadas), crianças amamentadas foram expostas exclusivamente a 3,5% da dose materna de sumatriptano depois de ajustar para o peso. Considerando uma biodisponibilidade oral de 14% e o *clearance* limitado na infância, a dose efetiva de sumatriptano liga-se entre 0,7% da dose materna num bebê de 30 semanas e 4,9% da dose materna num neonato muito prematuro. Não há informações de efeitos colaterais de sumatriptano na criança amamentada, mas em virtude de seu uso comum de curto prazo (dose única), eles deveriam ser raramente experimentados[3,7].

Zolmitriptano e outros triptanos

Há insuficiente experiência com zolmitriptano, almotriptano, eletriptano, frovatriptano, naratriptano e rizatriptano. Por causa de seu uso comum de curto prazo (dose única) e dos substanciais efeitos adversos na criança amamentada, eles deveriam ser dificilmente experimentados[3].

Oxigênio

Nenhum efeito adverso do oxigênio é conhecido na lactação[3].

Lidocaína

Lidocaína intravenosa, para o tratamento de arritmia cardíaca, passa para o leite materno em quantidades limitadas[3].

Ergotamina

O tartarato de ergotamina pode ser mais provável do que a di-hidroergotamina (que é menos solúvel em gordura) de causar sintomas de ergotismo por passar para o leite. A produção de leite pode diminuir na presença de derivados ergotamínicos como resultado da ação antiprolactinérgica. Há dados insuficientes da passagem de alcaloides ergotamínicos dentro do leite materno[3].

Salicilato[8]

Transporte de salicilato no leite é limitado pelo seu estado altamente ionizado e pelo alto grau de ligação proteica. Os neonatos eliminam salicilatos muito lentamente, por isso deve existir cautela se os salicilatos forem usados por mais tempo durante lactação.

Naproxeno e ibuprofeno

São minimamente transportados no leite materno e são compatíveis com amamentação[8].

Indometacina

Deve ser evitada, pois há relatos de nefrotoxicidade e convulsões neonatais[8].

Cetoralaco

Pouca informação a respeito da lactação. A Academia Americana de Pediatria considera cetoralaco compatível com amamentação. Concentrações alcançaram de 1% a 4% nos níveis séricos maternos no leite. Considerando a biodisponibilidade do cetoralaco depois da administração oral, isso provavelmente resultaria em níveis sanguíneos neonatais entre 0,16% e 0,40% nos níveis maternos[8].

Acetaminofen

Entra no leite materno e a concentração neonatal máxima é menos do que 2% da dose materna, sendo compatível com amamentação.

Cafeína

Moderada ingestão de cafeína durante a lactação (acima de dois copos de café por dia) não parece afetar o neonato. O leite geralmente contém menos do que 1% da dose materna de cafeína, com pico no leite aparecendo 1 hora depois da ingestão materna. O uso de cafeína em excesso pode causar o despertar e irritabilidade no neonato[8].

Anestésico local

Mexitilina

Parece ser concentrada no leite materno, mas é compatível com lactação, segundo a Academia Americana de Pediatria[8].

Tratamento preventivo

Carbonato de lítio

A proporção leite/plasma varia com a dosagem, alcançando entre 0,3 e 1,7 (para doses mais altas). Baseado em 11 pares criança-mãe, a dose relativa para criança amamentada está acima de 30%, mas em 50% dos casos foi menos de 10%. Raramente, as doses excedem 1/3 do nível materno e frequentemente elas são mais baixas. Nenhuma das 11 crianças estava sintomática. Entretanto, um estudo relatou as crianças com tremor e formas de movimentos anormais. Os níveis de lítio no soro dos neonatos foram duas vezes mais altos do que os das mães[3,9,10].

Metisergida

Derivado ergotamínico que pode causar sintomas de ergotismo ao passar para o leite. Não há dados suficientes da passagem de alcaloides do *ergot* para o leite materno[3].

Corticosteroides

Uma média de 1%-2% da dose por peso materno pode ser esperada para a criança. No caso da dose de 1 g intravenoso, um infante recebe 0,2 mg/kg de prednisolona com a primeira amamentação, uma hora depois da injeção. Acima de 24 horas, foi 0,32 mg/kg. Igualmente, em doses maternas mais altas, fornece somente 1/6 da dose terapêutica infantil (2 mg/kg por dia), geralmente bem tolerada. Há dados insuficientes da transmissão com outros corticoides, e a toxicidade em amamentação não foi relatada[3,11,12].

É improvável que essa quantidade de esteroides tenha impacto na secreção de cortisol endógeno do infante[8].

Topiramato

Nenhum topiramato ou somente baixas concentrações (no máximo 20% da concentração sérica materna) foram detectadas no soro de infantes. A proporção leite/plasma foi de 0,7-0,9 e a dosagem relativa de 3%-23%[3] As dosagens de topiramato são semelhantes no soro materno, cordão umbilical e placenta, indicando extensa passagem transplacentária. O topiramato atravessa bem a placenta e há passagem para o leite materno; no entanto, os recém-nascidos apresentam concentrações muito baixas e não há relatos, até o momento, de efeitos colaterais[6].

Gabapentina

A média de proporção leite/plasma é 1. Uma dosagem relativa de 1,3%-3,8% para crianças amamentadas foi calculada. Concentrações no soro de crianças foram ao redor de 12% dos valores maternos e nenhum efeito adverso foi relatado[3].

Valproato

Ácido valproico passa para o leite numa proporção leite/plasma em torno de 0,05 e dosagem relativa ao redor de 1% na média (valor máximo de 7%). Encontrou-se, mais recentemente, 0,7-1,5 µg/ml, ou somente 0,9%-2,3% de concentrações maternas, as quais estavam entre 39 e 79 µg/ml. Nenhum sintoma foi relatado[3,13,14]. Em torno de 5% passa para o leite[6]. A concentração no leite é muito pequena por causa da alta ligação proteica, tornado-a compatível com a amamentação. O uso de valproato, de seus análogos e derivados pode ser compatível com a amamentação. Porém, deve-se lembrar do risco de hepatotoxicidade em crianças com menos de 2 anos[6].

Pizotifeno

Nenhuma publicação de quantidades de pizotifeno no leite foi encontrada[3].

Melatonina

Melatonina endógena é excretada no leite humano no ciclo circadiano, com um pico ocorrendo à noite. Alguns comentários sugerem que a melatonina exógena poderia interferir no desenvolvimento pós-natal da estrutura do sono e outros ciclos hormonais, mas nenhum dado está disponível para sustentar essa hipótese[3,15].

Benzodiazepínicos

Diazepam e seu metabólito desmetildiazepam podem ser detectados no soro da criança por até 10 dias depois de uma dose única materna. Isso se deve ao menor metabolismo em neonatos comparados com adultos. Clinicamente, infantes que são amamentados por mães recebendo diazepam podem mostrar sedação e pobre amamentação. Parece prudente evitar o uso de benzodiazepínicos durante a organogênese, próximo do parto ou na lactação[8].

Antidepressivos

Amitriptilina, nortriptilina e desipramina são todas excretadas no leite humano. Modelo de farmacocinética sugere que os infantes estão expostos a aproximadamente 1% da dose materna. Autores revisaram drogas tais como amitriptilina, nortriptilina, desipramina, clomipramina e sertralina, concluindo que elas não estavam em quantidades significativas em lactentes e que nenhum efeito adverso foi encontrado. Recomendaram essas drogas como de escolha na amamentação.

Fluoxetina é excretada no leite humano e tem uma proporção leite/plasma de 0,3. Cólicas e altos níveis séricos no infante foram relatados.

Doxepina é associada com o nível aumentado do metabólito N-desmetildoxepina e depressão respiratória no neonato. A Academia Americana de Pediatria considera que os antidepressivos têm um risco desconhecido durante a amamentação[8].

Betabloqueadores

Dose na mãe lactante acima de 240 mg/dia parece ter mínimos efeitos neonatais. A média de exposição do neonato a essa dose materna é menos do que 1% da dose terapêutica. Atenolol é concentrado no leite materno, mas ainda resulta em níveis subterapêuticos no lactente[8].

Bloqueador de canal de cálcio

Compatível com amamentação.

Agentes de contraste

Risco associado com absorção de contraste de iodo livre médio durante lactação é pequeno e pode ser considerado insuficiente para gerar preocupação em parar a amamentação[16].

Oxcarbazepina

Dosagens de oxcarbazepina e metabólitos são semelhantes no soro materno, cordão umbilical e placenta, indicando extensa passagem transplacentária[6].

Como regra geral, os benefícios e os riscos da oxcarbazepina durante a lactação devem ser cuidadosamente considerados. A oxcarbazepina e seu metabólito ativo são excretados no leite materno. A relação de concentrações leite materno/plasma foi de 0,5 para ambas as substâncias. Não existe experiência que permita julgar a segurança da utilização de oxcarbazepina durante a fase de lactação. A possibilidade de efeitos adversos sobre o recém-nascido não pode ser excluída. Portanto, recomenda-se que a criança deva ser gradualmente afastada da amamentação materna ou cuidadosamente observada em relação a possíveis efeitos tóxicos como sonolência excessiva[17].

Carbamazepina

A carbamazepina passa para o leite materno num percentual de 45%. Essa passagem se faz por difusão simples e a taxa é determinada pelo peso molecular, pKa, lipofilia e, de forma mais importante, pela ligação proteica[6]. A concentração de carbamazepina no leite é muito pequena por causa da alta ligação proteica, tornando-a compatível com a amamentação[6].

Barbitúricos

Fenobarbital e primidona não são recomendados na lactação em razão de seu metabolismo lento nos recém-nascidos, o que pode causar sedação. A meia-vida do fenobarbital nos recém-nascidos pode ser muito prolongada, variando de 40 a 300 horas; contudo, aproximadamente 90% da droga mantêm-se livre no plasma. Passam para o leite materno 40% do fenobarbital. A dosagem dos níveis séricos das drogas pode ser útil para monitorar a toxicidade nos recém-nascidos[6].

Fenitoína

A concentração das drogas antiepilépticas que penetra no leite é diretamente proporcional à fração livre da droga no plasma e depende também de sua propriedade de se dissolver em lipídeos. Portanto, 10% da fenitoína passam para o leite materno. A concentração no leite é muito pequena por causa da alta ligação proteica, e isso a torna compatível com a amamentação[6].

DIRETRIZES PARA AMAMENTAÇÃO

As diretrizes para prescrição e amamentação estão discriminadas na Tabela 12.1.

As categorias de risco de droga e amamentação estão descritas na Tabela 12.2.

A seguir, na Tabela 12.3, encontram-se as classes de drogas e seu risco na amamentação.

Tabela 12.1 – Diretrizes para prescrição e amamentação[4,5]

- A droga é necessária?
- Uso de drogas seguras (acetaminofen) em vez de aspirina.
- Se houver a possibilidade de que a droga possa apresentar risco à criança (fenitoína, fenobarbital), devem-se considerar medidas de nível sanguíneo na criança.
- A exposição a drogas para a criança pode ser minimizada se a mãe tomar a medicação apenas após completar a amamentação.

Tabela 12.2 – Categorias de drogas e amamentação[5]

- Contraindicada.
- Requer cessação temporária da amamentação.
- Efeito desconhecido (preocupante).
- Uso com cuidado.
- Geralmente compatíveis.

CONCLUSÃO

Amamentação e cefaleia é um capítulo de arte da medicina. A mãe, lactante, apresenta responsabilidades com seu neonato, e o recém-nascido está repleto de vida e de necessidades para seu adequado desenvolvimento.

Portanto, medidas não medicamentosas para cefaleia na lactação devem ser orientadas e, quando for necessário o uso de medicamentos, devem ser indicados os mais compatíveis e as menores doses possíveis.

Tabela 12.3 – Classe de droga e seu risco na amamentação

Classe de drogas		Amamentação
Analgésicos simples	Aspirina	Cuidado*
	Acetaminofen	Compatível
	Cafeína	Compatível
	AINH	Compatível
Narcóticos		Compatível
Barbituratos		Cuidado**
Benzodiazepínicos		Benzodiazepínicos
Anti-histamínicos	Cipro-heptadine	Contraindicados
Neurolépticos	Fenotizinas	
	Clorpromazina	Desconhecido
	Proclorperazina	Compatível
	Metoclopramida	Desconhecido
Ergotamínicos/ agonista a serotoninérgicos	Ergotamina	Contraindicado
	Di-hidroergotamina	Contraindicado
		Cuidado
	Metisergida	Cuidado
	Sumatriptano	Cuidado
Anti-hipertensivos	Betabloqueadores	Compatíveis
	Bloqueadores adrenérgicos	Compatíveis
	Bloqueadores dos canais de cálcio	Compatíveis
Antidepressivos	Tricíclicos	Desconhecidos
	ISRS	Cuidado
Outras drogas	Carbamazepina	Compatível
	Ácido valpróico	Cautela
	Corticosteróides	Compatível
	Bromocriptina	Contraindicada

*Acidose metabólica, anormalidade da função plaquetária. **Sedação. ***Efeito desconhecido, mas preocupante.

REFERÊNCIAS BIBLIOGRÁFICAS

1. Sociedade Brasileira de Cefaleia. Recomendações para o tratamento da crise migranosa: Consenso da Sociedade Brasileira de Cefaleia. Arq Neuropsiquiatr. 2000;58:371-89.
2. Sociedade Brasileira de Cefaleia. Recomendações para o tratamento profilático da migrânea: Consenso da Sociedade Brasileira de Cefaleia. Arq Neuropsiquiatr. 2002;60(1):159-69.
3. Jürgens TP, Schaefer C, May A. Treatment of cluster headache in pregnancy and lactation. Cephalalgia. 2009;29:391-400.
4. Silberstein SD. Headaches and women: treatment of the pregnant and lactating migraineur. Headache. 1993;33:533-40.
5. Silberstein SD, Lipton RB, Goadsby PJ. Pregnancy, breast feeding and headache. In: Silberstein SD, Lipton RB, Goadsby PJ, editors. Headache in Clinical Practice. Oxford: Isis Medical Media; 1998, p. 191-200.
6. Alves RSC. Puerpério, amamentação e sono na mulher com epilepsia. In: Yacubian EMT, editors. Epilepsia & mulher. São Paulo: Lemos Editorial; 2005, p. 77-81.
7. Wojnar-Horton RE, Hackett LP, Yapp P, et al. Distribution and excretion of sumatriptan in human Milk. Br J Clin Pharmacol. 1996;41:217-21.
8. Rathmell JP, Viscomi CM, Ashburn MA. Management of nonobstetric pain during pregnancy and lactation. Anesth Analg. 1997;85:1074-87.
9. Moretti ME, Koren G, Verjee Z, et al. Monitoring lithium in breast milk: an individualized approach for breastfeeding mothers. Ther Drug Monit. 2003;25:364-6.
10. Spigset O, Hagg S. Excretion of psychotropic drugs into breast milk: pharmacokinetic overview and therapeutic implications. CNS Drugs. 1998;9:111-34.
11. Schaefer C, Peters PWJ, Miler R. Drugs during pregnancy and lactation: treatment options and risk assessment. 2. ed. New York: Elsevier; 2007.
12. Greenberger PA, Oden YK, Frederiksen MC, et al. Pharmacokinetics of prednisolone transfer to breast Milk. Clin Pharmacol Ther. 1993;53:324-8.
13. Hagg S, Spigset O. Anticonvulsivant use during lactation. Drug Saf. 2000;22:425-40.
14. Piontek CM, Baab S, Peindl KS, et al. Serum valproate levels in 6 breastfeeding mother-infant pairs. J Clin Psychiatry. 2000;61:170-2.
15. Illnerova H, Buresova M, Presl J. Melatonin rhythm in human Milk. J Clin Endocrinol Metab. 1993;77:838-41.
16. Contag SA, Mertz HL, Bushnell CD. Migraine during pregnancy: is it more than a headache? Nat Rev Neurol. 2009;5:449-56.
17. Oxcarbazepina – Bula. Disponível em: <http://www.medicinanet.com.br/bula/8286/oxcarbazepina.htm>. Acesso em: 16 maio 2010.

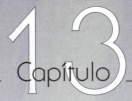

Capítulo 13

CEFALEIA, CLIMATÉRIO E HORMÔNIOS

Eliana Meire Melhado

"Quanto mais interações observamos, melhor conheceremos o objeto em questão."
John Dewey

▶ MENOPAUSA E CLIMATÉRIO

Climatério é uma fase de limites imprecisos na vida feminina. Compreende a transição do período reprodutivo para o não reprodutivo. Climatério e perimenopausa (que inclui a pré e a pós-menopausa) podem ser considerados termos sinônimos.

Clinicamente, o climatério pode ser definido como o conjunto de alterações orgânicas e psicológicas provocadas pela diminuição gradual da produção dos hormônios femininos (estrogênio e progesterona) pelos ovários, o que causa o fim dos ciclos menstruais. Os ovários que produzem esses hormônios funcionam integralmente até por volta dos 40 anos, quando há um lento e progressivo declínio de suas funções. Esse é o início do climatério, chamado também de pré-menopausa. Seu fim ocorre por volta dos 60 anos, quando o organismo feminino se adapta às novas necessidades fisiológicas. É importante, então, que as mulheres procurem a preservação e manutenção da qualidade de vida nessa fase do climatério, recebendo cuidados em saúde, para garantir independência após os 60 anos de idade.

Menopausa é a data da última menstruação da vida de uma mulher. É uma fase da vida, e não uma doença[1].

Os hormônios ovarianos estrogênio e progesterona têm funções diferentes. O estrogênio tem ação em diversos órgãos-alvo como a mama, os ossos, o sistema cardiocirculatório e o sistema nervoso central. A progesterona tem função protetora para o endométrio. A ausência desses hormônios é responsável pelos sinais e sintomas característicos do climatério.

A média de idade da menopausa está entre 51 e 52 anos. Os sintomas variam desde nenhum desconforto até indisposição física e emocional. Ondas de calor denominadas fogachos atingem 80% das mulheres, provocando desconforto, pois aparecem subitamente em ondas que podem durar de 5 a 30 minutos, acompanhadas de suor intenso, muitas vezes durante a noite, interrompendo o sono. Ressecamento vaginal, com consequente desconforto durante as relações sexuais, diminuição da libido e incontinência urinária, por perda de tônus da bexiga, são sinais da ausência estrogênica na genitália feminina. Outras queixas comuns são dor de cabeça, insônia, cansaço e perda da memória. Também estão relacionados com o climatério alterações da pele e cabelos, ganho de peso, perda de força muscular e massa óssea, com decorrente risco de osteoporose. Sintomas emocionais como nervosismo, irritabilidade, alterações de humor, tensão, ansiedade e depressão podem ocorrer nessa fase. Para sintomas leves que causem pouco ou nenhum incômodo, indicam-se medidas de autocuidado como o uso de roupas leves, exercícios regulares, alimentação saudável e controle do peso.

Há aumento das taxas de colesterol, maior predisposição a doenças cardiovasculares e osteoporose. Recomenda-se a terapia hormonal (TH), que oferece proteção significativa contra a perda óssea e algumas alterações cardíacas[2]. Essa terapia não é isenta de efeitos adversos, podendo aumentar o risco para desenvolvimento de câncer de útero e de mama. Especial cuidado deve ser tomado se existirem fatores de risco pessoais adicionais, como história familiar de câncer de mama[3].

▶ INDICAÇÃO DE TERAPIA HORMONAL PARA MULHERES NO CLIMATÉRIO

As Diretrizes da Sociedade Norte-Americana de Menopausa de 2008 para indicação de TH a mulheres no climatério mostram dados recentes sobre a iniciação dessa terapia no período da menopausa para tratar os sintomas relacionados à menopausa; tratar ou reduzir o risco de certos distúrbios como osteoporose e fraturas em mulheres pós-menopausadas selecionadas. A proporção risco-benefício para TH na menopausa é favorável estritamente para essa fase, porém diminui com o avançar da idade (a partir do início da menopausa) em mulheres previamente não tratadas. Essas diretrizes não incluem outros hormônios como os moduladores seletivos dos receptores de estrogênio (SERMs) e fitoterápicos.

Os benefícios e riscos para uma mulher alteram-se continuamente de acordo com sua idade e sintomas relacionados à menopausa (sintomas vasomotores, distúrbios do sono, atrofia vaginal, dispaurenia ou diminuição da libido), alguns dos quais podem ter um impacto adverso na qualidade de vida. Fatores de risco são relacionados a riscos de doenças de base da mulher, sua idade, idade da menopausa, causa da menopausa, tempo desde a menopausa, uso anterior de hormônio, tipo e via de administração, doses de TH usadas e condições médicas emergentes durante o tratamento.

A seguir, encontram-se as diretrizes de indicação de TH.

Sintomas vasomotores

Para o tratamento de sintomas vasomotores moderados a graves (ondas de calor e sudorese noturna) e suas potenciais consequências (redução da qualidade do sono, irritabilidade e diminuição da qualidade de vida), permanece a indicação primária de TH. Cada produto sistêmico de terapia estrogênica ou terapia combinada de estrogênio e progesterona tem aprovação da agência regulatória para essa indicação.

Sintomas vaginais

Produtos sistêmicos de terapia estrogênica ou terapia combinada de estrogênio e progesterona e todos os estrogênios vaginais têm aprovação da agência regulatória para tratar sintomas vaginais (secura vaginal, dispaurenia e atrofia vaginal). Quando a TH é considerada somente para essa indicação, estrogênio vaginal local é geralmente recomendado.

Função sexual

Alívio de moderado a intenso na atrofia vaginal com terapia estrogênica ou terapia combinada de estrogênio e progesterona sistêmica ou local pode ser efetivo na dispaurenia, uma causa comum por evitar o intercurso sexual. A TH não é recomendada quando o único tratamento é outro problema da função sexual, incluindo a diminuição da libido.

Saúde urinária

Terapia estrogênica local pode beneficiar algumas mulheres com urgência-incontinência urinária que têm atrofia vaginal. Não está claro se a estrogenioterapia, por qualquer via, é efetiva em tratar bexiga hiperativa. Clinicamente, somente estrogenioterapia administrada pela via vaginal tem-se mostrado efetiva em reduzir o risco de infecção do trato urinário recorrente. Entretanto, nenhum produto de terapia estrogênica ou terapia combinada de estrogênio e progesterona têm aprovação de agência regulatória para qualquer indicação de saúde urinária.

Alterações da massa/peso corpóreo

Nas mulheres, as alterações hormonais associadas com a transição da menopausa podem afetar a composição corporal e levar a uma tendência ao ganho de peso. Nenhuma diferença estatisticamente significativa na média de ganho de peso ou índice de massa corporal foi demonstrada entre mulheres que usam e que não usam TH.

Qualidade de vida

Uma melhora na qualidade de vida relacionada à saúde pode resultar com o uso de TH, por causa da diminuição dos sintomas de menopausa e talvez de outros mecanismos, incluindo uma possível melhora do humor, que leva a uma sensação de bem-estar. É desconhecido se a TH melhora a qualidade de vida em mulheres assintomáticas.

Osteoporose

O uso estendido da TH é uma opção para mulheres que têm redução estabelecida da massa óssea, desconsiderando os sintomas de menopausa, para prevenção de perda óssea adicional e/ou redução da fratura osteoporótica quando terapias alternativas não são apropriadas ou causam efeitos colaterais, ou quando a proporção risco-benefício do uso estendido de terapias alternativas é desconhecida. Vários produtos sistêmicos contendo estrogênio apresentam aprovação da agência regulatória para a prevenção da osteoporose na pós-menopausa por um tratamento prolongado.

Doença coronariana

Dados combinados de ensaios clínicos de produtos sistêmicos de terapia estrogênica ou terapia combinada de estrogênio da Iniciativa de Saúde da Mulher mostraram uma tendência estatística de um efeito relativo da TH na doença coronariana em relação ao tempo de menopausa, indicando que as mulheres que iniciaram TH mais de 10 anos após a menopausa tendem a ter um risco aumentado de doença coronariana e aquelas que iniciaram TH dentro dos primeiros 10 anos a partir da menopausa tendem a ter uma diminuição do risco de doença coronariana. Estudos observacionais sugerem que a duração mais longa de TH é associada com a redução do risco de doença coronariana e mortalidade.

Artéria coronariana e cálcio

Estudos observacionais mostram que o uso prolongado de TH é associado com menos acúmulo de cálcio na artéria coronariana, a qual é fortemente correlacionada com placa ateromatosa e futuro risco de eventos de doença coronariana clínica. Esses achados sugerem que a terapia com estrogênio iniciada precocemente em mulheres na pós-menopausa pode lentificar o desenvolvimento da placa aterosclerótica.

Acidente vascular

Resultados de estudos observacionais dos fatores de risco para acidente vascular cerebral (AVC) com TH foram inconsistentes. Vários indicam um risco aumentado de AVC isquêmico, enquanto outros mostram nenhum efeito no risco de AVC. Os ensaios da Organização Mundial da Saúde (OMS) com terapia estrogênica e terapia combinada de estrogênio e progesterona demonstraram um risco aumentado de AVC isquêmico e nenhum efeito no risco de AVC hemorrágico. Nesses ensaios, houve 8 eventos de AVCs adicionais por 10 mil mulheres por ano em uso de terapia de estrogênio e progesterona e 11 eventos de AVCs adicionais por 10 mil mulheres por ano em uso de terapia estrogênica, quando o coorte todo foi analisado. Em análises recentes que combinaram resultados dos ensaios da OMS com terapia estrogênica e combinada com estrogênio e progesterona, mulheres jovens que entraram no estudo, nas idades de 50 a 59 anos, não tiveram nenhum aumento significativo no risco de acidente vascular (RR 1,13). Risco de AVC não estava aumentado nos ensaios de prevenção secundária. No *Nurses' Health Study* (NHS), entre mulheres entre 50 e 59 anos de idade, o risco relativo (RR) de AVC para usuárias correntes de terapia de estrogênio e progesterona foi elevado (1,34) e para usuárias correntes de terapia estrogênica foi significativamente aumentado (RR = 1,58). As menores doses de estrogênio (0,3 mg estrogênio conjugado) não foram associadas com um risco aumentado, apesar de que isso foi baseado em relativamente poucas mulheres tomando as menores doses. Todos os estudos indicam que TH na pós-menopausa não é efetiva para reduzir o risco de AVC recorrente entre mulheres com doença cardiovascular estabelecida ou para prevenção de um primeiro AVC e pode aumentar a proporção de risco dos primeiros AVCs. TH não pode ser recomendada para a prevenção primária ou secundária do AVC.

Tromboembolismo venoso

Dados de estudos observacionais e ensaios clínicos randomizados e controlados sugerem um aumento no risco de tromboembolismo venoso com TH oral. Evidências crescentes sugerem que mulheres com história anterior de tromboembolismo venoso ou que possuem fator V de Leiden estão em risco aumentado para tromboembolismo venoso com o uso de TH. Há limitados dados observacionais sugerindo menores riscos de tromboembolismo venoso com estrogênio transdérmico do que com oral, mas não há dados de ensaios clínicos randomizados e controlados a esse respeito. Doses menores de terapia estrogênica oral podem também conferir menos risco de tromboembolismo venoso, mas nenhum ensaio randomizado controlado está disponível para confirmar essa suposição.

Conclusão dos efeitos cardiovasculares

A TH não é corriqueiramente recomendada como a única ou a primeira indicação para proteção coronariana em mulheres de qualquer idade. A iniciação de TH pelas mulheres nas idades entre 50 e 59 anos ou por aquelas dentro dos primeiros 10 anos de início da menopausa para tratar sintomas típicos de menopausa (vasomotores e vaginais) não parece aumentar o risco de eventos coronarianos. Há evidência emergente de que a iniciação de TH na pós-menopausa precoce pode reduzir o risco de doença coronariana.

Diabetes melito

Nenhum tipo de TH tem aprovação de agências regulatórias para tratar diabetes melito (DM); grandes ensaios clínicos randomizados controlados sugerem que o uso de TH reduz o início novo de DM do tipo II.

Resultados de metanálises sugerem que a TH é associada com uma melhora da resistência à insulina nas mulheres na pós-menopausa. Há evidência inadequada para recomendar TH quando esta for a única ou a indicação primária para a prevenção do DM em mulheres na peri ou pós-menopausa. O controle ótimo da glicemia é o objetivo principal nas mulheres que têm DM do tipo II. Alguns dados sugerem que o uso de terapia estrogênica pode requerer menores doses de medicações para controle da glicemia.

Nas mulheres com DM do tipo II, as medidas para reduzir o risco de doença coronariana são de grande interesse. Se a TH é prescrita, o agente específico, a dose, o regime e a via de administração são especialmente importantes. Administração de terapia estrogênica transdérmica pode oferecer vantagens sobre a via oral. Níveis de triglicérides séricos que estão frequentemente aumentados em pacientes que têm DM não estão com terapia estrogênica transdérmica. Além disso, alterações adversas na pressão sanguínea em mulheres hipertensas e não hipertensas têm sido relatadas somente com a terapia oral.

Câncer endometrial

O uso de terapia estrogênica sistêmica nas mulheres pós-menopausadas com útero intacto é associado com aumento do risco de câncer endometrial relacionado à dose de estrogênio e à duração do uso.

A terapia em dose-padrão (0,625 mg/dia de estrogênio conjugado ou equivalente), quando usada por mais do que três anos, é associada com aumento no risco de mais de cinco vezes de câncer endometrial; se usada por 10 anos, o risco aumenta para mais de 10 vezes. Esse risco aumentado persiste por vários anos depois da descontinuação da terapia estrogênica. Para negativar esse aumento do risco, é recomendado o uso adequado de progesterona concomitante para mulheres com útero intacto. Há limitada evidência para sustentar o uso de TH em mulheres com história de estágio precoce (estágio I e II) de câncer endometrial.

Câncer de mama

O diagnóstico de câncer de mama aumenta com uso de terapia combinada de estrogênio e progesterona no alcance de três a cinco anos.

No *Women's Health Initiative* (WHI), esse risco aumentado, em termos absolutos, era uma categoria rara, sendo quatro a seis cânceres invasivos adicionais por 10 mil mulheres por ano em uso de terapia combinada de estrogênio e progesterona por cinco anos ou mais. Nesse ensaio, o aumento de risco de câncer de mama foi significativamente relacionado ao uso de terapia combinada de estrogênio e progesterona antes da inscrição no ensaio clínico. Estudos não tornaram claro se o risco difere entre o uso contínuo e sequencial de progesterona. Mulheres, no braço da terapia estrogênica do WHI, demonstraram nenhum aumento no risco de câncer de mama após uma média de 7,1 anos de uso. A diminuição no risco foi observada em todos os três grupos estudados (começando terapia estrogênica com 50-59, 60-69 e 70-79 anos).

Evidência disponível sugere que terapia estrogênica por menos do que cinco anos tem pouco impacto no risco de câncer de mama. Subgrupos específicos podem ser afetados de diferentes modos. Terapia combinada de estrogênio e progesterona e, em menor extensão, terapia estrogênica aumentam a proliferação de células da mama, dor mamária e densidade mamográfica. A terapia combinada de estrogênio e progesterona pode impedir a interpretação diagnóstica das mamografias. A questão do uso de TH em mulheres com história de câncer de mama não está resolvida. A evidência epidemiológica é limitada e confusa; não há ensaios clínicos completos de longo prazo controlados e randomizados.

Humor e depressão

Vários estudos de mulheres de meia-idade, mas não todos, sugerem que os sintomas depressivos não são mais comuns depois da transição da menopausa do que antes, e a maioria das mulheres de meia-idade não experimenta mais sintomas depressivos do que as mulheres mais jovens. Entretanto, a própria transição da menopausa, bem como a pós-menopausa precoce, pode ser um período de vulnerabilidade aumentada para um subgrupo de mulheres. É controverso se a terapia estrogênica, em algumas circunstâncias, pode aumentar os efeitos antidepressivos dos inibidores seletivos de recaptação de serotonina (ISRS).

Em conclusão, a TH não é um antidepressivo e não deveria ser considerada como tal, apesar de ela poder ter um efeito positivo no humor e no comportamento. Evidência é insuficiente para sustentar seu uso para o tratamento da depressão.

Idade cognitiva/declínio e demência

Queixas de memória são comuns na meia-vida, mas achados de coortes bem caracterizados sugerem que a menopausa natural tem pouco efeito na *performance* da memória ou outras áreas da função cognitiva. Ensaio clínico limitado, de curta duração, com mulheres pós-menopausadas mais jovens sugere que a terapia combinada com estrogênio e progesterona não tem um impacto substancial na cognição depois da menopausa natural. Entretanto, um número de estudos observacionais tem relatado associações entre o uso de TH e o risco reduzido de desenvolvimento de demência de Alzheimer.

Com base nessas considerações, TH não pode ser recomendada em nenhuma idade como única ou indicação primária em prevenir danos cognitivos da idade ou demência. TH parece aumentar a incidência de demência quando iniciada em mulheres com idade de 65 anos ou acima. Semelhantemente, TH não deveria ser usada para enriquecer a função cognitiva em mulheres pós-menopausadas mais jovens com ovários intactos, apesar de ensaios clínicos muito pequenos sustentarem o uso de terapia estrogênica iniciada imediatamente depois da menopausa induzida pela ooforectomia bilateral. Os dados disponíveis não endereçam adequadamente se a TH usada logo depois da menopausa aumenta ou diminui o risco de demência mais tarde. Dados limitados não sustentam o uso de TH como tratamento da demência de Alzheimer.

Menopausa precoce e falência ovariana prematura

Dados com relação à TH em mulheres que experimentam menopausa em idade típica não deveriam ser extrapolados para as mulheres experimentando menopausa precoce e iniciando TH nessa época. Os riscos atribuíveis ao uso de TH pelas mulheres jovens recebendo TH são provavelmente menores e os benefícios potencialmente maiores do que para aquelas mulheres que começam TH em torno da típica idade da menopausa, apesar de nenhum ensaio clínico existir.

Mortalidade total

Os ensaios da WHI são consistentes com estudos observacionais indicando que a TH reduz a mortalidade total quando iniciada logo depois da menopausa. O WHI sugere que a terapia estrogênica e a terapia combinada de estrogênio e progesterona reduzem a mortalidade total em 30% quando iniciadas em mulheres mais jovens do que 60 anos; e quando dados de terapia estrogênica e terapia combinada de estrogênio e progesterona dos ensaios randomizados controlados da WHI foram combinados, a redução da mortalidade com o uso de TH foi estatisticamente significativa. Em contraste, TH não foi associada com a redução da mortalidade entre mulheres que a iniciaram na idade de 60 anos ou mais.

Prática terapêutica

Estrogênios e progestogênios compartilham algumas características e efeitos, bem como propriedades potencialmente diferentes. Entretanto, o padrão-ouro para determinar a diretriz clínica de resultados para um dado agente (sozinho ou em combinação) é o ensaio randomizado e controlado. Porém, há poucos ensaios rigorosos. Teoricamente, há diferenças entre os hormônios em cada família com relação a potência, efeito glicocorticoide, biodisponibilidade, androgenicidade e via de administração.

Dosagens

As menores doses de terapia estrogênica e terapia combinada de estrogênio e progesterona são mais bem toleradas e podem ter proporções mais favoráveis de benefícios e menos riscos do que a dose-padrão.

Tempo de início

Dados emergentes revelam que o tempo de início da TH em relação à proximidade da menopausa é importante. Tão logo o tratamento seja iniciado depois da menopausa, parece que ele tem um forte impacto das consequências na saúde a longo prazo (precoce iniciação pode reduzir a taxa de mortalidade total e o risco de doença coronariana).

Mulheres com idade acima de 60 anos que experimentam menopausa natural na idade típica e nunca tiveram usado TH terão elevados riscos na linha de base da doença coronariana, AVC, tromboembolismo e câncer de mama. A TH deveria, portanto, não ser iniciada nessa população sem uma indicação necessária e somente depois de um aconselhamento apropriado.

Mulheres mais jovens com menopausa precoce poderiam também requerer doses mais altas de TH para alívio de sintomas de menopausa do que as doses correntemente recomendadas para mulheres na idade de 50 a 59 anos.

Duração do uso

Um dos maiores desafios com relação à TH é a duração do uso. Dados existentes não fornecem clara indicação se a duração mais longa da terapia melhora ou piora a proporção risco-benefício.

Individualização da terapia

Quando a TH é desejada pelas pacientes, a individualização da terapia é a chave para trazer benefício à saúde com mínimos riscos, desse modo melhorando a qualidade de vida[4].

▶ TERAPIAS ALTERNATIVAS

A publicação do estudo da OMS[5] foi o divisor de águas do curso de TH, fazendo com que se suscitassem pesquisas no campo da TH tradicional e se abrisse mais espaço para estudos sobre tratamentos alternativos para alívio dos sintomas do climatério[6]. Apesar dos benefícios da TH, estudos estimam que somente 10% a 35% das mulheres na pós-menopausa fazem uso dessa terapia e metade daquelas que iniciam a TH interrompem o tratamento no período de um ano. As causas mais citadas são sangramento irregular, medo de câncer ou doença tromboembólica e ganho de peso.

Um estudo recente[7] com 230 participantes mostrou que 70% das mulheres que optaram por tratamentos alternativos no climatério em vez da TH fizeram-no por medo do desenvolvimento de câncer. Após a publicação do estudo WHI, muitos médicos passaram a reconsiderar o uso da TH para alívio dos sintomas vasomotores. O número de prescrições nos Estados Unidos da América (EUA) diminuiu de 91 milhões em 2001 para 57 milhões em 2003. Um estudo realizado com ginecologistas no estado de São Paulo[8] mostrou que a prescrição de TH decresceu em 25,2%

e que aproximadamente 46% dos ginecologistas começaram a prescrever isoflavonas, tranquilizantes e outras alternativas naturais para os sintomas do climatério.

Por isso, é cada vez mais crescente a procura por terapias alternativas e não hormonais, tanto no Brasil quanto no mundo. Estima-se que mais da metade das mulheres americanas, por exemplo, procura algum tipo de tratamento alternativo para seus problemas relacionados à menopausa.

Dentre as opções, a soja e suas isoflavonas são um dos tratamentos alternativos mais procurados e estudados. No entanto, estudos demonstram resultados controversos que impedem o conhecimento real da utilização dessa terapia alternativa, embora, na prática, muitas mulheres estejam trocando a TH pela reposição com soja.

Isoflavonas são fenóis heterocíclicos com similaridade estrutural ao 17-betaestradiol e SERMs. Ações no nível celular dependem do alvo tecidual, do estado de receptores dos tecidos e do nível de estrogênio endógeno. Estudos clínicos de dietas baseadas em soja, avaliando a relação entre o consumo desse produto e concentrações séricas de lipídeos, revelaram que o consumo de soja significativamente diminuiu o colesterol total, a lipoproteína de baixa densidade colesterol (LDL) e os níveis de triglicérides.

Estudos epidemiológicos sugerem um efeito protetor da proteína da soja no tecido mamário como evidenciado pelas menores proporções de câncer de mama nos países do Leste Asiático, onde a soja é parte predominante da dieta. Produtos de soja também aliviam sintomas de menopausa, por reduzirem as ondas de calor. Entretanto, não está claro se esse efeito biológico dos produtos de soja originou-se das isoflavonas. Dados disponíveis de estudos em humanos do efeito da isoflavona na osteoporose são limitados e estudos adicionais são necessários para sustentar o papel na prevenção da osteoporose. Também nenhum efeito adverso do uso das proteínas de soja de curto ou longo prazo é conhecido em humanos; os únicos efeitos adversos conhecidos são aqueles relatados em animais. Portanto, isoflavonas são compostos biologicamente ativos, e os dados atuais são insuficientes para desenhar a conclusão definitiva no que diz respeito ao uso das isoflavonas como uma alternativa aos estrogênios para TH na mulher na pós-menopausa[6].

Um estudo nacional vinculado à Unicamp comparou os efeitos da ingestão diária de um alimento à base de soja (Previna®), TH de baixa dosagem (Activelle®) e placebo sobre os sintomas menopausais psicológicos, somáticos e urogenitais em mulheres na pós-menopausa. Os autores concluíram que o alimento à base de soja (Previna®) mostrou boa aceitabilidade, poucos efeitos colaterais e eficácia comparável à da TH e superior à do placebo no alívio dos fogachos, dores articulares/musculares e secura vaginal em mulheres na pós-menopausa. Dessa forma, essa pode ser uma boa opção para muitas mulheres que decidem não utilizar a TH para o controle dos sintomas relacionados à menopausa[9].

Tibolona

Molécula sintética utilizada no tratamento da menopausa para ondas de calor, insônia, sudorese, secura vaginal e cefaleia. Apresenta propriedades estrogênicas e progestogênicas. Melhora motivação e desejo sexual[10].

▶ OSTEOPOROSE E CLIMATÉRIO

Diversos fatores são importantes para a saúde dos ossos e aquisição de massa óssea, que atinge seu pico na terceira década. Mulheres estão sob maior risco que os homens. Isso se deve em parte à redução de estrogênio no climatério e à eventual perda de massa óssea durante a gestação e lactação.

Os principais fatores de risco para osteoporose são:
- história familiar de fratura;
- tabaco;
- mais de duas doses de bebida alcoólica por dia;
- baixo peso e baixa estatura com ossatura delicada;
- sedentarismo;
- genética;
- idade avançada;
- uso contínuo de certos medicamentos, como corticoesteroides, drogas antiepilépticas, metotrexato;

- ingestão inadequada de cálcio;
- ser da raça branca ou asiática.

Fatores de risco para fratura osteoporótica são:
- idade avançada;
- baixa densidade mineral óssea;
- fraturas prévias quando na idade adulta[11].

Para prevenir a osteoporose é preciso interferir desde a adolescência, principalmente nas mulheres. A quantidade de massa óssea que se consegue juntar nessa fase fará com que, no envelhecimento, se tenha maior resistência contra fraturas, por isso é fundamental que a jovem seja orientada para uma dieta rica em cálcio, como também para atividades físicas regulares, três vezes por semana para as mais jovens e diariamente para as mais idosas. Para manutenção da ossatura saudável, recomenda-se ingestão adicional de vitamina K, de vitamina D e de cálcio, de 1.500 mg/dia para adolescentes, gestantes e mulheres menopausadas e 1.000 mg/dia para mulheres em idade reprodutiva. Mulheres com idade acima de 40 anos, menopausadas ou com história familiar de osteoporose devem monitorizar os ossos por meio da densitometria óssea periódica[2].

Se a terapia farmacológica é indicada, opções aprovadas pelo governo são bisfosfonatos, SERMs, hormônio paratireoidiano, estrogênios e calcitonina[11].

A osteoporose aumenta o risco de fraturas. Fraturas de coluna e do quadril são particularmente associadas com alta morbidade e mortalidade na população pós-menopausada.

Estima-se que entre 13% e 18% das mulheres brancas americanas com 50 anos ou mais tenham osteoporose de quadril. Fratura de quadril causa mais de 25% de aumento na mortalidade dentro de um ano. Cerca de 25% das mulheres requerem cuidados por longo tempo após uma fratura de quadril e 50% terão alguma perda da mobilidade depois de um extenso período[11].

▶ HORMÔNIOS DO CLIMATÉRIO E CEFALEIA

Na menopausa, caem os níveis de hormônios sexuais e sobem os de gonadotrofinas. Novamente o foco dos estudos é a migrânea.

Epidemiologia

O tipo de menopausa é importante para influenciar a evolução da migrânea na menopausa. A prevalência de migrânea é mais baixa após a menopausa fisiológica do que após a menopausa cirúrgica. Uma análise de um questionário retrospectivo de 47 mulheres na pós-menopausa com migrânea notou que oito mulheres (17%) relataram novo início de cefaleia com a menopausa. Dessas mulheres com menopausa fisiológica, 67% reportaram melhora ou remissão completa da cefaleia após a menopausa, 24% não relataram mudança, e 9% reportaram piora da cefaleia. Das mulheres que tiveram menopausa cirúrgica, 33% relataram melhora da cefaleia seguindo a menopausa e 67% relataram piora da cefaleia. Considerando o tipo de procedimento cirúrgico que resultou na menopausa, a prevalência de migrânea foi mais baixa naquelas com histerectomia e ooforectomia bilateral, apesar de não ser num nível estatisticamente significativo (histerectomia somente, 28,6%; histerectomia com ooforectomia unilateral, 36,4%; histerectomia com ooforectomia bilateral, 15,8%; $p = 0,3$). Esse estudo também sugeriu que o autorrelato de síndrome pré-menstrual foi associado com maior efeito adverso da menopausa cirúrgica na prevalência da migrânea e maior efeito benéfico da falência ovariana natural. Não há dados do efeito da ooforectomia bilateral sem histerectomia[12,13].

Na revisão sistemática de Brandes, características das mulheres que experimentaram migrânea na menopausa tipicamente incluíram idade mais jovem de início da menopausa, menopausa cirúrgica, uso de cigarros, uso diário de álcool, uso prévio de contraceptivos orais e uso corrente de TH[14].

Efeitos da menopausa sobre a cefaleia

A prevalência de migrânea diminui com o passar da idade, mas na menopausa pode diminuir ou piorar. Em mulheres com migrânea anterior, 2/3 melhoram com a menopausa fisiológica e 2/3 pioram da migrânea com a menopausa cirúrgica.

Outros estudos mostram que histerectomia ou ooforectomia não é um tratamento efetivo para a migrânea[15].

Quatro de 10 mulheres experimentarão migrânea em algum momento de suas vidas, com pico de prevalência na metade da vida. A melhora da migrânea sem aura na pós-menopausa é geralmente atribuída à ausência de variações nos níveis hormonais. A manutenção de um ambiente estável de estrogênio é mais bem alcançada usando uma reposição de estrogênio não oral[16].

Numa revisão, destacou-se a importância da ligação da migrânea a estágios reprodutivos para o tratamento ótimo de tais doenças comuns por toda a vida da mulher. A menopausa tem um efeito variável na migrânea dependendo da variabilidade individual para alterações neuroendócrinas induzidas pelas flutuações hormonais e a extensão da transição da menopausa. Em adição, uma associação entre o *milieu* estrogênico e crises de migrânea é fortemente sustentada por várias linhas de evidência. Durante a perimenopausa, é provável observar piora da migrânea, e uma tentativa de terapia de reposição hormonal para minimizar o desbalanço estrogênio/progesterona pode ser efetiva. Na menopausa natural, mulheres experimentam um curso mais favorável da migrânea em comparação com aquelas que apresentam menopausa cirúrgica. Quando sintomas graves de climatério estão presentes, mulheres na pós-menopausa podem ser tratadas com TH contínua. Tibolona pode ser útil quando o uso excessivo de medicação analgésica é documentado. Entretanto, a via transdérmica da administração do estradiol, na menor dose efetiva, deveria ser preferida para evitar potencial risco vascular[17].

Estudo de 1.496 mulheres mostrou prevalência de 10,5% de migrânea nas mulheres em menopausa espontânea, comparadas com 16,7% em pré-menopausa e perimenopausa. Essa melhora é geralmente atribuída à ausência de variações nos níveis de hormônios sexuais na pós-menopausa. De acordo com essa teoria, a falência ovariana, com baixos níveis de estrogênio e altos níveis de hormônio foliculestimulante (FSH), é associada com menor prevalência de migrânea do que em mulheres que menstruam.

Menopausa natural está associada com menor prevalência de migrânea comparada com a menopausa cirúrgica. Numa pesquisa *cross-sectional* de 986 mulheres histerectomizadas, com um ou ambos os ovários presentes, e 5.636 mulheres não histerectomizadas, com ambos os ovários presentes, 8,8% das mulheres não histerectomizadas relataram migrânea de moderada a severa, comparadas com 15,1% de mulheres histerectomizadas com a presença de ovário ($p < 0,001$). A prevalência de migrânea tem sido menor naquelas com histerectomia e ooforectomia bilateral.

Efeitos da terapia hormonal sobre a migrânea

Quando a mulher alcança a menopausa, TH é comumente prescrita, mas leva, às vezes, à piora dos sintomas de migrânea. TH pode exacerbar e aliviar a migrânea.

Há poucos dados da associação entre cefaleia e uso corrente de TH, particularmente com relação ao efeito de doses específicas da TH na migrânea. De 120 mulheres atendidas em clínica de cefaleia, 64,1% das que responderam, relataram melhora ou completa remissão da cefaleia associada com uso de TH, 22,5% relataram nenhuma mudança, e 13,3% reportaram piora da cefaleia. Em contraste, um questionário *cross-sectional* de 6.007 mulheres pós-menopausadas mostrou significativa associação entre cefaleia e uso corrente de TH. Isso foi independente da via de administração (local ou sistêmica).

Numa análise *cross-sectional* de 39.876 mulheres profissionais saudáveis, na idade de 45 anos ou mais, envolvidas num estudo baseado na população (*Women's Health Study*), 21.788 estavam na pós-menopausa; dessas, 6.588 (30,2%) nunca tinham usado TH e 10.519 (48,3%) eram usuárias correntes. Dessas 17.107 (6.588 + 10.519) mulheres, 1.396 (8,2%) experimentaram cefaleias migranosas que preencheram critérios da SIC para migrânea durante o ano precedente de base.

Na análise multivariada controlada por idade, raça, tabaco, uso de álcool, uso de contraceptivo, idade da menopausa e tipo de menopausa, o uso corrente de TH foi associado com um risco aumentado de 42% de migrânea (RR = 1,42) no ano precedente comparado com as mulheres que nunca usaram[16].

Quando estratificado pelo tipo de menopausa, o risco de migrânea foi aumentado nas usuárias correntes de TH com menopausa cirúrgica (RR = 1,65) e nas usuárias correntes que experimentaram menopausa natural (RR = 1,39). A duração da TH não tem efeito na migrânea. Não há diferença significativa no risco de migrânea em usuárias de progestogênios contínuos ou cíclicos. Nenhuma relação dose-resposta entre estrogênio e migrânea foi encontrada[16].

A piora da migrânea na menopausa pode ser um fator na predição da piora da migrânea com a TH. Entretanto, não é conhecido se a TH é associada com a incidência aumentada de cefaleia e de migrânea ou se a TH é iniciada por causa da cefaleia. Há evidência que sugere que a TH seja frequentemente recomendada para mulheres na perimenopausa com migrânea. Com base na fisiopatologia da privação do estrogênio da migrânea, estrogênio contínuo deveria ser preferível à terapia de reposição cíclica estrogênica[16].

Além disso, estudos sugerem que as vias não orais de liberação de estrogênio são mais prováveis de melhorarem a migrânea do que estrogênios orais. Estrogênios orais são associados com grandes variações dia a dia nas concentrações séricas que poderiam desempenhar parte do disparo da migrânea, particularmente se acopladas com uma base de flutuações endógenas estrogênicas na mulher na perimenopausa. Consequentemente, as vias não orais tais como a transdérmica ou a percutânea são associadas com níveis de estrogênio mais estáveis em doses fisiológicas[16].

Num estudo observacional, 78 mulheres com migrânea com ou sem aura usando suplemento de estrogênio não contraceptivo ou TH foram instruídas a usar estrogênio diariamente e não ciclicamente e a reduzir estrogênios pela metade da dose original. Uma redução na frequência das crises de pelo menos 60% foi reportada por 45 (58%) mulheres. Num estudo com estradiol 50 µg contínuo transdérmico mais acetato de medroxiprogesterona (MPA) 10 mg/dia cíclico, comparado a estrogênios orais conjugados 0,625 mg/dia contínuo mais MPA cíclica 10 mg/dia, tanto a frequência das crises como o número de dias com cefaleia significativamente aumentaram durante a TH no subgrupo tomando estrogênio oral, mas não no subgrupo usando a via transdérmica[16].

Alguns consideram que a cefaleia da migrânea é uma contraindicação relativa para o uso de TH, enquanto outros sugerem um regime de dose de estrogênio e progesterona contínuo (em oposição ao regime cíclico), em mulheres cuja migrânea possa ser exacerbada pela TH.

Um caso de migrânea induzida por exercício foi relatado em uma mulher usando um estrogênio transdérmico. Vasodilatação induzida por exercício pode ter aumentado a absorção de estrogênio, precipitando a migrânea. Quando o indivíduo removeu o *patch* durante seu regime de exercício, a cefaleia não apareceu.

A cefaleia na menopausa com a TH pode, então, não mudar em 67%, piorar em 24% ou melhorar em 8,0% das mulheres[18].

Efeitos da migrânea sobre a menopausa

Não está claro se a migrânea é associada ou não com sintomas de menopausa. Apesar de um estudo sugerir uma significativa associação entre sintomas de migrânea e menopausa, outro não relatou associação significativa[16].

Algumas observações sobre migrânea e menopausa

Dois estudos de caso-controle baseados na população, com mulheres de 55 a 79 anos, demonstraram que a história de migrânea era associada com a diminuição do risco de câncer de mama, particularmente os carcinomas ductais e lobulares receptores de estrogênio positivos e receptores de progesterona positivos. Foi postulado que o uso de anti-inflamatório não hormonal poderia estar envolvido na redução de risco de câncer, já que estudos têm demonstrado redução de câncer de mama receptor positivo em usuárias de anti-inflamatório não hormonal, mas esses fatos necessitam de melhor avaliação[19].

Há dados que correlacionaram a piora da cefaleia na vida da mulher com TH e melhora durante a gravidez; uma associação entre piora da cefaleia com TH e uma história passada de piora com contraceptivos; e nenhuma correlação entre a piora com a TH e história anterior de cefaleia associada à menstruação.

Fisiopatologia da migrânea na menopausa

Estudo mostrou que 28 mulheres pós-menopausadas provocadas com estrogênio desencadearam migrânea, confirmando que, em mulheres com história de migrânea relacionada à menstruação pré-menopáusica, uma queda no nível sérico de estrogênio, na ausência de progesterona, poderia precipitar migrânea e que um período primordial de estrogênio foi um pré-requisito necessário[16].

CEFALEIA EM SALVAS

Num estudo, cefaleia em salvas começou durante ou após a transição da menopausa em 24% das pacientes estudadas. Das pacientes que estavam na menopausa durante o estudo, 9% relataram aumento da gravidade das crises e 10%, aumento na frequência. Em pacientes migranosas, cefaleias começaram antes da transição da menopausa em 99%. Pacientes migranosas mais frequentemente relataram aumento da gravidade e da frequência das crises do que pacientes com cefaleia em salvas durante a transição para a menopausa. Cinco de 47 pacientes migranosas que estavam na menopausa durante o estudo relataram que a cefaleia teve diminuição na gravidade, cinco outras relataram diminuição na frequência e duas pacientes referiram que as crises tinham parado completamente[20].

CONCLUSÃO

Cefaleia e climatério são temas intrigantes. Trazem ligações desde a época do período fértil da mulher, que também apresenta lacunas fisiopatológicas. Espera-se que novos hormônios apresentem uma composição mais próxima da fisiológica, tanto os contraceptivos quanto aqueles para TH, a fim de auxiliar no alívio não apenas das cefaleias, mas também de outros males relacionados ao ciclo menstrual.

REFERÊNCIAS BIBLIOGRÁFICAS

1. Pinketon JA. NAMS: Focando a prática na menopausa: a experiência norte-americana. In: 11th World Congress in the Menopause, 2005. Buenos Aires, Argentina; 2005.
2. Dias Genta MLN. Climatério e menopausa. In: Yacubian EMT. Epilepsia & mulher. São Paulo: Lemos Editorial; 2005, p. 95-100.
3. Valério RMF. Efeitos do climatério na mulher com epilepsia. In: Yacubian EMT. Epilepsia & mulher. São Paulo: Lemos Editorial; 2005, p. 101-7.
4. The North American Menopause Society. Estrogen and progestogen use in postmenopausal women: July 2008 position statement of The North American Menopause Society. Menopause. 2008;15(4):584-602.
5. Rossouw JE, Anderson GL, Prentice RL, et al. Risks and benefits of estrogen plus progestin in health postmenopausal women: principal results from the Women's Health initiative randomized controlled trial. JAMA. 2002;288(3):321-33.
6. Song WO, Chun OK, Hwang I, et al. Soy isoflavones as safe functional ingredients. Med Food. 2007;10(4):571-80.
7. Lima SMRR, Reis B, Saito S, et al. Reason of demand for phytotherapy drugs in the climacteric. Climateric. 2008;11:223-5.
8. Lazar JRF, Costa Paiva LHS, Morais SS, et al. The attitude of gynecologists in São Paulo, Brazil 3 years after the Women's Health initiative study. Maturitas. 2007;56(2):129-4.
9. Carmignani LO, Pedro AO, Costa-Paiva LHS, et al. Alimento à base de soja versus terapia hormonal no tratamento da síndrome climatérica: ensaio clínico randomizado duplo-cego e controlado. Disponível em: <http://www.estudosojamenopausa.com.br>. Acesso em: 23 jan. 2010.
10. Genazzani AR, Pluchino N, Bernardi F, et al. Beneficial effect of tibolone on mood, cognition, well-being, and sexuality in menopausal women. Neuropsychiatr Dis Treat. 2006;2(3):299-307.
11. The North American Menopause Society. Management of osteoporosis in postmenopausal women: 2010 position statement of The North American Menopause Society. Menopause. 2010;17(1):25-54.
12. MacGregor EA. Headache and hormone replacement therapy in the postmenopausal woman. Curr Treat Options Neurol. 2009;11:10-7.
13. MacGregor EA. Estrogen replacement and migraine. Maturitas. 2009;63:51-5.
14. Brandes JL. The influence of estrogen on migraine: a systematic review. JAMA. 2006;295(15):1824-30.
15. Silberstein SD. Headache and female hormones: what you need to know? Curr Opin Neurol. 2001;14(3):323-33.
16. MacGregor EA. Estrogen replacement and migraine. Maturitas. 2009;63(1):51-5.
17. Nappi RE, Sances G, Detaddei S, et al. Menopause Int. 2009;15(2):82-6.
18. Mueller L. Predictability of exogenous hormone effect on subgroups of migraineurs. Headache. 2000;40:189-93.
19. Mathes RW, Malone KE, Daling JR, et al. Migraine in post-menopausal women and the risk of invasive breast cancer. Cancer Epidemiol Biomarkers Prev. 2008;17(11):3116-22.
20. Van Vliet JA, Favier I, Helmerhorst FM, et al. Cluster headache in women: relation with menstruation, use of oral contraceptives, pregnancy, and menopause. J Neurol Neurosurg Psychiatry. 2006;77:690-2.

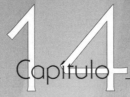

TRATAMENTO DA CEFALEIA NO CLIMATÉRIO

Eliana Meire Melhado

"Só a especulação ousada pode nos levar adiante, e não o acúmulo de fatos."
Albert Einstein

▶ INTRODUÇÃO

Há uma necessidade de interdisciplinaridade para tratar cefaleia no climatério e na menopausa. Os médicos que tratam a menopausa podem não questionar suas pacientes sobre a presença de cefaleia. Por sua vez, as mulheres podem não mencionar sua cefaleia ao médico, e ainda os médicos que tratam a migrânea podem não considerar possíveis efeitos da terapia hormonal (TH). Há uma falta de comunicação que necessita ser corrigida com programas de educação médica[1].

▶ TRATAMENTO DA CEFALEIA NO CLIMATÉRIO

O início de cefaleia nova deveria ser cuidadosamente avaliado para investigação de causas secundárias (ver Anexo 3 – quando suspeitar de cefaleia secundária). Se aura começar pela primeira vez, ataque isquêmico transitório deveria ser excluído[2].

Após descartar cefaleia secundária e feito o diagnóstico de cefaleia primária, migrânea ou do tipo tensional, deve-se entrar com o tratamento convencional ou hormonal (as doses e vias de administração da terapia de reposição estrogênica deveriam ser avaliadas para se fornecerem as menores doses efetivas necessárias ao controle dos sintomas de menopausa)[2].

Há duas possibilidades: tratamento convencional (verificar rim, coração, fígado) e tratamento hormonal. Até mesmo em casos refratários de cefaleia em que a mulher não tenha indicação de TH, esta pode ser tentada.

Tratamento convencional da cefaleia na mulher em climatério – profilático e sintomático

A descrição do tratamento pode ser dividida em tratamento não farmacológico, pormenorizado no Capítulo 18, e tratamento medicamentoso. O tratamento medicamentoso, por sua vez, será subdividido em tratamento sintomático e tratamento preventivo ou profilático.

Para o tratamento, é necessário definir a paciente: se está na perimenopausa, fazendo ou não terapia de reposição hormonal; se apresenta comorbidades como distúrbios do sono, psiquiátricas, obesidade, hipertensão, diabetes melito, dislipidemias e outras.

Tratamento sintomático

Terapêutica sintomática é usada para diminuir a duração e a intensidade de uma crise individual e os sintomas associados de náusea e vômito, fotofobia, fonofobia e eventualmente outros mal-estares como a osmofobia.

Um esquema prático para o tratamento das crises agudas de migrânea é explicado no Consenso do Tratamento da Migrânea da Sociedade Brasileira de Cefaleia[3] (Tabela 14.1).

Tabela 14.1 – Medicamentos para o tratamento de uma crise de migrânea

- Consenso do tratamento da migrânea sem aura (crises fraca, moderada, forte): naratriptano, rizatriptano, sumatriptano e zolmitriptano (I); ácido acetilsalicílico, ácido tolfenâmico, clonixinato de lisina, ibuprofeno e naproxeno sódico (I)[3].
- Aspirina + cafeína + acetaminofen[4].
- Anti-inflamatórios não hormonais[3].
- Ergotamina e di-hidroergotamina[5].

Destacam-se os cuidados que devem ser tomados com relação aos rins, estômago, coração e fígado, na mulher no climatério.

Anti-inflamatórios não hormonais (AINHs) não deve se usado em excesso, no caso de a mulher apresentar queixas gástricas ou ter histórico renal.

Triptanos e ergotamínicos não podem ser usados em quadros de angina pectoris.

Na dúvida da indicação de um medicamento de crise aguda, peça uma avaliação cardiológica ou renal se necessário, para primar pela segurança da paciente.

No geral, as contraindicações são relativas e pequenos cuidados podem prevenir uma consequência maior do uso de medicamentos agudos.

Tratamento preventivo ou profilático da migrânea na mulher no climatério

Tratamento preventivo deveria ser considerado quando há três ou mais crises por mês que sejam prolongadas e não responsivas a medidas sintomáticas, ou quando as medidas sintomáticas são contraindicadas ou produzem significativos efeitos colaterais. O objetivo do tratamento preventivo é reduzir a frequência, a duração e a intensidade das crises. É considerada um resultado aceitável uma redução de 50%, sem efeitos colaterais intoleráveis. Se a terapêutica é de sucesso, as dosagens podem ser reduzidas em quatro a seis meses, com a descontinuação sendo o último objetivo[6]. Para assegurar a adesão, as pacientes deveriam ser orientadas com relação aos objetivos, dosagens, benefícios e efeitos colaterais. A terapêutica deveria ser começada com baixa dose, a qual pode ser aumentada gradualmente com base na resposta.

Há muitas drogas utilizadas como medicamentos preventivos (Tabela 14.2).

Tabela 14.2 – Medicamentos preventivos

Betabloqueadores Propranolol, atenolol*
▪ Antagonistas do canal de cálcio
▪ Antagonistas da serotonina
▪ Neuromoduladores*
▪ Antidepressivos
– ATCs*, IMAOs*
– Riboflavina (B2)
– Magnésio (Mg++)
– Toxina botulínica A
– Inibidores das ECAs*
– Bloqueadores dos receptores de angiotensina
– AINHs*

ATCs: antidepressivos tricíclicos; IMAOs: inibidores da monoaminoxidase; ECAs: enzimas conversoras de angiotensina;
*: drogas aprovadas pelo FDA.

Uma vez escolhida a medicação de acordo com o perfil da paciente, deve-se acompanhar o tratamento.

Considerações sobre as classes de drogas usadas para profilaxia de longo prazo

NEUROMODULADORES

Topiramato: aprovado pelo *Food and Drug Administration* (FDA), o uso de topiramato na mulher é interessante por levar à redução do peso corporal, que não se constitui apenas em aspecto estético, mas de manutenção do índice de massa corporal (IMC). Sabe-se que a obesidade é um fator de risco modificável para cronificação da migrânea. Também é uma droga eficaz e segura, inclusive para mulheres na menopausa pela segurança cardiovascular e para tratamento da comorbidade epilepsia[7,8].

Divalproato: aprovado pelo FDA, o divalproato constitui-se numa das drogas de primeira linha para o tratamento da migrânea. É uma ótima droga para tratar comorbidades como epilepsia e transtorno bipolar. Portanto, é segura para mulheres na menopausa, pois os riscos de uma gravidez ou de ovário policístico deixam de ser preocupantes nessa etapa da vida. É necessário ter cuidado com ganho de peso.

Gabapentina: é uma opção com evidência de efetividade em ensaio clínico em tratar fogachos e reduzir a frequência e a severidade das crises de migrânea[9].

Antidepressivos tricíclicos

Amitriptilina: uma das mais eficazes na prevenção da enxaqueca, é útil em comorbidades psiquiátricas como a síndrome depressiva, na insônia e em dores como na síndrome fibromiálgica, todas mais prevalentes em mulheres. Cautela quanto ao ganho de peso deve ser tomada, assim como cuidados cardiovasculares.

Nortriptilina: é eficaz e não causa tanta sonolência quanto a amitriptilina. É importante ter cuidados cardiovasculares.

Inibidores seletivos de recaptação de serotonina (ISRS)

Fluoxetina, paroxetina: mostraram eficácia para o controle de fogachos e prevenção da migrânea na menopausa[9].

Inibidor de recaptação de serotonina e noradrenalina

Venlafaxina: mostrou eficácia para o controle de fogachos e prevenção da migrânea na menopausa[9].

Clonidina

Está autorizada em vários países para a profilaxia da migrânea e tratamento dos sintomas vasomotores da menopausa. O benefício do tratamento é frequentemente subestimado pelos efeitos adversos[9].

Betabloqueadores

Propranolol: é uma das drogas mais eficazes e mais utilizadas pela segurança. É ótima droga em comorbidades como prolapso de valva mitral e tremor essencial. É contraindicada a asmáticos. São necessários cuidados na insuficiência cardíaca em mulheres na perimenopausa.

Atenolol: contraindicada a asmáticos. É importante ter cuidado na insuficiência cardíaca em mulheres na perimenopausa.

Bloqueadores dos canais de cálcio

Verapamil: deve-se ter cuidado pelo efeito hipotensor e antiarrítmico.

Flunarizina: é importante ter cuidado com ganho de peso. É ótima para pacientes que estão em inanição, por exemplo, por vômitos pela migrânea e que manifestam desejo de ganhar um pouco de peso. Pacientes com associação de queixas de tontura com a cefaleia beneficiam-se com o uso da flunarizina. Não é boa droga para pacientes com tendências depressivas ou ansiosas e nem com história pessoal de tremor essencial ou de síndrome parkinsoniana.

Antagonistas serotoninérgicos

Metisergida: é importante ter cuidado com o ganho de peso. O uso deve ser por curto período por causa do risco de fibrose peritoneal.

Pizotifeno: deve-se ter cuidado com ganho ponderal.

Riboflavina

É segura em mulheres na perimenopausa, por se tratar de uma vitaminoterapia, sem efeitos colaterais importantes.

Magnésio

É segura em mulheres no climatério, por se tratar de um sal mineral. A dose recomendada é carbonato de magnésio 360 mg/dia[10-13].

Piridoxina

É segura em mulheres na perimenopausa, por se tratar de uma vitaminoterapia, sem riscos cardiovasculares ou renais.

Toxina botulínica

É uma boa opção na mulher durante o climatério, caso apresente cefaleia crônica e contraindicação ou não resposta a uma ou mais drogas preventivas, principalmente porque a toxina botulínica não apresentará passagem pelo fígado.

INIBIDORES DA ENZIMA CONVERSORA DE ANGIOTENSINA

Podem ser uma boa opção na mulher em perimenopausa, no caso de associação com hipertensão arterial sistêmica (HAS).

BLOQUEADORES DOS RECEPTORES DE ANGIOTENSINA

Pode ser uma boa opção na mulher no climatério, no caso de associação com HAS e proteção renal.

MELATONINA

Não existente no Brasil, constitui boa escolha na associação de insônia e cefaleia.

No geral, as contraindicações são relativas, e pequenos cuidados podem prevenir uma consequência maior pelo uso de medicamentos preventivos na mulher durante o climatério.

Deve-se acrescentar que o tratamento preventivo para mulheres no climatério é indicado quando há contraindicação à terapia estrogênica ou o não desejo de usá-la.

Há evidência de que a histerectomia pode aumentar a frequência da migrânea e os sintomas de menopausa, com adicional morbidade e risco de mortalidade. Terapêutica deveria ser contrabalançada de acordo com a necessidade da mulher, pesando que os disparos hormonais são autolimitados e que as crise de cefaleia tendem a diminuir depois da menopausa[9].

Tratamento de outros tipos de cefaleia: cefaleia do tipo tensional, cefaleia em salvas, trigeminais e cervicogênica

Seguirão as mesmas diretrizes do tratamento da migrânea, com o destaque de que a cefaleia em salvas na mulher na perimenopausa deve ser tratada agudamente com oxigenioterapia, evitando triptanos.

Nevralgias como a nevralgia do trigêmeo podem ser tratadas com oxcarbazepina e carbamazepina, assim como a gabapentina.

A cefaleia cervicogênica deve ter a instituição de uma terapia física obrigatória, lembrando que todas as formas de cefaleia devem ser avaliadas quanto a terapias não farmacológicas.

Tratamento hormonal da cefaleia na mulher em climatério

A prevalência de migrânea diminui com o passar da idade, mas na menopausa pode diminuir ou piorar.

O tratamento dos sintomas de menopausa em mulheres com migrânea deveria diferir das recomendações-padrão, incluindo o uso de TH. Para mulheres com migrânea, baixas doses de preparações não orais de estradiol deveriam ser recomendadas como primeira escolha. Aura de migrânea não é uma contraindicação ao uso de TH não oral. Se a aura não se resolve, deve-se avaliar a retirada do estrogênio e considerar estratégias não hormonais quando indicadas (ver tratamento preventivo)[2].

TH com estrogênio e progesterona pode exacerbar a migrânea. O uso de drogas sintomáticas e profiláticas para o tratamento da migrânea em mulheres na menopausa que não necessitam de TH deveria ser guiado pelo seu estado cardíaco e renal. Porém, casos refratários podem ser tratados com TH adjunta ao tratamento convencional[10].

Entretanto, o tratamento da cefaleia pode ser difícil em mulheres que requerem TH para sintomas de menopausa, mas desenvolvem cefaleia ou pioram a migrânea como resultado de terapia.

Algumas preparações de estrogênio podem ser menos prováveis de agravar migrânea. O uso de estradiol pode ser melhor do que o de estrogênios conjugados. Quando a via transdérmica é indicada, um *patch* de estradiol de baixa dose pode ser usado e a dose aumentada se necessário. Etinilestradiol em baixa dosagem, iniciando com 20 µg por dia, pode também ser útil. Pacientes deveriam ser cautelosas de que uma tentativa de semanas a meses pode ser necessária antes da melhora ser evidente.

As menores doses deveriam ser usadas para aliviar sintomas vasomotores, atrofia epitelial, vaginal e uretral, manter o colágeno da pele, reduzir a proporção de absorção óssea e prevenir a aceleração da aterosclerose. Em mulheres com migrânea ou sintomas de menopausa mais graves, a TH contínua deveria ser considerada, usando uma via não oral e as doses efetivas mais baixas no controle dos sintomas[9].

Nesses casos, várias estratégias empíricas podem ser usadas. As estratégias para o estrogênio são:

- reduzir a dose de estrogênio;
- mudar o tipo de estrogênio de um conjugado a puro estradiol, a estrogênio sintético ou estrona pura;
- converter TH de interrupta a dose contínua;
- adicionar androgênios transdérmicos, fornecendo uma proporção fisiológica de estradiol a estrona (concentração estável de estrogênio é associada com pouca cefaleia) (Tabela 14.3).

Tabela 14.3 – **Estratégias para estrogênios**

- Reduzir dose de estrogênio.
- Mudar de estrogênio conjugado a estradiol puro, estrogênio sintético ou estrona pura.
- Converter TH cíclica em contínua.
- Adicionar androgênios.
- Estrogênios transdérmicos – concentração estável – pouca cefaleia[14].

Os médicos devem incluir progesterona quando a prescrição de estrogênio para tratamento da migrânea ocorrer em mulheres com útero intacto. Progesteronas são usadas para prevenir hiperplasia endometrial e podem, infortunadamente, precipitar ou agravar cefaleia em adição a outros sintomas, particularmente se usadas ciclicamente. Progesterona micronizada pode causar menos cefaleia do que o acetato de medroxiprogesterona. Megestrol 20 a 80 mg diariamente pode ser menos predisponente a cefaleia do que outras progesteronas.

As estratégias para a progesterona são:
- dar uma menor dose de progesterona (medroxiprogesterona 2,5 mg, em vez de 7,5 mg) continuamente, o que pode controlar a cefaleia;
- mudar o tipo de progesterona;
- mudar o tipo de sistema (oral a vaginal);
- descontinuar a progestina (realizar ultrassom vaginal e biópsia endometrial periódica se necessária, no caso de o endométrio estar com mais de 4 mm; se menor que isso, não é necessário fazer a biópsia, porque a incidência de câncer de endométrio é baixa) (Tabela 14.4).

Tabela 14.4 – **Estratégias para progesterona**

- Reduzir a dose.
- Passar de cíclico a contínuo – medroxiprogesterona[15].
- Mudar o tipo de sistema – oral a vaginal.
- Descontinuar – biópsia endometrial (prevenção da hiperplasia endometrial)[14].

O modulador seletivo do receptor de estrogênio raloxifeno pode ser usado se a mulher requerer, mas não tolera estrogênio não seletivo[16], 60 mg/dia[17,18].

Tibolona é um esteroide anabólico sintético aparentado à pregnenolona (17 β-hidroxi-7 α--metil-19-nor-17 α-pregn-5(10)-em-20-yn-3-um). Apresenta propriedades hormonais estrogênica, progestogênica e fracamente androgênica. Atua estabilizando o sistema hipotálamo-hipofisário, após insuficiência da função ovariana durante o climatério para o tratamento da menopausa natural e cirúrgica. Pode ser usada no lugar dos estrogênios na dose de 2,5 mg/dia. Há um ensaio clínico em cefaleia na pós-menopausa que mostrou sucesso[19].

O tratamento com isoflavonas pode ser considerado, apesar de que evidência de eficácia é limitada para migrânea na menopausa[9] (Tabela 14.5).

Tabela 14.5 – **Drogas usadas para TH e que necessitam mais estudos em cefaleia**

- Raloxifeno (modulador seletivo de receptor de estrogênio): mulheres que requerem TH, mas não toleram estrogênios: 60 mg/dia[7,14].
- Tibolona (propriedades estrogênicas, progestogênicas): 2,5 mg/dia.
- Fitoestrogênio (liga-se a receptores estrogênicos).

Preparações de hormônios disponíveis para terapia hormonal (ver Capítulo 19).

- Estrogênios esteroides conjugados.
- Estrogênios esteroides não conjugados.
- Estrogênios sintéticos análogos (não esteroidal).
- Progesteronas.
- Progesteronas (para serem usadas em conjunto com estrogênios).
- Testosterona.

CONCLUSÃO

Mulheres no climatério, que culminam com a menopausa, apresentam quatro possibilidades, ao menos, no caso de piorarem da cefaleia:
1. usar tratamento convencional, pois podem não ter a indicação de TH;
2. ter a indicação de TH e então utilizá-la de forma a diminuir a migrânea: estrogênio transdérmico, menores doses efetivas;
3. ter a piora da migrânea na vigência de TH. O médico deve, então, mudar a via de administração, preferindo a transdérmica, diminuindo as doses e com uso contínuo;
4. se tudo falhou e a cefaleia continua, deve-se suspender a TH, usar tratamento convencional e tentar alternativas como a tibolona ou fito-hormônios.

REFERÊNCIAS BIBLIOGRÁFICAS

1. MacGregor A. Effects of oral and transdermal estrogen replacement on migraine. Cephalalgia. 1999;19:124-5.
2. MacGregor EA. Estrogen replacement and migraine. Maturitas. 2009;63(1):51-5.
3. Sociedade Brasileira de Cefaleia. Recomendações para o tratamento da crise migranosa. Consenso da Sociedade Brasileira de Cefaleia. Arq Neuropsiquiatr. 2000;58:371-89.
4. Silberstein SD, Armellino JJ, Hoffman HD. Treatment of menstruation-associated migraine with the nonprescription combination of acetaminophen, aspirin, and caffeine: results from three randomized, placebo-controlled studies. Clin Ther. 1999;21:475-91.
5. Winner P, Sheftell F, Sadowsky C, et al. A profile of menstrual migraine sufferers. Cephalalgia. 1993(Suppl 13):242.
6. Sociedade Brasileira de Cefaleia. Recomendações para o tratamento profilático da migrânea. Consenso da Sociedade Brasileira de Cefaleia. Arq Neuropsiquiatr. 2002;60(1):159-69.
7. Dainese F, Mainardi F, Maggioni F, et al. Bodyweight in headache prophylaxis. Cephalalgia. 2003;23:693-4.
8. Loewinger LE, Young WB. Headache preventives: effect on weight. Neurology. 2002;58(7 Suppl 3):A286.
9. MacGregor EA. Headache and hormone replacement therapy in the postmenopausal woman. Curr Treat Options Neurol. 2009;11(1):10-7.
10. Facchinetti F, Sances G, Borella P, et al. Magnesium prophylaxis of menstrual migraine: effects on intracellular magnesium. Headache. 1991;31:298-301.
11. Pfaffenrath V, Wessly P, Meyer C, et al. Magnesium in the prophylaxis of migraine – a double blind, placebo-controlled study. Cephalalgia. 1996;16:436-40.
12. Peikert A, Wilmzig C, Köhne-Volland R. Prophylaxis of migraine with oral magnesium: results from a prospective, multi-center, placebo-controlled and double-blind randomized study. Cephalalgia. 1996;16:257-63.
13. Wang F, Van Den Eeden SK, Ackerson LM, et al. Oral magnesium oxide prophylaxis of frequent migrainous headache in children: a randomized, double-blind, placebo-controlled trial. Headache. 2003;43(6):601-10.
14. Welch KMA. Migraine and pregnancy. In: Devinsky O, Feldmann E, Hailine B, editors. Advances in neurology: neurological complications of pregnancy. New York: Raven Press; 1994, p. 77-81.
15. Mueller L. Predictability of exogenous hormone effect on subgroups of migraineurs. Headache. 2000;40:189-93.
16. Allais G, Bussone G, De Lorenzo C, et al. Advanced strategies of short-term prophylaxis in menstrual migraine: state of the art and prospects. Neurol Sci. 2005;26(Suppl 2):S125-9.
17. Moloney MF, Matthews KB, Scharbo-Dehaan M, et al. Caring for the woman with migraine headaches. Dimens Critical Care Nurs. 2001;20(4):17-25.
18. Silberstein SD. Headache and female hormones: what you need to know? Curr Opin Neurol. 2001;14(3):323-33.
19. Genazzani AR, Pluchino N, Bernardi F, et al. Beneficial effect of tibolone on mood, cognition, well-being, and sexuality in menopausal women. Neuropsychiatric Dis Treat. 2006;2(3):299-307.

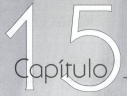

Capítulo 15

COMORBIDADES PSIQUIÁTRICAS NA MULHER COM CEFALEIA

Mario Fernando Prieto Peres
Giancarlo Lucchetti
Andre Leite Gonçalves
Reinaldo Teixeira Ribeiro

"O que mais me surpreende na humanidade são os homens, que perdem a saúde para juntar dinheiro, depois perdem dinheiro para recuperar a saúde. E por pensarem ansiosamente no futuro, esquecem do presente de tal forma que acabam por não viver nem o presente nem o futuro."
Dalai Lama

▶ INTRODUÇÃO

A cefaleia é uma das queixas mais comuns na atividade médica e estima-se que 95% das pessoas têm ou terão um episódio de cefaleia no decorrer da vida[1].

Estudos demonstram que alguns tipos de cefaleia como a enxaqueca são cerca de 2,2 a 3,0 vezes mais comuns em mulheres[2,3]. Da mesma forma, a prevalência de alguns[4] tipos de comorbidades psiquiátricas como depressão[5] e ansiedade é maior no gênero feminino. De acordo com essa premissa, estudos têm sido conduzidos no intuito de ver se há relação entre comorbidades psiquiátricas e cefaleias primárias.

O interesse na relação entre cefaleia e comorbidades psiquiátricas tem sido motivo de discussão há mais de 20 anos, com estudos epidemiológicos mostrando elevadas taxas de depressão, transtorno bipolar, ansiedade e transtornos de personalidade com enxaqueca e cefaleia tensional[6].

A seguir, optamos por dividir os estudos em subtópicos, demonstrando correlações entre aspectos psiquiátricos e cefaleias.

▶ DEPRESSÃO E CEFALEIA PRIMÁRIA

A associação entre depressão e enxaqueca vem sendo extensamente investigada tanto por estudos transversais quanto por estudos de coorte. Os pacientes depressivos possuem mais cefaleia que a população em geral, da mesma forma que os pacientes com cefaleia possuem mais sintomas depressivos[7].

Em 2003, estudo transversal[8], com mais de 50 mil participantes, demonstrou que distúrbios depressivos e ansiosos estiveram significativamente associados com enxaqueca (OR = 2,7, 95% CI 2,3-3,2; OR = 3,2, 95% CI 2,8-3,6) e com cefaleia não enxaquecosa (OR = 2,2, 95% CI 2,0-2,5; OR = 2,7, 95% CI 2,4-3,0) quando comparados com pessoas sem cefaleia.

Outro estudo populacional[9] analisou a relação entre dor crônica e distúrbios psiquiátricos em mais de 3 mil norte-americanos. Nessa população, 28,5% dos participantes com enxaqueca foram considerados como tendo diagnóstico de depressão, contra 12,3% dos sem migrânea [OR de 2,8 (95% CI 2,2 a 3,7)].

Com o intuito de replicar os achados transversais e tentar entender essa relação, alguns estudos longitudinais têm abordado o tema. Breslau et al.[10] analisaram a associação entre enxaqueca e depressão em uma amostra prospectiva de mais de mil adultos. Após ajuste para sexo e educação, os pacientes com depressão tinham 3,1 vezes mais chances (95% CI 2,0 a 5,0) de apresentar enxaqueca que os não depressivos. Da mesma forma, os pacientes com enxaqueca tiveram 3,2 vezes mais chances (95% CI 2,3 a 4,6) de desenvolver depressão no mesmo período.

Esses achados tornam-se de grande importância, já que pacientes com enxaqueca devem ser avaliados quanto à depressão, e vice-versa, de forma a promover um tratamento que possa melhorar as duas condições[7].

Apesar das evidências serem mais fortes para enxaqueca, parece haver também uma relação entre cefaleia tensional e depressão.

Um estudo brasileiro[11] também analisou essa temática. Apesar da amostra pequena (55 pacientes), constatou-se que, entre os pacientes com cefaleia tensional episódica, 60% deles tinham ansiedade e 32%, depressão. Já nos pacientes com cefaleia tensional crônica, 44% tinham ansiedade e 40%, depressão.

Alguns estudos têm sido realizados em populações exclusivamente femininas. Em 2007[12], foram avaliadas 1.032 mulheres com cefaleia, sendo 593 episódicas e 439 crônicas. Foram associadas a transtornos depressivos as cefaleias crônicas, incapacidade e maiores queixas somáticas. Outro estudo realizado só em mulheres[13] avaliou o tratamento de 56 pacientes com depressão. Os autores concluíram que a coocorrência de enxaqueca e depressão parece influenciar o tratamento a longo prazo. Por fim, Mattsson et al.[14] avaliaram 728 mulheres e mostraram que, em idosas, o risco de enxaqueca atual estava fortemente associado à história de depressão.

ANSIEDADE E CEFALEIA PRIMÁRIA

Transtornos de ansiedade têm sido relacionados com cefaleias primárias, tanto em estudos clínicos quanto em estudos populacionais comunitários.

Em 1994, foi realizado estudo transversal populacional[15] com mais de 10 mil participantes, em que indivíduos com ataques de pânico tinham mais chance de ter cefaleia (especialmente enxaqueca) na semana anterior da entrevista.

Dois estudos prospectivos com amostra grande foram realizados. O primeiro foi realizado por McWilliams et al.[9] e mostrou uma relação entre enxaqueca e ansiedade. Nesse estudo, 9,1% dos participantes com enxaqueca contra 2,5% dos sem enxaqueca tinham transtorno de ansiedade generalizada (OR 3,9, 95% CI 2,5 a 6,0). A associação permaneceu significativa após ajuste para variáveis demográficas, incluindo outras condições de dor crônica.

O segundo estudo[16], realizado em Zurique, Suíça, em adultos jovens, mostrou que transtorno de ansiedade generalizada (OR 5,3, 95% CI 1,8 a 15,8) e fobia social (OR 3,4, 95% CI 1,1 a 10,9) tiveram grande associação com enxaqueca.

Um estudo francês[17], populacional (5.417 participantes), encontrou 67% dos pacientes com ansiedade e 59% com depressão em migranosos. A ansiedade esteve relacionada principalmente ao estresse e à estratégia mal adaptada de *coping* (forma de lidar com a doença). Os pacientes com sintomas ansiosos e depressivos tiveram mais uso de medicamentos para fase aguda e menor efetividade do tratamento.

TRANSTORNO BIPOLAR E CEFALEIA PRIMÁRIA

São poucos os estudos que abordam o tema. Merikangas et al.[16] relataram uma prevalência de 8,8% de transtorno bipolar em pessoas com enxaqueca, em comparação com 3,3% nos sem enxaqueca (OR 2,9, 95% CI 1,1 a 8,8). Da mesma forma, Breslau et al.[10] acharam as seguintes razões de chance: 7,3 (95% CI 2,2 a 24,6) para transtorno bipolar I e 5,2 (95% CI 1,4 a 19,9) para transtorno bipolar II.

ASPECTOS COMPORTAMENTAIS NA CEFALEIA

Alguns estudos têm se dedicado à avaliação dos fatores comportamentais e dos diferentes tipos de personalidade em pacientes com dor crônica, inclusive cefaleia.

Os tipos de personalidade também têm sido avaliados nos estudos sobre cefaleias primárias. No estudo conduzido por Abatte-Daga et al.[18], foram analisados os tipos de personalidade de cada participante e sua relação com a enxaqueca. Após a regressão logística, pessoas com traço de personalidade *harm avoidance* – evitação de danos –, que está relacionado com incerteza, preocupação excessiva, fatigabilidade e timidez[19], apresentaram maior prevalência de enxaqueca que os controles (p = 0,04). Da mesma forma, pessoas persistentes, que prosseguem firmemente para completar o que fazem, possuíam maior prevalência de enxaqueca que os controles (p = 0,008).

Di Piero et al.[20] avaliaram pacientes com enxaqueca, cefaleia tensional e controles utilizando o Questionário Tridimensional de Personalidade de Cloninger[19]. Eles notaram que pessoas com traço de personalidade *harm avoidance* – evitação de danos (conforme explicado previamente) – apresentavam maior prevalência de enxaqueca e cefaleia tensional que os controles (p < 0,001). Ainda nesse estudo, pessoas com enxaqueca tiveram menores valores na dimensão *novelty seeking* – busca de novidades (ativação e iniciação de comportamentos por estímulos novos, implicando predisposição para excitabilidade, impulsividade e comportamento exploratório) (p < 0,001). Por fim, os pacientes persistentes tiveram maiores prevalências de enxaqueca em comparação com cefaleia tensional (p < 0,05).

O transtorno de personalidade *borderline* foi avaliado em pacientes com enxaqueca em estudo conduzido por Rothrock et al.[21] Os autores constataram que pacientes com enxaqueca e diagnóstico de transtorno *borderline* eram associados ao sexo feminino, cefaleia mais importante, maior incapacidade pela cefaleia, maior abuso de medicamentos, mais visitas aos serviços de emergência, mais autorrelatos de depressão e pior resposta aos tratamentos. Assim, uma identificação da personalidade pode influenciar e cooperar inclusive na resposta e manutenção dos tratamentos[22].

▶ DIAGNÓSTICO DE TRANSTORNO PSIQUIÁTRICO

Os estudos supracitado apontam para uma íntima relação entre cefaleias e comorbidades psiquiátricas. Os médicos que lidam com mulheres queixando-se de cefaleia devem sempre questionar sintomas depressivos, ansiosos e também queixas somáticas.

Nas Tabelas 15.1 e 15.2, são apontados os critérios diagnósticos para identificação de depressão maior e ansiedade generalizada, seguindo os critérios do *Diagnostic and Statistical Manual of Mental Disorders* (DSM-IV)[23].

Tabela 15.1 – Critérios diagnósticos para episódio depressivo maior

A. Cinco (ou mais) dos seguintes sintomas estiveram presentes durante o mesmo período de duas semanas e representam uma alteração a partir do funcionamento anterior. Pelo menos um dos sintomas é:
(1) humor deprimido ou;
(2) perda do interesse ou prazer.
Nota: Não incluir sintomas nitidamente devidos a uma condição médica geral ou alucinações ou delírios incongruentes com o humor.
(1) humor deprimido na maior parte do dia, quase todos os dias, indicado por relato subjetivo (por ex., sente-se triste ou vazio) ou observação feita por outros (por ex., chora muito);
Nota: Em crianças e adolescentes, pode ser humor irritável.(2) interesse ou prazer acentuadamente diminuídos por todas ou quase todas as atividades na maior parte do dia, quase todos os dias (indicado por relato subjetivo ou observação feita por outros);
(3) perda ou ganho significativo de peso sem estar em dieta (por ex., mais de 5% do peso corporal; em um mês), ou diminuição ou aumento do apetite quase todos os dias.
Nota: Em crianças, considerar falha em apresentar os ganhos de peso esperados.
(4) insônia ou hipersônia quase todos os dias;
(5) agitação ou retardo psicomotor quase todos os dias (observáveis por outros, não meramente sensações subjetivas de inquietação ou de estar mais lento);
(6) fadiga ou perda de energia quase todos os dias;
(7) sentimento de inutilidade ou culpa excessiva ou inadequada (que pode ser delirante), quase todos os dias (não meramente autorrecriminação ou culpa por estar doente);
(8) capacidade diminuída de pensar ou concentrar-se, ou indecisão, quase todos os dias (por relato subjetivo ou observação feita por outros);
(9) pensamentos de morte recorrentes (não apenas medo de morrer), ideação suicida recorrente sem um plano específico, tentativa de suicídio ou plano específico para cometer suicídio.
B. Os sintomas causam sofrimento clinicamente significativo ou prejuízo no funcionamento social ou ocupacional ou em outras áreas importantes da vida do indivíduo.
C. Os sintomas não se devem aos efeitos fisiológicos diretos de uma substância (por ex., droga de abuso ou medicamento) ou de uma condição médica geral (por ex., hipotireoidismo).
D. Os sintomas não são melhor explicados por luto, ou seja, após a perda de um ente querido, os sintomas persistem por mais de dois meses ou são caracterizados por acentuado prejuízo funcional, preocupação mórbida com desvalia, ideação suicida, sintomas psicóticos ou retardo psicomotor.

Tabela 15.2 – Critérios diagnósticos para transtorno de ansiedade generalizada

A. Ansiedade e preocupação excessivas (expectativa apreensiva), ocorrendo na maioria dos dias por pelo menos seis meses, com diversos eventos ou atividades (tais como desempenho escolar ou profissional).
B. O indivíduo considera difícil controlar a preocupação.
C. A ansiedade e a preocupação estão associadas com três (ou mais) dos seguintes seis sintomas (com pelo menos alguns deles presentes na maioria dos dias nos últimos seis meses).
Nota: Apenas um item é exigido para crianças.
(1) inquietação ou sensação de estar com os nervos à flor da pele;
(2) fatigabilidade;
(3) dificuldade em concentrar-se ou sensações de "branco" na mente;
(4) irritabilidade;
(5) tensão muscular;
(6) perturbação do sono (dificuldades em conciliar ou manter o sono, ou sono insatisfatório e inquieto).
D. O foco da ansiedade ou preocupação não está confinado a aspectos de um transtorno do Eixo I; por ex., a ansiedade ou preocupação não se refere a ter um ataque de pânico (como no transtorno de pânico), ser embaraçado em público (como na fobia social), ser contaminado (como no transtorno obsessivo-compulsivo), ficar afastado de casa ou de parentes próximos (como no transtorno de ansiedade de separação), ganhar peso (como na anorexia nervosa), ter múltiplas queixas físicas (como no transtorno de somatização) ou ter uma doença grave (como na hipocondria), e a ansiedade ou preocupação não ocorre exclusivamente durante o transtorno de estresse pós-traumático.
E. A ansiedade, a preocupação ou os sintomas físicos causam sofrimento clinicamente significativo ou prejuízo no funcionamento social ou ocupacional ou em outras áreas importantes da vida do indivíduo.
F. A perturbação não se deve aos efeitos fisiológicos diretos de uma substância (droga de abuso, medicamento) ou de uma condição médica geral (por ex., hipertireoidismo) nem ocorre exclusivamente durante um transtorno do humor, transtorno psicótico ou transtorno invasivo do desenvolvimento.

Além dos critérios diagnósticos, alguns instrumentos podem ser utilizados com essa intenção. Apesar de não fecharem o diagnóstico, podem sugerir e quantificar a sintomatologia depressiva e ansiosa. Na depressão, podem ser usados o PHQ-9 e o PHQ-2 (Questionários sobre a Saúde do Paciente), já validados no Brasil, inclusive para população feminina[24], o Inventário de Depressão de Beck[25] ou, ainda, o CES-D (escala de depressão do Center for Epidemiological Studies)[26], entre outros. Nos transtornos de ansiedade, pode se lançar mão da Escala de Ansiedade de Beck[27], do Inventário de Ansiedade Traço-Estado (IDATE)[28] e da escala de rastreio para ansiedade (GAD-7)[29].

Uma das grandes vantagens da identificação de transtornos de humor em pacientes com cefaleia é a possibilidade de intervir com apenas um medicamento em duas condições ao mesmo tempo. Um exemplo clássico disso é a utilização de antidepressivos.

Pode-se citar, por exemplo, a utilização dos antidepressivos tricíclicos como a amitriptilina, que possui suporte consistente na literatura para a prevenção da enxaqueca[30,31]. Em pacientes com depressão, pode-se ainda utilizar os inibidores seletivos de recaptação de serotonina, por exemplo, o escitalopram, o citalopram e a paroxetina, que apresentam respostas positivas para cefaleia[32]. Outra classe que pode ser utilizada é a dos inibidores de recaptação de serotonina e norepinefrina, representada pela venlafaxina. Esse medicamento possui alguns estudos com resultados positivos, porém ainda não em larga escala que comprovem sua eficácia. A desvenlafaxina e a duloxetina têm um potencial terapêutico nas cefaleias, embora não estudadas sistematicamente.

Técnicas não farmacológicas como relaxamento e *biofeedback* são úteis para determinados pacientes[33]. *Biofeedback* e relaxamento também servem para engajar pacientes na terapia comportamental. Essas técnicas são especialmente úteis em crianças, mulheres grávidas, em indivíduos nos quais o estresse é um desencadeante importante e diante da impossibilidade do uso de medicações. Durante a crise, o paciente deve evitar estímulos sensoriais desconfortáveis e, se possível, retirar-se para um quarto escuro e silencioso. A terapia cognitivo-comportamental é recomendada particularmente quando coexiste nível elevado de estresse, altos níveis de ansiedade, oscilações do humor e irritabilidade. A psicoterapia, como tratamento complementar ao uso de medicamentos, faz-se útil no tratamento de mulheres que possuem cefaleia e comorbidades psiquiátricas[34-36].

CONCLUSÃO

Em mulheres com cefaleia, torna-se imperioso que o profissional de saúde investigue as diferentes comorbidades psiquiátricas em virtude da concomitância desses quadros com a prevalência de cefaleias, resposta ao tratamento e prognóstico dessas pacientes.

O tratamento eficaz deve ser empregado o mais rapidamente possível e, de preferência, com medicamentos que possam ser utilizados para ambas as situações, como é o caso de antidepressivos ou anticonvulsivantes (utilizados como estabilizadores de humor). A psicoterapia pode ser uma aliada no tratamento, e a interconsulta de um psiquiatra pode ajudar em casos mais graves.

REFERÊNCIAS BIBLIOGRÁFICAS

1. Rasmussen B, Jensen R, Schroll M, et al. Epidemiology of headache in a general population: a prevalence study. J Clin Epidemiol. 1991;44(11):1147-57.
2. Queiroz L, Peres M, Piovesan E, et al. A nationwide population-based study of migraine in Brazil. Cephalalgia. 2009;29(6):642.
3. Lipton R, Bigal M, Diamond M, et al. Migraine prevalence, disease burden, and the need for preventive therapy. Neurology. 2007;68(5):343.
4. Yonkers K, Bruce S, Dyck I, et al. Chronicity, relapse, and illness-course of panic disorder, social phobia, and generalized anxiety disorder: findings in men and women from 8 years of follow-up. Depress Anxiety. 2003;17(3):173-9.
5. Lehtinen V, Joukamaa M. Epidemiology of depression: prevalence, risk factors and treatment situation. Acta Psychiatr Scand. 2007;89(s377):7-10.
6. Smitherman T, Penzien D. Were we wrong about the role of psychiatric comorbidities in primary headache? Pain. 2009.
7. Hamelsky S, Lipton R. Psychiatric comorbidity of migraine. Headache. 2006;46(9):1327-33.
8. Zwart J, Dyb G, Hagen K, et al. Depression and anxiety disorders associated with headache frequency. The Nord-Trondelag Health Study. Eur J Neurol. 2008;10(2):147-52.
9. McWilliams L, Goodwin R, Cox B. Depression and anxiety associated with three pain conditions: results from a nationally representative sample. Pain. 2004;111(1-2):77-83.
10. Breslau N, Davis G, Schultz L, et al. Wolff Award Presentation. Migraine and major depression: a longitudinal study. Headache. 1994;34(7):387.
11. Matta A, Moreira Filho P. Depressive symptoms and anxiety in patients with chronic and episodic tension-type headache. Arq Neuropsiquiatr. 2003;61:991-4.
12. Tietjen G, Brandes J, Digre K, et al. High prevalence of somatic symptoms and depression in women with disabling chronic headache. Neurology. 2007;68(2):134.
13. Mongini F, Keller R, Deregibus A, et al. Personality traits, depression and migraine in women: a longitudinal study. Cephalalgia. 2003;23(3):186.
14. Mattsson P, Ekselius L. Migraine, major depression, panic disorder, and personality traits in women aged 40-74 years: a population-based study. Cephalalgia. 2002;22(7):543.
15. Stewart W, Breslau N, Keck Jr P. Comorbidity of migraine and panic disorder. Neurology. 1994;44(10 Suppl 7):S23.
16. Merikangas K, Angst J, Isler H. Migraine and psychopathology: results of the Zurich cohort study of young adults. Arch Gen Psychiatry. 1990;47(9):849.
17. Radat F, Mekies C, Géraud G, et al. Anxiety, stress and coping behaviours in primary care migraine patients: results of the SMILE study. Cephalalgia. 2008;28(11):1115.
18. Abbate-Daga G, Fassino S, Lo Giudice R, et al. Anger, depression and personality dimensions in patients with migraine without aura. Psychother Psychosom. 2000;76(2):122-8.
19. Cloninger C, Przybeck T, Svrakic D, et al. The Temperament and Character Inventory (TCI): a guide to its development and use. St. Louis, MO: Center for Psychobiology of Personality, Washington University; 1994.
20. Di Piero V, Bruti G, Venturi P, et al. Aminergic tone correlates of migraine and tension-type headache: a study using the tridimensional personality questionnaire. Headache. 2001;41(1):63-71.
21. Rothrock J, Lopez I, Zweifler R, et al. Borderline personality disorder and migraine. Headache. 2007;47(1):22-6.
22. Saper J, Lake III A. Borderline personality disorder and the chronic headache patient: review and management recommendations. Headache. 2008;42(7):663-74.
23. DSM-IV APATFo. DSM-IV: diagnostic and statistical manual of mental disorders; 1994.
24. Lima Osório F, Mendes A, Crippa J, et al. Study of the discriminative validity of the PHQ-9 and PHQ-2 in a sample of Brazilian women in the context of primary health care. Perspect Psychiatr Care. 2009;45(3):216-27.
25. Gorenstein C, Andrade L, Zuardi A. Inventário de depressão de Beck: propriedades psicométricas da versão em português. Rev Psiquiatr Clín. 1998;25(5):245-50.
26. Batistoni S, Neri A, Cupertino A. Validade da escala de depressão do Center for Epidemiological Studies entre idosos brasileiros. Rev Saude Publica. 2007;41(4):598-605.
27. Andrade L, Gorenstein C. Aspectos gerais das escalas de avaliação de ansiedade. Rev Psiquiatr Clín. 1998;25(6):285-90.
28. Biaggio A, Spielberger C. Inventário de Ansiedade Traço-Estado – IDATE-C: manual para a forma experimental infantil em português. Rio de Janeiro, Brasil: CEPA – Centro Editor de Psicologia Aplicada; 1983.
29. Spitzer R, Kroenke K, Williams J, et al. A brief measure for assessing generalized anxiety disorder: the GAD-7. Arch Int Med. 2006;166(10):1092.

30. Dodick D, Freitag F, Banks J, et al. Topiramate versus amitriptyline in migraine prevention: a 26-week, multicenter, randomized, double-blind, double-dummy, parallel-group noninferiority trial in adult migraineurs. Clin Ther. 2009;31(3):542-59.
31. Lampl C, Huber G, Adl J, et al. Two different doses of amitriptyline ER in the prophylaxis of migraine: long-term results and predictive factors. Eur J Neurol. 2009;16(8):943-8.
32. Evers S, Afra J, Frese A, et al. EFNS guideline on the drug treatment of migraine: revised report of an EFNS task force. Eur J Neurol. 2009;16(9):968-81.
33. Recommendations for prophylactic treatment of migraine: Consensus of the Sociedade Brasileira de Cefaleia. Arq Neuropsiquiatr. 2002;60(1):159-69.
34. Kuo I, Frank E, Kupfer D, et al. Interpersonal psychotherapy as maintenance treatment for women with recurrent depression. Am J Psychiatry. 2007;164:761-7.
35. Borins M, Forman S. Alternative approaches to managing migraines. Canadian J Diagnosis. 2006;47.
36. Buse D, Andrasik F. Behavioral medicine for migraine. Neurol Clin. 2009;27(2):445-65.

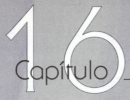
Capítulo 16

DISTÚRBIOS DO SONO NA MULHER COM CEFALEIA

Mario Fernando Prieto Peres
Reinaldo Teixeira Ribeiro
André Leite Gonçalves
Giancarlo Lucchetti

"A vida não se limita a ir cada vez mais rápido."
Gandhi

▶ INTRODUÇÃO

O sono e a percepção da dor são funções fisiológicas muito conservadas filogeneticamente, sendo influenciadas por fatores ambientais e aspectos psicológicos. Graças às suas conexões com estruturas relacionadas aos mecanismos autonômicos e de sono e com as vias descendentes moduladoras da percepção da dor, o hipotálamo é capaz de influenciar as características cronobiológicas de algumas condições dolorosas. Por exemplo, algumas cefaleias primárias estão relacionadas com fases do sono específicas, como a hemicrania paroxística crônica, a cefaleia hípnica (CH) e a cefaleia em salvas (CS), que estão relacionadas com o sono REM (*rapid eyes movements* – movimentos rápidos dos olhos). Além disso, dormir é um importante fator de melhora de algumas cefaleias e o tratamento adequado de eventuais distúrbios do sono associados geralmente melhora as cefaleias[1].

Estudos populacionais demonstram que a cefaleia está entre as cinco maiores causas de perturbação funcional nas mulheres, de acordo com a Organização Mundial da Saúde[2]. No Brasil, assim como nos demais países, a prevalência de cefaleias é maior entre a população feminina, na qual alguns tipos de cefaleia, como a enxaqueca (migrânea), chegam a ser cerca de 2,2 a 3,0 vezes mais comuns[3-7]. A prevalência de alguns tipos de distúrbios do sono também é maior no gênero feminino, principalmente a da insônia, que chega a ser mais frequente em mulheres do que em homens em todas as faixas etárias[8], em parte porque alguns tipos de comorbidades psiquiátricas que predispõem à insônia, como depressão[9] e ansiedade[10], são mais comuns na população feminina. Além disso, um estudo recente mostra uma prevalência de 14,8% para distúrbios respiratórios do sono em mulheres[11]. É interessante notar que o gênero influencia as relações entre sono e dor desde a infância, haja vista um estudo mostrando que meninas com cefaleia têm a qualidade do sono prejudicada, enquanto o mesmo não ocorre nos meninos com cefaleia[12].

▶ OS DISTÚRBIOS DO SONO E AS CEFALEIAS

Diversos estudos têm sido conduzidos no intuito de verificar se existe relação entre os distúrbios do sono e as cefaleias, e as evidências clínicas sugerem relações mútuas de causa e efeito entre sono e dor[1].

A seguir, optamos por dividir os estudos em subtópicos, demonstrando correlações entre os diversos aspectos dos distúrbios do sono e cefaleias.

Insônia e cefaleias

Insônia é a comorbidade mais frequente nos pacientes com cefaleias primárias. É particularmente frequente nos pacientes com enxaqueca e parece influenciar o padrão circadiano das crises de enxaqueca que ocorrem preponderantemente pela manhã. Lucchesi et al.[13], em estudo epidemiológico na cidade de São Paulo, com 1.101 pacientes, para avaliar a presença de despertar noturno com cefaleia, encontraram prevalência de 8,44%, e os fatores de risco para essa condição foram sexo feminino, idade de 50-59 anos, obesidade, ansiedade, síndrome das pernas inquietas e pesadelos. Em estudo com 310 pacientes do sexo feminino, com idade entre 40-60 anos, Yeung et al.[14] observaram que 31% da amostra apresentaram cefaleia; os percentuais para enxaqueca, cefaleia do tipo tensional (CTT) e cefaleia não especificada foram de 8,4%, 15,5% e 7,1%, respectivamente. A queixa mais frequente de insônia foi o despertar precoce (29,4%), seguido por dificuldade em manter o sono (28,0%) e dificuldade em iniciar o sono (24,4%). As mulheres com cefaleia relataram mais sintomas de insônia do que aquelas sem cefaleia. As mulheres com transtorno de insônia tinham 2,2 vezes maior risco de relatar cefaleia recorrente, 3,2 vezes maior risco de enxaqueca e 2,3 vezes maior risco de CTT.

Os pacientes com insônia apresentam níveis diminuídos de melatonina, particularmente os idosos e pacientes com distúrbios do ritmo circadiano. Em pacientes com enxaqueca crônica, mostrou-se que aqueles com insônia têm níveis significativamente menores do que os que não apresentam insônia, além de seu pico noturno estar atrasado, indicando que a insônia nesses pacientes pode ser originada de um distúrbio cronobiológico, evidenciada por uma alteração da secreção de melatonina[15].

Peres et al.[16] encontraram alta prevalência de fibromialgia em enxaqueca crônica, sugerindo que eles poderiam ser transtornos comórbidos. Os doentes com fibromialgia tiveram mais insônia, eram mais idosos e apresentavam episódios de cefaleia mais incapacitantes do que pacientes sem fibromialgia. Os pacientes com fibromialgia apresentavam uma proporção de mulheres para homens de 8:1, e no subgrupo sem fibromialgia a proporção foi de 4,9:1. Insônia e depressão foram fatores preditores de fibromialgia em pacientes com migrânea crônica. A privação de sono pode causar fadiga e dor generalizada, mas não está claro se a insônia é a causa ou consequência da dor de cabeça, fibromialgia, depressão ou ansiedade em cefaleia crônica diária (CCD). Os escores da escala de Beck para depressão foram significativamente associados à fibromialgia e insônia; portanto, enxaqueca crônica associada com depressão, fibromialgia e insônia pode corresponder a um subgrupo diferente de pacientes. Contudo, a relação entre insônia, fibromialgia e CCD precisa ser mais bem estudada. Fibromialgia, depressão e ansiedade também se encontram significativamente associadas. Ambas parecem dividir a mesma fisiopatologia com alterações no metabolismo da serotonina e, desse modo, são responsivas ao tratamento com antidepressivos. É importante diagnosticar e tratar as comorbidades e levá-las em consideração no paciente com enxaqueca, uma vez que podem alterar o prognóstico e o tratamento. A Tabela 16.1 mostra os critérios diagnósticos para insônia na enxaqueca utilizados por Peres et al.[16].

Tabela 16.1 – Critérios diagnósticos para insônia em enxaqueca

A. Critérios de diagnóstico para a insônia em pacientes com enxaqueca transformada:
- dificuldade de início do sono ou sua manutenção;
- insônia por pelo menos três vezes por semana por pelo menos um mês;
- insônia interferir com o funcionamento pessoal diário;
- o paciente preenche critérios diagnósticos para enxaqueca transformada.

Distúrbios respiratórios do sono e cefaleias

Os distúrbios respiratórios do sono são o melhor exemplo de um distúrbio do sono associado à cefaleia. A síndrome da apneia/hipopneia obstrutiva do sono (SAHOS) é uma ocorrência frequente entre a população geral, e a cefaleia crônica é sete vezes mais comum em indivíduos com

SAHOS do que na população geral[17]. Cefaleia matinal é um achado clínico típico da SAHOS, com uma prevalência variando entre 20% e 70%, sendo significativamente maior nas formas moderadas a graves e podendo ocorrer em roncadores graves[18]. Um estudo recente evidenciou que o nadir da saturação de oxigênio durante o sono REM e o não REM, bem como a saturação de oxigênio média durante todo o período de sono, é significativamente menor em pacientes com SAHOS e cefaleia matinal comparados àqueles pacientes sem cefaleia[19]. Deve-se considerar a realização de polissonografia em mulheres com cefaleia crônica refratária associada a apneias do sono e ronco, principalmente naquelas com idade superior a 30 anos[20] e acima do peso ideal[1]. A hipótese de que as flutuações noturnas da saturação de oxigênio determinam hipercapnia, vasodilatação e aumento da pressão intracraniana com perturbação da qualidade do sono ainda requer novos estudos. A Tabela 16.2 mostra os critérios diagnósticos da cefaleia da apneia do sono, de acordo com a segunda edição da *Classificação Internacional das Cefaleias*[21].

Tabela 16.2 – Critérios diagnósticos para cefaleia da apneia do sono

A. Cefaleia recorrente com pelo menos uma das seguintes características e preenchendo os critérios C e D: (1) ocorre em > 15 dias por mês;   (2) bilateral, em pressão e não associada a náusea, foto ou fonofobia;   (3) cada cefaleia desaparece dentro de 30 minutos.
B. Apneia do sono (índice de transtornos respiratórios ≥ 5) demonstrada por polissonografia noturna.
C. A cefaleia está presente ao acordar.
D. A cefaleia cessa dentro de 72 horas e não recorre após tratamento eficaz da apneia do sono.

Alguns dos sintomas secundários à SAHOS podem desencadear crises de enxaqueca, e a privação do sono é o fator desencadeante mais comum da enxaqueca com aura (44%) e sem aura (38%)[22]. Além disso, a SAHOS pode ser uma das causas de transformação da enxaqueca e de sua cronificação[1], e a presença de SAHOS em pacientes com CTT[23] ou com cefaleia por uso excessivo de medicação[24] favorece um pior prognóstico. A prevalência da SAHOS em pacientes com CS tem variado entre 58,5%[25] e 80,64%[26] com alguns relatos de benefício do CPAP (*continuous positive airway pressure* – pressão positiva contínua em via aérea) na CS de pacientes sofrendo de ambas as condições[25,27,28]. Estudos recentes sugerem que SAHOS e CS são processos paralelos gerados em diferentes áreas do hipotálamo[29]. Outros estudos mostram que os ataques de CH não estão relacionados com distúrbios respiratórios do sono[30], enquanto a hipótese de que a CTT crônica possa ser um fator desencadeante desses distúrbios[31] ainda requer confirmação adicional.

Narcolepsia e cefaleias

Em 1991, foi publicado o caso de um paciente que primeiro apresentou CS episódica e depois desenvolveu narcolepsia, e a frequência e a distribuição dos ataques de dor não mudaram após o início da narcolepsia[32]. Depois desse relato, um estudo mostrou que 81% dos pacientes com narcolepsia referiam algum tipo de cefaleia, especificamente a enxaqueca foi diagnosticada em 54% deles (65% mulheres e 35% homens)[33]. Um estudo posterior mostrou que a prevalência de enxaqueca em pacientes narcolépticos foi duas a quatro vezes maior do que na população usada como referência[34]. Contudo, um estudo caso-controle multicêntrico não encontrou diferenças na frequência de enxaqueca entre pacientes e controles, enquanto a CTT foi significativamente mais frequente em pacientes narcolépticos, o que levou os autores a concluírem que a narcolepsia está mais associada com cefaleias não específicas do que com a migrânea[35].

Parassonias e cefaleias

É muito comum pacientes com cefaleias apresentarem distúrbios do sono desde a infância, incluindo ronco, falar durante o sono, bruxismo, pavor noturno, pesadelos, pausas respiratórias e despertar noturno[36]. Parassonias, suor noturno e sonolência diurna são mais frequentes em crianças com enxaqueca do que em controles[37].

O sonambulismo é uma das parassonias mais frequentes, e uma proporção significativa de pessoas com sonambulismo também sofre de enxaqueca, especialmente mulheres jovens e pacientes com enxaqueca oftalmoplégica. Apesar de surgirem em idades diferentes, no caso o sonambulismo por volta do segundo ano de vida e a enxaqueca na idade escolar, ambas as condições parecem ser relacionadas a uma desordem serotoninérgica[38].

CEFALEIAS COMO UM DISTÚRBIO DO SONO

Como referido anteriormente, as cefaleias podem causar despertares noturnos em até 8,44% dos pacientes encaminhados para estudo polissonográfico em São Paulo[13], mas alguns tipos de cefaleias merecem destaque especial pela sua relação estreita com fases específicas do sono.

Cefaleia em salvas

A CS está incluída entre as cefaleias trigêmino-autonômicas, sendo caracterizada por ataques curtos (15 a 180 minutos) e recorrentes de dor periorbitária unilateral muito intensa associada a sinais autonômicos ipsilaterais. Sua importância na população feminina está aumentando com o declínio da preponderância masculina encontrado nos estudos mais recentes, em que a relação chega a cair de 6,2 para 2,1 homens para cada mulher afetada[39,40]. Os ataques de CS frequentemente ocorrem no começo do sono REM, cerca de 90 minutos após o início do sono, com notável regularidade[41]. Esses ataques despertam o paciente, que caracteristicamente permanece inquieto e agitado como numa reação de fuga ou luta.

Cefaleia hípnica

Inicialmente descrita por Raskin em 1988, a CH é uma cefaleia associada ao sono, rara e que geralmente afeta pessoas com idade acima dos 50 anos. É conhecida também como cefaleia do despertador, sendo caracterizada por ataques de cefaleia em peso que ocorrem exclusivamente durante o sono, constantemente acordando o paciente durante o sono REM e algumas vezes durante um sonho[42]. Ocorre numa relação de 1,7 mulher para cada homem afetado. Caracteristicamente, ocorrem pelo menos 15 ataques no mês com ausência de sinais autonômicos. Na maioria dos casos, a dor é bilateral, de leve a moderada intensidade, durando de 15 a 180 minutos. O lítio é particularmente eficaz no tratamento da CH, mas a cafeína também pode ser útil ao influenciar estruturas que promovem o sono por meio do antagonismo da adenosina[43].

DISTÚRBIOS DO SONO E CEFALEIAS DURANTE A MENOPAUSA

Mulheres após a menopausa apresentam mais queixas subjetivas de dor no corpo, bruxismo, ansiedade, depressão, falta de concentração, sonolência diurna e insônia. Uma explicação para isso é que o distúrbio do sono pode estar relacionado à idade ou aos efeitos da exposição prolongada de hipoestrogenismo sobre o sistema nervoso central. Em estudo realizado com mulheres na pós-menopausa, observou-se que somente uma minoria delas estava em tratamento da menopausa ou distúrbios do sono[44]. A insônia é um problema de saúde para mulheres na pós-menopausa. Dados da literatura demonstram uma incidência de insônia entre 28% e 63% em mulheres na pós-menopausa[45]. Dados da literatura são convergentes em apontar que a insônia aumenta a frequência de enxaqueca na população feminina.

A prevalência de enxaqueca diminui com a idade em ambos os sexos, mas o predomínio no sexo feminino persiste inclusive após a menopausa, e após os 70 anos a razão de enxaqueca entre homens e mulheres é de 2,5:1. Neri et al.[46] relataram melhora em 2/3 das mulheres após menopausa espontânea e piora em 2/3 nos casos de menopausa pós-cirúrgica.

MELATONINA E CEFALEIAS

Há evidências de que a melatonina tem um papel importante na regulação biológica dos ritmos circadianos, no sono, no humor e no envelhecimento, assim como nas diferentes cefaleias primárias, como enxaqueca episódica e crônica, bem como na enxaqueca menstrual, na CS e na CTT[47-49].

A melatonina está ausente durante o dia nos seres humanos, é sintetizada na glândula pineal no período noturno e é rapidamente liberada. É capaz de entrar em todas as células do organismo e atravessa facilmente a barreira hematoencefálica e a placenta. Ela é enzimaticamente degradada no fígado como 6-hidroximelatonina e, finalmente, excretada na urina como 6-sulfatoximelatonina (aMT6s). A análise da urina pelo método ELISA (*enzyme-linked immunosorbent assay*) é utilizada como uma medida de secreção de melatonina, uma vez que pode ser correlacionada com o perfil de secreção plasmática noturna da melatonina[50]. O envolvimento da melatonina na fisiopatologia das cefaleias pode ser relacionado ao seu poder anti-inflamatório, por inibir síntese de prostaglandinas, reduzir a produção de citocinas pró-inflamatórias, além de exercer papel inibitório na síntese do óxido nítrico, que atualmente vem sendo implicado na fisiopatologia da enxaqueca com muita ênfase. A melatonina leva à redução na produção de dopamina e à estabilização da membrana neuronal e potencializa a analgesia induzida pela ativação de receptores GABA e opioides no sistema nervoso central. Várias medicações gabaérgicas vêm sendo utilizadas com sucesso na profilaxia da enxaqueca, como o topiramato, o divalproato de sódio e a gabapentina. Ocorrem também uma proteção contra a neurotoxicidade do glutamato, uma melhor regulação neurovascular e uma modulação dos receptores de serotonina, sendo tal neurotransmissor reconhecidamente importante na fisiopatologia da enxaqueca. A melatonina tem se mostrado diminuída nos portadores de enxaqueca e outras cefaleias primárias[51,52].

Masruha *et al.*, por meio da dosagem urinária de aMT6s, observaram que pacientes com enxaqueca apresentaram menor concentração urinária desse metabólito quando comparados a controles. Os níveis de aMT6s foram ainda menores em pacientes com enxaqueca crônica e na vigência de uma crise de migrânea. Assim também foi observado que quanto maior a frequência das crises de enxaqueca, menores os níveis de aMT6s. Esses também se correlacionaram fortemente, de maneira inversa, com níveis de depressão, ansiedade, fadiga, diagnóstico de sonolência diurna excessiva e número de pontos de fibromialgia[53].

A melatonina apresenta uma estrutura química semelhante à da indometacina, o que tem levado os pesquisadores a usarem a melatonina no tratamento das cefaleias indometacino-responsivas[54]. Seu uso também tem sido preconizado no tratamento preventivo da CS, na dosagem de 9 mg ao dia[55,56]. Em estudo aberto realizado por Peres *et al.*[57], com melatonina 3 mg no tratamento preventivo da enxaqueca, os autores observaram que 64% obtiveram um significante alivio da dor. Desses, 25% apresentaram alívio completo da dor no primeiro mês de tratamento. A frequência de cefaleia, duração, intensidade e consumo de analgésicos diminuíram significantemente ($p < 0,001$) no primeiro mês de tratamento em relação ao período de *baseline*.

CONCLUSÃO

Uma avaliação detalhada da quantidade e da qualidade do sono em mulheres com cefaleia é fundamental para uma melhor caracterização das pacientes e, consequentemente, para uma abordagem terapêutica correta tanto da cefaleia quanto do distúrbio do sono associado. Isso permite uma redução na taxa de falha terapêutica e previne a cronificação do quadro.

REFERÊNCIAS BIBLIOGRÁFICAS

1. Lovati C, D'Amico D, Raimondi E, et al. Sleep and headache: a bidirectional relationship. Expert Rev Neurother. 2010;10(1):105-17.
2. Stovner L, Hagen K, Jensen R, et al. The global burden of headache: a documentation of headache prevalence and disability worldwide. Cephalalgia. 2007;27(3):193-210.
3. Bensenor IM, Lotufo PA, Goulart AC, et al. The prevalence of headache among elderly in a low-income area of Sao Paulo, Brazil. Cephalalgia. 2008;28(4):329-33.
4. Domingues RB, Aquino CC, Santos JG, et al. Prevalence and impact of headache and migraine among Pomeranians in Espirito Santo, Brazil. Arq Neuropsiquiatr. 2006;64(4):954-7.
5. Junior AS, Krymchantowski A, Moreira P, et al. Prevalence of headache in the entire population of a small city in Brazil. Headache. 2009;49(6):895-9.
6. Queiroz LP, Barea LM, Blank N. An epidemiological study of headache in Florianopolis, Brazil. Cephalalgia. 2006;26(2):122-7.
7. Queiroz LP, Peres MF, Kowacs F, et al. Chronic daily headache in Brazil: a nationwide population-based study. Cephalalgia. 2008;28(12):1264-9.
8. Zammit GK. The prevalence, morbidities, and treatments of insomnia. CNS Neurol Disord Drug Targets. 2007;6(1):3-16.
9. Lehtinen V, Joukamaa M. Epidemiology of depression: prevalence, risk factors and treatment situation. Acta Psychiatr Scand. 2007;89(s377):7-10.

10. Yonkers K, Bruce S, Dyck I, et al. Chronicity, relapse, and illness-course of panic disorder, social phobia, and generalized anxiety disorder: findings in men and women from 8 years of follow-up. Depress Anxiety. 2003;17(3):173-9.
11. Yamagishi K, Ohira T, Nakano H, et al. Cross-cultural comparison of the sleep-disordered breathing prevalence among Americans and Japanese. Eur Respir J. 2010;36(2):379-84 [Epub 2010 Jan. 28].
12. Bursztein C, Steinberg T, Sadeh A. Sleep, sleepiness, and behavior problems in children with headache. J Child Neurol. 2006;21(12):1012-9.
13. Lucchesi LMS, Speciali JG, Santos-Silva R, et al. Nocturnal awakening with headache and its relationship with sleep disorders in a population-based sample of adult inhabitants of Sao Paulo City, Brazil. Cephalalgia. 2010;30(12):1477-85 [Epub 2010 Apr. 26].
14. Yeung WF, Chung KF, Wong CY. Relationship between insomnia and headache in community-based middle-aged Hong Kong Chinese women. J Headache Pain. 2010;11(3):187-95 [Epub 2010 Feb. 26].
15. Peres MF, Sanchez del Rio M, Seabra ML, et al. Hypothalamic involvement in chronic migraine. J Neurol Neurosurg Psychiatry. 2001;71(6):747-51.
16. Peres MF, Young WB, Kaup AO, et al. Fibromyalgia is common in patients with transformed migraine. Neurology. 2001;57(7):1326-8.
17. Sand T, Hagen K, Schrader H. Sleep apnoea and chronic headache. Cephalalgia. 2003;23(2):90-5.
18. Ulfberg J, Carter N, Talback M, et al. Headache, snoring and sleep apnoea. J Neurol. 1996;243(9):621-5.
19. Goksan B, Gunduz A, Karadeniz D, et al. Morning headache in sleep apnoea: clinical and polysomnographic evaluation and response to nasal continuous positive airway pressure. Cephalalgia. 2009;29(6):635-41.
20. Champagne KA, Kimoff RJ, Barriga PC, et al. Sleep disordered breathing in women of childbearing age & during pregnancy. Indian J Med Res. 2010;131:285-301.
21. The International Classification of Headache Disorders, 2ª edition. Cephalalgia. 2004;24(Suppl 1):9-160.
22. Bokhari FA, Sami W, Shakoori TA, et al. Clinical characteristics of 226 college-going female migraineurs in Lahore, Pakistan – putting ICHD-2 to the road test. Neuro Endocrinol Lett. 2008;29(6):965-70.
23. Bendtsen L, Jensen R. Tension-type headache: the most common, but also the most neglected, headache disorder. Curr Opin Neurol. 2006;19(3):305-9.
24. Boe MG, Salvesen R, Mygland A. Chronic daily headache with medication overuse: predictors of outcome 1 year after withdrawal therapy. Eur J Neurol. 2009;16(6):705-12.
25. Nobre ME, Leal AJ, Filho PM. Investigation into sleep disturbance of patients suffering from cluster headache. Cephalalgia. 2005;25(7):488-92.
26. Graff-Radford SB, Newman A. Obstructive sleep apnea and cluster headache. Headache. 2004;44(6):607-10.
27. Nath Zallek S, Chervin RD. Improvement in cluster headache after treatment for obstructive sleep apnea. Sleep Med. 2000;1(2):135-8.
28. Ludemann P, Frese A, Happe S, et al. Sleep disordered breathing in patients with cluster headache. Neurology. 2001;56(7):984.
29. Graff-Radford SB, Teruel A. Cluster headache and obstructive sleep apnea: are they related disorders? Curr Pain Headache Rep. 2009;13(2):160-3.
30. Manni R, Sances G, Terzaghi M, et al. Hypnic headache: PSG evidence of both REM- and NREM-related attacks. Neurology. 2004;62(8):1411-3.
31. Carotenuto M, Guidetti V, Ruju F, et al. Headache disorders as risk factors for sleep disturbances in school aged children. J Headache Pain. 2005;6(4):268-70.
32. Alberca R, Botebol G, Boza F, et al. Episodic cluster headache and narcolepsy: a case report. Cephalalgia. 1991;11(3):113-5.
33. Dahmen N, Querings K, Grun B, et al. Increased frequency of migraine in narcoleptic patients. Neurology. 1999;52(6):1291-3.
34. Dahmen N, Kasten M, Wieczorek S, et al. Increased frequency of migraine in narcoleptic patients: a confirmatory study. Cephalalgia. 2003;23(1):14-9.
35. Migraine and idiopathic narcolepsy: a case-control study. Cephalalgia. 2003;23(8):786-9.
36. Zarowski M, Mlodzikowska-Albrecht J, Steinborn B. The sleep habits and sleep disorders in children with headache. Adv Med Sci. 2007;52(Suppl 1):194-6.
37. Isik U, Ersu RH, Ay P, et al. Prevalence of headache and its association with sleep disorders in children. Pediatr Neurol. 2007;36(3):146-51.
38. Giroud M, D'Athis P, Guard O, et al. Migraine and somnambulism: a survey of 122 migraine patients. Rev Neurol (Paris). 1986;142(1):42-6.
39. Manzoni GC. Male preponderance of cluster headache is progressively decreasing over the years. Headache. 1997;37(9):588-9.
40. Ekbom K, Svensson DA, Traff H, et al. Age at onset and sex ratio in cluster headache: observations over three decades. Cephalalgia. 2002;22(2):94-100.
41. Leroux E, Ducros A. Cluster headache. Orphanet J Rare Dis. 2008;3:20.
42. De Simone R, Marano E, Ranieri A, et al. Hypnic headache: an update. Neurol Sci. 2006;27(Suppl 2):S144-8.
43. Evers S, Goadsby PJ. Hypnic headache: clinical features, pathophysiology, and treatment. Neurology. 2003;60(6):905-9.
44. Hachul H, Brandao LC, Bittencourt LR, et al. Clinical profile of menopausal insomniac women referred to sleep laboratory. Acta Obstet Gynecol Scand. 2009;88(4):422-7.
45. Hachul H, Bittencourt LR, Soares JM, et al. Sleep in post-menopausal women: differences between early and late post-menopause. Eur J Obstet Gynecol Reprod Biol. 2009;145(1):81-4.

46. Neri I, Granella F, Nappi R, et al. Characteristics of headache at menopause: a clinic-epidemiologic study. Maturitas. 1993;17(1):31-7.
47. Brun J, Claustrat B, Saddier P, et al. Nocturnal melatonin excretion is decreased in patients with migraine without aura attacks associated with menses. Cephalalgia. 1995;15(2):136-9.
48. Claustrat B, Loisy C, Brun J, et al. Nocturnal plasma melatonin levels in migraine: a preliminary report. Headache. 1989;29(4):242-5.
49. Murialdo G, Fonzi S, Costelli P, et al. Urinary melatonin excretion throughout the ovarian cycle in menstrually related migraine. Cephalalgia. 1994;14(3):205-9.
50. Markey SP, Higa S, Shih M, et al. The correlation between human plasma melatonin levels and urinary 6-hydroxymelatonin excretion. Clin Chim Acta. 1985;150(3):221-5.
51. Peres MF. Melatonin, the pineal gland and their implications for headache disorders. Cephalalgia. 2005;25(6):403-11.
52. Masruha MR, Souza Vieira DS, Minett TS, et al. Low urinary 6-sulphatoxymelatonin concentrations in acute migraine. J Headache Pain. 2008;9(4):221-4.
53. Masruha MR, Lin J, Souza Vieira DS, et al. Urinary 6-sulphatoxymelatonin levels are depressed in chronic migraine and several comorbidities. Headache. 2010;50(3):413-9 [Epub 2009 Oct. 8].
54. Rozen TD. Melatonin as treatment for indomethacin-responsive headache syndromes. Cephalalgia. 2003;23(7):734-5.
55. Peres MF, Rozen TD. Melatonin in the preventive treatment of chronic cluster headache. Cephalalgia. 2001;21(10):993-5.
56. Peres MF, Masruha MR, Zukerman E, et al. Potential therapeutic use of melatonin in migraine and other headache disorders. Expert Opin Investig Drugs. 2006;15(4):367-75.
57. Peres MF, Zukerman E, Cunha Tanuri F, et al. Melatonin, 3 mg, is effective for migraine prevention. Neurology. 2004;63(4):757.

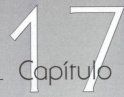

Capítulo 17

CEFALEIA NA MULHER E OBESIDADE

Eliana Meire Melhado

"Nunca a Natureza diz uma coisa e a sabedoria, outra."
Juvenal

▶ INTRODUÇÃO

Obesidade, nediez ou pimelose é uma doença na qual a reserva natural de gordura aumenta até o ponto em que passa a estar associada a certos problemas de saúde ou ao aumento da taxa de mortalidade.

▶ OBESIDADE E SÍNDROME METABÓLICA: COMO FICAM AS MULHERES?

Apesar de se tratar de uma condição clínica individual, a obesidade é vista, cada vez mais, como um sério e crescente problema de saúde pública: o excesso de peso predispõe o organismo a uma série de doenças, em particular doença cardiovascular, diabetes melito do tipo II, apneia do sono e osteoartrite.

A obesidade pode ser definida em termos relativamente absolutos. Na prática, a obesidade é avaliada em termos absolutos pelo índice de massa corporal (IMC) e também pela sua distribuição na circunferência da cintura ou pela razão entre as circunferências da cintura e do quadril.

O IMC é um método simples e amplamente difundido para medir a gordura corporal. A medida foi desenvolvida na Bélgica pelo estatístico e antropometrista Adolphe Quételet. É calculado dividindo o peso do indivíduo em quilos pelo quadrado de sua altura em metros.

Equação: $IMC = kg/m^2$

Em que *kg* é o peso do indivíduo em quilogramas e *m* é a sua altura em metros (Tabela 17.1).

Tabela 17.1 – IMC e classificação[1]

IMC	Classificação
< 18,5	Abaixo do peso
18,5-24,9	Peso normal
25,0-29,9	Sobrepeso
30,0-34,9	Obesidade grau I
35,0-39,9	Obesidade grau II
> 40,0	Obesidade grau III

Os estudos apontam que a obesidade é maior em mulheres do que em homens. A prevalência de obesidade e sobrepeso no Sul é maior nas mulheres (43%) do que nos homens (34%), totalizando aproximadamente 5 milhões de adultos obesos na Região Sul[2].

Como parte natural da epidemia mundial de obesidade, o número de mulheres em idade reprodutiva com sobrepeso vem aumentando em todo o mundo, e o Brasil não é exceção. Dados do Instituto Brasileiro de Geografia e Estatística (IBGE) indicam que o excesso de peso e a obesidade entre as mulheres cresceram 50% nos últimos 30 anos, e atualmente mais da metade (51,9%) das brasileiras entre 20 e 44 anos estão com IMC acima de 25. Contrariamente ao que muitos acreditam, a prevalência de obesidade é maior entre as mulheres brasileiras de baixa renda do que entre as de classes sociais mais favorecidas. Esse fenômeno não é exclusividade do

Brasil e repete-se em quase todos os países em desenvolvimento com renda média intermediária[3].

A obesidade é um distúrbio altamente prevalente que afeta gravemente a qualidade de vida relacionada à saúde. É um fator de risco para hipertensão, síndrome metabólica e diabetes, bem como para infarto agudo do miocárdio (IAM) e acidente vascular cerebral (AVC). Tem atingido proporções epidemiológicas globais (nos Estados Unidos da América [EUA], 64% dos adultos estão com sobrepeso ou são obesos). O impacto econômico dos cuidados de saúde com obesidade e seus problemas de saúde associados é muito importante[4].

▶ SÍNDROME METABÓLICA

As síndrome metabólica (ou síndrome da resistência à insulina) está diretamente relacionada à obesidade e a outros fatores de risco cardiovasculares. Os componentes da síndrome metabólica incluem resistência à insulina, adiposidade visceral, dislipidemia, hipertensão e elevados níveis de marcadores inflamatórios, bem como os peptídeos protrombóticos e proinflamatórios. Como definida pela ATP-III (*Adult Treatment Panel III*), a síndrome metabólica requer três das seguintes características: obesidade de tronco (circunferência), glicose rápida aumentada, hipertensão, lipoproteína de alta densidade (HDL) baixa e aumento dos triglicérides. A síndrome metabólica tem sido associada com dor crônica.

Num estudo recente, mulheres com fibromialgia eram cinco vezes mais prováveis do que os controles saudáveis de terem síndrome metabólica. Fibromialgia foi independentemente associada com maior circunferência abdominal, níveis mais altos de hemoglobina glicosilada e triglicérides séricos, bem como com pressão sanguínea sistólica e diastólica mais alta. Colesterol total e lipoproteína de baixa densidade (LDL) foram também significativamente mais altos em mulheres com fibromialgia[4,5].

▶ CEFALEIA E OBESIDADE OU ÍNDICE DE MASSA CORPORAL E CEFALEIA

A ligação entre obesidade e frequência de cefaleias primárias foi demonstrada em vários estudos populacionais. No *The Frequent Headache Epidemiology Study*, o risco relativo (RR) de cefaleia crônica diária (CCD) foi cinco vezes maior em indivíduos com IMC de 30 ou mais, comparado com risco de indivíduos de peso normal. Indivíduos com sobrepeso (IMC = 25-29) têm risco três vezes maior de desenvolver CCD, sugerindo uma relação dose-resposta entre IMC e CCD[4,6].

No segundo estudo populacional, avaliou-se a influência do IMC na cefaleia em 30.215 indivíduos. Contrastando com indivíduos de peso normal, o IMC aumentado foi um fator de risco para alta frequência de migrânea episódica (cefaleia entre 10-14 dias/mês; obesa: RR = 2,9; severamente obesa: RR = 5,7). Adicionalmente, obesidade foi associada com migrânea crônica. A prevalência de migrânea crônica alcançou de 0,9% do grupo de peso normal (grupo referência) a 1,2% do grupo de sobrepeso (RR = 1,4), 1,6% do grupo obeso (RR = 1,7) e 2,5% do grupo de obesidade grave (RR = 2,2). A influência da obesidade na gravidade da cefaleia foi mais atingida para migrânea e migrânea crônica e leve para cefaleia do tipo tensional crônica[4].

Esses estudos sugerem que a obesidade não está associada com o início da migrânea, mas com o aumento da frequência e a gravidade da migrânea e migrânea crônica. A relação entre obesidade e frequência da migrânea episódica foi demonstrada num estudo populacional.

Os resultados desse estudo populacional mostraram proporção de resposta de 65%. Identificaram-se 18.968 indivíduos com migrânea, 7.564 com provável migrânea e 2.051 com cefaleia do tipo tensional. A distribuição da cefaleia muito frequente (10-14 dias/mês) foi avaliada por IMC. Entre indivíduos com migrânea, cefaleias muito frequentes (10-14 dias/mês) ocorreram em 7,4% dos sobrepesos, em 8,2% dos obesos e em 10,4% dos obesos mórbidos, comparados com 6,5% daqueles com peso normal. Entre indivíduos com provável migrânea e cefaleia do tipo tensional, a diferença não foi significativa. A incapacidade dos migranosos, mas não daqueles com provável migrânea ou cefaleia do tipo tensional, também variou como uma função do IMC. Dentre migranosos, 32,0% daqueles com peso normal tiveram alguma incapacidade comparada com 37,2% dos sobrepesos, 38,4% dos obesos e 40,9% dos obesos mórbidos.

Esses achados suportam o conceito de que a obesidade é um fator de exacerbação para migrânea, mas não para outros tipos de cefaleia episódica[7].

MECANISMO DA COMORBIDADE

Hipotálamo

Uma explicação sobre por que a migrânea deve ser procurada em origens hipotalâmicas é o dismorfismo sexual da migrânea. Migrânea é um "distúrbio feminino" com três vezes maior prevalência do que em homens depois da puberdade. É provavelmente a transição para a puberdade que causa essa diferença (transição hipotalâmica).

Entretanto, uma associação entre migrânea e obesidade poderia implicar uma disfunção hipotalâmica na regulação do apetite e homeostase energética. Migranosos não têm maior IMC do que a população normal. Entretanto, uma associação entre obesidade e frequência de crises de migrânea e migrânea crônica foi demonstrada. Um recente estudo mostrou um nível mais baixo da proteína leptina num coorte de migranosos comparados com controles. Leptina é um hormônio derivado do adipócito que medeia o *feedback* negativo para o hipotálamo e causa redução no peso corporal[8].

Se toda essa mediação é hipotalâmica, é necessário especular como o fato de ser mulher poderia influenciar as respostas hipotalâmicas a mediadores proinflamatórios como ocorre na obesidade.

Mecanismos putativos ligam a migrânea à obesidade

Fatores de risco ambientais compartilhados ou comorbidades

Relações comórbidas podem ser explicadas por compartilharem riscos ambientais. Sedentarismo e estresse podem contribuir com a coocorrência desses distúrbios. Sugeriu-se que a depressão medeia, pelo menos em parte, a relação entre a migrânea e a obesidade.

Fatores de risco genético compartilhados

Migrânea e obesidade podem compartilhar mecanismos subjacentes genéticos comuns. Fatores de risco genéticos explicam várias das comorbidades em migrânea.

Mecanismos inflamatórios e fatores de risco ligando a migrânea à obesidade

Inflamação tem sido implicada no mecanismo da migrânea. Obesidade é um estado proinflamatório. O tecido adiposo, previamente considerado um depósito de estocagem passivo de gordura, é agora conhecido por desempenhar um papel ativo no metabolismo. Adipócitos produzem e liberam citocinas inflamatórias, incluindo o fator de necrose tumoral alfa (TNF-α) e a interleucina 6 (IL-6). Estima-se que o tecido adiposo produza cerca de 25% da IL-6 sistêmica *in vivo*. Adicionalmente, o tecido adiposo é infiltrado por macrófagos que podem também ser a maior origem de citocinas proinflamatórias produzidas localmente. Perda de peso é associada com redução na infiltração de macrófagos no tecido adiposo. Obesidade é também associada com níveis elevados do gene relacionado ao peptídeo da calcitonina (CGRP). Migrânea é também considerada um estado protrombótico. Obesidade é conhecida como um fator de risco muito importante para doenças cardiovasculares[4].

A obesidade pode ser explicada como um distúrbio do balanço energético, com a entrada de energia excedendo o gasto de energia. Em razão de o sistema nervoso autonômico desempenhar um papel na regulação de ambas as variáveis, ele tem se tornado o maior foco de investigação no campo da patogênese da obesidade. Disfunção autonômica tem sido sugerida na migrânea. Pode ser especulado que a obesidade leva à ativação do sistema nervoso simpático (um estado "hipersimpático") e a alterações na responsividade serotoninérgica central (uma redução do "tônus serotoninérgico" central), o que pode aumentar a chance de transformação da migrânea[4].

É importante entender que artigos exploram algumas possíveis ligações clínicas entre a progressão da migrânea e a obesidade. Foi hipotetizado que fatores de risco remediáveis (isto é, síndrome metabólica, hiperlipidemia e hipertensão) podem influenciar a progressão da migrânea mediante os efeitos da obesidade. Hipotetizou-se também que a síndrome metabólica justifica muitas das relações. Enfatizou-se que algumas condições comuns tanto para obesidade quanto para migrânea (alodínia, apneia do sono e depressão) podem influenciar a progressão da migrânea. Melhor compreensão dessas relações definirão grupos biologicamente vulneráveis para intervenção, clareando os mecanismos que ligam a obesidade e a cefaleia e, talvez, flagrando alvos moleculares para desenvolvimento de futuras drogas[4].

MULHER, CEFALEIA E OBESIDADE

O fato é que os estudos populacionais não mostram diferenças com relação ao sexo, ou seja, a associação da frequência e da incapacidade causada pela migrânea em pacientes com IMC alto não apresenta diferença entre os sexos. Porém, tanto a obesidade quanto a migrânea são mais prevalentes na mulher.

Os mecanismos íntimos que ligam a cefaleia à obesidade envolvem o hipotálamo, área responsabilizada pelo dismorfismo genético[8]. Essas relações definirão grupos biologicamente vulneráveis para intervenção futura; um desses grupos pode ser o das mulheres.

Além disso, ser mulher é um fator de risco não modificável para cronificação e progressão da cefaleia[6]. E a obesidade é um fator de risco modificável para a cronificação da cefaleia[4,6]. Sabe-se que as mulheres apresentam formas mais severas e mais crônicas de cefaleia[9].

Torna-se, portanto, necessário destacar que tratar as mulheres precocemente em relação à obesidade pode melhorar a evolução da cefaleia nesse grupo. Trata-se de abordar um fator de risco modificável de cronificação, superposto a um fator não modificável, que é o fato de ser mulher.

Também, deve-se tratar precoce e profilaticamente a cefaleia na mulher, uma vez que elas apresentam formas mais grave de enxaqueca.

Orientar as mulheres para a manutenção de um peso ideal, por meio de dieta, de exercícios e de profilaxia antimigranosa que não tenda a aumentar o peso, pode modificar a evolução da dor na mulher, além de prevenir outras doenças como a síndrome metabólica e doenças cardiovasculares.

Esses fatos também incluem a vaidade feminina de manter um peso ideal, porém deve-se sempre orientar a mulher a não passar privações alimentares, o que, ao contrário, levaria à falta de nutrientes e à cefaleia do jejum ou migrânea desencadeada pelo jejum. Aliás, uma dieta balanceada, com frutas, verduras, legumes e grãos integrais, deve ser orientada.

TRATAMENTO

É importante orientar a mulher sobre dieta e exercícios adequados e encorajá-la a um cuidado psicológico para melhora da autoestima, assim como para o controle de fatores de risco cardiovascular como a hipertensão e o diabetes. Profiláticos como topiramato, riboflavina, magnésio, piridoxina, inibidores da enzima conversora de angiotensina e inibidores dos receptores de angiotensina são exemplos de medicamentos que não interferem no ganho ponderal, podendo até ajudar a perder peso (como o topiramato). No caso de obesidade mórbida, deve-se contar com avaliação multidisciplinar para verificar a necessidade de cirurgia redutora.

[Observação: sobre outras doenças comórbidas na mulher com cefaleia, ver Anexos 2, 4 e 5.]

CONCLUSÃO

A comorbidade obesidade e cefaleia na mulher merece atenção especial pelo fato de a mulher apresentar maior prevalência de migrânea e por ser ela, mulher, um fator de risco não modificável para progressão da doença.

Seria a migrânea na mulher uma doença não tão benigna?

REFERÊNCIAS BIBLIOGRÁFICAS

1. Wikipédia: a enciclopédia livre. Obesidade. Disponível em: <http://pt.wikipedia.org/wiki/Obesidade>. Acesso em: 4 abr. 2010.
2. Pinheiro AR, Freitas SF, Corso AC. Uma abordagem epidemiológica da obesidade. Rev Nutr. 2004;17:523-33.
3. Mattar R, Torloni MR, Betrán AP, et al. Obesidade e gravidez. Rev Bras Ginecol Obstet. 2009;31(3):107-10.
4. Bigal ME, Lipton RB. Putative mechanisms of the relationship between obesity and migraine progression current. Curr Pain Headache Rep. 2008;12:207-12.

5. Loevinger BL, Muller D, Alonso C, et al. Metabolic syndrome in women with chronic pain. Metabolism. 2007;56:87-93.
6. Scher AI, Stewart WF, Ricci JA, et al. Factors associated with the onset and remission of chronic daily headache in a population-based study. Pain. 2003;106:81-9.
7. Bigal ME, Tsang A, Loder E, et al. Body mass index and episodic headaches a population-based study. Arch Intern Med. 2007;167(18):1964-70.
8. Alstadhaug KB. Migraine and the hypothalamus. Cephalalgia. 2009;29:809-17.
9. Celentano DD, Linet MS, Stewart WF. Gender differences in the experience of headache. Soc Sci Med. 1990;30(12):1289-95.

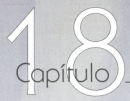

Capítulo 18

TRATAMENTO NÃO FARMACOLÓGICO DA CEFALEIA NA MULHER

Eliana Meire Melhado

"Jamais descuides da saúde do corpo. Sê moderado no comer, no beber, no exercício e no descanso, pois tanto o excesso quanto a falta são prejudiciais."

Pitágoras

▶ INTRODUÇÃO

O tratamento não farmacológico é uma forma de tratamento que deve ser sempre orientada ao paciente com cefaleia. Muitas vezes, ele começa como uma auto-observação no sentido de detectar fatores desencadeantes, e isso é benéfico, pois a paciente percebe fatores que poderiam estar contribuindo para sua dor e passa a evitá-los.

O tratamento não farmacológico começa pelo preenchimento do diário de cefaleia (Anexo 1), que é uma ferramenta importante para o diagnóstico da cefaleia, e segue com a detecção de fatores desencadeantes, a averiguação da frequência e da intensidade da dor e, nas mulheres, o detalhamento do ciclo menstrual e sua relação com a dor, bem como quando iniciar e parar contraceptivos mensais naquelas que deles fazem uso, ou quando iniciar e parar medicamentos de um modo geral.

▶ TRATAMENTO

O tratamento não farmacológico pode ser dividido nas seguintes modalidades didáticas em medidas gerais e específicas.

1. Medidas gerais:
a) detectar fatores desencadeantes;
b) técnicas de relaxamento;
c) técnicas de higiene do sono[1,2];
d) mudança nos hábitos de vida.

2. Medidas específicas:
a) fisioterapia[3];
b) *biofeedback*[3];
c) acupuntura;
d) psicoterapia;
e) atividades físicas.

Entre as medidas gerais – "a) detectar fatores desencadeantes" –, têm-se diversos fatores das crises de cefaleia, principalmente da migrânea: falta de sono, excesso de sono, jejum prolongado, odores, luz, barulho, alimentos, menstruação.

Com relação a "d) mudança nos hábitos de vida", diversos assuntos podem ser discutidos. Ao realizar a anamnese da paciente com cefaleia, o médico deve conhecer a rotina da paciente e captar os maus hábitos que podem estar auxiliando a desencadear ou piorar a cefaleia. Se a paciente fuma, ela deve ser orientada a parar com urgência, não apenas por causa da dor, mas porque o cigarro é o principal fator de risco para acidente vascular encefálico em mulheres jovens[4]. Se a mulher bebe álcool, deve ser orientada a reduzir ou parar conforme a quantidade ingerida, pois se deve lembrar que a mulher é muito menos resistente ao álcool do que o homem[5]. Se a mulher apresenta uma rotina estressante com marido, filhos e trabalho, ela deve ser orientada a tirar um tempo para seu lazer e realizar atividade física e, por mais que se queixe de falta de tempo, ela deve ser orientada a procurar dormir bem, para ter melhora de sua dor.

Ainda sobre o tema hábitos de vida, deve-se destacar a dieta. Na literatura, existem alimentos clássicos desencadeantes de crises de enxaqueca como chocolate, vinho e queijo. Há também vários alimentos relatados pelas pacientes (e pelos pacientes) como alimentos gordurosos, leite, frutas cítricas, aspartame, banana e alimentos condimentados.

Há pacientes do sexo feminino que referem alimentos desencadeando dor em um período, mas não em outro, como quando se somam fatores desencadeantes como estresse, período menstrual e alimento. Nesse caso, o alimento deve ser evitado somente nesse momento (muito estresse e período menstrual), caso contrário ele pode não disparar a dor por si só. Há também pacientes que pensam ter disparo da dor por alimento, mas a dor ocorreu porque a paciente ficou em jejum e, então, ao se alimentar, pode ter a impressão de que foi a comida que desencadeou a cefaleia.

É necessário relatar que alimentos disparam cefaleia em percentual pequeno de pacientes. Estudo brasileiro investigou os fatores que desencadeiam a enxaqueca. Dos 200 pacientes estudados, 83,5% apontaram algum fator relacionado à dieta, sendo o jejum o mais frequente (65,4%), seguido de álcool (34%), chocolate (20,5%) vinho tinto (19,5%) e café (14,5%). O queijo disparou migrânea em 8,5% dos pacientes e o leite em apenas 2,5%. Deve-se destacar que o chocolate (22,8% x 10,5%), o queijo (9,2% x 2,6%), o leite (3,0% x 0) e o vinho tinto (22,2% x 7,8%) dispararam migrânea mais em mulheres. E o café a disparou mais em homens (21% x 12,9%). Os problemas com o sono foram relatados por 81% dos entrevistados e 64% associaram a enxaqueca ao estresse, principalmente à preocupação com o trabalho[6].

▶ DESCREVENDO DIETA E CEFALEIA NA MULHER

Não há uma dieta única para aliviar a dor. A melhor orientação é solicitar que as mulheres se alimentem de três em três horas e que comam alimentos saudáveis como frutas, legumes e verduras, com as devidas recomendações de acordo com as comorbidades (diabetes, hipertensão, dislipidemias e outras que limitam alguns alimentos), e evitem os alimentos que claramente desencadeiem a dor. As mulheres são mais suscetíveis à cefaleia desencadeada por jejum, porque a maioria quer emagrecer e acaba fazendo uma dieta errônea.

Segue uma orientação de dieta saudável, com nutrientes adequados, e que pode prevenir a dor de cabeça, por evitar alimentos enlatados, industriais e gordurosos. Não há um padrão único. Seguem sugestões de alimentação saudável para prevenir dores de cabeça e obter uma boa nutrição, além de melhorar o peso magro.

As ressalvas são doenças que impedem o uso de alguns alimentos como diabetes, hipertensão, cálculo renal e hepatopatia, casos em que a dieta deve ser orientada por endocrinologista e nutricionista.

De modo geral, devem-se ingerir baixos teores de gorduras saturadas e fazer atividade física. Dieta rica em vegetais, preferencialmente orgânicos, com pequenas quantidades de gordura e açúcar-branco. A melhor fonte de energia para o corpo são frutas, legumes, verduras e cereais, especialmente os grãos integrais.

Deve-se: dar preferência a grãos, frutas, verduras e legumes frescos; preferir alimentos grelhados, assados e cozidos; consumir alimentos ricos em substâncias antioxidantes; evitar café, chimarrão, chá preto, bebidas alcoólicas e refrigerantes (que são vasoconstritores); intensificar cuidados a partir dos 35 anos, já que o ser humano perde 10% de massa muscular entre os 30 e os 50 anos e, a partir daí até os 80 anos, o índice chega a 30%.

Mulheres e homens têm necessidades nutricionais diferentes. As características corporais, fisiológicas, metabólicas e o processo reprodutivo (gestação e lactação) são fatores decisivos, portanto as mulheres merecem atenção especial em se tratando de questões alimentares. Os hormônios femininos são estrogênios; a massa muscular das mulheres é aproximadamente 10% menor que a dos homens; a mulher tem 31% de gordura corporal contra 22% dos homens e a densidade óssea da mulher é menor.

As mulheres apresentam menor gasto energético do que os homens, sendo assim, perdem menos peso quando fazem dietas. Uma nutrição dedicada às mulheres é fundamental para a saúde delas, a fim de combater determinadas doenças típicas femininas e outros fatores de risco.

As modificações que ocorrem ao longo do ciclo de vida da mulher resultam em diferentes necessidades nutricionais.

Dos 19-40 anos:
- síndrome pré-menstrual evidente;
- preocupação com a estética (peso e retardo do envelhecimento);
- preocupação com a doença (câncer de mama);
- momento propício para a gestação.

Nutrientes importantes: soja integral, fibras, antioxidantes com zinco, selênio, vitamina C e E, ferro, cálcio, magnésio e ácido fólico.

Dos 40-55 anos:
- fase de mudança e transição;
- intensas mudanças físicas, musculares e psicológicas;
- menstruação irregular;
- sintomas da menopausa se iniciam.

Nutrientes importantes: soja e derivados, compostos fotoquímicos, fibras solúveis e insolúveis, cálcio, vitamina D e antioxidantes, vitaminas A, C e E.

Como comer no dia a dia:
- folhas verdes escuras, brócolis, ervilha e couve (cálcio e vitamina A);
- frutas e vegetais de folha amarelo-escuros, manga (fruta), cenoura (legume), brócolis, espinafre e couve (verduras), batata-doce (legume) (vitamina A);
- frutas cítricas, morango, melão e tomate (vitamina C);
- repolho, couve-flor e nabo (vegetais crucíferos);
- grãos e cereais integrais (4x);
- amiláceos em pequena quantidade e sem adicionar gordura – batata, milho, trigo;
- leite e laticínios (4x) (Ca++) – leite desnatado, iogurte, queijo branco;
- alimentos proteicos – legumes, peixes e aves (2 a 4x);
- restringir defumados e conservas;
- tirar toda a gordura visível da carne;
- evitar doces – açúcar natural é mais nutritivo que o refinado (calorias iguais);
- evitar gorduras, preferindo óleo de girassol ou de oliva extravirgem;
- peixes – pelo menos 2x/semana; é bom para pele e têm óleos importantes;
- semente de linhaça – presente em pães integrais, é fonte de ômega 3, fitoestrogênio (tem papel regulador na fase do desequilíbrio hormonal) e isoflavonas;
- nozes, castanhas, amêndoas (vitamina E) – são boas para a pele; preferir nos lanches aos salgadinhos;
- soja – isoflavona;
- cereais integrais – bons para os calores da menopausa – forma de pasta de missô diluída em água como sopa;
- evitar refrigerantes (bebidas carbonatadas), mesmo os *diets*, café e aspartame (edema na menopausa, cefaleia), bebidas alcoólicas e cafeína, comida industrializada;
- evitar comer demais nas refeições;
- evitar alimentos inflamatórios – são os que têm alto índice glicêmico (como açúcar, pães e massas feitos de farinha branca). Eles caem no estômago, são transformados em glicose e disparam a produção de insulina, que, liberada depressa demais, tem efeito inflamatório e faz o organismo estocar gordura. A inflamação celular está na origem de várias doenças como diabetes e colesterol. São os alimentos pró-inflamatórios. Isso gera flacidez e rugas na pele. A obesidade é uma inflamação, um fator de risco para a cronificação das cefaleias. O controle da obesidade com uma alimentação saudável liberará insulina adequadamente; consequentemente, menos gordura e fatores inflamatórios estocados levarão a um melhor controle das crises de cefaleia;
- alimentos com ação anti-inflamatória (mantêm as células saudáveis, ajudam a recuperar a energia, tornam a pele lisa e ajudam a emagrecer):
  – azeite de oliva extravirgem – essencial para absorção dos antioxidantes e anti-inflamatórios presentes nas verduras (1 colher de sopa por dia);
  – aveia (cereal) – reduz o açúcar no sangue (2 colheres de sopa de farelo por dia);

- brócolis – contém fitonutrientes que potencializam os sistemas antioxidantes de defesa do organismo (1 xícara de chá por dia);
- chá verde – catequinas – ação termogênica e oxidativa das gorduras (5 xícaras por dia);
- frutas vermelhas – grande quantidade de antocianinas – ameixa, amora, morango, açaí, acerola, framboesa, goiaba vermelha (1 xícara de chá por dia);
- iogurte – probióticos – estimulam a produção de substâncias anti-inflamatórias;
- *kefir* – bebida probiótica, rica em vitamina B12, B1 e K, biotina, produzida a partir dos grãos de *kefir*, originários das montanhas do Cáucaso (1 pote/dia);
- peixes – salmão tem DMAE – ômega 3 (2 filés por semana ou 2 cápsulas/dia de óleo de peixe);
- semente ou óleo de linhaça (2 colheres de sopa por dia);
- soja – grão cozido, torrado, fermentado – isoflavonas (inibem a produção de substâncias inflamatórias) – em forma de iogurte, leite ou queijo;
- tofu – proteína para manter a massa magra que faz o corpo queimar mais calorias (mesmo não em movimento) (2 colheres do grão por dia ou 1 copo de iogurte ou leite de soja).

- retirar os açúcares não significa retirar os carboidratos. Carboidratos cumprem a função de manter a taxa de açúcar no sangue estável e o organismo equilibrado. Carboidratos devem estar presentes em todas as refeições;
- usar vinho seco ou suco de fruta na salada, em vez de manteiga e creme;
- preferir consumir amido e fibras fornecidas por frutas e vegetais secos e grãos integrais;
- reduzir gradativamente a quantidade de sal e açúcar dos alimentos cozidos, de modo a acostumar o paladar.

Para diminuir os sintomas de tensão pré-menstrual:

Carboidratos: consumir carboidratos integrais como pães, biscoitos, aveia, farelo de trigo, macarrão, arroz.

Vitamina B6: atua na formação de serotonina – soja, aveia, farelo de trigo, batatas, germe de trigo, cenoura, amendoim, nozes, ovos.

Vitamina E: alivia a sensibilidade mamária – óleos vegetais, nozes, germe de trigo.

Cálcio: mulheres com síndrome pré-menstrual têm maior risco de desenvolver osteoporose e apresentar menor massa óssea – leite e vegetais de folhas verdes.

Magnésio: leguminosas, vegetais e cereais integrais.

Isoflavona: tofu, soja em grão, proteína texturizada de soja e extrato de soja.

Soja: aliada contra a síndrome pré-menstrual (SPM):
- é um alimento funcional (previne doenças crônicas, além fornecer calorias e nutrientes);
- consumir da forma mais integral possível (*Food and Drug Administration* – FDA), porque provavelmente há centenas de componentes da soja que atuam simultaneamente;
- rica em proteínas de qualidade, gordura isenta de colesterol, fibras e prebióticos. Alto teor de ácido fólico, vitaminas do complexo B e zinco;
- reduz a serotonina e a deficiência de nutrientes, como cálcio, magnésio, vitaminas D e B6. Alimentação com nutrientes específicos é uma forma de reduzir a SPM. Indicada por possuir isoflavonas, compostos fotoquímicos similares ao estrogênio, capazes de reduzir as oscilações hormonais. Rica em triptofano. Supre as diferenças nutricionais na SPM, com a vida estressante, e pode melhorá-la.

Em geral:

Grãos integrais:
- fornecem nutrientes e quantidades moderadas de energia;
- previnem doenças cardiovasculares;
- amaranto – proteína;

- arroz – complexo B;
- arroz selvagem – proteínas e fibras;
- aveia – betaglicano – diminui o colesterol e é antioxidante;
- *bulgur* – trigo;
- centeio – fibras – promove saciedade;
- cevada – reduz colesterol;
- *kamut* – variedade de trigo com proteína e vitamina E em maior quantidade que o trigo comum; rico em enzimas e fonte de Mg^{++}, Zn^{++}, vitamina B1, B2, B3 e E;
- milho – antioxidante;
- painço;
- quinoa – todos os aminoácidos essenciais;
- *speet* – trigo pesado – proteína;
- *teff* – não contém glúten e é rico em Ca^{++}, Fe^{++}, Co^{++}, Al^{++}, Ba^{++}, Ph^{++}, tiamina (B1), carboifratos; contém oito aminoácidos essenciais;
- trigo – principal cereal, com alto teor de glúten e elimina toxinas;
- trigo mouro – rutina;
- triticale – cereal para fabricar biscoitos.

Vegetais (hortaliças, frutas, legumes)

Diminui o risco de câncer de colo de útero e mamas. Recomendam-se três a cinco porções de frutas, quatro a cinco de vegetais e uma de leguminosas por dia.

Hortaliças:
- brócolis: betacaroteno e indóis;
- espinafre: betacaroteno e indóis;
- repolho: brassimina – betacaroteno;
- couve-flor – brassimina – betacaroteno;
- agrião – betacaroteno.

Legumes:
- tomate – licopeno;
- alho;
- cebola;
- batata-doce – betacaroteno;
- cenoura – betacaroteno;
- frutas cítricas – vitamina C;
- goiaba – licopeno;
- melancia – licopeno;
- mamão – licopeno;
- damasco – betacaroteno.

A dieta deve conter 60% de carboidratos.

Carne – preferir carnes brancas e grelhadas a carne vermelha.

Peixes – fonte de ômega 3 e ácidos graxos, vitaminas C e D, zinco, magnésio e enxofre[7].

▶ MEDIDAS ESPECÍFICAS

Estratégias comportamentais incluem:
- treino de relaxamento: há três tipos de treino de relaxamento que são aceitos como tratamento-padrão para cefaleias – relaxamento muscular progressivo, treino autogênico e meditação ou relaxamento passivo. Um protocolo de treino de relaxamento pode incluir 10 ou mais sessões de tratamento[8];
- treino de *biofeedback*;
- terapia cognitivo-comportamental (TCC);
- ou algumas combinações dessas[9].

Fisioterapia

Pacientes com cefaleia, apresentando tensão muscular ou problemas de postura, podem ser beneficiadas se associarem fisioterapia ao tratamento medicamentoso da dor.

Tratamentos físicos não invasivos são frequentemente usados para tratar tipos comuns de cefaleia crônica recorrente. Uma revisão sistemática foi conduzida com relação aos tratamentos de longo tempo e de curto prazo, entre 22 estudos, com um total de 2.628 pacientes (entre 12 e 78 anos), na qual cinco tipos de cefaleia foram estudados: migrânea, cefaleia do tipo tensional, cefaleia cervicogênica, uma mistura de migrânea e cefaleia do tipo tensional e cefaleia pós-traumática.

Para o tratamento profilático da migrânea, há evidências de que a manipulação espinal pode ser uma opção de tratamento efetivo, com efeitos de curto prazo semelhantes àqueles de drogas efetivas comumente usadas, como a amitriptilina. Outros possíveis tratamentos com evidências mais fracas são campos eletromagnéticos pulsáteis e uma combinação de estimulação nervosa elétrica transcutânea (TENS) e modulação neurotransmissora elétrica.

Para o tratamento da cefaleia do tipo tensional crônica, a amitriptilina é mais efetiva do que a manipulação espinal durante o tratamento. Entretanto, a manipulação espinal é superior no curto prazo após a cessação de ambos os tratamentos. Outras possíveis opções de tratamento com evidências mais fracas de efetividade são o toque terapêutico, a eletroterapia craniana, uma combinação de TENS com modulação neurotransmissora elétrica, e um regime de automassagem, TENS e *stretching*. Para a cefaleia do tipo tensional, há evidências de que adicionar manipulação à massagem não é efetivo.

Para o tratamento profilático da cefaleia cervicogênica, há evidências de que ambos os exercícios (treino de endurecimento de baixa intensidade) e a manipulação espinal são efetivos no tratamento de curto e longo prazo, quando comparados a nenhum tratamento. Há evidências mais fracas de que a mobilização espinal seja mais efetiva do que o uso de gelo no tratamento de curto prazo da cefaleia pós-traumática.

Conclui-se que poucos tratamentos físicos não invasivos podem ser efetivos como tratamento profilático das cefaleias crônicas/recorrentes. Com base nos resultados dos ensaios, esses tratamentos parecem ser associados com pequeno risco de efeitos adversos sérios. A efetividade clínica e a custo-efetividade dos tratamentos físicos não invasivos requerem pesquisas futuras usando metodologia científica rígida[10].

Biofeedback

Sabe-se que o *biofeedback*, com ou sem treino autogênico combinado, é efetivo para o tratamento da migrânea. Um estudo objetivou examinar o efeito do tratamento de *biofeedback* na cefaleia, ansiedade e depressão em pacientes coreanas do sexo feminino com migrânea. Alterações de humor incluíram ansiedade e depressão e variáveis psicofisiológicas como a média de temperatura da pele de pacientes quando comparadas com controles normais. Constatou-se que a maior proporção de resposta ocorreu em pacientes com *biofeedback* e treino autogênico. O *biofeedback* assistido com treino autogênico é eficaz para o tratamento da migrânea, e seu efeito terapêutico está relacionado com a melhora no nível de ansiedade[11].

Num estudo, 12 mulheres com migrânea menstrual pura ou uma combinação de cefaleia do tipo tensional e migrânea menstrual pura foram monitorizadas por dois ciclos menstruais. Receberam 12 sessões de *biofeedback* termal com treino autogênico adjunto. Seis mulheres com cefaleia tensional apenas participaram de monitorização similar, recebendo antes nove sessões de treino de relaxamento progressivo. Os resultados relativos àquelas com migrânea vascular mostraram redução significativa na atividade da cefaleia e redução na medicação tomada. Aquelas com cefaleia do tipo tensional não responderam significativamente ao treino de relaxamento[3].

Acupuntura

Acupuntura é frequentemente usada para a profilaxia da migrânea. Investigou-se, em estudos de revisão sistemática[12], se a acupuntura é: mais efetiva do que os cuidados de rotina, como o tratamento não profilático; mais efetiva do que *sham* (placebo); e se é tão efetiva quanto outras intervenções em reduzir a frequência das cefaleias em pacientes com migrânea. Foram incluídos ensaios com pelo menos oito semanas de observação. Como conclusão, há consistente evidência de que a acupuntura, sozinha ou com cuidados de rotina, fornece benefício adicional para o tratamento das crises agudas de migrânea. Não há evidência para um efeito da verdadeira acupuntura sobre a intervenção *sham*, embora isso seja difícil de interpretar. Estudos disponíveis sugerem que a acupuntura é pelo menos tão efetiva quanto drogas de tratamento profilático, ou possivelmente mais efetiva do que elas, e tem menos efeitos adversos. Acupuntura deveria ser considerada uma opção de escolha para os pacientes[12].

Acupuntura também é frequentemente usada para a profilaxia da cefaleia do tipo tensional. Investigou-se, em estudos[13], se a acupuntura é: mais efetiva do que os cuidados de rotina (tratamento não profilático); mais efetiva do que *sham* (placebo); e se é tão efetiva quanto outras intervenções em reduzir a frequência das cefaleias em pacientes com cefaleia do tipo tensional crônica ou episódica. Foram incluídos ensaios com pelo menos oito semanas de observação. Os autores concluíram que a acupuntura pode ser uma ferramenta não farmacológica valiosa para pacientes com cefaleia do tipo tensional episódica e crônica[13].

Há incidência aumentada de migrânea na população militar. Pelo fato de ser imperativo encontrar uma opção segura e efetiva para o tratamento de soldados, realizou-se um estudo piloto com acupuntura, usando um grupo de pontos bem padronizados sobre um intervalo de tempo predeterminado, em 26 indivíduos sofredores de cefaleia crônica diária, a maioria migrânea, e encontrou-se redução na frequência e na intensidade das cefaleias. Os resultados mostraram contínua melhora em 12 semanas após o último tratamento[14].

Psicoterapia

A TCC é um treino para manejar o estresse. O modo de cada um lidar com os estressores diários pode manter, precipitar ou exacerbar cefaleias e aumentar a incapacidade relacionada a elas. A TCC foca nos componentes afetivos e cognitivos da cefaleia e é tipicamente administrada em conjunto com *biofeedback* ou relaxamento, focalizando componentes fisiológicos da cefaleia. Intervenções cognitivo-comportamentais alertam os pacientes sobre o papel das cognições na resposta ao estresse e nas relações entre estresse, enfrentamento e cefaleia. A TCC pode limitar a incapacidade, a ansiedade e a depressão, que frequentemente afligem pacientes com cefaleias mais severas. A TCC requer de 3 a 12 ou mais sessões de tratamento. Uma metanálise avaliou 355 artigos, dos quais 39 artigos com estudos prospectivos e controlados, entre os quais se agruparam as seguintes categorias de tratamento: treino de relaxamento, treino de *biofeedback* de temperatura, treino de *biofeedback* de temperatura mais relaxamento, treino de *biofeedback* de EMG, TCC, TCC mais treino de *biofeedback* de temperatura. Todos esses tratamentos são mais efetivos quando comparados ao grupo controle[8].

Atividades físicas

Sempre indicada em várias doenças na medicina, a atividade física deve ser praticada no mínimo 3x/semana, por cerca de 30 minutos[15], salvo em contraindicações específicas. A caminhada é o exercício mais saudável, eficaz e fácil de realizar.

EFICÁCIA DAS MEDIDAS NÃO MEDICAMENTOSAS

Uma metanálise avaliou várias técnicas comportamentais em cefaleia e encontrou em destaque que todas foram superiores em termos de efetividade quando comparadas ao grupo controle, para migrânea (Tabela 18.1) e para cefaleia do tipo tensional (Tabela 18.2)[9].

Tabela 18.1 – Dados de metanálise do tratamento comportamental da migrânea: 40 resumos de escores do efeito-tamanho

Tipo de intervenção – *effect size*		95% CI
Sem tratamento (controles)		0 –
Placebo	0,16	0,31 a 0,63
Treino de relaxamento	0,55	0,14 a 0,96
Termal *biofeedback*	0,38	0,18 a 0,94
Termal *biofeedback* com relaxamento	0,40	0,01 a 0,79
Eletromiográfico *biofeedback*	0,77	0,24 a 1,30
Terapia cognitiva comportamental	0,54	0,13 a 0,94
Terapia cognitivo-comportamental com *biofeedback*	0,37	0,23 a 0,97

Esses dados são de estudos que permitiram o cálculo das estimativas do efeito tamanho quando dados de variância estavam disponíveis. O maior efeito de tamanho é presumido estar relacionado ao maior efeito benéfico.

Tabela 18.2 – Dados da metanálise do tratamento comportamental da cefaleia do tipo tensional: 43 resumos de escores do efeito-tamanho

Tipo de intervenção – *effect size*		95% CI
Nenhum tratamento (controles)		0 –
Placebo	0,15	0,12 a 0,41
Treino de relaxamento	0,64	0,37 a 0,90
Terapia cognitivo-comportamental	0,64	0,46 a 0,82
Eletromiográfico *biofeedback*	0,70	0,46 a 0,94
Eletromiográfico *biofeedback* com treino de relaxamento	0,84	0,40 a 1,40

Esses dados são de estudos que permitiram o cálculo das estimativas do efeito tamanho quando dados de variância estavam disponíveis. O maior efeito de tamanho é presumido estar relacionado ao maior efeito benéfico.

CONCLUSÃO

Terapia não farmacológica é a forma que deve ser instituída em todos os tipos de cefaleia, principalmente na cefaleia gestacional. Esforços devem ser direcionados no desenvolvimento e avaliação de métodos para melhorar o tratamento das cefaleias. Um trabalho de desenvolvimento necessita ser realizado para determinar as intervenções comportamentais mais promissoras para os serviços de cuidados das cefaleias[9].

REFERÊNCIAS BIBLIOGRÁFICAS

1. Loder EW, Dawn CB, Golub JR. Headache and combination estrogen-progestin oral contraceptives: integrating evidence, guidelines, and clinical practice. Headache. 2005;45:224-31.
2. Tozer BS, Boatwright EA, David PS, et al. Prevention of migraine in women throughout the life span. Mayo Clin Proc. 2006;81:1086-92.
3. Blanchard EB, Kim M. The effect of the definition of menstrually-related headache on the response to biofeedback treatment. Appl Psychophysiol Biofeedback. 2005;30(1):53-63.
4. Bousser MG. Migraine, female hormones, and stroke. Cephalalgia. 1999;19(2):75-9.
5. Gearhart JG, Beebe DK, Milhorn HT, et al. Alcoholism in women. Am Fam Physician. 1991;44(3):907-13.
6. Fukui PT, Gonçalves TRT, Strabelli CG, et al. Trigger factors in migraine patients. Arq Neuropsiquiatr. 2008;66(3-A):494-9.
7. Franco A. Alimentação e qualidade de vida: a importância dos bons hábitos alimentares. In: Franco A. 40, sim! E daí? São Paulo: Ideia & Ação; 2008, p. 143-78.
8. McGrath PJ, Penzien D, Rains JC. Psychological and behavioral treatments of migraines. In: Olesen J, Tfelt-Hansen P, Welch KMA. The headaches. 3. ed. Philadelphia: Lippincott Williams & Wilkins; 2006, p. 441-7
9. Symvoulakis EK, Clark LV, Dowson AJ, et al. Headache: a 'suitable case' for behavioural treatment in primary care? Br J Gen Pract. 2007;57(536):231-7.
10. Bronfort G, Nilsson N, Haas M, et al. Non-invasive physical treatments for chronic/recurrent headache. Cochrane Database Syst Rev. 2004;(3):CD001878.
11. Kang EH, Park JE, Chung CS, et al. Effect of biofeedback-assisted autogenic training on headache activity and mood states in Korean female migraine patients. J Korean Med Sci. 2009;24(5):936-40.
12. Linde K, Allais G, Brinkhaus B, et al. Acupuncture for migraine prophylaxis. Cochrane Database Syst Rev. 2009(1):CD001218.
13. Linde K, Allais G, Brinkhaus B, et al. Acupuncture for tension-type headache. Cochrane Database Syst Rev. 2009;1:CD007587.
14. Plank S, Goodard J. The effectiveness of acupuncture for chronic daily headache: an outcomes study. Mil Med. 2009;174(12):1276-81.
15. Varkey E, Cider A, Carlsson J, et al. A study to evaluate the feasibility of an aerobic exercise program in patients with migraine. Headache. 2009;49(4):563-70.

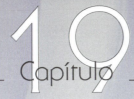

HORMÔNIOS NO MERCADO

Eliana Meire Melhado

"Não tema estar andando lentamente, tema apenas estar parado."
Provérbio Chinês

▶ INTRODUÇÃO

Existem hormônios usados como contraceptivos, regulatórios, como terapia hormonal e para amenorreia.

Há grande variedade de métodos contraceptivos, os quais podem ser divididos em dois grupos: os hormonais e os não hormonais.

▶ MÉTODOS CONTRACEPTIVOS HORMONAIS

Tipos e composição são discriminados a seguir.

Anticoncepcionais orais combinados (contêm estrogênio)

Mais conhecidos como pílula, é o método anticoncepcional reversível mais utilizado no Brasil. Os anticoncepcionais orais contêm estrogênio e progestogênio em diferentes doses e esquemas posológicos.

Os anticoncepcionais monofásicos são os mais comuns e contêm 21 ou 22 comprimidos ativos, com a mesma composição de dose. Em algumas marcas, as embalagens contêm, além dos comprimidos ativos, seis ou sete comprimidos de placebo, para completar 28 comprimidos. Variam de 15 a 50 µg de etinilestradiol, sendo de 15 a 30 µg de baixa dosagem, de > 30 a 40 µg de média dosagem e > 40 µg de alta dosagem de etinilestradiol. No geral, indicam-se pílulas com 35 µg ou menor dosagem de etinilestradiol.

Os anticoncepcionais bifásicos contêm dois tipos de comprimidos ativos, de diferentes cores, com os mesmos hormônios, mas em proporções diferentes, devendo ser tomados na ordem indicada na embalagem.

Os anticoncepcionais trifásicos contêm três tipos de comprimidos ativos, de diferentes cores, com os mesmos hormônios, mas em proporções diferentes, devendo ser tomados na ordem indicada na embalagem[1].

Pílulas para uso vaginal

É uma pílula monofásica para uso vaginal. A embalagem contém 21 comprimidos ativos. Contém 50 µg de etinilestradiol e 250 µg de levonorgestrel (Lovelle®).

Anel vaginal

Anel plástico flexível (copolímero de etileno vinil acetato) com diâmetro externo de 54 mm e espessura de 4 mm, contendo estrogênio e progestogênio, de liberação lenta. Contém 2,7 mg de etinilestradiol e 11,7 mg de etonogestrel.

Adesivo

Adesivo fino, quadrado, com aproximadamente 4,5 x 4,5 cm, de um poliéster transparente, flexível, muito resistente e impermeável. Aplicado semanalmente. Contém 0,6 mg de etinilestradiol e 6 mg de norelgestromina (Evra®). Transdérmico, com três adesivos para troca 1x/semana e intervalo de uma semana[1].

Injetáveis mensais

As diferentes formulações de injetáveis contêm um éster de um estrogênio natural, o estradiol, e um progestogênio sintético, diferentemente dos anticoncepcionais orais, em que ambos os hormônios são sintéticos. Essa característica confere maior segurança no uso dos anticoncepcionais injetáveis combinados em relação à pílula combinada, com taxas de gravidez mais baixas, entre 0,1% e 0,3% durante o primeiro ano de uso com injeções mensais (cada 30 dias ± 7). Além disso, a apresentação parenteral elimina a primeira passagem hepática dos hormônios. Contém cipionato de estradiol 5 mg e acetato de medroxiprogesterona 25 mg (Cyclofemina®); 17-enantato de estradiol 10 mg e acetofenido de algestona 150 mg (Perlutan®/Ciclovular®); valerato de estradiol 5 mg e enantato de noretisterona 50 mg (Mesigyna®)[1].

Mecanismo de ação dos hormônios dos contraceptivos combinados

Inibem a ovulação e tornam o muco cervical espesso, dificultando a passagem dos espermatozoides. Além disso, alteram o endométrio, modificam a contratilidade das tubas uterinas, interferindo no transporte ovular, e alteram a resposta ovariana às gonadotrofinas.

Eficácia dos contraceptivos hormonais combinados

Os contraceptivos hormonais apresentam elevada eficácia. Seguindo-se corretamente as instruções, há um índice de falha de 0,1 a 0,7 gestações/100 mulheres por ano. As principais causas de insucesso são: não ingestão de uma ou mais pílula, problemas gastrintestinais, uso de drogas interativas e uso incorreto, levando a um índice de falha de 5 a 8 gestações/100 mulheres por ano (eficácia prática de 95%).

Efeitos secundários possíveis dos anticoncepcionais combinados

Náuseas, cefaleia leve, sensibilidade mamária, leve ganho de peso, alterações de humor, alterações no ciclo menstrual e menor interesse sexual.

Riscos dos contraceptivos combinados

Não são recomendados para lactantes, pois afetam a qualidade e a quantidade do leite materno. Muito raramente podem causar acidentes vasculares, tromboses venosas profundas ou infartos, sendo o risco maior entre fumantes (mais de 20 cigarros por dia) com 35 anos ou mais. Podem aumentar o risco de tumores de fígado. A pílula não aumenta o risco para câncer de colo de útero e mama, porém novos estudos são necessários para obter conclusões mais precisas. Além disso, existem ainda dúvidas sobre a possível aceleração da evolução de cânceres preexistentes.

Benefícios dos anticoncepcionais combinados

Podem aumentar o prazer sexual. Podem ser utilizados como contracepção de emergência, após uma relação sexual desprotegida.

Proporciona ciclos menstruais regulares, com sangramento durante menos tempo e em menor quantidade. Diminuem a frequência e a intensidade das cólicas menstruais. A fertilidade retorna em seguida à interrupção do método. Podem prevenir anemia ferropriva. Diminuem a incidência de gravidez ectópica, câncer de endométrio, câncer de ovário, doença inflamatória pélvica, doenças mamárias benignas e mioma uterino.

Contraceptivos de progestágenos

Anticoncepcionais orais de progestogênio (baixa dose)

Contêm uma dose muito baixa do progestogênio, em torno da metade a um décimo da quantidade de progestogênio dos contraceptivos orais combinados encontrados em embalagens com 28 a 35 pílulas ativas. Elas não contêm estrogênio e são conhecidas como as pílulas progestínicas ou minipílulas. Mais apropriados para mulheres que amamentam, porém as que não estão amamentando também podem usá-los. Contêm levonorgestrel 30 µg (Nortrel®/Minipil®), linestrenol 500 µg (Exluton®) e noretisterona 350 µg (Micronor®/Norestin®).

Anticoncepcional oral com média dose de progestogênio

Este anticoncepcional contém o desogestrel 75 µg em cada comprimido em embalagens com 28 pílulas ativas (Cerazette®).

Anticoncepcional hormonal injetável trimestral

Acetato de medroxiprogesterona é um método anticoncepcional injetável trimestral, de longa duração, apenas de progestogênio, semelhante ao produzido pelo organismo feminino, que é liberado lentamente na circulação sanguínea. Está disponível no Brasil como contraceptivo, em suspensão aquosa contendo 150 mg de acetato de medroxiprogesterona em frasco-ampola de 1 ml. A dose de progesterona parece ser suficientemente alta para agir mesmo em mulheres usando drogas antiepilépticas indutoras enzimáticas. Injetável intramuscular e trimestralmente (Depo-Provera®/Contracep®/Tricilon®).

Implante subdérmico

É um método anticoncepcional no formato de bastonete que deve ser inserido sob a pele na parte superior do braço da mulher. O bastonete contém etonogestrel (68 mg), muito parecido com o hormônio natural, sendo liberado lentamente, em doses constantes, com duração de três anos. Administrado via subdérmica, evita a primeira passagem pelo fígado, reduzindo efeitos sobre esse órgão (Implanon®).

Sistema intrauterino (endoceptivo)

Dispositivo intrauterino (DIU) que libera hormônio. É um sistema intrauterino (SIU) que libera levonorgestrel [LNG-20 (52 mg) – Mirena®] diretamente no útero.

Mecanismo de ação dos contraceptivos de progestágenos

Os anticoncepcionais à base de progestinas promovem o espessamento do muco cervical, dificultando a penetração dos espermatozoides, e inibem a ovulação em cerca de metade dos ciclos menstruais. Nos anticoncepcionais com média dose de progestogênio, nos injetáveis trimestrais e implantes subdérmicos, o principal mecanismo é a inibição da ovulação.

Eficácia dos contraceptivos de progestágenos

Nas lactantes, é um método muito eficaz quando usado de forma correta, com uma taxa de falha em torno de 0,5/100 mulheres por ano. A eficácia nas não lactantes é também alta, com uma taxa de falha de uma gravidez para cada 100 mulheres por ano.

Efeitos secundários possíveis dos métodos anticoncepcionais com progesterona

Para mulheres que não estão amamentando, os efeitos colaterais mais comuns são alterações no fluxo menstrual, manchas (escapes), amenorreia, que podem ocorrer durante vários meses, fluxo menstrual abundante ou prolongado. Para as lactantes, as alterações menstruais podem não ser percebidas ou não representam incômodo, porque essas mulheres habitualmente não têm ciclos regulares e os anticoncepcionais orais somente de progestogênio podem prolongar a amenorreia durante a amamentação. Outros efeitos colaterais comuns são cefaleia, acne, sensibilidade mamária e náuseas. Nos injetáveis trimestrais, além dos possíveis efeitos já descritos, outros também são bastante proeminentes, como o ganho de peso, desconforto abdominal, alterações do humor, queda de cabelos, diminuição da libido e atraso no retorno da fertilidade.

Riscos dos métodos à base de progestinas

Minipílula não apresenta risco importante à saúde. Seu maior risco é a falha anticoncepcional e, por isso, deve ser tomada na mesma hora. Usuárias desse método apresentam maior risco de gravidez ectópica do que as usuárias de DIU ou contraceptivos orais, mas menor risco do que as mulheres que não estão usando nenhum método contraceptivo.

Para as usuárias de injetável trimestral, há dois riscos adicionais: redução da densidade mineral óssea e alteração do metabolismo lipídico.

Benefícios dos contraceptivos contendo progestágenos somente

Lactantes podem usá-los a partir de seis semanas após o parto. A quantidade e a qualidade do leite materno não são prejudicadas. Não aumentam o risco de complicações vasculares. Podem ajudar a prevenir doenças benignas da mama, câncer de endométrio e de ovário e doença inflamatória pélvica. Nas usuárias de injetáveis trimestrais, ocorre prevenção de anemia ferropriva. Podem prevenir sintomas de endometriose[1].

▶ MÉTODOS NÃO HORMONAIS

- Método comportamental – abstinência periódica.
- DIU com cobre.
- Condom ou preservativo.
- Preservativo feminino.
- Diafragma.
- Espermaticida.
- Métodos cirúrgicos – laqueadura tubária para a mulher ou vasectomia para o homem.

Abaixo encontra-se a lista de hormônios com função contraceptiva (Tabela 19.1).

Tabela 19.1 – Contraceptivos no mercado[1]

• Injetáveis trimestrais – medroxiprogesterona 150 mg – 3 meses
• Injetáveis mensais (intramuscular) – 30 dias Cipionato de estradiol 5 mg e medroxiprogesterona 25 mg 17-enantato de estradiol 10 mg e acetofenido de algestona 150 mg
• Contraceptivos orais de alta (50 µg), média (30 e < 50 µg) e baixa dose (< 30 µg) de etinilestradiol e um progestágeno **Contraceptivo oral de alta dosagem** Etinilestradiol 50 µg + levonorgestrel 0,25 mg ou linestrenol 1 mg ou norgestrel 0,50 mg/noretisterona 0,25 mg ou mestranol 0,1 mg + noretisterona 0,5 mg + vitamina B6 10 mg [7 comprimidos (cp)] **Contraceptivo oral de média dosagem** Etinilestradiol 30 ou 40 µg + levonorgestrel 50/75/125 µg com ou sem vitamina B6 Etinilestradiol 35 µg + noretisterona 0,5/0,75 e 1 mg Etinilestradiol 40 µg + etinilestradiol 30 µg + desogestrel 25 (7 cp) e 125 µg (15 cp) Etinilestradiol 37,5 µg + linestrenol 0,75 mg Etinilestradiol 35 µg + ciproterona 2 mg Contraceptivo oral de baixa dosagem Etinilestradiol 30 µg + desogestrel 0,15 mg ou gestodeno 75 µg ou levonorgestrel 0,15 mg ou drospirenona 3 mg Etinilestradiol 20 µg + desogestrel 0,15 mg (21)/(2)inativos/etinilestradiol 10 µg (5) Etinilestradiol 20 µg + desogestrel 0,15 mg ou gestodeno 75 µg ou levonorgestrel 0,1 mg ou drospirenona 3 mg Etinilestradiol 15 µg + gestodeno 60 µg
• **Minipílula** Levonorgestrel 30 µg – 35 cp Noretisterona – 0,35 mg – 35 cp Linestrenol – 0,5 mg – 28 cp
Contracepção de emergência Levonorgestrel 0,75 mg
• Pílula de progesterona de média dosagem – desogestrel 75 µg – 28 cp
• Adesivo – etinilestradiol 0,6 mg e norelgestromina 6 mg TD – 3 adesivos – Evra®
• Anel vaginal – etinilestradiol 2,7 mg e etonogestrel 11,7 mg – 1 anel – 3 semanas
• Implante subdérmico – etonogestrel 68 mg – 1 implante – 3 anos
• Endoceptivo – levonorgestrel 52 mg – Mirena® – 5-7 anos
• DIU de cobre – 1 DIU 10 anos[1]

Abaixo, algumas embalagens de contraceptivos (Fig. 19.1).

▶ TERAPIA HORMONAL

Existem diversas maneiras de administrar hormônios, notadamente o estrogênio. Essa administração se faz por via oral, via transdérmica, por meio de cremes ou adesivos na pele, via vaginal, de forma injetável e por implantes subcutâneos.

No Brasil, as vias mais comuns são a transdérmica e a oral, tendo sido lançado recentemente o implante subcutâneo. Pela via oral, podem ser administrados comprimidos de estrogênio e de estrogênio conjugado à progesterona.

Os hormônios de uso transdérmico são feitos sob diversas formas. A mais comum delas é o adesivo colocado na pele e substituído uma ou duas vezes por semana. O adesivo pode conter só o estrogênio ou uma combinação de estrogênio e progesterona. Outras formas de hormônios transdérmicos são os cremes e aerossóis. Esses têm o inconveniente de necessitarem ser usados diariamente, porém têm a vantagem de não descolarem da pele como acontece com adesivos em algumas mulheres. Os implantes de hormônios são colocados embaixo da pele utilizando uma agulha mais grossa que as agulhas de injeção e duram seis meses[2]. [Indicações para terapia hormonal em mulheres na menopausa são mostradas no Capítulo 13.]

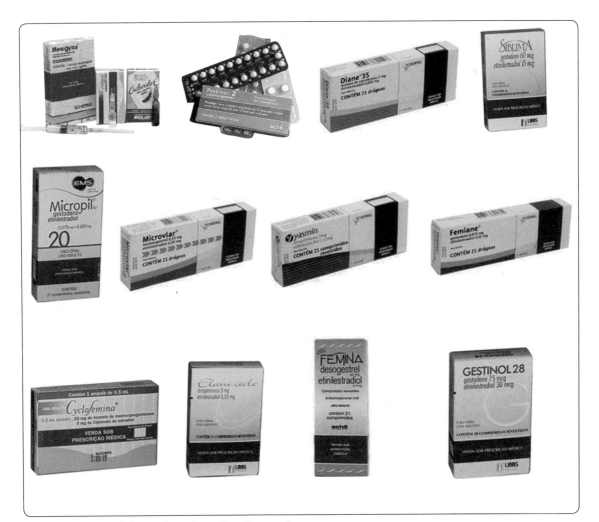

Fig.19.1. Algumas embalagens de contraceptivos do mercado.

Preparações de estrogênios disponíveis para terapia hormonal

Estrogênios esteroides conjugados

Estronas

Estrogênios equinos conjugados (Premarin®, Repogen®, Estrolin®, Estrogen®), de urina de éguas prenhes (sulfato de estrona, sulfato equilino e 17-di-hidroequilino):
- oral (0,3, 0,625, 0,9, 1,25 ou 2,5 mg);
- creme vaginal (0,625 mg).

Estradiol

17-betaestradiol micronizado, hormônio estrogênio natural maior (Climaderm®, Estradot®, Lindisc®, Etrofem®, Gnediscv®, Natifa®, Prymogina®, Systen® ou Merimono®):
- oral (1 ou 2 mg);
- creme vaginal (0,01%);
- transdérmico (50 ou 100 μg) libera 50 ou 100 μg de estradiol por dia;
- pellet de estradiol (25 mg) (investigacional).

Cipionato de estradiol

Depo-estradiol:
- injeção (1 ou 5 mg/ml).

Valerato de estradiol

Delestrogenio, estraval:
- injeção (10, 20 ou 40 mg/ml).

Estrogênios esteroidais não conjugados

17-etinilestradiol (Estinyl®), potente estrogênio sintético:
- oral (20 μg, 50 μg ou 0,5 mg).

17-etinilestradiol-3-ciclopentoether:
- oral (0,1 mg).

Estrogênios sintéticos análogos (não esteroidais)

Dienestrol (estragard creme):
- creme vaginal (0,01%)[3].

Progesteronas

Acetato de medroxiprogesterona, via oral, doses de 2,5 a 10 mg/dia (Farlutal®/Provera®). Um estudo na dosagem de 10 mg/dia, 10 dias por mês, mostrou eficácia[4]. Progesterona micronizada – megestrol, via oral 20-80 mg (Megestat®).

Progesteronas (para serem usadas em conjunto com estrogênios)

- Estradiol – 1 mg + acetato de noretisterona – 0,5 mg (Suprelle®/Activelle®).
- Estradiol – 2 mg + acetato de noretisterona – 1,0 mg (Cliane®).
- Estradiol – 5 mg + acetato de noretisterona 15 mg – oito adesivos transdérmicos (Estragest TTS®).
- Estrogênios conjugados (0,45 mg, 0,625 mg) + acetato de medroxiprogesterona (1,5 mg, 2,5 mg ou 5 mg). Pode ser usado estrogênio conjugado com medroxiprogesterona durante 28 dias (Selecta®, Repogen Conti®) ou estrogênio conjugado por 14 dias e estrogênio conjugado com medroxiprogesterona nos outros 14 dias (Repogen Ciclo®).
- Estradiol (1 mg) + drospirenona (2 mg) (Angeliq®).
- Estradiol (1 mg) + norgestimato (0,09 mg) – mulheres em amenorreia há um ano (três dias só estradiol, três dias associado até completar 30) (Prefest®).

Testosterona

- Metiltestosterona – comprimidos (Testonus®).
- Di-hidroepiandrostenediona (DHEA), sulfato de DHEA.
- 4-androstenediona.
- 5alfa-di-hidrotestosterona[5].
- DHEA – em gel vaginal[6].

Isoflavonas

- Cimicifuga racemosa – 10 a 160 mg/dia (Aplause, Clifemin, Mencirax).
- Glycine Max – 50 a 200 mg por via oral (Isoflavinec, Soyfemme®; Soyfit®, Fisiogen®) e 150 mg via oral + creme vaginal (Zofar®).

- Isoflavona – 30 a 150 mg por via oral (Buona®)[7].

Tibolona

1,25 a 2,5 mg/dia (Livial®, ibiam®)[7].

Moduladores seletivos dos receptores de estrogênio

- Cloridrato de raloxifeno – 60 mg (Evista®).
- Cloridrato de tamoxifeno – 10 a 20 mg (Tamofen®, Tamoxin®)[7].

CONCLUSÃO

Formulações de hormônios devem sempre surgir no mercado com menores doses e maior efetividade, na tentativa de diminuir a exposição da mulher a hormônios sintéticos.

REFERÊNCIAS BIBLIOGRÁFICAS

1. Silva CCC. Contracepção em epilepsia. In: Yacubian EMT. Epilepsia e mulher. São Paulo: Lemos Editorial; 2005, p. 39-66.
2. Ballone GJ. Perguntas mais comuns sobre menopausa. Disponível em: <http://gballone.sites.uol.com.br/voce/menopausa.html#7>. Acesso em: 14 mar. 2010.
3. Silberstein SD, Merriam GR. Sex hormones and headache. J Pain Symptom Manage. 1993;8:98-114.
4. Souza AZ, Fonseca AM, Melo NR, et al. Efeitos terapêuticos do acetato de medroxi-progesterona na síndrome do climatério: fase pré e pós-menopáusica. RBM Rev Bras Med. 1988;45(7):283-6.
5. Hollingsworth M, Berman J. La terapia de reemplazo con andrógenos puede mejorar la función sexual en mujeres posmenopáusicas. Disponível em: <http://www.bago.com/BagoArg/Biblio/ginecoweb353.htm 2002>. Acesso em: 20 mar. 2010.
6. Campos S. Ginecologia/Mulher. Óvulos de dehidroepiandrosterona e gel de estradiol amenizam os sintomas da menopausa. Disponível em: <http://www.drashirleydecampos.com.br/noticias/25485>. Acesso em: 20 mar. 2010.
7. Consulta remédios. Disponível em: <http://www.consultaremedios.com.br/cr.php?uf=SP&tp=nome&or=&nome>. Acesso em: 20 mar. 2010.

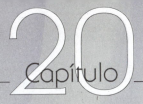

DROGAS PARA CEFALEIA E MALFORMAÇÕES FETAIS

Eliana Meire Melhado

"Uma longa viagem começa com um único passo."
Lao Tse

DESENVOLVIMENTO DO EMBRIÃO

A contagem da gestação é feita a partir do primeiro dia da última menstruação. A maioria das drogas atravessa a placenta e tem potencial para afetar adversamente o feto e, apesar dos estudos não terem absolutamente estabelecido a segurança de nenhuma medicação durante a gestação, acredita-se que algumas sejam relativamente seguras.

Entre 14 e 30 dias após a data da última menstruação, o período para atuação de drogas é tudo ou nada, seja matando o feto ou não o afetando em absoluto. Durante esse estágio, o feto é altamente resistente aos defeitos congênitos.

O período teratogênico clássico ocorre entre 31 e 70 dias a partir do primeiro dia da última menstruação. Após isso, ocorre o desenvolvimento de órgãos internos, já formados, e o crescimento cerebral até o período do parto, com 280 dias de gestação (Fig. 20.1)[1].

O período teratogênico clássico crítico nos humanos é de seis semanas, durando aproximadamente de 31 dias a 10 semanas da última menstruação. O efeito teratogênico é dependente do tempo de exposição, bem como da nature-

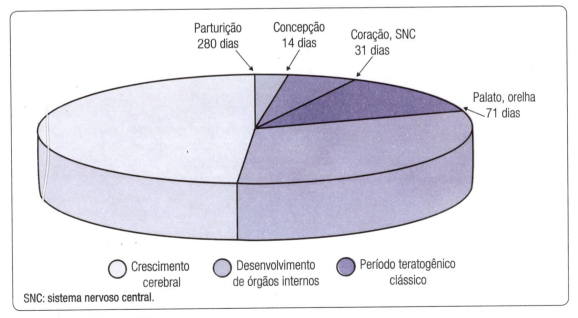

Fig. 20.1. Desenvolvimento fetal[1].

za do teratógeno. Exposição precoce, quando o coração e o sistema nervoso central (SNC) são formados, pode resultar numa anomalia, como doença cardíaca ou defeito do tubo neural, enquanto exposição mais tardia pode resultar em malformação do palato ou da orelha. Uma vez passado o período teratogênico, o risco de anomalias congênitas maiores foi ultrapassado, mas outras anormalidades podem ocorrer. Estas incluem efeitos fetais, neonatais e pós-natais. É improvável que as drogas utilizadas após o término do desenvolvimento dos órgãos causem defeitos congênitos evidentes, mas elas podem alterar o crescimento e a função de órgãos e tecidos formados normalmente.

▶ EFEITO DAS DROGAS NA GESTAÇÃO

Definições com relação ao efeito das drogas na gestação são listadas a seguir.

Aborto espontâneo: morte do concepto devida a anormalidades cromossômicas, na maioria das vezes.

Embriotoxicidade: habilidade da droga de matar o embrião em desenvolvimento.

Anomalias congênitas: desvio da morfologia ou função normal.

Teratogenicidade: habilidade do agente exógeno de produzir permanente anormalidade da estrutura ou função num organismo exposto durante a embriogênese ou vida fetal.

Efeitos fetais: retardo do crescimento, histogênese anormal (também anormalidade congênita e morte fetal). O principal resultado de toxicidade de droga ao feto é durante o segundo e o terceiro trimestres de gestação.

Efeitos perinatais: efeitos na contração uterina, saída do recém-nascido (RN) ou hemostasia.

Efeitos pós-natais: Drogas podem ter efeitos de latência a longo prazo: oncogênese tardia e anormalidades funcionais e comportamentais[1].

Na placenta, o sangue materno passa pelo espaço (espaço interviloso) que envolve os vilos (projeções diminutas) que contêm os vasos sanguíneos do feto. O sangue materno que se encontra no espaço interviloso é separado do sangue do feto que se encontra nos vilos pela membrana placentária (uma membrana fina). As drogas presentes no sangue da mãe podem atravessar essa membrana, passando para os vasos sanguíneos dos vilos, e penetrar através do cordão umbilical até o feto (Fig. 20.2).

Exposição a drogas justifica apenas 23% dos defeitos de nascimento; cerca de 25% são genéticos e o restante permanece desconhecido[1].

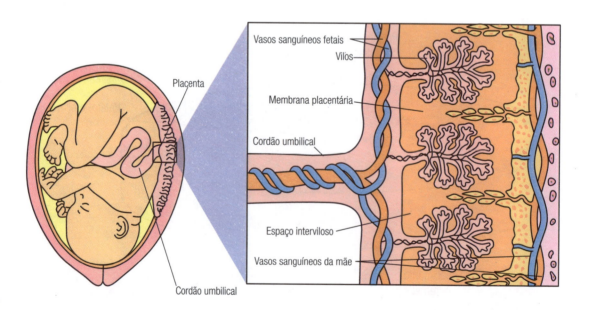

Fig. 20.2. Placenta materna e seus espaços intervilosos.

A incidência de malformações maiores, incompatíveis com a sobrevivência ou que requeiram cirurgias maiores, é de cerca de 2%-3%[2] da população geral. Se malformações menores forem incluídas, a proporção pode ser tão alta quanto de 7% a 10%. O risco de malformações, após a exposição à droga, deve ser comparado com essa proporção de base[1].

▶ RISCO DO USO DE DROGAS NA GRAVIDEZ

Na categorização de risco de drogas, deveria ser incluída, na tabela, a anomalia suspeita nos estudos e colocada ao lado da categoria. É difícil quantificar o risco da maioria das drogas. Há grande preocupação com relação ao uso de drogas por causa da tragédia da talidomida, reconhecida em 1963-1964[1]. Decisões devem ser tomadas caso a caso, usando informações imperfeitas e incompletas. Os sistemas de classificação são confusos e muito simplificados.

As tabelas têm sérias deficiências, e 40% de drogas não têm uma categoria listada. A consulta a múltiplas origens é aconselhável para prescrever[2]. Desde 1971, o *Food and Drug Administration* (FDA) proibiu ensaios fase I e II em mulheres grávidas ou potenciais.

▶ DROGAS PARA GRAVIDEZ E AMAMENTAÇÃO

As drogas que podem ser utilizadas para cefaleia e comorbidades são listadas a seguir por ordem alfabética. Sua categoria de risco na gravidez e amamentação é apresentada, assim como lesões e alterações que elas podem causar no feto[3].

A
Acetaminofen

Analgésico não opioide, antipirético.

Risco B/D – posologia: 500 mg, 4-6h, via oral (VO) ou intramuscular (IM); dose máxima de 4.000 mg/dia.

Gravidez: doses terapêuticas de acetaminofen são compatíveis. Altas doses, maiores que 4 g/dia, por tempo prolongado, podem provocar lesões hepáticas e renais nos organismos materno e fetal.

Amamentação: compatível.

Ácido acetilsalicílico

Analgésico, antipirético, anti-inflamatório não hormonal.

Categoria C/D – posologia: 500 mg/dia, 1-4x/dia, antipirético e analgésico; 1.000-1.500 mg, 4x/dia, anti-inflamatório.

Gravidez: a partir do terceiro trimestre, dose anti-inflamatória, 4-6 g/dia, inibe a síntese de prostaglandinas, prolonga a gravidez e determina oligúria fetal, oligoâmnio, dismorfoses faciais, contratura muscular, oclusão prematura do ducto arterioso e hipertensão pulmonar primária do RN. Avaliar risco-benefício.

Amamentação: cautela.

Ácido bórico

Antisséptico.

Categoria B – posologia: 1 ml (ácido bórico 17 mg; cloreto de benzalcônio 0,1 mg), 2 gotas, 2-3x/dia, saco conjuntival.

Gravidez: compatível.

Amamentação: compatível.

Ácido mefenâmico

Anti-inflamatório não hormonal.

Categoria B/D – posologia: 500 mg, dose inicial, 250 mg, 6-12h, VO.

Gravidez: a partir do terceiro trimestre, inibe a síntese de prostaglandinas, prolonga a gravidez e determina oligúria fetal, oligoâmnio, dismorfoses faciais, contratura muscular, oclusão prematura do ducto arterioso e hipertensão pulmonar primária do RN. Avaliar risco-benefício.

Amamentação: compatível.

Ácido nicotínico

Suplemento alimentar.

Categoria B – posologia: 100 mg, 5x/dia, VO.

Gravidez: compatível.

Amamentação: compatível.

Ácido oleico

Associação – ácido graxo essencial insaturado – ômega 6.

Categoria C – posologia: 1 cápsula: ácido oleico 170 mg + ácido gamalinoleico 400 mg, 3x/dia, VO.

Gravidez: não há estudos controlados.

Amamentação: não há dados disponíveis.

Ácido valproico
Antiepiléptico.

Categoria D – posologia: 5-15 mg/kg de peso corpóreo/dia, VO; doses maiores do que 250 mg devem ser fracionadas 2-3x/dia.

Gravidez: pode promover defeitos do tubo neural, espinha bífida, malformações cardíacas, microcefalia, septo nasal alargado, pescoço curto, hipertelorismo ocular, fenda palatina e/ou lábio leporino, implantação baixa de orelhas, pregas do epicanto, coloboma, ptose palpebral, hipoplasia digital, ausência de unhas, alterações das linhas palmares, crescimento intrauterino restrito, desenvolvimento mental retardado, doença hemorrágica do RN, constituindo a chamada síndrome fetal do ácido valproico. Avaliar risco-benefício.

Amamentação: compatível.

Ácidos graxos insaturados
Ômega 3: antilipêmico.

Categoria C – posologia: 1 g: ácido eicosapentaenoico 250 mg + ácido docosaexanoico 120 mg, 3x/dia, VO.

Gravidez: não há estudos controlados.

Amamentação: não há dados disponíveis.

Alendronato
Inibidor da reabsorção óssea.

Categoria C – posologia: 10 mg em jejum, 30 min antes do café da manhã, VO.

Gravidez: não há estudos controlados.

Amamentação: peso molecular: 325 dáltons, provavelmente excretado no leite. Não há dados disponíveis.

Alprazolam
Sedativo/hipnótico.

Categoria D – posologia: 0,25-0,50 mg, 2-3x/dia, VO.

Gravidez: determinante potencial de malformações congênitas conforme outros tranquilizantes menores (clordiazepóxido e diazepam). Avaliar risco-benefício.

Amamentação: evitar.

Amitriptilina
Antidepressivo.

Categoria D – posologia: 25 mg, 2-4x/dia, VO. Gravidez: anomalias cardiovasculares. Avaliar risco-benefício.

Amamentação: doses habituais, uso criterioso. Monitorar lactente em razão dos efeitos colaterais.

Atenolol
Bloqueador beta-adrenérgico.

Categoria D – posologia: 25-50 mg, dose única diária, VO.

Gravidez: aumento da resistência vascular no binômio materno-fetal proporcional ao tempo de exposição; segundo trimestre: redução do peso da placenta e crescimento intrauterino restrito; terceiro trimestre: redução do peso da placenta. Avaliar risco-benefício.

Amamentação: potencialmente tóxico; monitorar RN.

B
Betaciclodextrina piroxicam
Anti-inflamatório não hormonal.

Categoria B/D – posologia: 20 mg, 1 comprimido efervescente dissolvido em 1 copo d'água, 1x/dia, VO.

Gravidez: a partir do terceiro trimestre, inibe a síntese de prostaglandinas. Prolonga a gravidez, determina oligúria fetal, oligoâmnio, dismorfoses faciais, contratura muscular, oclusão prematura do ducto arterioso e hipertensão pulmonar primária do RN. Avaliar risco-benefício.

Amamentação: compatível.

Betametasona
Corticosteroide.

Categoria D/B – posologia: 0,6-7,2 mg, dose única diária ou fracionada, 3-4x/dia, VO; 0017-0,125 mh/kg de peso corpóreo, dose única diária IM ou EV; 1,5-12 mg, intra-articular.

Gravidez: em animais experimentais, pode produzir redução tanto da circunferência craniana quanto do peso das suprarrenais, do fígado e da placenta. No humano, o uso prolongado pode determinar baixo peso ao nascer ou redução da circunferência craniana. Avaliar risco-benefício. O uso por período de curta duração reduz a incidência da síndrome de desconforto respiratório, da hemorragia intracraniana e da mortalidade do RN prematuro. Compatível.

Amamentação: peso molecular: 435 dáltons (acetato) e 517 dáltons (fosfato); excretada no leite; doses elevadas/uso prolongado, uso criterioso; monitorar o lactente em razão dos efeitos colaterais.

Bisoprolol
Anti-hipertensivo/bloqueador beta-adrenérgico.
Categoria C/D – posologia: 2,5-20 mg, dose única diária, VO.
Gravidez: aumento da resistência vascular no binômio materno-fetal proporcional ao tempo de exposição; segundo trimestre: redução do peso da placenta e crescimento intrauterino restrito; terceiro trimestre: redução do peso da placenta. Avaliar risco-benefício.
Amamentação: potencialmente tóxico. Pode determinar hipotensão, bradicardia e outros efeitos betabloqueadores. Monitorar o lactente.

Bromazepam
Ansiolítico/hipnótico.
Categoria D – posologia: 1,5-3 mg, 1-3x/dia, VO.
Gravidez: pode promover malformações congênitas, conforme outros diazepínicos. Avaliar risco-benefício.
Amamentação: compatível.

Bromocriptina
Agonista dopaminérgico.
Categoria C – posologia: 1,25-7,5 mg/dia, VO.
Gravidez: embora a incidência de malformação seja semelhante à da população não exposta ao fármaco, deve-se lembrar que os derivados do *ergot* devem ser evitados por causa do potencial aumento da tonicidade uterina. Não há estudos controlados.
Amamentação: inibidor da prolactina; contraindicada.

Bromoprida
Antiemético.
Categoria B – posologia: 10-20 mg, 8-8h, VO; 10-20 mg/dia, IM ou EV.
Gravidez: compatível em doses habituais.
Amamentação: compatível.

Bupropiona
Antidepressivo.
Categoria B – posologia: 150-300 mg, 2-3x/dia, VO.
Gravidez: compatível.
Amamentação: evitar.

Buspirona
Ansiolítico/hipnótico.
Categoria B – posologia: 5-10 mg, 2-3x/dia, VO.
Gravidez: doses 30 vezes superiores à terapêutica não revelaram efeitos adversos em animais de experimentação. Compatível.
Amamentação: evitar.

C
Cafeína
Estimulante do SNC.
Categoria B – posologia: máximo de 250 ml de cafeína/dia, infusão VO.
Gravidez: compatível.
Amamentação: compatível.

Cálcio
Mineral.
Categoria B – posologia: 1,2 g/dia, VO.
Gravidez: deficiência – osteomalácia, crescimento intrauterino restrito, imaturidade do sistema imunológico; excesso – não há estudos controlados.
Amamentação: compatível.

Captopril
Anti-hipertensivo/inibidor da enzima conversora de angiotensina.
Categoria X – posologia: 25 mg, 2-3x/dia.
Gravidez: ministrado no primeiro trimestre, provoca três a quatro vezes mais malformações cardiovasculares e do SNC. A partir do segundo trimestre, inibe efeito vasoconstritor da angiotensina. A hipotensão arterial determina diminuição do fluxo renal do concepto, provocando anúria, oligoâmnio e, consequentemente, deformação facial, contratura de membros, crescimento intrauterino restrito, hipoplasia pulmonar e persistência do ducto arterioso. Contraindicado.
Amamentação: compatível.

Carbamazepina
Antiepiléptico.
Categoria B – posologia: 200-400 mg, dose única diária, VO.
Gravidez: pode provocar espinha bífida como conjunto de malformações menores – craniofaciais (microcefalia, septo nasal alargado, pescoço curto, hipertelorismo ocular, fenda palatina e/ou lábio leporino, implantação baixa de orelhas, pregas do epicanto, coloboma, ptose palpebral) e em membros (hipoplasia digital, ausência de unhas, alteração das linhas palmares); crescimento intrauterino restrito; desenvolvimento mental retardado; doença hemorrágica do RN, constituindo a síndrome fetal da carbamazepina. Avaliar risco-benefício.
Amamentação: compatível.

Carbonato de lítio
Transtorno bipolar.
Categoria D – posologia: fase aguda: 300-600 mg, 3x/dia, VO; manutenção: 300 mg, 3-4x/dia, VO.
Gravidez: está associado a malformações cardiovasculares, principalmente à síndrome de Ebstein (regurgitação da válvula tricúspide, dilatação do ventrículo direito e defeito do septo ventricular). Avaliar risco-benefício.
Amamentação: contraindicada.

Carbonato de magnésio
Antiácido.
Categoria C – posologia: 70 mg, 3x/dia, VO.
Gravidez: não há estudos controlados.
Amamentação: não há dados disponíveis.

Celecoxibe
Anti-inflamatório não hormonal.
Categoria C/D – posologia: 200-400 mg, 12/12 h, VO.
Gravidez: a partir do terceiro trimestre, inibe a síntese de prostaglandinas. Prolonga a gravidez, determina oligúria fetal, oligoâmnio, dismorfoses faciais, contratura muscular, oclusão prematura do ducto arterioso e hipertensão pulmonar primária do RN. Avaliar risco-benefício.
Amamentação: não há dados disponíveis. Optar por ácido mefenâmico, cetoprofeno, diclofenaco, ibuprofeno, meloxican.

Cetoprofeno
Anti-inflamatório não hormonal.
Categoria B/D – posologia: 50 mg, 6-8h, VO; 100 mg, 12/12h, IM; 200 mg, dose única diária, via retal.
Gravidez: a partir do terceiro trimestre, inibe a síntese de prostaglandinas. Prolonga a gravidez, determina oligúria fetal, oligoâmnio, dismorfoses faciais, contratura muscular, oclusão prematura do ducto arterioso e hipertensão pulmonar primária do RN. Avaliar risco-benefício.
Amamentação: compatível.

Cimetidina
Antiulceroso.
Categoria B – posologia: 400 mg, 2x/dia, VO.
Gravidez: compatível.
Amamentação: compatível.

Ciclobenzaprina
Relaxante muscular.
Categoria B – posologia: 10 mg, 3-4x/dia, VO.
Gravidez: compatível.
Amamentação: não há dados disponíveis.

Citalopram
Antidepressivo.
Categoria C – posologia: 20 mg, 1-2x/dia.
Gravidez: não há estudos controlados.
Amamentação: não há dados disponíveis.

Clobazam
Antiepiléptico.
Categoria D – posologia: 15-60 mg, dose única diária, VO.
Gravidez: no termo, pode determinar hipotonia, hipotermia e síndrome de abstinência no RN. Avaliar risco-benefício.
Amamentação: contraindicado.

Clonazepam
Antiepiléptico.
Risco D – posologia: 1-4 mg, dose única/dia, VO.
Gravidez: no termo, relatos de malformações cardiovasculares, apneia, cianose, letargia, hipotonia. Avaliar risco-benefício.
Amamentação: doses habituais, uso criterioso. Monitorar lactente em razão dos efeitos colaterais.

Clorpromazina
Antipsicótico.
Categoria C/D – posologia: 25 mg, 1-3x/dia, VO.
Gravidez: evitar próximo ao termo por causar hipotensão, letargia e dificuldade de sucção no RN. Avaliar risco-benefício.
Amamentação: evitar.

Cloxazolam
Ansiolítico.
Categoria D – posologia: 1-3 mg, 2-3x/dia.
Gravidez: teratogênico em animais de experimentação. No humano, pode produzir hérnia inguinal, malformações cardiovasculares, fenda palatina, lábio leporino, crescimento intrauterino restrito. Avaliar risco-benefício.
Amamentação: evitar.

Clozapina
Antipsicótico.
Categoria B/D – posologia: 12,5-300 mg/dia, VO.
Gravidez: compatível em doses habituais. Evitar próximo do termo em virtude da potencial letargia no RN. Avaliar risco-benefício.
Amamentação: não há dados disponíveis.

Cobalamina
Vitamina B12.
Categoria B – posologia: 5 mg/dia, VO.
Gravidez: compatível.
Amamentação: compatível.

Codeína
Analgésico opioide.
Categoria C/D – posologia: 30-60 mg, 3-6 h, VO.
Gravidez: relatos de malformações do aparelho respiratório, hipospádia, hérnia inguinal e umbilical e estenose pilórica no primeiro trimestre. Não há estudos controlados. Próximo ao termo, hipotonia e síndrome de privação do RN. Avaliar risco-benefício.
Amamentação: compatível.

Coenzima Q10
Coenzima.
Categoria C – posologia: 10 mg, 3x/dia, VO.
Gravidez: não há dados compatíveis.
Amamentação: não há dados disponíveis.

Cromoglicato dissódico
Anti-histamínico.
Categoria B – posologia: solução 2%, duas aplicações, até 6x/dia, uso nasal; solução 2%, 1 gota, 2-6x/dia, saco conjuntival.
Gravidez: compatível.
Amamentação: compatível.

D

Deflazacort
Corticosteroide.
Categoria C – posologia: 6-90 mg/dia, VO.
Gravidez: teratogênico em animais de experimentação. Não há estudos controlados no humano.
Amamentação: contraindicado em altas doses.

Dexametasona
Corticosteroide.
Categoria C – posologia: edema cerebral: 10 mg, EV, seguido de 4,6 mg, 4-4h, IM, após quatro dias reduzir a dose; choque: 1,6 mg/kg de peso corpóreo, dose única, EV.
Gravidez: em animais experimentais, pode produzir redução da circunferência craniana, do peso do fígado, da suprarrenal e da placenta. No humano, pode reduzir a incidência de desconforto respiratório, a hemorragia intracraniana e a mortalidade do RN prematuro. Não há estudos controlados.
Amamentação: peso molecular – 516 dáltons. São encontrados traços de outros corticosteroides no leite. Cautela.

Diatrizonato de sódio
Meio de contraste iodado de lata osmolaridade (HOCM).
Categoria B/D – posologia: 120-300 mg de iodo/ml + 2 ml/kg de peso corpóreo (máximo 120 ml), ou a critério médico. Avaliar cada paciente em particular.
Gravidez: o iodo demora dois a quatro dias para ser eliminado do líquido amniótico, podendo determinar hipotireoidismo no feto quando utilizado a partir do segundo trimestre. Avaliar risco-benefício.
Amamentação: compatível.

Diazepam
Ansiolítico.

Categoria D – posologia: 2-10 mg, 2-4x/dia, VO.

Gravidez: teratogênico em animais experimentais. No humano pode produzir hérnia inguinal, malformações cardiovasculares, fenda palatina, lábio leporino, crescimento intrauterino restrito. Avaliar risco-benefício.

Amamentação: não recomendada.

Diclofenaco sódico
Anti-inflamatório não hormonal.

Categoria B/D – posologia: 50 mg, 8-8 h, VO; 75 mg, 12-12h, IM.

Gravidez: a partir do terceiro trimestre, inibe a síntese de prostaglandinas. Prolonga a gravidez, determina oligúria fetal, oligoâmnio, dismorfoses faciais, contratura muscular, oclusão prematura do ducto arterioso e hipertensão pulmonar primária do RN. Avaliar risco-benefício.

Amamentação: compatível.

Difenidramina
Associação: anti-histamínico.

Categoria C/D – posologia: uma pastilha: cloridrato de nifenidramina 5 mg + cloreto de amônia 50 mg ou citrato de amônia 50 mg, 6-8h, VO.

Gravidez: não há estudos controlados. Deve ser lembrado que a ingestão de anti-histamínicos, de forma geral, durante as duas últimas semanas de gestação, pode provocar fibroplasia retrolental em prematuros. Avaliar risco-benefício.

Amamentação: contraindicada.

Di-hidroergotamina
Antienxaquecoso.

Categoria X – posologia: 3 mg, 2x/dia, VO.

Gravidez: embriotóxico e uterotônico, determinando disrupção vascular no RN. Como todos os derivados dos *ergot*, é contraindicada.

Amamentação: inibe a prolactina. Contraindicada.

Dimenidrinato
Anti-histamínico.

Categoria B/D – posologia: 50-100 mg, 4-6 h; máximo 400 mg/dia.

Gravidez: compatível. Deve ser lembrado que os anti-histamínicos, de forma geral, ministrados duas semanas antes da parturição, podem determinar fibroplasia retrolental em prematuros. Avaliar risco-benefício.

Amamentação: peso molecular – 470 dáltons, excretados no leite materno. Contraindicado.

Dipirona
Analgésico não opioide, antipirético.

Categoria B – posologia: 500 mg, 1-4x/dia, VO.

Gravidez: compatível.

Amamentação: compatível.

Divalproato de sódio
Anticonvulsivante.

Categoria D – posologia: epilepsia – 10-15 mg/kg de peso corpóreo ao dia, VO; elevar até 60 mg/kg de peso corpóreo ao dia (máximo); crise de mania – 250 mg, 3x/dia, VO; enxaqueca – 250 mg, 2x/dia, VO.

Gravidez: potencial teratogênico – espinha bífida, anomalias craniofaciais, malformações cardiovasculares. Avaliar risco-benefício.

Amamentação: excretado no leite. Evitar.

Domperidona
Antiemético.

Categoria C – posologia: 10-20 mg, 3x/dia, VO.

Gravidez: embriotóxica em animais experimentais. Não há estudos controlados no humano.

Amamentação: compatível.

Duloxetina
Antidepressivo.

Categoria D – posologia: 60-120 mg/dia, VO.

Gravidez: não é mutagênica em animais de experimentação. Como em todos os antidepressivos, avaliar risco-benefício.

Amamentação: evitar.

E

Enalapril
Anti-hipertensivo/inibidor da enzima conversora de angiotensina.

Categoria B/D – posologia: 5-40 mg, dose única diária, VO.

Gravidez: a partir do segundo trimestre, inibe o efeito vasoconstritor da angiotensina. A hipotensão arterial determina diminuição do fluxo renal do concepto, provocando, ainda, oligoâmnio e, consequentemente, deformação facial, contratura de membros, crescimento intrauterino restrito, hipoplasia pulmonar, persistência do ducto arterioso. Avaliar risco-benefício.

Amamentação: compatível.

Ergotamina
Antienxaquecoso.

Categoria X – posologia: 2-6 mg/dia, doses fracionadas, VO.

Gravidez: determina toxicidade ou teratogenia no concepto. Como todos os derivados do *ergot*, é contraindicada.

Amamentação: pode inibir a prolactina. Contraindicada.

Estazolam
Sedativo/hipnótico.

Categoria X – posologia: 0,5-1 mg antes de deitar, VO.

Gravidez: contraindicado.

Amamentação: contraindicado.

F

Famotidina
Antiulceroso.

Categoria B – posologia: 40 mg, dose única diária, VO.

Gravidez: compatível.

Amamentação: optar por cimetidina.

Fenilefrina
Descongestionante.

Categoria C – posologia: solução a 0,125%, 2-3 gotas nasais, 3x/dia; solução 2,5%-10%, midríase pré-operatória, 1 gota, saco conjuntival; uveíte com sinéquia posterior, 1 gota, 3x/dia, saco conjuntival; solução 2,5%, refração, oftalmoscopia, retinoscopia, 1 gota, saco conjuntival.

Gravidez: teratogênica em alguns animais experimentais. Não há estudos controlados no humano.

Amamentação: doses habituais, uso criterioso. Monitorar o lactente em razão dos efeitos colaterais.

Fenitoína
Antiepiléptico.

Categoria D – posologia: 125 mg, 3x/dia, VO.

Gravidez: pode promover malformações cardíacas e urogenitais, microcefalia, septo nasal alargado, pescoço curto, hipertelorismo ocular, fenda palatina e/ou lábio leporino, implantação baixa de orelhas, pregas do epicanto, coloboma, ptose palpebral, hipoplasia digital, ausência de unhas, alterações nas linhas palmares, crescimento intrauterino restrito, desenvolvimento mental retardado, doença hemorrágica do RN constituindo a síndrome fetal da fenitoína. Avaliar risco-benefício.

Amamentação: compatível.

Fenobarbital
Antiepiléptico.

Categoria D – posologia: 100-200 mg, dose única diária, VO.

Gravidez: pode promover malformações cardíacas e urogenitais, microcefalia, septo nasal alargado, pescoço curto, hipertelorismo ocular, fenda palatina e/ou lábio leporino, implantação baixa de orelhas, pregas do epicanto, coloboma, ptose palpebral, hipoplasia digital, ausência de unhas, alterações nas linhas palmares, crescimento intrauterino restrito, desenvolvimento mental retardado, doença hemorrágica do RN, constituindo a síndrome fetal do fenobarbital. Avaliar risco-benefício.

Amamentação: doses habituais, uso criterioso. Monitorar lactente em razão dos efeitos colaterais.

Ferro
Mineral.

Categoria A – posologia: 30 mg de ferro elementar/dia (= 150 mg de FeSO4), VO; gliconato ferroso – 325 mg, 4x/dia, VO; fumarato ferroso – 200 mg, 4x/dia, VO; sulfato ferroso – 300 mg/dia, VO. Fontes: carne, ovos, cereais, leguminosas e vegetais verde-escuros.

Gravidez: deficiência – anemia, crescimento intrauterino restrito; excesso – prejuízo da absorção de cálcio, cobre, magnésio e zinco.

Amamentação: compatível.

Flunarizina
Antienxaquecoso.

Categoria C – posologia: 10 mg, dose única diária, VO.

Gravidez: não é embriotóxica em animais experimentais. Não há estudos controlados em humanos.

Amamentação: não há dados disponíveis.

Flunitrazepam

Hipnótico.

Categoria D – posologia: 1-6 mg, dose única, VO.

Gravidez: determinante potencial de malformações congênitas. Avaliar risco-benefício.

Amamentação: peso molecular – 130 dáltons. Excretado no leite. Contraindicado.

Fluoxetina

Antidepressivo.

Categoria C – posologia: 20 mg, dose única diária, VO.

Gravidez: pode produzir efeitos cerebrais adversos em animais experimentais. Não há estudos controlados em humanos.

Amamentação: excretada no leite humano, literatura controvertida. O FDA contraindica.

Fluvoxamina

Antidepressivo.

Categoria C – posologia: 50-100 mg, 1-2x/dia, VO.

Gravidez: não há estudos controlados.

Amamentação: não há dados disponíveis.

G
Gabapentina

Antiepiléptico.

Categoria C – posologia: 300-1200 mg, 3x/dia, VO.

Gravidez: poucos relatos referem teratogênese. Não há estudos controlados.

Amamentação: não há dados disponíveis.

Gadodiamida

Meio de contraste/ressonância magnética (não específico).

Categoria C – posologia: 0,1-0,2 mg/kg de peso corporal (máximo 15 ml), ou a critério médico. Avaliar cada caso em particular.

Gravidez: não é teratogênica em animais experimentais. Não há estudos controlados em humanos.

Amamentação: compatível.

Gadopentetato de dimeglumina

Meio de contraste/ressonância magnética (não específico).

Categoria C – posologia: 0,1-0,2 mg/kg de peso corporal (máximo 15 ml) ou a critério médico. Avaliar cada caso em particular.

Gravidez: não é teratogênica em animais experimentais. Não há estudos controlados em humanos.

Amamentação: compatível.

Gadoterato de meglumina

Meio de contraste/ressonância magnética (não específico).

Categoria C – posologia: 0,1-0,2 mg/kg de peso corporal (máximo 15 ml), ou a critério médico. Avaliar cada caso em particular.

Gravidez: não é teratogênica em animais experimentais. Não há estudos controlados em humanos.

Amamentação: compatível.

Gadoversetamida

Meio de contraste/ressonância magnética (não específico).

Categoria C – posologia: 0,1-0,2 mg/kg de peso corporal (máximo 15 ml), ou a critério médico. Avaliar cada caso em particular.

Gravidez: não é teratogênica em animais experimentais. Não há estudos controlados em humanos.

Amamentação: compatível.

H
Haloperidol

Tranquilizante.

Categoria C – posologia: 0,5-5 mg, 2-3x/dia, VO; 2-5 mg, 4-8h, IM.

Gravidez: em animais experimentais, retardo de implantação e de crescimento intrauterino, efeitos tóxicos e mortalidade, dose-dependente. Não há estudos controlados no humano.

Amamentação: doses habituais, uso criterioso. Monitorar lactente em razão dos efeitos colaterais.

Heparina
Anticoagulante.

Categoria C – posologia: profilaxia – 5.000 UI, 12/12h, SC; tratamento – 50-100 UI/kg de peso corporal, 4/4h, EV.

Gravidez: teoricamente, não deve ultrapassar a placenta, pois seu peso molecular é de 15.000. Não há estudos controlados.

Amamentação: alto peso molecular – 15.000 dáltons. Compatível.

Hidrocortisona
Corticosteroide.

Categoria D/C – posologia: 50 mg, dose única diária, IM ou EV.

Gravidez: no primeiro trimestre, pode promover malformações; nos demais, liberado para uso durante curtos períodos. Avaliar risco-benefício.

Amamentação: compatível.

Hidroquinona
Despigmentante.

Categoria C – posologia: creme 2%-4%, fina camada, 2x/dia, uso tópico.

Gravidez: não há estudos controlados.

Amamentação: não há dados disponíveis.

Hidróxido de lumínio
Antiácido/laxativo.

Categoria B – posologia: 1,2-4,8 g, dose única, VO.

Gravidez: compatível.

Amamentação: compatível.

I

Ibuprofeno
Anti-inflamatório não hormonal.

Categoria B/D – posologia: 200-800 mg, 2-4x/dia, VO.

Gravidez: a partir do terceiro trimestre, inibe a síntese de prostaglandinas. Prolonga a gravidez, determina oligúria fetal, oligoâmnio, dismorfoses faciais, contratura muscular, oclusão prematura do ducto arterioso e hipertensão pulmonar primária do RN. Avaliar risco-benefício.

Amamentação: compatível.

Imipramina
Antidepressivo.

Categoria D – posologia: 25-50 mg, 3-4x/dia, VO.

Gravidez: bloqueador da recaptação da adrenalina e da noradrenalina. Não está associada a malformações, pode determinar síndrome de privação no RN. Avaliar risco-benefício.

Amamentação: excretada no leite. Monitorar lactente em razão dos efeitos colaterais.

Indometacina
Anti-inflamatório não hormonal.

Categoria B/D – posologia: 25-50 mg, 2-3x/dia, VO; 100 mg, 2x/dia, via retal.

Gravidez: a partir do terceiro trimestre, inibe a síntese de prostaglandinas. Prolonga a gravidez, determina oligúria fetal, oligoâmnio, dismorfoses faciais, contratura muscular, oclusão prematura do ducto arterioso e hipertensão pulmonar primária do RN. Avaliar risco-benefício.

Amamentação: compatível.

Iobitridol
Meio de contraste iodado de baixa osmolaridade.

Categoria B/D – posologia: ± 300 mg de iodo/ml; ± 2 ml/kg de peso corpóreo (máximo de 120 ml); ou a critério médico, avaliar cada caso em particular.

Gravidez: o iodo demora dois a quatro dias para ser eliminado do líquido amniótico, pode determinar hipotireoidismo no feto quando utilizado a partir do segundo trimestre. Avaliar risco-benefício.

Amamentação: compatível.

Iodamina de meglumina
Meio de contraste iodado de alta osmolaridade.

Categoria B/D – posologia: 120-300 mg de iodo/ml; ± 2 ml/kg de peso corpóreo (máximo de 120 ml); ou a critério médico, avaliar cada caso em particular.

Gravidez: o iodo demora dois a quatro dias para ser eliminado do líquido amniótico, pode determinar hipotireoidismo no feto quando utilizado a partir do segundo trimestre. Avaliar risco-benefício.

Amamentação: compatível.

Isoflavonas
Fitoestrogênio.

Categoria D – posologia: 40-60 mg, VO.

Gravidez: crescimento intrauterino restrito (ver se melhor seria retardo ou atraso no crescimento intrauterino) em animais experimentais. Avaliar risco-benefício.

Amamentação: evitar.

Isometepteno
Antienxaquecoso.

Categoria C – posologia: 30-60 mg, 6/6h, VO.

Gravidez: não há estudos controlados.

Amamentação: não há dados disponíveis.

K
Kava-kava
Fitoterápico, ansiolítico.

Categoria C – posologia: extrato, 67-125 mg (50 mg de kavalactona), 1-3x/dia, VO.

Gravidez: não demonstrou embriotoxicidade em animais experimentais. Não há estudos controlados no humano.

Amamentação: não há dados disponíveis.

L
Lamotrigina
Antiepiléptico.

Categoria C – posologia: 50-200 mg, 2x/dia, VO.

Gravidez: não há estudos controlados.

Amamentação: excretada no leite, doses habituais. Uso criterioso.

Lanzoprazol
Antiulceroso.

Categoria C – posologia: 30-60 mg, dose única diária, VO.

Gravidez: não é embriotóxico ou teratogênico em animais experimentais. Não há estudos controlados em humanos.

Amamentação: em virtude da possibilidade de suprimir secreção gástrica no RN, deve-se evitar.

Lisina/Ciclobenzaprina
Relaxante muscular.

Categoria C – posologia: 1 comprimido: clonixinato de lisina 125 mg + cloridrato de ciclobenzaprina 5 mg, 3x/dia, VO.

Gravidez: embora em animais experimentais não tenha apresentado efeitos teratogênicos, não há estudos controlados em humanos.

Amamentação: a excreção de clonixinato de lisina no leite materno é pequena. A excreção de benzaprina não é conhecida, porém alguns antidepressivos tricíclicos são eliminados por essa via. Avaliar risco-benefício.

Lisinopril
Anti-hipertensivo/inibidor da enzima conversora de angiotensina.

Categoria B/D – posologia: 10-40 mg, dose única diária, VO.

Gravidez: a partir do segundo trimestre, inibe efeito vasoconstritor da angiotensina. A hipotensão arterial determina diminuição do fluxo renal do concepto, provocando anúria, oligoâmnio e, consequentemente, deformação facial, contratura de membros, crescimento intrauterino restrito, hipoplasia pulmonar e persistência do ducto arterioso. Avaliar risco-benefício.

Amamentação: compatível em doses habituais.

Lorazepam
Ansiolítico.

Categoria D – posologia: 1-10 mg/dia, VO.

Gravidez: determinante potencial de malformações congênitas, conforme fármacos do mesmo grupo como clordiazepóxido e diazepam. Avaliar risco-benefício.

Amamentação: não há dados disponíveis.

Losartana
Anti-hipertensivo/antagonista de receptores da angiotensina II.

Categoria B/D – posologia: 25-100 mg, 1-2x/dia, VO.

Gravidez: a partir do segundo trimestre, inibe efeito vasoconstritor da angiotensina. A hipotensão arterial determina diminuição do fluxo renal do concepto, provocando anúria, oligoâmnio e, consequentemente, deformação facial, contratura de membros, crescimento intrauterino restrito, hipoplasia pulmonar e persistência do ducto arterioso. Avaliar risco-benefício.

Amamentação: compatível.

M

Magnésio
Mineral.
Categoria A – posologia: 320 mg/dia, VO. Fontes: leguminosas, nozes, verduras, vegetais integrais, frutos do mar, farinhas de trigo, centeio e soja.
Gravidez: deficiência – não há relatos; excesso – hipocalcemia, raquitismo.
Amamentação: compatível.

Maprotilina
Antidepressivo.
Categoria B – posologia: 25-75 mg, 1-2x/dia, VO; 25-100 mg/dia, em 250 ml de solução salina isotônica ou glicose 5%, EV.
Gravidez: compatível.
Amamentação: compatível.

Meclizina
Antiemético.
Categoria B – posologia: 25-50 mg, 2h antes de viajar, VO; vertigem: 25-100 mg, 1x/dia, VO; radioterapia: 50 mg, 2-12h, antes do evento, VO.
Gravidez: compatível.
Amamentação: compatível.

Meloxicam
Anti-inflamatório não hormonal.
Categoria B/D – posologia: 7,5-15 mg, dose única diária, VO; 15 mg, dose única diária, IM.
Gravidez: a partir do terceiro trimestre, inibe a síntese de prostaglandinas. Prolonga a gravidez, determina oligúria fetal, oligoâmnio, dismorfoses faciais, contratura muscular, oclusão prematura do ducto arterioso e hipertensão pulmonar primária do RN. Avaliar risco-benefício.
Amamentação: compatível.

Meperidina
Analgésico opioide.
Categoria B/D – posologia: 60 mg, anestesia peridural; 50-150 mg, IM ou EV.
Gravidez: no primeiro trimestre, apenas 4,8% apresentam polidactilia e hipospádia. Ministrada 60 min antes da parturição, determina depressão respiratória do RN. Avaliar risco-benefício.
Amamentação: compatível.

Mesalazina
Anti-inflamatório não hormonal.
Categoria B – posologia: 1 g, 4x/dia, VO; 250-1.000 mg, 2-3x/dia, via retal.
Gravidez: compatível.
Amamentação: não há dados disponíveis.

Metilprednisolona
Corticosteroide.
Categoria C – posologia: succinato – 10-40 mg, EV, lentamente.
Gravidez: não há estudos controlados.
Amamentação: excretada no leite. Não há dados disponíveis.

Metisergida
Antienxaquecoso.
Categoria X – posologia: 1-2 mg, 6/6h, VO.
Gravidez: contraindicada.
Amamentação: pode inibir a lactação. Contraindicada.

Metoclopramida
Antiemético.
Categoria B – posologia: 10 mg, 3x/dia, VO, IM, EV ou via retal.
Gravidez: compatível.
Amamentação: não há dados disponíveis. Recomenda-se cautela.

Metoprolol
Anti-hipertensivo/bloqueador beta-adrenérgico.
Categoria C/D – posologia: 100 mg, dose única diária, VO; 5 mg, 2/2 min, EV (total 15 mg).
Gravidez: aumento da resistência vascular no binômio materno-fetal proporcional ao tempo de exposição; segundo trimestre: redução do peso da placenta e crescimento intrauterino restrito; terceiro trimestre: redução do peso da placenta. Avaliar risco-benefício.
Amamentação: compatível.

Midazolam
Sedativo.
Categoria D – posologia: 7,5-15 mg, dose única diária, VO.

Gravidez: determinante potencial de malformações congênitas, conforme drogas do mesmo grupo, como clordiazepóxido e diazepam. Síndrome de privação no RN. Avaliar risco-benefício.

Amamentação: não se conhece bem os efeitos sobre o RN. Evitar.

Morfina
Analgésico opioide.

Categoria B/D – posologia: 30-60 mg, 4/4h, VO; 4-15 mg, SC, IM, EV.

Gravidez: não há relatos de defeitos congênitos. Durante o trabalho de parto, pode promover depressão respiratória no RN e síndrome de privação. Avaliar risco-benefício.

Amamentação: em doses elevadas ou uso prolongado, monitorar lactente em razão dos possíveis efeitos colaterais.

N

Nadolol
Anti-hipertensivo/bloqueador beta-adrenérgico.

Categoria C/D – posologia: 40-80 mg, dose única, VO.

Gravidez: aumento da resistência vascular no binômio materno-fetal proporcional ao tempo de exposição; segundo trimestre: redução do peso da placenta e crescimento intrauterino restrito; terceiro trimestre: redução do peso da placenta. Avaliar risco-benefício.

Amamentação: compatível.

Nafazolina
Descongestionante nasal.

Categoria C – posologia: solução 0,5-1 mg/ml, 1-4 gotas/dia, intranasal.

Gravidez: não promove efeitos adversos em rata. Como todos os adrenérgicos, pode determinar vasoconstrição e redução do fluxo útero-placentário, provocando hipóxia no concepto. Não há estudos controlados em humanos.

Amamentação: doses habituais, uso criterioso. Monitorar o lactente em razão dos efeitos colaterais.

Naproxeno
Anti-inflamatório não hormonal.

Categoria B/D – posologia: 250-500 mg, dose única diária, VO.

Gravidez: a partir do terceiro trimestre, inibe a síntese de prostaglandinas. Prolonga a gravidez, determina oligúria fetal, oligoâmnio, dismorfoses faciais, contratura muscular, oclusão prematura do ducto arterioso e hipertensão pulmonar primária do RN. Avaliar risco-benefício.

Amamentação: compatível.

Naratriptano
Antienxaquecoso.

Categoria C – posologia: 2,5 mg, 12/12h, VO.

Gravidez: embriotóxico e fetotóxico em animais experimentais. Não há estudos controlados em humanos.

Amamentação: peso molecular: 372 dáltons. Excretado no leite da rata e potencialmente excretado no leite humano. Não há dados disponíveis.

Nimesulida
Anti-inflamatório não hormonal.

Categoria C – posologia: 50-100 mg, 2x/dia, VO ou via retal.

Gravidez: a partir do terceiro trimestre, inibe a síntese de prostaglandinas. Prolonga a gravidez, determina oligúria fetal, oligoâmnio, dismorfoses faciais, contratura muscular, oclusão prematura do ducto arterioso e hipertensão pulmonar primária do RN. Avaliar risco-benefício.

Amamentação: não há dados disponíveis. Optar por ácido mefenâmico, cetoprofeno, diclofenaco, ibuprofeno, meloxicam.

Nimodipino
Anti-hipertensivo/bloqueador dos canais de cálcio.

Categoria C – posologia: 60 mg, 4/4h, VO; 12 mg/h, EV.

Gravidez: teratogênico em coelhas e embriotóxico em ratas; convém lembrar que este grupo de fármacos, ministrado no terceiro trimestre, diminui a perfusão útero-placentária. Não há estudos controlados no humano.

Amamentação: não se sabe se é excretado no leite. Não há dados disponíveis.

Nitrazepam
Sedativo/hipnótico.

Categoria D – posologia: 5-10 mg, dose única diária, VO.

Gravidez: determinante potencial de malformações congênitas, conforme medicamentos do mesmo grupo, como clordiazepóxido e diazepam. Avaliar risco-benefício.

Amamentação: excretado no leite. Monitorar lactente em razão dos efeitos colaterais.

Nortriptilina
Antidepressivo.
Categoria D – posologia: 25 mg, 3-4x/dia.
Gravidez: determinante potencial de malformações congênitas. Avaliar risco-benefício.
Amamentação: excretado no leite. Não há dados disponíveis.

O

Óleo de Borago officinalis
Ácido graxo essencial insaturado/ácido gamalinoleico.

Categoria C – posologia: 1.000 mg (equivalente a ácido gamalinoleico 180 mg, ácido linoleico 400 mg, ácido oleico 170 mg), 1-3x/dia, VO.

Gravidez: não há estudos controlados.
Amamentação: não há dados disponíveis.

Olmesartano
Anti-hipertensivo/inibidor dos receptores da angiotensina II.

Categoria B/D – posologia: 20 mg/dia, VO.

Gravidez: a partir do segundo trimestre, inibe efeito vasoconstritor da angiotensina. A hipotensão arterial determina diminuição do fluxo renal do concepto, provocando anúria, oligoâmnio e, consequentemente, deformação facial, contratura de membros, crescimento intrauterino restrito, hipoplasia pulmonar e persistência do ducto arterioso. Avaliar risco-benefício.

Amamentação: excretado no leite de animais experimentais. É considerada compatível.

Omeprazol
Antiulceroso.
Categoria C – posologia: 10-20 mg/dia, dose única diária, VO.

Gravidez: não há estudos controlados.

Amamentação: em razão dos efeitos carcinogênicos em animais de experimentação e da potencial supressão da secreção gástrica, deve ser evitado.

Ondansetrona
Antiemético.
Categoria B – posologia: 8-16 mg, 15-30 min antes do procedimento, VO; seguida de 8 mg, 12/12h, 1-2 dias, VO.

Gravidez: não é embriotóxica ou teratogênica em animais experimentais; compatível no humano.

Amamentação: baixo peso molecular – 366 dáltons. Excretada potencialmente no leite de ratas e no humano. Não há dados disponíveis.

Oxcarbazepina
Antiepiléptico.
Categoria D – posologia: 300-1.200 mg, dose única diária, VO.

Gravidez: por ter mecanismo de ação distinto da fenitoína e do ácido valproico, apresenta teoricamente menor risco para o concepto. Avaliar risco-benefício.

Amamentação: doses habituais, uso criterioso. Monitorar lactente em razão dos efeitos colaterais.

Oxicodona
Antagonista de analgésico opioide.
Categoria B/D – posologia: 10 mg, 12/12h, VO.

Gravidez: evitar próximo ao termo por poder causar síndrome de privação. Avaliar risco-benefício.

Amamentação: em virtude da sedação e da redução da sucção, deve ser evitada.

P

Paroxetina
Antidepressivo.
Categoria C – posologia: 20 mg, dose única diária, VO.

Gravidez: não é embriotóxica em animais experimentais. Não há estudos controlados em humanos.

Amamentação: excretada no leite; doses habituais, uso criterioso. Monitorar lactente em razão dos efeitos colaterais.

Pindolol
Anti-hipertensivo/bloqueador beta-adrenérgico.

Categoria B/D – posologia: 5 mg, 2x/dia, VO.

Gravidez: aumento da resistência vascular no binômio materno-fetal proporcional ao tempo de exposição; segundo trimestre: redução do peso da placenta e crescimento intrauterino restrito; terceiro trimestre: redução do peso da placenta. Avaliar risco-benefício.

Amamentação: excretado no leite. Monitorar bradicardia e outros sintomas causados pelos betabloqueadores.

Piroxicam
Anti-inflamatório não hormonal.

Categoria B/D – posologia: 20-40 mg, dose única diária, VO.

Gravidez: a partir do terceiro trimestre, inibe a síntese de prostaglandinas. Prolonga a gravidez, determina oligúria fetal, oligoâmnio, dismorfoses faciais, contratura muscular, oclusão prematura do ducto arterioso e hipertensão pulmonar primária do RN. Avaliar risco-benefício.

Amamentação: compatível.

Prednisona
Corticosteroide.

Categoria D/C – posologia: 5-60 mg/dia, VO.

Gravidez: no primeiro trimestre, pode ocorrer fenda palatina/lábio leporino. Avaliar risco-benefício. Nos demais trimestres, não há estudos controlados, conforme fabricante.

Amamentação: compatível.

Prometazina
Anti-histamínico.

Categoria C/D – posologia: creme 2%, 2-3x/dia, uso tópico; 25 mg, 3x/dia, VO.

Gravidez: o uso de anti-histamínicos duas semanas antes do parto pode promover fibroplasia retrolental no prematuro; o uso durante o trabalho de parto pode provocar depressão no RN. Avaliar risco-benefício.

Amamentação: peso molecular – 284 dáltons. Pode ser excretado no leite. Não há dados disponíveis.

Propranolol
Anti-hipertensivo/bloqueador beta-adrenérgico.

Categoria C/D – posologia: 40 mg, 2x/dia, VO.

Gravidez: aumento da resistência vascular no binômio materno-fetal proporcional ao tempo de exposição; segundo trimestre: redução do peso da placenta e crescimento intrauterino restrito; terceiro trimestre: redução do peso da placenta. Avaliar risco-benefício.

Amamentação: excretado no leite. Compatível.

Q
Quetiapina
Antipsicótico.

Categoria C – posologia: 25-50 mg, 1-2x/dia, VO.

Gravidez: não há estudos controlados.

Amamentação: não se sabe se é excretada no leite. Não há dados disponíveis.

R
Rabeprazol
Antiulceroso.

Categoria B – posologia: 20 mg, dose única diária, VO.

Gravidez: compatível.

Amamentação: potencial supressor da secreção gástrica no lactente. Evitar.

Raloxifeno
Inibidor da reabsorção óssea.

Categoria X – posologia: 60 mg, dose única diária, VO.

Gravidez: diminui os níveis de colesterol total e de LDL-colesterol. Contraindicado.

Amamentação: contraindicado.

Ramipril
Anti-hipertensivo/inibidor da enzima conversora de angiotensina.

Categoria X – posologia: 2,5-20 mg, dose única diária, VO.

Gravidez: ministrado no primeiro trimestre, provoca três a quatro vezes mais malformações cardiovasculares e do SNC. A partir do segundo trimestre, inibe efeito vasoconstritor da angiotensina. A hipotensão arterial determina diminuição do fluxo renal do concepto, provocando anúria, oligoâmnio e, consequentemente, deformação facial, contratura de membros, crescimento intrauterino restrito, hipoplasia pulmonar e persistência do ducto arterioso. Contraindicado.

Amamentação: compatível.

Ranitidina
Antiulceroso.
Categoria B – posologia: 150 mg, 1-2x/dia, VO.
Gravidez: compatível.
Amamentação: doses habituais, uso criterioso. Monitorar o lactente em razão dos efeitos colaterais.

Reboxetina
Antidepressivo
Categoria C – posologia: 4 mg, 2x/dia, VO.
Gravidez: não há estudos controlados.
Amamentação: não há dados disponíveis.

Risperidona
Antipsicótico.
Categoria C – posologia: 1-5 mg, 2x/dia, VO.
Gravidez: não foram observados sinais de toxicidade ou teratogênese em animais experimentais. Não há estudos controlados no humano.
Amamentação: não se sabe se é excretada no leite. Não há dados disponíveis.

Rizatriptano
Antienxaquecoso.
Categoria C – posologia: 5-10 mg, dose única, sublingual.
Gravidez: não há estudos controlados.
Amamentação: baixo peso molecular – 269 dáltons. Pode ser excretado no leite. Não há dados disponíveis.

S
Sertralina
Antidepressivo.
Categoria C – posologia 25-50 mg, dose única diária, VO.
Gravidez: não é teratogênica em animais experimentais. Não há estudos controlados no humano.
Amamentação: excretada no leite. Não há dados disponíveis.

Sibutramina
Moderador do apetite.
Categoria X – posologia: 10-15 mg, dose única diária, VO.
Gravidez: contraindicada.
Amamentação: contraindicada.

Sucralfato
Antiulceroso.
Categoria B – posologia: 1 g, 4x/dia, VO.
Gravidez: compatível.
Amamentação: pouca absorção sistêmica, excreção mínima no leite. Compatível.

Sulbutiamina
Vitamina B1.
Categoria A – posologia: 400 mg, dose única diária, VO.
Gravidez: compatível.
Amamentação: não há dados disponíveis.

Sulfato ferroso
Antianêmico.
Categoria B – posologia: 250 mg, dose única diária, VO.
Gravidez: compatível.
Amamentação: compatível.

Sumatriptano
Antienxaquecoso.
Categoria C – posologia: 25-100 mg, dose única, VO (máximo 300 mg/24h); 6 mg, dose única, SC (máximo 12 mg/24h); 10 mg intranasal (máximo 60 mg/24h).
Gravidez: não há estudos controlados.
Amamentação: excretada no leite. Reiniciar 8h após a última dose.

T
Talidomida
Hanseniostático/hipnótico.

Categoria X – posologia: 100 mg, 1-4x/dia, VO.
Gravidez: focomelia, encurtamento e ausência de extremidades. Contraindicada.
Amamentação: contraindicada.

Tamoxifeno
Antineoplásico.
Categoria D – posologia: 10 mg, 1-2x/dia, VO.
Gravidez: abortamento, parto prematuro, crescimento intrauterino restrito em animais experimentais. Potencial interventor no desenvolvimento de tecidos e órgãos estrogênio-dependentes, conforme vários relatos. Considerar cada caso em particular por equipe de obstetra, pediatra e oncologista. Avaliar risco-benefício.
Amamentação: contraindicada em razão da potencial inibição da lactação e dos efeitos adversos.

Tanacetum parthenium L
Fitoterápico antienxaquecoso.
Categoria X – posologia: 120 mg, 1x/dia, VO.
Gravidez: uterotônico. Contraindicado.
Amamentação: contraindicado.

Telmisartana
Anti-hipertensivo/antagonista dos receptores da angiotensina II.
Categoria B/D – posologia: 40-80 mg, dose única diária, VO.
Gravidez: a partir do segundo trimestre, inibe efeito vasoconstritor da angiotensina. A hipotensão arterial determina diminuição do fluxo renal do concepto, provocando anúria, oligoâmnio e, consequentemente, deformação facial, contratura de membros, crescimento intrauterino restrito, hipoplasia pulmonar e persistência do ducto arterioso. Avaliar risco-benefício.
Amamentação: não há dados disponíveis.

Tenoxicam
Anti-inflamatório não hormonal.
Categoria C/D – posologia: 10-20 mg, dose única diária, VO; 20 mg, dose única diária, IM ou EV.
Gravidez: a partir do terceiro trimestre, inibe a síntese de prostaglandinas. Prolonga a gravidez, determina oligúria fetal, oligoâmnio, dismorfoses faciais, contratura muscular, oclusão prematura do ducto arterioso e hipertensão pulmonar primária do RN. Avaliar risco-benefício.
Amamentação: compatível em doses habituais.

Tibolona
Progestagênio.
Categoria X – posologia: 2,5 mg, dose única diária, VO.
Gravidez: ação estrogênica e progestogênica. Contraindicada.
Amamentação: excretada no leite. Contraindicada.

Tioridazina
Antipsicótico.
Categoria C – posologia: 15-30 mg, 3x/dia, VO (máximo 800 mg/dia).
Gravidez: não é teratogênica em animais experimentais. Há relatos ocasionais de associação com malformações congênitas. Não há estudos controlados.
Amamentação: longa experiência clínica mostrou que as fenotiazinas são compatíveis.

Tizanidina
Relaxante muscular.
Categoria C – posologia: 2-4 mg, 3x/dia, VO.
Gravidez: não há estudos controlados.
Amamentação: não há dados disponíveis.

Tocoferol
Vitamina E.
Categoria A – posologia: 400-800 UI, dose única diária, VO (máximo 800 UI/dia).
Gravidez: a concentração plasmática materna é quatro a cinco vezes maior do que no RN. Prematuro com baixas reservas pode desenvolver anemia hemolítica, edema, reticulocitose, trombocitose, caso não haja suplementação no primeiro mês de vida. Compatível.
Amamentação: compatível.

Topiramato
Antiepiléptico.
Categoria D – posologia: 50 mg, 2x/dia, máximo 400 mg/dia, VO.
Gravidez: é referida associação com hipospádia. Em 03/04/2011, o FDA[4] notificou um risco

aumentado de fenda oral em neonatos nascidos de mães que tomaram topiramato durante a gravidez. Encontrou-se registro de que,1-2 de cada 100 crianças (1,4%) que foram expostas ao topiramato no útero nasceram com fenda palatina ou labial, comparadas a 3-5 de cada 1.000 neonatos (0,38 a 0,55%) de mães tomando outras medicações antiepilépticas durante a gravidez, e 7 de cada 10.000 nascidos (0,07%)de mães que nunca tiveram epilepsia nem tomaram medicações antiepilépticas.

Amamentação: monitorar lactente em razão dos possíveis efeitos colaterais.

Toxina botulínica tipo A
Agente paralisante da função neuromuscular.

Categoria X – posologia: peculiaridades na diluição – doses específicas conforme indicação.

Gravidez: efeitos deletérios dose-dependente em animais experimentais. Contraindicada pelo fabricante.

Amamentação: não há dados disponíveis.

Tramadol
Analgésico opioide.

Categoria C – posologia: 50-100 mg, 2x/dia, VO; 100 mg, 2x/dia, IM, EV ou via retal.

Gravidez: não há relatos sobre depressão respiratória do RN. Não há estudos controlados.

Amamentação: excretado no leite. Evitar.

Tranilcipramona
Antidepressivo.

Categoria C – posologia: 10-20 mg, 1-3x/dia, VO (máximo 60 mg).

Gravidez: não há estudos controlados.

Amamentação: peso molecular – 365 dáltons. Habilita excreção no leite humano. Não há dados disponíveis.

Trazodona
Antidepressivo.

Categoria C – posologia: 50 mg, 3x/dia, VO; dose máxima 400 mg.

Gravidez: não há estudos controlados.

Amamentação: excretada no leite. Não há dados disponíveis.

Trifluoroperazina
Antipsicótico.

Categoria C – 1-2 mg, 2x/dia, VO (máximo 5 mg/dia).

Gravidez: relatos contraditórios quanto à associação com malformações. Não há estudos controlados.

Amamentação: peso molecular – 480 dáltons. Excretada no leite com potencial toxicidade. Não há dados disponíveis.

V
Valeriana officinalis
Fitoterápico sedativo.

Categoria C – posologia: 140 mg, 1-3x/dia, VO.

Gravidez: não há estudos controlados.

Amamentação: não há dados disponíveis.

Valsartano
Anti-hipertensivo/inibidor dos receptores da angiotensina II.

Categoria B/D – posologia: 80-320 mg, dose única diária, VO.

Gravidez: a partir do segundo trimestre, inibe efeito vasoconstritor da angiotensina. A hipotensão arterial determina diminuição do fluxo renal do concepto, provocando anúria, oligoâmnio e, consequentemente, deformação facial, contratura de membros, crescimento intrauterino restrito, hipoplasia pulmonar e persistência do ducto arterioso. Avaliar risco-benefício.

Amamentação: compatível.

Vanádio
Elemento traço provavelmente essencial.

Categoria A – posologia: 0,0007-2 mg/kg de peso corporal/dia, VO. Fontes: gorduras, óleos, frutas frescas, vegetais e poluição industrial.

Gravidez: deficiência – aumenta o risco de aborto, deformidade esquelética, aumento da tireoide; excesso – miocardiopatia, crescimento intrauterino restrito.

Amamentação: compatível.

Venlafaxina
Antidepressivo.

Categoria C – posologia: 37,5-75 mg 1-2x/dia, VO.

Gravidez: não há estudos controlados.

Amamentação: não se sabe se é excretada no leite. Não há dados disponíveis.

Verapamil

Anti-hipertensivo/bloqueador dos canais de cálcio.

Categoria C – posologia: 80-120 mg, 3x/dia, VO; 5-10 mg, EV.

Gravidez: não é teratogênico em ratas ou coelhas. Diminuindo a perfusão placentária, teoricamente há risco de hipóxia fetal. Não há estudos controlados.

Amamentação: compatível.

Vigabatrina

Antiepiléptico.

Categoria D – posologia 1 g, 1-2x/dia, VO.

Gravidez: relatos de teratogenicidade em animais experimentais e no humano. Avaliar risco-benefício.

Amamentação: monitorar lactente em razão dos efeitos colaterais. Uso criterioso.

Vitamina A

Lipossolúvel.

Categoria A – posologia: 2.700-8.000 UI/dia, VO.

Gravidez: hipovitaminose A pode causar xeroftalmia, anoftalmia, microftalmia, aplasia de retina, microcefalia, lábio leporino, crescimento intrauterino restrito, prematuridade e maior risco de transmissão vertical da síndrome da imunodeficiência adquirida (HIV). Hipervitaminose A e dose superior a 8.000 UI/dia aumenta o risco de síndrome retinoide (anomalias do SNC e cardiovascular, microtia e fenda palatina).

Amamentação: compatível.

Vitamina B1

Tiamina, hidrossolúvel.

Categoria A – posologia: 1,5 mg, dose única diária, VO.

Gravidez: coenzima envolvida no metabolismo dos carboidratos. Como outras vitaminas do complexo B, as concentrações de tiamina no feto e no recém-nascido são maiores do que as encontradas no organismo materno. Não há evidências de associação com malformações com hipovitaminose B1 ou excesso de tiamina. Compatível.

Amamentação: compatível.

Vitamina B12

Cianocobalamina, hidrossolúvel.

Categoria A – posologia: 2,2 µg/dia, VO.

Gravidez: essencial para o metabolismo dos ácidos nucleicos. Em animais experimentais, a deficiência está associada a defeito do tubo neural. A concentração no feto é 2,3-4,3 vezes maior do que no organismo materno. Há controvérsias quanto à deficiência e à prematuridade do RN, descolamento prematuro de placenta e RN de baixo peso. Compatível.

Amamentação: compatível.

Vitamina B2

Riboflavina, hidrossolúvel.

Categoria A – posologia: 1,6 g/dia, VO.

Gravidez: coenzima envolvida no metabolismo oxidativo; teratogênica em animais experimentais. A concentração no feto é de 1,4-1,7 vezes maior do que no organismo materno; no humano, a deficiência de riboflavina não tem sido associada a dismorfoses. Há relato de uso de 20 mg de riboflavina/dia no terceiro trimestre com RN saudável. Compatível.

Amamentação: compatível.

Vitamina B3

Niacina, hidrossolúvel.

Categoria A – posologia: 15-17 mg/dia, VO.

Gravidez: coenzima envolvida na glicólise, na síntese de lipídeos e na respiração tecidual. A concentração no feto é 1,5 vez maior do que no organismo materno. Há controvérsia com relação à associação entre deficiência de niacinamida e hipertensão induzida pela gravidez. Tem sido relatada melhora da hiperêmese gravídica, com neurite e psicose, com o uso de vitaminas do complexo B. Compatível.

Amamentação: compatível.

Vitamina B6

Piridoxina, hidrossolúvel.

Categoria A – posologia: 2,2 mg/dia, VO.

Gravidez: coenzima envolvida no metabolismo dos aminoácidos. Deficiência severa é teratogênica em animais experimentais. A concentração no feto é duas vezes maior do que no organismo materno. Relatos de deficiência ou excesso são controversos. Compatível.

Amamentação: compatível.

Vitamina C
Ácido ascórbico, hidrossolúvel.
Categoria A – posologia: 70 mg/dia.

Gravidez: responsável pelo metabolismo do colágeno; síntese de epinefrina e de corticosteroides. A concentração no feto é 2-4 vezes maior do que no organismo materno. Deficiência leve a moderada não revela qualquer risco, embora exista relato de RN com defeito de tubo neural cuja mãe apresentava diminuição de vitamina C. A deficiência determina escorbuto fetal; excesso (2 g/dia) não mostrou efeitos adversos, embora existam relatos de escorbuto-rebote com dose diária acima de 400 mg durante período prolongado da gravidez.

Amamentação: compatível.

Vitamina D
Lipossolúvel.
Categoria A – posologia: 400 UI/dia, VO.

Gravidez: regula a participação do cálcio nos processos de hemostasia, na osteogênese e na produção de paratormônio. Em animais experimentais, altas doses causam síndrome da estenose supravalvular aórtica e anomalias craniofaciais. A deficiência, no humano, está associada com crescimento fetal restrito, hipocalcemia neonatal com ou sem convulsão, raquitismo e deformidade do esmalte dentário e parto prematuro.

Amamentação: compatível.

Vitamina E
Lipossolúvel.
Categoria A – posologia: 400-800 UI, dose única, VO (máximo 800 UI/dia).

Gravidez: concentração plasmática materna é 4-5 vezes maior do que no RN. RN prematuro com baixas reservas de vitamina E pode desenvolver anemia hemolítica, edema, reticulocitose, trombocitose, caso não haja suplementação no primeiro mês de vida. Compatível.

Amamentação: compatível.

Vitamina H (biotina)
Hidrossolúvel.
Categoria B – posologia: 0,15-0,30 mg/dia, VO.

Gravidez: compatível.
Amamentação: compatível.

Vitamina K1
Fitonadiona, lipossolúvel.
Categoria B – posologia: 1 μg/kg/dia, VO, suplementação dietética.

Gravidez: essencial para a hemostasia; prevenção de trombocitopenia e de doença hemorrágica do RN. Compatível.

Amamentação: compatível.

Z

Zolmitriptano
Antienxaquecoso.
Categoria C – posologia: 2,5 mg, 6-6h, VO.
Gravidez: não há estudos controlados.
Amamentação: não há dados disponíveis.

Zolpidém
Sedativo/hipnótico.
Categoria B – posologia: 10 mg, dose única diária, VO.

Gravidez: desde que foi aprovado em 1992, não houve qualquer referência com relação a efeitos adversos. Compatível.

Amamentação: compatível.

Zopiclona
Hipnótico.
Categoria C – posologia: 7,5-15 mg à noite, antes de deitar, VO.

Gravidez: não há estudos controlados.
Amamentação: não há dados disponíveis[3].

A categorização de drogas só está sendo possível mediante estudos observacionais ou caso-controle (como o grande estudo húngaro que relata todas as malformações na gravidez e sua relação com drogas e outros fatores)[4-11].

▶ CONCLUSÃO

Tratar gestantes é uma das partes da medicina que é baseada em pouca evidência. Consultar várias fontes para prescrever drogas na gravidez e amamentação constitui a melhor conduta nesses casos. É arte associada a evidência.

REFERÊNCIAS BIBLIOGRÁFICAS

1. Silberstein SD, Lipton RB, Goadsby PJ, editors. Headache in clinical practice. Oxford: Isis Medical Media; 1998. Pregnancy, breast feeding and headache; p. 191-200.
2. Loder E. Migraine in pregnancy. Semin Neurol. 2007;27(5):425-33.
3. Kulay Jr L, Kulay MNC, Lapa AJ. Medicamentos na gravidez e na lactação. São Paulo: Manole; 2009, p. 1-416.
4. FDA Drug Safety Communication. Risk of oral clefts in children born to mothers taking Topamax (topiramate). Safety Announcement. Disponível em: <http://www.fda.gov/Drugs/DrugSafety/ucm245085.htm>. Acesso em: 24 jul 2011.
5. Bánhidy F, Acs N, Horváth-Puhó E, et al. Maternal severe migraine and risk of congenital limb deficiencies. Birth Defects Res A Clin Mol Teratol. 2006;76(8):592-601.
6. Bánhidy F, Acs N, Puhó E, et al. A population-based case-control teratogenic study of oral dipyrone treatment during pregnancy. Drug Safety. 2007;30(1):59-70.
7. Bánhidy F, Acs N, Puhó E, et al. Ergotamine treatment during pregnancy and a higher rate of low birthweight and preterm birth. Br J Clin Pharmacol. 2007;64(4):510-6.
8. Acs N, Bánhidy F, Puhó E, et al. A possible dose-dependent teratogenic effect of ergotamine. Reprod Toxicol. 2006;2:551-2.
9. Bánhidy F, Lowry RB, Czeizel AE. Risk and benefit of drug use during pregnancy. Int J Med Sci. 2005:2(3):100-6.
10. Bánhidy F, Acs N, Horváth-Puhó E, et al. Maternal severe migraine and risk of congenital limb deficiencies. Birth Defects Res A Clin Mol Teratol. 2006;76(8):592-601.
11. Bánhidy F, Acs N, Horváth-Puhó E, et al. Pregnancy complications and delivery outcomes in pregnant women with severe migraine. Eur J Obstet Gynecol Reprod Biol. 2007;134(2):157-63.

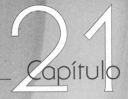

Capítulo 21

MIGRÂNEA E ACIDENTE VASCULAR ENCEFÁLICO

Eliana Meire Melhado

"A Natureza, para ser comandada, precisa antes de tudo ser obedecida".
Francis Bacon

▶ INTRODUÇÃO

Cerca de 780 mil pessoas nos Estados Unidos da América (EUA) sofrem acidente vascular cerebral (AVC) ou acidente vascular encefálico (AVE) a cada ano, e aproximadamente 15% desses AVCs são fatais. Daqueles que morrem de AVC, cerca de 60% são mulheres. As mulheres também tendem a ter piores consequências (com relação à qualidade de vida, depressão e incapacidade) do que os homens[1] (somente 22,7% das mulheres estão completamente reconstituídas em seis meses *versus* 26,7% dos homens, depois de um AVC isquêmico agudo). Mulheres são, provavelmente, gravemente incapacitadas comparadas aos homens no período do *ictus*[2].

Apesar de a incidência de AVC ser menor em mulheres do que em homens durante a maior parte da vida, o risco de AVC em uma mulher de 65 anos é de um para cinco mulheres, enquanto no homem com essa idade, é de um para seis. Tem-se dado ênfase às diferenças entre os sexos em relação às doenças cardiovasculares. Apesar de a maioria dos AVCs ocorrer em mulheres com mais idade, é mais importante considerar o período de vida da mulher para melhor apreciar nela o impacto do AVC.

AVC é raro em crianças, ocorrendo numa proporção de 2,3 a 2,7 por 100 mil crianças nos EUA. Há relativamente poucos estudos com número adequado de casos de jovens com AVC para determinar as diferenças entre os sexos. Entretanto, grande número de estudos epidemiológicos de todas as crianças na Califórnia constatou que meninos estavam em maior risco de todos os tipos de AVC do que as meninas[1].

▶ AVC DURANTE A IDADE FÉRTIL

Apesar de AVC ocorrer na mulher mais idosa, há alta incidência de AVC em mulheres na idade de 15-35 anos comparadas com homens, um período que coincide com os primeiros anos da idade fértil.[2].

Gravidez

Para mulheres na idade fértil, a incidência de AVC é baixa, cerca de 11/100.000. Durante a gravidez, a proporção de AVC parece aumentar. Incidência dos relatos tem atingido de 4 a 34/100.000 mulheres/ano. Três estudos baseados na população usaram o *Nationwide Inpatient Sample* (NIS) para investigar o AVC na gestação. O NIS é uma amostra estratificada de 20% de todas as internações nos EUA disponíveis para avaliar as proporções de hospitalizações usando códigos específicos do Código Internacional de Doenças (CID)-9. Durante 1979 a 1991, a proporção de AVC, incluindo a trombose venosa cerebral, foi de 29,1/100.000 partos e de 1993 a 1994 a proporção foi de 24,7/100.000. A análise de 2000 a 2001 relatou um leve aumento na proporção (34,2/100.000) em relação às duas análises prévias. Isso pode estar relacionado ao uso de códigos específicos do CID-9 para AVC em relação aos códigos para distúrbios cerebrovasculares no puerpério. Em adição, é possível que a incidência de AVC relacionado à gravidez possa estar aumentando. A maioria dos AVCs relacionados à gravidez ocorre no pós-parto. Na série de 20 mulheres com AVC no pós-parto, 40% ocorreram dentro dos primeiros 7 dias do parto, 35%, entre 7 e 14 dias, 15%, entre 14 e 21 dias e 10%, entre 28 e 36 dias. O risco aumentado de AVC no pós-parto pode ser associado com hipercoagulabilidade relativa, e a seleção natural protege contra hemorragia fatal no parto. Outras especulações sugerem que a grande diminuição no volume sanguíneo e a rápida flutuação nos níveis hormonais, ou alterações da parede dos vasos, poderiam influenciar profundamente a hemodinâmica cerebral.

Hemorragia intracerebral relacionada à gravidez conduz à mais alta mortalidade e morbidade de todos os tipos de AVCs. Semelhante a outros tipos de AVCs, a hemorragia intracerebral predominantemente ocorreu no pós-parto, comparada com o pré-parto. Em adição, 20% dessas mulheres morreram no hospital, 18% foram delegadas a cuidado de enfermagem (*skilled nursing*) e somente 44% tiveram suas rotinas em casa. Fatores associados com a mortalidade materna incluem idade avançada da mãe, raça hispânica e coagulopatia.

Um dos mais importantes fatores de risco para AVC na gravidez é a idade materna avançada. Outros fatores de risco associados com AVC na grávida na análise do NIS incluem migrânea, trombofilia, anemia falciforme e lúpus. Complicações relacionadas à gravidez também foram identificadas, tais como infecção e hemorragia no pós-parto, transfusão, desbalanço eletrolítico, hipertensão gestacional, pré-eclâmpsia[1] e eclâmpsia. Pouco é conhecido sobre o efeito do estrogênio e da progesterona na vasculatura cerebral na gravidez e no período pós-parto[2].

Pré-eclâmpsia

Um dos distúrbios hipertensivos da gravidez, a pré-eclâmpsia ocorre em cerca de 5% das gestações nos EUA e é uma importante causa de morbimortalidade materno-infantil. Pré-eclâmpsia e hipertensão gestacional aumentam o risco de AVC durante a gravidez como resultado de hipertensão grave e distúrbio da autorregulação cerebral. A pré-eclâmpsia está associada a vasculopatias que se sobrepõem com encefalopatia hipertensiva e leva a vazamento endotelial. Isso causa o aparecimento de edema vasogênico em exame de imagem cerebral, que é tipicamente reversível e raramente associado com AVC isquêmico. Outra grave consequência da hipertensão é o risco de hemorragia cerebral relacionada à gravidez. Pré-eclâmpsia pode também ocorrer no pós-parto e, se subdiagnosticada, poderia levar à demora no tratamento.

Acredita-se que a fisiopatologia da pré-eclâmpsia esteja relacionada à disfunção endotelial que ocorre precocemente na gravidez. A disfunção endotelial pode também persistir depois do parto. A pré-eclâmpsia, em particular a do tipo precoce, pode estar associada com aterosclerose acelerada. As alterações vasculares e inflamatórias nas mulheres com história de pré-eclâmpsia podem, em parte, explicar o risco aumentado de AVC tardio na vida. Em adição, mulheres com síndrome placentária materna, que inclui hipertensão gestacional, pré-eclâmpsia, eclâmpsia, descolamento de placenta e infarto placentário, têm risco aumentado de doença cardíaca tardia na vida. Outra consequência importante da pré-eclâmpsia é o risco de mortalidade e morbidade infantil.

Demonstrou-se que a pré-eclâmpsia é um fator de risco independente para AVC perinatal arterial, aumentando o risco relativo em cinco vezes. Portanto, é importante reconhecer que a pré-eclâmpsia é um risco para vasculopatia ou AVC durante o parto e pós-parto, especialmente hemorragia, e isso representa um risco para AVC tardio na vida como resultado de disfunção endotelial, hipertensão e um aumento nos fatores de risco cardiovasculares[1].

Contraceptivos orais

O risco de AVC com o uso de contraceptivos orais (OCs) é extensamente estudado. Os resultados de três metanálises separadas, resumindo mais de 30 anos de estudos, mostram que usuárias de OCs têm cerca de duas vezes mais risco de AVC do que as não usuárias. Por causa de a incidência de AVC ser baixa nesse grupo etário, o risco absoluto com o uso de OCs também é baixo, cerca de 8/100.000 mulheres. Apesar de a maioria das mulheres usuárias dessas drogas ser saudável, há algumas condições médicas claramente associadas ao risco acelerado de AVC. Essas condições incluem hipertensão, tabagismo, migrânea com aura, trombofilia e obesidade.

Hipertensão é o maior fator de risco para AVC em mulheres usando OCs. Quando a pressão sanguínea é medida antes da prescrição de OCs e é apropriadamente tratada, o risco de AVC isquêmico é reduzido. É, portanto, recomendado que a pressão sanguínea seja acompanhada antes da prescrição de OCs.

O *American College of Obstetricians and Gynecologists* (ACOG) recomenda que um ensaio com baixas doses de OCs é aceitável se uma mulher com menos de 35 anos tiver hipertensão bem controlada e monitorada, que não fume ou tenha evidência de doença vascular em órgãos-alvos. Assim como a hipertensão, o tabagismo é um fator de risco bem conhecido para AVC em mulheres usando OCs. Esse risco alcança cerca de duas a oito vezes em usuárias de OCs *versus* não usuárias. É recomendado que mulheres que planejam usar OCs evitem fumar enquanto usam essas medicações, particularmente se elas têm 35 anos ou mais. Usuárias de OCs que também têm migrânea apresentam risco aumentado de AVC *versus* mulheres sem migrânea. O *Collaborative Study* da Organização Mundial de Saúde (OMS) mostrou que mulheres com migrânea que usaram OCs foram oito vezes mais prováveis de ter AVC isquêmico do que aquelas com um fator de risco sozinho.

Quando mulheres com ambos os fatores de risco também fumam, um grande efeito multiplicativo foi visto no risco de AVC, com um risco relativo (RR) de 34,4 comparado com aquelas com nenhum fator de risco. Outro estudo encontrou risco aumentado em torno de 14 vezes em migranosas que usaram OCs comparadas com aquelas com nenhum fator de risco.

Mulheres que têm migrânea sem aura e nenhum outro fator de risco para AVC podem seguramente tomar OCs, enquanto mulheres com alta frequência e auras prolongadas e complicadas de enxaqueca deveriam evitar OCs.

A Força-Tarefa da Sociedade Internacional de Cefaleia (SIC), com relação aos OCs e à terapia de reposição hormonal, recomenda considerações de pílulas de progestina somente naquelas com fator de risco para AVC. E também sugere que melhor avaliação e possivelmente a cessação de OCs podem ser necessárias em usuárias que desenvolvem cefaleias novas e diárias persistentes, novo início de migrânea com aura, intensidade ou frequência de cefaleias aumentadas ou sintoma de aura não usual, incluindo aura prolongada.

O uso de OCs altera uma variedade de fatores de coagulação que podem desempenhar um importante papel no risco de AVC nas usuárias. Há evidência de que mulheres que têm distúrbios de trombofilia subjacentes estão em risco aumentado de AVC quando usando OCs. Estudo mostrou que usuárias de OCs com a mutação do fator V de Leiden estavam em risco 11 vezes aumentado de AVC do que as não usuárias sem a mutação. Usuárias de OCs com mutação MTHFR 677TT estavam em risco cinco vezes aumentado comparadas com aquelas com nenhum fator de risco.

O risco de AVC em usuárias de OCs e a mutação MTHFR é mais do que o dobro daquelas com um único fator de risco. Obesidade como medida do índice de massa corporal (IMC) e da cintura abdominal também tem sido associada com pequeno, mas significativo, aumento no risco de AVC. Obesidade em combinação com uso de OCs tem demonstrado acrescentar risco de AVC em mulheres jovens. Um grande estudo de caso-controle notou aumento de quatro vezes no risco de AVC em obesas usuárias de OCs, comparadas com mulheres não obesas que não usam OCs, e aumento de duas vezes no risco quando comparadas com mulheres não obesas que usam OCs. A melhor explicação para esse sinergismo no risco é que mulheres obesas estão em risco de hipercoagulabilidade, diabetes, resistência à insulina, hipertensão e hiperlipidemia, todos fatores que aumentam o risco de AVC e que, talvez, sinergisticamente aumentem o risco em mulheres em uso de OCs[1].

▶ AVC DURANTE A MEIA-IDADE

Considera-se que mulheres com idade abaixo dos 50 anos tenham menor incidência e prevalência de AVCs do que homens. Entretanto, elas parecem ter um aumento mais substancial na prevalência de AVC na meia-idade *versus* homens. Mulheres entre 45 e 54 anos têm um risco relativo mais alto de AVC, comparadas com homens na mesma idade. Consistente com o pico de eventos isquêmicos, há um pico no risco cardiovascular maior em mulheres do que em homens. O aumento da pressão sanguínea sistólica aumenta em proporção rápida em mulheres a cada década de 35 a 44 anos, 45 a 54 e 55 a 64 anos. Homens, entretanto, inicialmente têm pressão sanguínea sistólica mais alta entre 35 e 44 anos, mas mostram um aumento mais gradual nas idades entre 55 e 64 anos. Em adição, mulheres têm um aumento substancial no colesterol total, triglicérides, circunferência da cintura, homocisteína e hemoglobina glicosilada e uma redução do índice de pulsatilidade do tornozelo entre as idades de 45 a 54 anos e de 55 a 64 anos. Esses dados sugerem que há uma aceleração de múltiplos parâmetros de risco em mulheres uma ou mais décadas antes dos eventos cardiovasculares e AVC. Há, portanto, uma oportunidade para aumentar esforços em reconhecer fatores de risco em mulheres durante a meia-vida e melhorar as estratégias de prevenção[1].

Menopausa

Mostrou-se que a prevalência de AVC na meia-vida ocorreria tradicionalmente em mulheres experimentando a transição para a menopausa. Menopausa ocorre naturalmente em mulheres com pelo menos um ovário intacto e funcionando.

A menopausa muda os níveis hormonais e a proporção de estrogênios a androgênios, que são importantes, porque esses esteroides sexuais parecem ter efeitos opostos no risco vascular. O estrogênio tem múltiplos efeitos benéficos no sistema cardiovascular, incluindo vasodilatação e fluxo sanguíneo cerebral aumentado, por diminuir o tônus cerebral vascular e aumentar a complacência arterial.

Em adição aos benefícios na função vascular, estrogênios podem também reduzir o risco aterosclerótico pelo seu impacto nos lipídeos. Terapia de reposição de estrogênio exógeno melhora o perfil lipídico, por diminuir a lipoproteína de baixa densidade (LDL) colesterol, lipoproteína (a), e aumentar a lipoproteína de alta densidade (HDL) colesterol. Androgênios têm um efeito de detrimento nos vasos sanguíneos cerebrais, por aumentar o tônus arterial. Eles também levam a perfil proaterogênico, por diminuir HDL-colesterol e por aumentar triglicérides, LDL-colesterol e colesterol total. Concomitante com o declínio dos esteroides, as mulheres desenvolvem alterações nos fatores de risco cardiovascular durante a menopausa. LDL-colesterol e triglicérides aumentam e HDL-colesterol diminui durante a perimenopausa, enquanto glicose e níveis de pressão sanguínea aumentam durante a pós-menopausa. Alterações na distribuição da gordura corporal levam à obesidade abdominal, e todas as alterações já descritas são consistentes com a síndrome metabólica. Em adição às mudanças metabólicas, a deficiência de estrogênio durante a menopausa também leva à mudança das citocinas anti-inflamatórias para as pró-inflamatórias, tais como interleucina 1 beta (IL-1β), interleucina 6 (IL-6) e fator de necrose tumoral alfa (TNF-α). Essas citocinas são importantes, porque têm sido associadas com risco aumentado de doença cardíaca e AVC[1].

Terapia hormonal (incluindo moduladores seletivos dos receptores de estrogênio

Ensaios randomizados com terapia hormonal (TH) com estrogênios equinos conjugados (CEE), com acetato de medroxiprogesterona (MPA) e 17-betaestradiol não mostraram benefícios para a prevenção secundária de doença cardíaca e AVC, bem como mostraram risco aumentado de ambos os tipos de eventos nas mulheres saudáveis. Uma análise de eventos baseada no tempo de início da TH seguindo a menopausa mostrou que houve uma tendência para a redução do risco de doença cardíaca em mulheres que iniciaram TH dentro dos cinco primeiros anos da menopausa; mas o risco de AVC com TH foi elevado, independentemente do tempo de início da TH[1]. Os ensaios não têm mostrado efeito ou risco aumentado de AVC com o tratamento de TH para a prevenção secundária de doença cardíaca ou AVC. Nem estrogênio combinado mais progestinas e nem estrogênio deveriam ser usados para prevenção primária de AVC. Entretanto, o tempo de suplementação hormonal pode ser crítico para interpretar resultados. Não há benefícios da TH em AVC[2].

Os moduladores seletivos dos receptores de estrogênio (SERMs) têm efeito antiestrogênico em tecido mamário e efeito estrogênico nos ossos e níveis de colesterol. Esses fatores tornam essas drogas úteis para prevenção de câncer de mama e osteoporose. Tamoxifeno aumenta o risco de trombose venosa em duas a quatro vezes em usuárias e pode também ser associado com um risco aumentado de AVC isquêmico. Raloxifeno, um SERM que tem sido estudado primariamente para câncer de mama e prevenção de osteoporose, tem reduzido significativamente o risco de câncer de mama invasivo. Análises mostram resultados controversos com relação à proteção cardiovascular: uma sugere proteção contra doença cardíaca e AVC, mas aumenta risco para AVC fatal; outra não mostra diferença entre raloxifeno e tamoxifeno nas proporções de doença cardíaca e AVC, mas menor risco de tromboembolismo com tamoxifeno.

Baseado na forte evidência desses ensaios, a única recomendação para o uso de TH é o tratamento de sintomas vasomotores e osteoporose[1].

▶ DIRETRIZES PARA PREVENÇÃO DE DOENÇAS CARDIOVASCULARES EM MULHERES

Guidelines baseados em evidência da *American Heart Association* para prevenção de doença cardiovascular (DCV) em mulheres contêm informações clínicas relevantes para os cuidados de mulheres com AVC. A classificação do risco foi modificada para incluir alto risco, em risco e risco ótimo (Tabela 21.1). O risco de tempo de vida de AVC é de cerca de 20% e para todas as doenças cardiovasculares esse risco alcança 40%. O tradicional escore de risco de Framingham limita a predição em 10 anos ou menos, mas esse fato pode subestimar o risco futuro de DCV em mulheres que apresentam doenças subclínicas, medidas com cálcio na artéria coronária ou espessura das camadas íntima e média carotídeas. Essa redefinição foi intencionada para aumentar o reconhecimento do risco e guiar estratégia apropriada de prevenção para mulheres, baseada em uma classificação de risco simples. As diretrizes para mulheres que não estão sendo tratadas ativamente por um evento cardiovascular agudo pode ser resumidas como se segue:

1. toda mulher, independentemente do risco, deveria ser aconselhada na classe I, nível B – recomendações de estilo de vida (parar de fumar, formas de alimentação saudáveis para o coração, atividade física regular e manutenção do peso);
2. controle da pressão sanguínea – (classe I, nível A para farmacoterapia e nível B para alterações no estilo de vida), meta do LDL < 100 mg/dL (classe I, nível B), aspirina (classe I, nível A) ou outro agente antiplaquetário (classe I, nível B), controle de glicemia em mulheres diabéticas (classe I, nível B) e bloqueador de aldosterona (classe I, nível B) – em mulheres selecionadas são recomendadas para as de alto risco que não tiveram um evento cardiovascular recente e não encontraram requerimentos para reabilitação cardíaca aguda ou AVC;
3. manutenção do peso/redução a ser perseguida por todas as mulheres, independentemente do risco, com uma meta de IMC de 18,5 a 24,9 kg/m² e uma circunferência de cintura de ≤ 35, por meio de um balanço de atividade física, ingestão de calorias e programa de comportamento formal, quando indicado (classe I, nível B). Dietas recomendadas são aquelas ricas em frutas e vegetais, grãos integrais, alimentos ricos em fibras, peixe (especialmente óleo de peixe) pelo menos duas vezes por semana, bem como proporções muito limitadas de gorduras saturadas e ácidos transgordurosos (classe I, nível B);
4. recomendações de atividade física para mulheres incluem um acúmulo total de pelo menos 30 minutos/dia de exercícios físicos de moderada intensidade (caminhada) na maior parte dos dias da semana (classe I, nível B). Mulheres que estão trabalhando para perder e manter peso deveriam aumentar para 60 a 90 minutos de atividade de moderada intensidade na maior parte, se não todos os dias da semana (classe I, nível C)[1].

Aspirina para prevenção do AVC em mulheres

Uma análise do *Nurses' Health Study* mostrou que mulheres que usavam aspirina por longo

Tabela 21.1 – Classificação do risco para doença cardiovascular[1]

Alto risco
Estabelecida doença coronária cardíaca
Doença cerebrovascular
Doença arterial periférica
Aneurisma de aorta abdominal
Doença renal crônica ou estágio terminal
Diabetes melito
Risco global de Framingham 10-anos > 20%
Em risco
> 1 fator de risco maior para DCV, incluindo:
Tabagismo
Dieta pobre
Sedentarismo
Obesidade, especialmente adiposidade central
História familiar de DVC prematura (DVC em < 55 anos de idade em parentes homens e < 65 anos de idade em parentes mulheres)
Hipertensão
Dislipidemia
Evidência de doença vascular subclínica (i.e., calcificação coronária ou espessura da íntima – média carotídea)
Síndrome metabólica
Capacidade de exercício pobre no *treadmill test* e/ou proporção de reconstituição anormal cardíaca depois de parar exercícios
Risco ótimo (baixo risco)
Risco global de Framingham <10% e um estilo de vida saudável com nenhum fator de risco

Adaptado de Mosca L, Banka C, Benjamin E, et al.[3]

tempo tiveram significativamente menor mortalidade, especialmente cardiovascular. Esse mesmo estudo randomizou um ensaio controlado de 100 mg de aspirina por dia comparada com placebo em mulheres saudáveis com idade acima de 45 anos, constituindo-se no único estudo com aspirina para prevenção primária nas mulheres. Os resultados primários do ensaio clínico mostraram nenhum benefício no total da composição de resultados dos primeiros eventos cardiovasculares maiores [infarto agudo do miocárdio (IAM) não fatal, AVC não fatal ou morte por DCV] para indivíduos tratados com aspirina. Entretanto, houve uma redução benéfica nos eventos isquêmicos de AVC. As diretrizes para prevenção cardiovascular em mulheres correntemente recomenda terapia com aspirina nas doses de 75 a 325 mg por dia para as de alto risco, a menos que contraindicadas (classe I, nível A); para mulheres na idade de 65 anos ou mais, a aspirina deveria ser considerada nas doses de 81 mg diariamente ou 100 mg por dia, se a pressão sanguínea estiver controlada e o benefício para prevenção de AVC isquêmico ou IAM sobrepujar o risco de AVC hemorrágico e sangramento gastrointestinal (classe IIa, nível B); para mulheres com idade abaixo de 65 anos, a aspirina deveria ser considerada quando os benefícios para prevenção de AVC isquêmico são provavelmente superados pelos efeitos adversos da terapia (classe IIb, nível B)[1].

Metanálise da eficácia da aspirina para prevenção primária mostrou que mulheres tratadas com aspirina tiveram redução no risco de AVC em 17%, mas nenhuma redução nas proporções de IAM ou mortalidade cardiovascular. Em pares masculinos, terapia com aspirina reduziu a proporção de IAM em 32%, porém sem efeito no risco de AVC. Desconhecem-se diferenças clínicas com relação a outros agentes antiplaquetários ou farmacológicos. A utilização de dados sexo-específicos fornece clara evidência de que o sexo desempenha um papel crítico na expressão fenotípica da doença vascular e seu tratamento.

Desde que mulheres são mais prováveis de terem AVCs cardioembólicos, aquelas com fibrilação atrial (FA) justificam o tratamento com warfarina, quando não há contraindicação. De outro lado, já que as mulheres se beneficiam mais com a prevenção de AVC com aspirina do que os homens, a aspirina deveria ser considerada para a prevenção primária. Dado que as mulheres são mais prováveis de terem hipertensão arterial sistêmica (HAS), medicações anti-hipertensivas deveriam ser prescritas para a prevenção de AVC. Para as mulheres que experimentaram um AVC, é verdade que o controle vigoroso de um fator de risco é requerido para prevenir um evento futuro e potencialmente fatal[2].

Diferenças entre os sexos na abordagem da estenose carotídea

Entre os pacientes com estenose carotídea moderada sintomática (50%-69%) e assintomática, os homens parecem se beneficiar mais da cirurgia de endarterectomia carotídea do que as mulheres. Homens com estenose assintomática de alto grau (≥ 70%) estão em maior risco de eventos vasculares do que as mulheres quando tratados com abordagem médica somente, independentemente da idade ou outro fator de risco vascular. Não há mudança na resposta ao tratamento de endarterectomia em homens com relação ao tempo de cirurgia a partir do evento. Porém, as mulheres com estenose carotídea assintomática beneficiam-se da endarterectomia se a cirurgia for feita dentro de duas semanas de seu evento mais recente. Esse benefício cirúrgico rapidamente desaparece se a cirurgia é demorada além desse prazo. Se essa tendência será confirmada ou se isso se aplica também a pacientes que se submetem ao *stenting*, há necessidade de mais e maiores estudos[2].

Diferenças entre os sexos na prevenção de AVC: fibrilação atrial

FA é um fator de risco independente para AVC. Para pacientes com a doença arterial coronária e FA, o risco de AVC dobra nos homens, mas aumenta quase 5 vezes nas mulheres. Conhece-se que mulheres tendem a ter mais AVCs cardioembólicos do que os homens, provavelmente devido a maiores proporções de FA nelas. Pacientes femininos e masculinos com FA e terapia anticoagulante têm reduzido as proporções de tromboembolismo. Anticoagulantes deveriam ser fortemente considerados para a prevenção de AVC em todos os pacientes com FA; entretanto, mulheres podem se beneficiar mais desse tratamento. Mulheres são menos prováveis de experimentar AVC lacunar e aterotrombótico. Proporções de AVCs hemorrágicos não são estatisticamente diferentes entre homens e mulheres[2].

▸ DIFERENÇA ENTRE OS SEXOS NA INJÚRIA NEONATAL

Paralisia cerebral (PC), tipicamente secundária a uma injúria adquirida, é mais comum em homens. A incidência de PC é 30% mais alta em homens do que em mulheres.

Igualmente, depois do parto prematuro, mulheres neonatas apresentam melhor recuperação do que os homens; as razões para essa disparidade entre os sexos são pouco entendidas[2].

▸ EVIDÊNCIA EXPERIMENTAL DO ESTROGÊNIO NO AVC

Direção futura

Diferenças entre os sexos em AVC estão presentes do nível molecular à parte clínica. As razões para essas diferenças observadas no AVC clínico entre homens e mulheres são multifatoriais e merecem mais investigação. As diferenças biológicas no nível molecular entre os sexos estão apenas começando a ser entendidas e incluem a elucidação do papel dos esteroides sexuais na fisiopatologia da injúria do AVC isquêmico.

O efeito protetor do estrogênio na saúde endotelial e na função vascular é bem descrito *in vitro* e em modelos animais. Está mais claro que todo efeito do estrogênio depende da saúde subjacente do vaso. Dados pré-clínicos substanciais demonstram que o efeito vascular protetor do estrogênio requer que o tratamento com estrogênio seja feito antes que significativo dano vascular esteja em andamento. Uma vez que a aterosclerose esteja bem estabelecida, seus efeitos adversos predominam[2].

▸ ASSOCIAÇÃO ENTRE MIGRÂNEA E AVC

A associação entre migrânea e DCV, incluindo AVC isquêmico e lesões cerebrais subclínicas, é bem estabelecida, pelo menos para migrânea com aura. Migrânea com aura parece ser associada com doença cardíaca isquêmica, doença vascular periférica (claudicação) e mortalidade cardiovascular. E, ainda, tem-se especulado que a migrânea possa ser um fator de doença aterosclerótica em geral. Entre os muitos mecanismos biológicos plausíveis ligando a migrânea e a DCV, sugere-se que pessoas com migrânea com aura tenham maior prevalência de fatores de risco para DVC, bem como com genótipos específicos relacionados à DVC.

Como parte do estudo *American Migraine Prevalence and Prevention* (AMPP), 120 mil moradores americanos representativos da população dos EUA foram acompanhados por cinco anos. Foram caracterizadas as cefaleias com a utilização de ferramentas como o *CVD instruments from the Women's Health Study* para determinar o perfil dos fatores de risco cardiovasculares, os fatores de risco cardiovasculares em indivíduos com migrânea *versus* controles, a relação da migrânea com aura e sem aura e DVC em homens e mulheres em diversas idades. Foi medido o perfil cardiovascular com o escore de risco modificado de Framingham. Completaram o questionário 6.102 migranosos e 5.243 controles. Entre os migranosos havia mais mulheres.

Para a migrânea de um modo geral e para a migrânea com aura, a proporção foi maior para ataques cardíacos, AVC e claudicação. Para a migrânea sem aura, proporções foram maiores para ataque cardíaco e claudicação, mas não para AVC. As proporções foram mais altas para migrânea com aura do que para migrânea sem aura. Para o IAM, a migrânea no geral foi associada com risco significativamente aumentado em relação aos controles para as idades maiores de 39 anos. IAM ocorreu em 1,9% dos controles e em 4,1% dos migranosos. RR foi mais alto para os grupos de idade de 30-39 anos e 40-49 anos (3,5 e 4,2) e diminuiu mais tarde (apesar de permanecer significativamente elevado). Proporções foram significativamente aumentadas em homens (RR = 3,3) e mulheres (RR = 2,3)[4].

AVC ocorreu em 1,2% dos controles e 2,1% dos migranosos (RR = 1,61). Proporções de AVC foram de 3,9% na migrânea com aura (RR = 3,1) e 1,12% na migrânea sem aura (RR = 0,9). Proporções de migrânea com aura foram elevadas para ambos os gêneros e todos os grupos de idade superior a 30 anos. Para migrânea sem aura, o risco não foi significativamente diferente (por sexo ou grupo de idade). Entretanto, o número de eventos foi pequeno, tornando difíceis as comparações em alguns desses subgrupos[4].

Para a claudicação, o risco foi aumentado na migrânea em geral (2,57% *versus* 0,9%) e em ambos os subtipos de migrânea. Na migrânea com aura, o risco foi significativamente aumentado em ambos os sexos, raças e idade maior de 30 anos. Para migrânea sem aura, o risco foi significativamente elevado em homens e em indivíduos brancos.

Quanto aos fatores de risco para DCV, no geral migranosos foram mais prováveis do que os controles de ter um diagnóstico médico de diabetes (12,6% *versus* 9,4%), hipertensão (33,1% *versus* 27,5%) e colesterol alto[4].

Com relação ao escore de Framingham, medida do risco cardiovascular, no mesmo estudo, o risco foi significativamente mais alto para todos os migranosos, migrânea com aura (11,0) e migrânea sem aura (10,6), quando comparados aos controles (8,5).

Escores foram significativamente mais altos em migranosos de ambos os sexos (no geral e para migrânea com aura e sem aura). Os escores foram numericamente mais altos para todos os grupos de idade menores de 70 anos. Escores foram significativamente mais altos para migranosos em todas as idades de 30 a 59 anos. No geral, a migrânea permaneceu significativamente associada com IAM (RR = 2,2), AVC (RR = 1,5) e claudicação (RR = 2,69). Migrânea com aura foi significativamente associada com os três efeitos. Migrânea sem aura permaneceu associada com IAM e claudicação, mas não com AVC.

Esse estudo não avaliou a influência do uso de pílulas contraceptivas ou TH nos achados.

Migrânea com aura é um fator de risco para AVC, ataque cardíaco e claudicação, bem como para fatores de risco de DCV (especialmente diabetes, hipertensão e colesterol alto).

O estudo claramente sugere que migrânea sem aura é também associada com ataque cardíaco (mas não AVC) e com fatores de risco para eventos cardiovasculares. Tanto indivíduos com migrânea sem aura como indivíduos com migrânea com aura têm elevados riscos cardiovasculares, quando avaliados pela escala Framingham modificada, se comparados com os controles.

Estudos devem definir migranosos de alto risco, por exemplo, avaliar a importância da frequência e da intensidade da cefaleia, das auras, bem como a importância cumulativa de múltiplos fatores de risco e risco relativo da migrânea *versus* outros fatores de risco. É importante também avaliar como a migrânea e o seu tratamento modifica o risco. Se, por exemplo, a frequência das auras e das cefaleias aumenta o risco de DVC, a profilaxia da migrânea deveria ser associada com um risco diminuído. Alternativamente, a relevância do tratamento agudo em reduzir ou aumentar o risco deveria ser estimado. A importância das medicações cardiovasculares no contexto do tratamento deveria ser avaliada.

Os clínicos deveriam ter alta vigilância para fatores de risco cardiovascular modificáveis, tais como obesidade, hipertensão, hiperlipidemia e diabetes. Concluindo, componentes da síndrome metabólica são comórbidos com migrânea[4].

▶ AVC E MIGRÂNEA NA MULHER

Dados válidos sugerem que a migrânea em geral é um fator de risco para AVC isquêmico com *odds ratio* (OR) de cerca de 3. É incerto se a migrânea sem aura é um fator de risco[4,5]. Migrânea com aura é estatisticamente um fator de risco independente para AVC isquêmico, tanto quanto o uso de anticoncepcionais orais (AOs). A prevalência de migrânea é alta e o uso de AO também; portanto, os dados de fatores de risco em AVC em migranosas e usuárias de AOs devem ser avaliados cuidadosamente.

O risco de AVC em mulheres que têm migrânea com aura está aumentado para um fator de seis a oito e aumenta aditivamente na presença de outros fatores de risco.

Há mais evidência para migrânea com aura, a qual tem um OR de 6. Entretanto, o risco absoluto de AVC em migranosas permanece baixo. Tem sido estimado em 17-19 por 100.000 mulheres por ano[5]. O risco de AVC em mulheres em idade fértil (sem migrânea) é baixo, mas evidência de boa qualidade sugere que o diagnóstico de migrânea sem aura aumente esse risco em um fator de 3.

Migrânea e uso de AOs são ambos fatores de risco para AVC. Mulheres com migrânea que fumam um ou mais maços de cigarros por dia aumentam o fator para cerca de 10. A combinação de migrânea e AOs aumenta o risco de AVC para 14 (migrânea em geral)[6-8]. Se elas usam AOs e fumam, o risco relativo para AVC é elevado para 34.

Há um aparente sinergismo da migrânea e OC para AVC isquêmico com OR de 5-17. A adição de outros fatores aumenta o risco com um OR de 34 relatados para a combinação de migrânea, fumo ou tabagismo e AO.

O risco de AVC parece ser mais alto com AOs contendo altas doses de estrogênios (> 50 μg de etinilestradiol).

Interessantemente, migrânea parece ser um fator de risco para AVC somente em mulheres com idade inferior a 45 anos.

Migrânea com sintomas neurológicos focais é uma contraindicação ao uso de AOs, e o início ou a exacerbação da migrânea ou desenvolvimento de cefaleia com uma nova forma na qual é recorrente, persistente ou intensa requer a descontinuação dos AOs e a avaliação da causa.

Quarenta por cento dos AVCs em migranosas desenvolvem-se diretamente de uma crise de migrânea, sendo então chamado de AVC migranoso[6-8].

Tolerabilidade

Há alguma evidência de que o risco de a cefaleia piorar ou iniciar após o uso de AOs seja maior em mulheres que apresentam migrânea com aura comparadas com aquelas com migrânea sem aura, com um OR ao redor de 4. Tem sido sugerido que estrogênios podem precipitar aura ou causar aumento da frequência. Evidências também sugerem que o risco de desenvolver cefaleia com o uso de AOs é mais alto em pacientes com mais de 35 anos[9,10].

Guidelines

Por causa da preocupação sobre a interação dos dois fatores de risco para AVC (AOs e migrânea com aura), a OMS e o ACOG *guidelines* recomendam que mulheres que experimentem migrânea com sintomas neurológicos focais não usem AOs[11,12]. Esses *guidelines* também sugerem que os riscos dos AOs sejam inaceitáveis ou sobrepujem os benefícios se a mulher for fumante, com mais de 35 anos, tiver hipertensão não controlada, história de AVC ou câncer de mama dentro dos últimos cinco anos. Não é inteiramente claro por que a visão dos *guidelines* da OMS e do ACOG seja considerar a idade de 35 anos como limiar, acima da qual o uso de AOs é inaceitável. O risco de AVC atribuível à migrânea está presente em mulheres com idade abaixo de 45 anos cujo risco de AVC é elevado. Não há evidência de que a migrânea seja um fator de risco para AVC isquêmico em mulheres com idade acima de 45 anos[13].

A Força-Tarefa reunida pela SIC para determinar o uso de AOs em mulheres com migrânea concluiu que há risco potencialmente aumentado de AVC isquêmico em mulheres com migrânea que estão usando AOs e tenham fatores de risco adicionais que não possam ser facilmente controlados, incluindo a migrânea com aura[4].

As recomendações dos riscos de AVC da SIC descrevem que, "em relação à doença cerebrovascular, o termo mulher jovem geralmente significa menos do que 45 anos". Entretanto, é preciso estar ciente de que essa idade limite é apenas por convenção (Tabela 21.2).

Tabela 21.2 – Migrânea e risco de AVC em mulheres[10-12,14]

- Migrânea e contraceptivos são fatores de risco para AVC
- Mulheres em idade fértil – risco absoluto baixo para AVC (6:100.000 – 0,006%)
- Migrânea sem aura – RR = 3 (RA = 0,018%)
- Migrânea e uso de AO – RR = 14 (RA = 0,084%)
- Migrânea com aura – fator de risco independente para AVC isquêmico – RR = 6/8 (RA = 0,036-0,048%)
- Migrânea com aura e tabagismo – RR = 10 (RA = 0,06%)
- Migrânea com aura, tabagismo, contraceptivos orais – RR = 34 (RA = 0,21%)
- Mulheres com sintomas neurológicos focais não devem usar contraceptivos orais

Testes de *screening* em mulheres com migrânea antes do uso de anticoncepcionais orais

Nenhum teste específico necessita ser realizado, exceto aqueles rotineiros ou indicados pela história da paciente (HAS, diabetes, dislipidemias, obesidade), ou na presença de sintomas específicos, ou se, na história familiar, parentes experimentaram doença arterial quando na idade de 45 anos ou menos.

Os testes de trombofilia não são indicados na rotina[14].

Recomendações para o uso de contraceptivos orais

A Força-Tarefa concluiu que "um aumento na frequência e intensidade das crises com AOs indica a parada do AO com a associação ou não de outros fatores de risco para AVC".

As recomendações para o uso de contraceptivos orais da Força-Tarefa da SIC em mulheres com migrânea são as que se seguem[10-12,14]:

1. Identificar e avaliar os fatores de risco.
2. Diagnosticar o tipo de migrânea, particularmente a presença de aura.
3. Mulheres com migrânea que fumam deveriam parar de fumar antes de iniciar contraceptivos orais.
4. Outros fatores de risco, tais como hipertensão e hiperlipidemias deveriam ser tratados.
5. Considerar métodos sem etinilestradiol em mulheres que apresentam risco aumentado de AVC, particularmente aquelas com múltiplos fatores de risco. Alguns desses contraceptivos são tanto ou mais efetivos do que os contraceptivos orais na prevenção de gravidez e incluem contracepção hormonal somente com progesterona. Estudos observacionais sugerem que a contracepção hormonal com progesterona somente não é associada com risco aumentado de AVC, apesar dos dados quantificáveis serem limitados.

Sintomas relacionados à migrânea que podem necessitar de melhor avaliação e/ou cessação dos contraceptivos orais:

1. Cefaleia nova e persistente.
2. Novo início de aura migranosa.
3. Aumento da frequência ou intensidade da cefaleia.
4. Desenvolvimento de sintomas de aura não usuais, particularmente aura prolongada.

O limiar de intensidade e de frequência, que representa a contraindicação ou a descontinuação dos AOs, deve ainda ser determinado, e é diferente para migrânea com aura e sem aura.

Migranosas que fumam pesadamente ou têm múltiplos fatores de risco tromboembólicos deveriam ser aconselhadas a não tomar AOs. Quando são prescritos AOs para pacientes com migrânea, estas deveriam ser monitorizadas com cuidado. Se as migranosas pioram ou se há novo início de migrânea relacionada ao uso de AO, deveriam ser considerados a idade da paciente, o tipo de migrânea e a presença de outros fatores de risco vasculares. A prescrição deveria ser mais restrita em mulheres com migrânea com aura, já que nelas o risco de AVC é mais alto.

Cefaleia não usual, de início súbito de longa duração, ou associada com sintomas neurológicos focais que diferem da aura típica, deveria propiciar a imediata descontinuação dos AOs e a investigação neurológica apropriada para descartar complicações cerebrovasculares a serem consideradas.

Pílulas de progesterona podem ser usadas quando AO é contraindicado. Essa pílula não é indicada para tratar a cefaleia, mas para não aumentar o risco de AVC em pacientes migranosas com aura, com 35 anos ou menos, e também tabagistas.

Não há evidência de que a cefaleia do tipo tensional seja um fator de risco para o desenvolvimento de AVC isquêmico.

As recomendações para o uso de contraceptivos orais em distúrbios de cefaleia primária são as seguintes:

Cefaleia do tipo tensional
- Sem contraindicação ao uso de contraceptivos orais.

Migrânea sem aura
- Sem contraindicação ao uso de contraceptivos orais em pacientes com menos de 35 anos ou sem fatores de risco adicional para AVC.
- Julgamento clínico deveria ser feito para decidir se as vantagens do uso de contraceptivos orais sobrepujam os riscos em pacientes com 35 anos ou mais ou com outros fatores de risco para AVC.
- Monitorar frequência e intensidade da cefaleia durante o uso de contraceptivos orais.
- Rever o uso se cefaleia piorar ou desenvolver sintomas neurológicos focais (isto é, aura).

Migrânea com aura
- Considerar formas alternativas de contracepção.
- Reconhecer que há um espectro de intensidade de aura que varia de prolongada, auras dramáticas, até auras somente uma ou duas vezes ao longo da vida. O senso comum e a opinião de *experts* sugerem que o risco de AVC pode variar. Falta evidência definitiva a esse respeito, e o julgamento clínico deve ser usado.

Cefaleia em salvas
- Evidência insuficiente para alguma recomendação com relação ao uso de contraceptivos orais nessa rara síndrome, que é mais comum em homens.

Mulheres com nenhuma história pessoal, mas forte história familiar de cefaleia ou migrânea
- Evidência modesta de risco aumentado de cefaleia precipitada com o uso de contraceptivos orais, especialmente se a idade for maior de 35 anos. Monitorar estritamente caso os contraceptivos orais sejam utilizados[10].

Os fatores de risco adicional para AVC isquêmico em mulheres com migrânea usando AOs são os seguintes:
- idade > 35 anos;
- doença cardíaca isquêmica ou doença cardíaca com potencial embolização;
- diabetes melito;
- história familiar ou doença arterial < 45 anos;
- hiperlipidemias;
- hipertensão;
- migrânea com aura;
- obesidade (IMC > 30);
- tabagismo.

Doenças sistêmicas associadas com AVC, incluindo doença falciforme, e distúrbios do tecido conjuntivo[14].

Menopausa, terapia hormonal, AVC e migrânea

O verdadeiro efeito da TH no AVC isquêmico não está claro.

A potencial associação entre migrânea com aura e risco aumentado de AVC também necessita confirmação, com a clarificação do papel do estrogênio. Talvez a questão mais fundamental seja: por que o estrogênio afeta migrânea em algumas mulheres e em outras não?

Um estudo de Kurth *et al.*[13] avaliou a associação entre migrânea com e sem aura e risco de DCV geral e específica. 27.840 mulheres na idade de 45 anos ou mais participaram do *Women's Health Study*. Elas estavam livres de DCV e angina na entrada do estudo (1992-1995) e informaram sua migrânea, aura e estado lipídico. Foram seguidas até 2004. Na linha de base, 5.125 mulheres (18,4%) reportaram história de migrânea, 3.610 com migrânea ativa (migrânea no ano anterior) e 1.434 (39,7%) indicaram sintomas de aura. Durante a média de 10 anos de seguimento, 580 eventos de DCV maiores ocorreram. Comparadas com mulheres sem história de migrânea, mulheres que relataram migrânea ativa com aura tiveram ajustes de proporções multivariados de 2,15 para DCV maior, 1,91 para AVC isquêmico, 2,08 para IAM, 1,74 para revascularização coronária, 1,71 para angina e 2,33 para morte por DCV isquêmica. Após ajustar por idade, houve 18 adicionais eventos de DCV maiores atribuíveis à migrânea com aura por 10 mil mulheres por ano. Mulheres que relataram migrânea ativa sem aura não tiveram risco aumentado de nenhum evento vascular ou angina. Autores concluíram que migrânea ativa com aura foi associada com risco aumentado de DCV maior, IAM, AVC isquêmico, morte devida à DCV isquêmica, bem como com risco de revascularização coronária e angina. Migrânea ativa sem aura não foi associada com risco aumentado de nenhum evento de DCV[13].

Aura de migrânea e AVC isquêmico

Todos os recentes estudos sugerem que mulheres com migrânea sem aura não estão em risco aumentado de AVC isquêmico. Em contraste, há um corpo de evidência de suporte na associação entre AVC isquêmico e migrânea com aura. Há potencial preocupação com relação ao efeito que a TH possa ter no risco de AVC nesse grupo de mulheres. Apesar de o estrogênio ter efeito favorável, de longo prazo, nos marcadores cardiovasculares associados com risco reduzido de doença aterosclerótica, pode ter efeitos adversos nos parâmetros trombóticos. Consequentemente, o efeito da TH na aura de migrânea provavelmente depende, pelo menos em parte, de algum mecanismo subjacente associado com a aura, seja aterosclerótico ou trombótico.

Mulheres com 45 anos ou mais participaram de um coorte prospectivo do *Women's Health Study* que seguiu mais de 11,9 anos. No início do estudo, 3.577 mulheres reportaram migrânea ativa, das quais 1.418 (39,6%) reportaram migrânea com aura. Somente migrânea ativa com aura, e não a história passada, era fator de risco para DVC isquêmica. Essa associação com AVC isquêmico foi significativamente modificada pela idade, com a associação mais alta entre mulheres mais jovens do que 50 anos (RR = 6,16). Considerando o escore de risco de Framingham, mulheres com migrânea com aura no grupo com o menor escore tiveram maior risco de AVC isquêmico do que aquelas com os mais altos escores, comparadas a mulheres sem migrânea. Esses achados sugerem a possibilidade de uma base genética comum. Vários estudos têm implicado o genótipo MTHFR na migrânea com aura, a qual é também associada com risco aumentado de AVC isquêmico. Em mulheres com migrânea com aura que conduzem o genótipo TT, o risco de AVC isquêmico foi substancialmente aumentado.

Deve-se, portanto, destacar os benefícios da TH com estrogênio não oral. Vários ensaios clínicos mostraram que estrogênio transdérmico tem efeito menos marcante ou, igualmente, efeito neutro nos parâmetros de coagulação, comparados a estrogênios orais. Isso pode justificar para os benefícios clínicos de reduzir a dose e via de administração em mulheres que desenvolveram aura quando começando TH, já descrita[15].

AVC, migrânea e gravidez

Um estudo de caso-controle avaliou 18.345.538 grávidas internadas entre 2000 e 2003. Dessas, 33.956 migranosas foram identificadas (185 por 100.000 partos). Diagnósticos que foram juntamente associados com migrânea, codificados durante a gravidez (excluindo-se a pré-eclâmpsia), foram AVC (RR = 15,05), IAM/doença cardíaca (RR = 2,11), êmbolo pulmonar/tromboembolismo venoso (RR = 3,23) e hipertensão (RR = 8,61), bem como hipertensão gestacional (RR = 2,29), tabagismo (RR = 2,85) e diabetes (RR = 1,96). Entretanto, migrânea não foi associada com grave diagnóstico não vascular (pneumonia, transfusão, infecção pós-parto ou hemorragia). Portanto, nesse estudo, identificou-se a coexistência de diagnóstico de migrânea no periparto com doença vascular e fatores de risco vasculares durante a gravidez numa subpopulação de mulheres com migrânea ativa durante a admissão ao hospital.

Obstetras, clínicos gerais e neurologistas deveriam saber que, para a mulher grávida admitida ao hospital com migrânea ativa, fatores de risco modificáveis cardiovasculares e complicações da gravidez, tais como pré-eclâmpsia, deveriam ser reconhecidos e tratados. Em adição, registros prospectivos de mulheres grávidas com migrânea e doenças vasculares deveriam ajudar a determinar quais condições ocorrem primeiro e, uma vez que a causa tenha sido estabelecida, intervenções tais como profilaxia com drogas para migrânea ou doenças vasculares durante a gravidez poderiam ser prescritas para tentar reduzir a proporção de complicações vasculares novas ou recorrentes[16].

Fisiopatologia do AVC e migrânea

A enxaqueca é uma doença benigna. Contudo, a depressão alastrante talvez não seja tão benigna e não cause apenas dor. Sabe-se que a depressão alastrante está associada a mudanças na expressão gênica, causando vasoconstrição, oligoemia e dor. Entretanto, podem-se induzir depressões alastrantes em animais, não se alterando a vitalidade neuronal. Ocorrem, contudo, mudanças na expressão gênica das metaloproteases de matriz (MMPs) (tipo MMP-9), importantes proteases para o desenvolvimento neuronal e a neuroplasticidade, envolvidas na abertura e fechamento da barreira hematoencefálica. Por conta da expressão maior da protease MMP-9, há interrupção no funcionamento da barreira hematoencefálica durante as crises enxaquecosas, fazendo com que drogas que não penetram normalmente no cérebro passem a penetrar durante as crises de dor da enxaqueca.

Estudos experimentais de indução de depressões alastrantes mostraram que, normalmente, a expressão gênica das proteases MMP-9 desapareceria após algumas semanas do início da depressão. Entretanto, a partir do momento em que se começa a induzir depressões repetidamente, simulando um enxaquecoso que tivesse diversas crises ao longo de sua vida, passa a não mais haver uma completa remissão da expressão dessa protease. Há uma mudança neuroplástica permanente.

Apesar de não haver dúvidas de que a migrânea é uma doença neurológica, existem dúvidas sobre qual seria o primeiro evento neurológico da enxaqueca: a depressão alastrante ou a ativação no tronco cerebral. Ambos acontecem.

Deve-se destacar também a importância dos problemas corticais e subcorticais. Quanto mais crises de dor um indivíduo tiver, maior será a deposição de ferro na substância cinzenta periaquedutal. Esse ferro não hemático é um marcador de apoptose, refletindo, portanto, um dano neuronal permanente em uma área correlacionada ao núcleo do trigêmeo, considerado por alguns como o gerador da dor ou, ao menos, como um modulador importante da dor.

A enxaqueca começa em um lugar específico e pode estar relacionada com alterações neuroplásticas permanentes. Qualquer que seja a teoria correta para a modulação da enxaqueca, a regulação de proteases no córtex e no tronco se altera após 20 anos de depressão cortical, talvez de maneira definitiva. Isso justifica o fato de a migrânea cronificar em alguns indivíduos.

A obesidade é considerada um estado pró-inflamatório e protrombótico, enquanto a enxaqueca é uma doença neurovascular caracterizada por uma inflamação no leito vascular, também é pró-inflamatória e protrombótica. Adicionalmente, como existem substâncias que controlam ao mesmo tempo as vias dolorosas e a ingestão alimentar, a obesidade e a dor devem fazer parte de um mecanismo muito sofisticado de compartilhamento fisiopatológico.

Há linhas que defendem que a enxaqueca seja um fator de risco para doenças cerebrais subclínicas. No estudo populacional alemão com indivíduos de 30 a 60 anos, os migranosos apresentaram mais lesões na substância branca do que seus controles, e a quantidade de lesões aumentava proporcionalmente à frequência das crises. Além disso, viu-se que os pacientes enxaquecosos com aura tinham risco aumentado de infarto subclínico na fossa posterior. Parece estar bem estabelecido que isso seja mediado por mecanismos vasculares, mas, na verdade, é mediado pela depressão alastrante e pelo aumento dos níveis de metaloprotease (MMP) com hiperpermeabilidade vascular (interrupção da barreira hematoencefálica, afetando a perfusão cerebral e aumentando as chances de um infarto vascular com lesões profundas).

Sobre a relação da enxaqueca com doenças cardiovasculares, tem-se o estudo prospectivo de Framingham, com mais de 27 mil mulheres acompanhadas por uma década, mostrando que a enxaqueca aumentaria o risco de infarto, angina e AVC. A enxaqueca estaria associada com a doença coronariana. Outro estudo mostrou a enxaqueca como fator de risco para o AVC e a revascularização miocárdica, sendo esse risco visível após seis anos de seguimento. A associação foi mais uma vez específica para a enxaqueca com aura, mas não para a enxaqueca sem aura.

Uma hipótese para explicar a relação seria que as crises de migrânea podem envolver degranulação plaquetária com liberação de mediadores inflamatórios, o que poderia explicar o infarto e a predisposição à vasculopatia. Mas isso também ocorre na migrânea sem aura. Por que, então, se visualiza uma relação causal apenas na migrânea com aura? Sabe-se que os enxaquecosos com aura, no estudo Framingham, apresentavam maior risco de hiperlipidemia e tinham fatores de risco como história familiar de IAM e maior escore de Framingham. Então, é possível que os enxaquecosos com aura estivessem mais expostos a fatores de risco. Além disso, um dos genótipos associados à migrânea com aura é o TT, que codifica a presença de homocisteína elevada, um fator de risco para o IAM. Portanto, a migrânea não causaria infarto, mas sim os migranosos com aura teriam mais chances de infartar, uma vez que apresentam níveis mais elevados de homocisteína geneticamente determinada e hiperlipidemia. Por exemplo, se um migranoso com aura é obeso, é importante fazer com que ela perca peso. Pode-se pensar em estudar a modificação dos fatores de risco administrando medicamentos específicos.

Existe também a ideia da associação da migrânea com aura com o forame oval patente (fechamento incompleto do septo atrial, podendo, em poucos casos, resultar em *shunt* circulatório). Ao acreditar nessa associação, estudos americanos têm avaliado o fechamento do forame oval com técnicas de cateterismo para o tratamento da enxaqueca. Há duas teorias para o forame oval patente deflagrar a migrânea. A primeira é que a presença de microêmbolos resultaria em depressão cortical alastrante e migrânea. Como a maior parte dos forames ovais patentes é funcionalmente fechada, não se acredita. A segunda teoria é a do *shunt* químico. Os mediadores da migrânea, em vez de serem eliminados pelos pulmões, retornariam ao cérebro, causando mais dor. Não parece, portanto, haver evidências de que fechar o forame oval melhoraria a enxaqueca. O único estudo sério que foi feito nesse tópico não mostrou melhoras[17].

▶ DIAGNÓSTICO DIFERENCIAL DE AVC

A. A presença de um dos seguintes deveria alertar o médico a considerar outra condição que não o AVC:
- início gradual progressivo e insidioso;
- fraqueza facial pura incluindo fronte;
- febre anterior ao início dos sintomas;
- trauma;
- fraqueza com atrofia;
- convulsões recorrentes;
- cefaleia recorrente.

B. Condições que mimetizam o AVC no departamento de emergência:
- convulsões;
- infecção sistêmica;
- tumor cerebral;
- tóxico-metabólica;
- vertigem posicional;
- cardíaca;
- síncope;
- trauma;
- hematoma subdural;
- encefalite herpética;
- amnésia global transitória;
- demência;
- doença desmielinizante;
- fratura cervicoespinal;
- *miastenia gravis*;
- Parkinson;
- encefalopatia hipertensiva;
- distúrbio conversivo.

C. Outras condições a considerar:
- paralisia de Bell;
- migrânea;
- toxinas.

▶ CONCLUSÃO

Os especialistas em migrânea devem:

- considerar as mulheres jovens e migranosas como um excelente alvo para a prevenção de AVC;
- orientá-las a manter a pressão normal;
- orientar atividade física regular (melhora a enxaqueca e reduz risco de AVC);
- convencê-las a não fumar (já que esse é o mais importante fator de risco modificável para AVC em mulheres jovens)[18].

▶ REFERÊNCIAS BIBLIOGRÁFICAS

1. Bushnell CD. Stroke in women: risk and prevention throughout the lifespan. Neurol Clin. 2008;26(4):1161.
2. Turtzo LC, McCullough LD. Sex differences in stroke. Cerebrovasc Dis. 2008;26(5):462-74.
3. Mosca L, Banka CL, Benjamin EJ, et al. Evidence-based guidelines for cardiovascular disease prevention in women: 2007 update. Circulation. 2007;115:1481-501.
4. Bigal ME, Kurth T, Santanello N, et al. Migraine and cardiovascular disease: a population-based study. Neurology. 2010;74:628-35.
5. Headache Classification Subcommittee of the International Headache Society. The International Classification of Headache Disorders (2ª ed.). Cephalalgia. 2004;24(Suppl 1):1-151.
6. Tzourio C, Tehindrazanarivelo A, Iglesias S, et al. Case control study of migraine and risk of ischemic stroke in young women. Br Med J. 1995;310:830-3.
7. Lidegaard O. Oral contraception and risk of a cerebral thromboembolic attack: results of a case-control study. Br Med J. 1993;306:956-63.
8. Carolei A, Marinir C, De Matteis G. Italian National Research Council Study on Stroke in the Young. Lancet. 1996;347:1503-6.
9. MacGregor EA. Oestrogen and attacks of migraine with and without aura. Lancet Neurol. 2004;3:354-61.
10. Loder EW, Buse DC, Golub JR. Headache and combination estrogen-progestin oral contraceptives: integrating evidence, guidelines, and clinical practice. Headache. 2005;45(3):224-31.
11. World Health Organization. Improvement access to quality care in family planning: medical eligibility criteria for contraceptive use. 2. ed. Geneva: WHO; 2000.
12. ACOG Committee on Practice Bulletins-Gynecology. ACOG Practice Bulletin. The use of hormonal contraception in women with coexisting medical conditions. Number 18, July 2000. Int J Gynaecol Obstet. 2001;75:93-106.
13. Kurth T, Gaziano JM, Cook NR, et al. Migraine and risk of cardiovascular disease in women. JAMA. 2006;296(3):283-91.
14. International Headache Society Task force. International Members' Handbook. Recommendations on the risk of ischaemic stroke associated with use of combined oral contraceptives and hormones replacement therapy in women with migraine. Cephalalgia. 2000;20:155-6.
15. MacGregor EA. Estrogen replacement and migraine. Maturitas. 2009;63:51-5.
16. Cheryl D, Bushnell CD, Jamison M. Migraines during pregnancy linked to stroke and vascular diseases: US population based case-control study. BMJ. 2009;338:b664.
17. Bigal M. Fronteiras incertas da enxaqueca. In: XX Congresso Brasileiro de Cefaleia; 2006. Simpósio Janssen–Cilag, p. 7-9; CD.
18. Bousser MG. Migraine, female hormones, and stroke. Cephalalgia. 1999;19(2):75-9.

Anexo 1
DIÁRIO DE CEFALEIA

Eliana Meire Melhado

"A excelência consiste em fazer algo comum de maneira incomum."
B. Washington

É aconselhável que toda paciente com cefaleia preencha o diário de dor de cabeça. Seguem abaixo dois modelos (Modelo 1 e Modelo 2).

Modelo 1: Diário de cefaleia

Nome
Mês   Ano

DIA	1	2	3	4	5	6	7	8	9	10	11	12	13	14	15	16	17	18	19	20	21	22	23	24	25	26	27	28	29	30	31
MADRUGADA																															
MANHÃ																															
TARDE																															
NOITE																															
MENSTRUAÇÃO																															
SINTOMÁTICO																															
PROFILÁTICO																															

Nome
Mês   Ano

DIA	1	2	3	4	5	6	7	8	9	10	11	12	13	14	15	16	17	18	19	20	21	22	23	24	25	26	27	28	29	30	31
MADRUGADA																															
MANHÃ																															
TARDE																															
NOITE																															
MENSTRUAÇÃO																															
SINTOMÁTICO																															
PROFILÁTICO																															

Nome
Mês   Ano

DIA	1	2	3	4	5	6	7	8	9	10	11	12	13	14	15	16	17	18	19	20	21	22	23	24	25	26	27	28	29	30	31
MADRUGADA																															
MANHÃ																															
TARDE																															
NOITE																															
MENSTRUAÇÃO																															
SINTOMÁTICO																															
PROFILÁTICO																															

1) DOR FRACA – não atrapalha atividades
2) DOR MODERADA – atrapalha atividades mas é possível fazê-las
3) DOR FORTE – impossibilita atividades
4) DOR FORTÍSSIMA – extremo de dor

Índice de dor[1] (nº crises leves X 1 + nº crises moderadas X 2 + nº crises fortes X 3) = _____

Modelo 2: Diário de cefaleia

Nome: _____

Data da dor

Horário de início da dor

Manhã											
Tarde											
Noite											
Sono											

Maior intensidade da dor

Fraca											
Moderada											
Forte											

Qualidade da dor

Pulsátil/latejante											
Constante											
Pontadas											

Localização da dor

Unilateral direita											
Unilateral esquerda											
Bilateral											

Remédios utilizados para melhora da dor e quantidades

Duração da dor

Horas											
Minutos											
Segundos											

Fatores desencadeantes

_____   _____   _____   _____   _____

Menstruação (assinalar o primeiro e o último dia)

a	a	a	a	a

Índice de dor[1] (nº crises leves X 1 + nº crises moderadas X 2 + nº crises fortes X 3) = _____

▶ REFERÊNCIA BIBLIOGRÁFICA

1. Sociedade Brasileira de Cefaleia. Disponível em: <www.sbce.med.br>. Acesso em: 20 fev. 2010.

Anexo 2

COMORBIDADES EM CEFALEIA E FATORES DE RISCO MODIFICÁVEIS

Eliana Meire Melhado

Distúrbios comórbidos e fatores de risco modificáveis que podem influenciar o risco de complicações (eventos vasculares isquêmicos e/ou progressão da migrânea episódica para migrânea crônica) em pacientes com migrânea são listados na Tabela 2A.1.

Tabela 2A.1 – Doenças comórbidas e fatores de risco em migrânea

Vascular
▪ Fenômeno de Raynaud*, acidente vascular cerebral isquêmico sintomático e assintomático*, hiperintensidade de substância branca, hipertensão, infarto miocárdico*
▪ Forame oval patente, prolapso de valva mitral, aneurisma de septo atrial
Psiquiátrica
▪ Depressão*, ansiedade*, distúrbio bipolar*, distúrbio do pânico*
Neurológica
▪ Epilepsia*, Tourette
Outras
▪ Ronco, apneia do sono, alergia/asma*, lúpus eritematoso sistêmico, dor não cefalálgica
Fatores de risco modificáveis
▪ Frequência das crises
▪ Cafeína
▪ Uso excessivo de medicação
▪ Obesidade
▪ Ronco/apneia do sono
▪ Comorbidades psiquiátricas/eventos de vida estressantes

* Estudos baseados na população[1]

▶ REFERÊNCIA BIBLIOGRÁFICA

1. Dodick DW. Review of comorbidities and risk factors for the development of migraine complications (infarct and chronic migraine). Cephalalgia. 2009;29(Suppl 3):7-14.

Anexo 3

QUANDO SUSPEITAR DE CEFALEIA SECUNDÁRIA NA MULHER E, PORTANTO, INVESTIGÁ-LA?

Eliana Meire Melhado

As diretrizes para a investigação de cefaleia secundária na mulher são as mesmas indicadas para qualquer paciente com suspeita de cefaleia secundária:

1. Primeiro episódio de cefaleia de início súbito ou pior cefaleia da vida.
2. Acompanhada por distúrbio de consciência, febre, rigidez de nuca.
3. Alterações na frequência, na intensidade, ou nas características clínicas da crise de cefaleia.
4. Exame neurológico anormal (acompanhada por sintomas/sinais neurológicos irritativos ou deficitários).
5. Cefaleia progressiva ou nova, diária e persistente.
6. Sintomas neurológicos que não preenchem os critérios para migrânea com aura típica.
7. Déficit neurológico persistente.
8. Evidência de uma lesão focal definida no eletroencefalograma.
9. Alteração na pele ou órbita sugestiva de malformação arteriovenosa.
10. Comorbidade de crises epilépticas parciais.
11. Acompanhada de distúrbios endócrinos ou hipertensão arterial sistêmica.
12. Relacionada a tosse ou esforço físico.
13. Desencadeada por atividade sexual, durar horas e com vômitos.
14. Mudança de padrão; nova cefaleia superposta à antiga.
15. Início após 50 anos de idade[1,2].

▶ REFERÊNCIAS BIBLIOGRÁFICAS

1. Contag SA, Mertz HL, Bushnell CD. Migraine during pregnancy: is it more than a headache? Nat Rev Neurol. 2009;5:449-56.
2. Silberstein SD, Lipton RB, Goadsby PJ. Pregnancy, breast feeding and headache. In: Silberstein SD, Lipton RB, Goadsby PJ, editors. Headache in clinical practice. Oxford: Isis Medical Media; 1998, p. 191-200.

COMORBIDADE, EPILEPSIA E CEFALEIA NA MULHER

Eliana Meire Melhado
Marcelo Ismail Leomil

▶ CLASSIFICAÇÃO INTERNACIONAL DAS CEFALEIAS ASSOCIADAS A EPILEPSIAS

A Classificação Internacional das Cefaleias atribuídas à epilepsia é discriminada abaixo[1].

7. Cefaleia atribuída a transtorno intracraniano não vascular

7.6 Cefaleia atribuída a crise epiléptica
Comentário

A associação entre migrânea e epilepsia é complexa e bidirecional. Pode estar relacionada a fatores de risco genético e/ou ambientais que aumentam a excitabilidade ou diminuem o limiar de ambos os tipos de crises. A migrânea e a epilepsia podem coexistir sem que uma contribua como fator de risco para a outra. A migrânea e a epilepsia podem ser comorbidades, uma vez que alguns transtornos, por exemplo, *Mitochondrial myopathy, encephalopathy, lactic acidosis, and stroke* (MELAS), predispõem os pacientes tanto à epilepsia quanto à migrânea, ocorrendo separadamente uma da outra. Parece haver também uma elevada incidência de migrânea em certas formas de epilepsia, como a epilepsia occipital benigna, a epilepsia rolândica benigna e a epilepsia corticorreticular com crise de ausência. Além disso, lesões estruturais, como malformações arteriovenosas, podem se apresentar com características estruturais, como malformações arteriovenosas, podem se apresentar com características clínicas de migrânea com aura junto com crises epilépticas, comumente acompanhadas de cefaleia. Finalmente, foram relatadas crises epilépticas ocorrendo durante ou imediatamente após uma aura migranosa. O termo migralepsia tem sido utilizado para indicar as crises epilépticas que ocorrem entre a aura migranosa e a fase de cefaleia de migrânea. Não haveria razão para que as crises epilépticas, tão vulneráveis a fatores precipitantes intrínsecos e extrínsecos, não fossem suscetíveis às alterações corticais induzidas pela migrânea. Entretanto, isso é tão raro que apenas poucos casos foram publicados, a despeito da migrânea e a epilepsia estarem entre as doenças cerebrais mais comuns. De acordo com uma recente revisão, a maioria desses casos corresponde a crises occipitais genuínas imitando aura migranosa[1].

7.6.1 Hemicrania epiléptica
Critérios diagnósticos

A. Cefaleia durante segundos ou minutos, com características de migrânea, preenchendo critérios C e D.
B. O paciente está tendo uma crise epiléptica parcial.
C. A cefaleia aparece sincronicamente com a crise epiléptica e é ipsilateral à descarga ictal.
D. A cefaleia desaparece imediatamente após a crise epiléptica.

Comentário

A cefaleia sincrônica e ipsilateral com características migranosas, ocorrendo como uma manifestação ictal de uma descarga epiléptica, é reconhecida, porém rara. O diagnóstico requer o início simultâneo da cefaleia com a descarga ictal demonstrada eletroencefalograficamente.

7.6.2 Cefaleia pós-crise epiléptica
Critérios diagnósticos

A. Cefaleia com características de cefaleia do tipo tensional ou, em pacientes com migrânea, de cefaleia migranosa e preenchendo critérios C e D.
B. O paciente apresentou crise epiléptica parcial ou generalizada.
C. A cefaleia aparece dentro de três horas após a crise epiléptica.
D. A cefaleia desaparece dentro de 72 horas após a crise epiléptica.

Comentário

A cefaleia pós-ictal com características migranosas é uma consequência bem reconhecida de uma descarga de crise epiléptica. A cefaleia pós-ictal é frequentemente indistinguível da cefaleia da migrânea e está associada com náusea e vômitos. Crises epilépticas provocam uma síndrome similar àquela da fase de cefaleia da migrânea em 50% dos epilépticos[1].

CLASSIFICAÇÃO INTERNACIONAL DAS CRISES EPILÉPTICAS E SÍNDROMES EPILÉPTICAS

A classificação das crises epilépticas e epilepsias data de 1981 e será discriminada a seguir. É preciso, no entanto, relatar que uma nova proposta de classificação foi elaborada e vem sendo apresentada em vários eventos nacionais e internacionais[2]. A necessidade da revisão da classificação ocorreu pela existência de novas técnicas investigatórias, pela necessidade de sair da opinião de especialistas e basear-se em avanços das neurociências. Não foram feitas alterações na lista de entidades epilépticas (síndromes) e as revisões da terminologia não causaram impacto tangível sobre como os clínicos utilizam as entidades diagnósticas reconhecidas e aplicadas ao diagnóstico das epilepsias na prática diária[2].

De acordo com a classificação de 1981[3,4], ainda vigente, as crises epilépticas podem ser divididas em parciais, cujas primeiras manifestações clínicas e eletroencefalográficas indicam ativação de sistema neuronal limitado a parte do hemisfério cerebral; crise parcial complexa, a qual apresenta o comprometimento da consciência e tem o envolvimento de estruturas mesiais temporais; e crises generalizadas. As crises epilépticas podem ser idiopática, sintomática e criptogenética (Tabela 4A.1)[3,4].

- idiopática – epilepsias transmitidas geneticamente, com maior expressão em determinadas faixas etárias;
- sintomáticas – epilepsias cujas etiologias são identificadas;
- criptogenéticas – epilepsias de presumível base orgânica, sem etiologia definida.

Tabela 4A.1 – Classificação das crises epilépticas[3,4]

1. Crises parciais (ou focais)
Crises parciais simples (CPS)
• com sinais motores
• com sinais sensitivos somatossensoriais ou especiais
• com sinais e sintomas autômicos
• com sintomas psíquicos
Crises parciais complexas (CPC)
• início de crise parcial seguida por alteração da consciência
• alteração da consciência no início
Secundariamente generalizadas
• CPS evoluindo para crises tônico-clônicas generalizadas (CTCG)
• CPC evoluindo para CTCG
• CPS evoluindo para CPC e então para CTCG
2. Crises generalizadas (desde início)
CTCG
Crises de ausência
Crises de ausência atípica
Crises mioclônicas
Crises tônicas
Crises clônicas
Crises atônicas
3. Crises não classificáveis (informações incompletas ou inadequadas)

As síndromes epilépticas podem ser divididas em:
1. Síndromes e epilepsias localizadas (idiopática/sintomática/criptogenética).
2. Síndromes e epilepsias generalizadas (idiopáticas/sintomáticas e criptogenéticas).
3. Síndromes e epilepsias indeterminadas se focais ou generalizadas).
4. Síndromes especiais[3,4.]

EPILEPSIA E MULHER

O assunto "epilepsia e mulher" engloba variedades científicas semelhantes à da cefaleia e mulher. Grandes estudiosos apresentam longos relatos sobre a infância, a fase da puberdade, a idade fértil e o climatério da mulher com epilepsia. Toda a complexidade que os hormônios apresentam para o entendimento das cefaleias ocorre na epilepsia, com o agravante de que as doses de drogas antiepilépticas **são altas**, comparadas às utilizadas em cefaleia, e induzem os hormônios contraceptivos levando ao risco de gestação na mulher epiléptica, num período em que ela mais precisaria estar protegida de risco de gravidez por estar justamente usando drogas antiepilépticas. E ainda o tema "gestação e epilepsia" se constitui de todo o desenrolar de uma gravidez numa mulher que pode ter crises epilépticas e que precisa usar medicações com potencial teratogênico, situação em que o médico, exercendo sua arte, pesará o risco e o benefício da doença e das drogas sobre a mulher gestante e o feto[5].

Comorbidade epilepsia e mulher

Cefaleia e epilepsia são distúrbios comórbidos. Estudos variam desde nenhuma associação até 65% de pacientes epilépticos relatando cefaleia.

Num desses estudos não populacional, 1/3 dos pacientes epilépticos relatou cefaleias graves. Cefaleia interictal estava presente em 52%; 20% tiveram migrânea interictal. Cefaleia pós-ictal foi reportada em 44%. Características da migrânea estiveram presentes em 42% deles, e a maioria deles (74%) também sofreu de migrânea interictal; 6% tiveram cefaleia pré-ictal[6].

Pacientes com epilepsia frequentemente sofrem de cefaleias importunas que podem contribuir para a redução da qualidade de vida. Cefaleia pós-ictal e interictal são comuns, cefaleias pré-ictais ocorrem em alguns, enquanto cefaleias ictais são raras. Cefaleias unilaterais podem representar um sinal de lateralização para o início de crises. Há frequentemente uma associação entre cefaleias interictais e pós-ictais. Crises comumente disparam cefaleia com características migranosas e migrânea pode, às vezes, acabar em crises epilépticas[6].

Num grande estudo baseado na população, 38% dos pacientes com epilepsia reportaram cefaleia[7]. Por sua vez, num estudo não populacional, a média de idade foi menor (42 anos) e a percentagem de mulheres foi mais alta (60%) do que no estudo populacional (49 anos em 54%).

Claramente, a mais alta prevalência de cefaleia em indivíduos com epilepsia tem sido encontrada em crianças (46% comparada com 3% no grupo controle)[8].

Entretanto, um estudo constatou que cefaleia geralmente não ocorre mais em indivíduos com epilepsia[9].

Com relação às mulheres, no estudo não populacional com questionário semiestruturado, exceto para a menor média de idade naqueles com cefaleia, não houve diferença significativa com relação a sexo, idade de início das crises ou tipo de síndrome epiléptica entre pacientes com e sem cefaleias. Mesmo assim, migrânea é comum em pacientes com epilepsia, particularmente em mulheres[6]. A comorbidade é importante em mulheres não porque a epilepsia seja mais prevalente em mulheres, mas sim a migrânea.

Essa comorbidade é importante, pois as cefaleias frequentemente recebem menos atenção do que os sintomas mais agudos e dramáticos de crises epilépticas. Em epilepsia, questões com relação à migrânea deveriam ser parte integral da história, como a comorbidade pode influenciar a escolha de droga antiepiléptica, e a migrânea pode necessitar de tratamento específico. Pessoas com epilepsia deveriam ser encorajadas a discutir suas cefaleias com seus médicos, e médicos deveriam rotineiramente perguntar aos pacientes com epilepsia sobre cefaleia[6].

Tratamento

Para o tratamento da comorbidade epilepsia e migrânea, nada melhor que as drogas antiepilépticas com eficácia comprovada também em migrânea, como o divalproato, o topiramato, a gabapentina e a lamotrigina. Em casos de cefaleia trigêmino-autonômicas, também a carbamazepina e a oxcarbazepina são úteis no tratamento de ambos os distúrbios. É importante sempre lembrar que a dose das medicações, por causa da associação com epilepsia, costuma ser mais alta do que as habitualmente utilizadas somente para cefaleia ou para migrânea[10].

REFERÊNCIAS BIBLIOGRÁFICAS

1. Headache Classification Subcommittee of the International Headache Society. The International Classification of Headache Disorders (2ª ed.). Cephalalgia. 2004;24(Suppl 1):1-151.
2. Berg AT, Berkovic SF, Brodie MJ, et al. Revised terminology and concepts for organization of seizures and epilepsies: report of the ILAE Commission on Classification and Terminology, 2005-2009. Epilepsia. 2010;51(4):676-85.
3. Commission on Classification and Terminology of the International League Against Epilepsy. Proposal for revised clinical and electrographic classification of epileptic seizures. Epilepsia. 1981;22:489-501.
4. Commission on Classification and Terminology of the International League Against Epilepsy. Proposal for revised classification of epilepsies and epileptic syndromes. Epilepsia. 1989;30:389-99.
5. Luef G. Female issues in epilepsy: a critical review. Epilepsy Behav. 2009;15(1):78-82.
6. Syvertsen M, Helde G, Stovner LJ, et al. Headaches add to the burden of epilepsy. J Headache Pain. 2007;8:224-30.
7. Hagen K, Zwart JA, Vatten L, et al. Prevalence of migraine and non-migrainous headache: head-HUNT, a large population-based study. Cephalalgia. 2000;20:900-6.
8. Yamane LE, Montenegro MA, Guerreiro MM. Comorbidity headache and epilepsy in childhood. Neuropediatrics. 2004;35:99-102.
9. Karaali-Savrun F, Goksan B, Yeni SN, et al. Seizure-related headache in patients with epilepsy. Seizure. 2002;11:67-9.
10. Velioglu SK, Boz C, Ozmenoglu M. The impact of migraine on epilepsy: a prospective prognosis study. Cephalalgia. 2005;25(7):528-35.

Anexo 5

DISTÚRBIOS VESTIBULARES E MIGRÂNEA: NAS MULHERES, QUAL A IMPORTÂNCIA?

Eliana Meire Melhado
Marcelo Ismail Leomil

▶ MIGRÂNEA E DISTÚRBIOS VESTIBULARES

A migrânea, uma afecção tipicamente neurológica, possui grande relação com as alterações cocleovestibulares, em especial a disfunção vestibular[1].

▶ FISIOPATOLOGIA DA ASSOCIAÇÃO ENTRE MIGRÂNEA E DISTÚRBIOS COCLEOVESTIBULARES

A associação entre os quadros de migrânea e sintomas cocleovestibulares, apesar de conhecida há muitos séculos, reuniu várias teorias propostas na tentativa de explicar a sua fisiopatologia.

Admite-se que crises de migrânea podem acarretar lesões permanentes em áreas do sistema nervoso (nervos cranianos e tronco encefálico) por isquemias de tal magnitude que levam a infartos no tecido nervoso na fase de vasoconstrição da crise migranosa. Isso pode justificar os sintomas cocleovestibulares persistentes nesse grupo de pacientes. Os sintomas cocleovestibulares, tanto de origem periférica quanto central, podem estar relacionados à vasoconstrição dos ramos das artérias vertebral e basilar, que irrigam o vestíbulo (cóclea, sáculo, utrículo e ductos semicirculares), o nervo cocleovestibular e seus núcleos[2].

A artéria auditiva interna, originada do sistema arterial cerebral (artéria basilar) como um ramo terminal, e seus ramos capilares podem estar sujeitos às mesmas alterações vasculares e distúrbios da autorregulação, como foi demonstrado em outras áreas do sistema nervoso central. Alterações unilaterais importantes do fluxo sanguíneo nesses capilares terminais ou em seus ramos podem, certamente, provocar sintomas cocleares e/ou vestibulares de hipo ou hiperperfusão na orelha interna[3]. A vasoconstrição do sistema vertebrobasilar pode provocar alterações na secreção e absorção da endolinfa e perilinfa.

A aura da migrânea é decorrente de vasoespasmos das artérias e capilares que irrigam o tronco encefálico e o córtex. A cefaleia é atribuída à vasodilatação de artérias extracerebrais, seguida de isquemia local, inflamação estéril das paredes dos vasos e liberação local de aminas vasoativas. As crises de vertigem são causadas por isquemia do labirinto ou das vias vestibulares centrais. A prolongada vasoconstrição e a abertura de anastomose arteriovenosa na migrânea foram documentadas por Saxena[4], demonstrando que essas alterações vasculares na migrânea podem causar isquemia no labirinto, afetando a secreção na absorção da endolinfa ou da perilinfa[5].

Embora a migrânea clássica seja descrita como uma alteração no cérebro e na retina, parece muito provável que mecanismos similares estejam envolvidos nos distúrbios do tronco encefálico, cerebelo e labirinto, como disartria, ataxia, perda da consciência, vertigem e disacusias, uma vez que todas as estruturas afetadas são supridas pelo sistema arterial vertebrobasilar[2].

Admite-se que a vertigem que ocorre com a migrânea é uma expressão da fase de aura no tronco encefálico ou no labirinto, e autores propuseram dois mecanismos para explicar a fisiopatologia da migrânea associada à vertigem ou desequilíbrio:

- vertigens que duram minutos até duas horas e que ocorrem junto com a migrânea (relação temporal) possuem o mesmo mecanismo fisiopatológico de outros fenômenos da aura (ondas de depressão alastrante de Leão ou vasoespasmos transitórios);
- vertigens de longa duração e/ou náuseas relacionadas a movimentos cefálicos, que persistem por dias, com ou sem cefaleia, resultam da liberação de peptídeos neuroativos nas estruturas vestibulares periféricas e centrais. Isso causa um aumento da atividade basal dos neurônios aferentes primários e um consequente aumento da sensibilidade a movimentos cefálicos[6].

É provável que as alterações clínicas e laboratoriais que estão associadas à migrânea possam ser causadas por um distúrbio metabólico da serotonina no sistema nervoso central, uma vez que, durante as crises de migrânea, a concentração de serotonina no sangue e de seus metabólitos na urina sofre alterações. Como a serotonina está envolvida em várias funções do tronco encefálico, pode-se esperar que anormalidades vestibulares possam ocorrer em todos os tipos de migrânea[7].

A causa das anormalidades vestibulares que ocorrem na migrânea permanece desconhecida, podendo-se considerar a migrânea uma alteração sistêmica na qual se pode incluir a disfunção vestibular. A hipótese de distúrbio vasomotor parece ser a mais provável causa para explicar os sintomas vestibulares, porém os distúrbios metabólicos envolvendo principalmente a serotonina poderão ser outra possibilidade. Se a migrânea é considerada uma alteração sistêmica envolvendo o sistema vestibular, pacientes migranosos podem apresentar queixa relacionada ao sistema vestibular mesmo fora da crise migranosa[1].

▶ MIGRÂNEA E SÍNDROMES PERIÓDICAS DA INFÂNCIA

Diante de um paciente em que se investiga a possibilidade de um quadro migranoso, a anamnese cuidadosa vai fornecer dados para diagnosticar e classificar a migrânea. O quadro clínico apresenta grande variabilidade em decorrência do número de formas clínicas em que a migrânea é capaz de manifestar-se. É necessário ter em mente que os sintomas não são constantes, e até mesmo a cefaleia pode estar ausente.

Os principais quadros de migrânea e dos equivalentes migranosos são descritos a seguir.

- **Migrânea sem aura.**
- **Migrânea com aura.**
- **Migrânea do tipo basilar:** é caracterizada por sintomatologia relacionada a regiões irrigadas pelo sistema vertebrobasilar. É uma migrânea com sintomas de aura originados no tronco encefálico ou nos lobos occipitais. Na maioria das vezes, ocorre em adultos jovens[1].

1.2.6 Migrânea do tipo basilar

Descrição

Migrânea com sintomas de aura claramente originados no tronco encefálico e/ou em ambos os hemisférios cerebrais simultaneamente, mas sem nenhuma paresia.

Critérios diagnósticos

A. Pelo menos duas crises preenchendo os critérios de B a D.
B. Aura consistindo em pelo menos dois dos seguintes sintomas totalmente reversíveis, mas sem paresia:
1. disartria
2. vertigem
3. zumbido
4. hipoacusia
5. diplopia
6. sintomas visuais ocorrendo simultaneamente nos campos temporal e nasal dos dois olhos
7. ataxia
8. diminuição no nível de consciência
9. parestesias bilaterais simultâneas.
C. Pelo menos um dos seguintes:
1. Pelo menos um sintoma de aura desenvolve-se gradualmente em ≥ 5 minutos e/ou diferentes sintomas de aura ocorrem em sucessão em ≥ 5 minutos.

2. Cada sintoma de aura dura entre ≥ 5 minutos e ≤ 60 minutos.
D. Uma cefaleia que preenche os critérios de B a D para 1.1 *Migrânea sem aura* inicia-se durante a aura, ou dentro de 60 minutos após ela ocorrer.
E. Não atribuída a outro transtorno.

Nota: A história e os exames físico e neurológico não sugerem nenhum transtorno dentre os listados nos grupos de 5 a 12, ou a história e/ou os exames físico e/ou neurológico sugerem tal transtorno, mas este é excluído mediante investigação apropriada, ou tal transtorno está presente, mas as crises não ocorrem pela primeira vez em estreita relação temporal com o transtorno.

Comentários

As crises do tipo basilar são mais frequentemente observadas em adultos jovens. Muitos pacientes que apresentam crises do tipo basilar também relatam crises com aura típica (codificar para ambos os transtornos).

Se houver fraqueza motora, codificar como 1.2.4 *Migrânea hemiplégica familiar* ou 1.2.5 *Migrânea hemiplégica esporádica*. Pacientes com 1.2.4 *Migrânea hemiplégica familiar* têm sintomas do tipo basilar em 60% dos casos. Assim, 1.2.6 *Migrânea do tipo basilar* deve ser diagnosticada apenas quando não houver paresia.

Muitos dos sintomas listados no critério B estão sujeitos a má interpretação, uma vez que eles podem também ocorrer na ansiedade e na hiperventilação.

Originalmente, os termos *migrânea da artéria basilar* ou *migrânea basilar* eram utilizados, mas, uma vez que o envolvimento do território da artéria basilar é incerto (o distúrbio pode ser biemisférico), o termo *migrânea do tipo basilar* é o preferível[8].

Síndromes periódicas da infância (equivalentes migranosos)[8].

1.3 Síndromes periódicas da infância comumente precursoras de migrânea

1.3.1 Vômitos cíclicos
Critérios diagnósticos
A. Pelo menos duas crises preenchendo os critérios de B e C.
B. Crises estereotipadas para um mesmo paciente, de náusea intensa e/ou vômito durando de uma hora a cinco dias.
C. Durante as crises, os vômitos ocorrem pelo menos quatro vezes por hora por pelo menos uma hora.
D. Sem sintomas entre os ataques.
E. Não atribuído a outro transtorno.

1.3.2 Migrânea abdominal
Critérios diagnósticos
A. No mínimo cinco crises preenchendo os critérios de B a D.
B. Crises de dor abdominal durando de 1 a 72 horas (se não tratadas ou tratadas sem sucesso).
C. A dor abdominal tem todas as seguintes características:
1. localização na linha média, periumbilical ou mal localizada
2. caráter em peso ou simplesmente dor
3. intensidade moderada ou forte.
D. Durante a dor abdominal, ao menos dois dos seguintes:
1. anorexia
2. náusea
3. vômito
4. palidez.
E. Não atribuída a outro transtorno.

1.3.3 Vertigem paroxística benigna da infância
Descrição
Este transtorno provavelmente heterogêneo é caracterizado por episódios recorrentes e breves de vertigem, ocorrendo sem aviso e resolvendo-se espontaneamente em uma criança saudável.

Critérios diagnósticos
A. No mínimo cinco crises preenchendo os critérios de B a D.
B. Vários episódios de vertigem intensa, ocorrendo sem aviso e resolvendo-se espontaneamente após minutos ou horas.
C. Exame neurológico normal; função audiométrica e vestibular normais entre os ataques.
D. Eletroencefalograma normal.

Nota: Frequentemente associada a nistagmo ou vômitos; pode ocorrer em alguns episódios de cefaleia pulsátil unilateral[8].

HEMIPLEGIA ALTERNANTE DA CRIANÇA

Caracterizada por ataques repetidos de hemiplegia que ocorrem de forma alternada, ora de um lado, ora de outro, associados a fenômenos paroxísticos e déficit mental. Sua fisiopatologia não está esclarecida. A relação com a migrânea é sugerida em bases clínicas. A possibilidade de que a afecção seja uma forma incomum de epilepsia não pode ser excluída[1].

VERTIGEM POSTURAL PAROXÍSTICA BENIGNA

Frequentemente associada à migrânea, é caracterizada pela ocorrência de episódios de intensa vertigem com tempo de duração menor que 60 segundos, tendo o início da vertigem um período de latência que varia de 2 a 10 segundos, sendo desencadeada por certas posições da cabeça. Após episódios agudos, os pacientes podem queixar-se de tonturas não bem caracterizadas, como flutuação, sensação de balanço corporal, instabilidade e náusea, durante horas ou até mesmo dias. É a causa mais frequente de vertigem de origem periférica, tendo ainda como característica o fato de as crises agudas serem intercaladas por períodos assintomáticos, que podem durar meses ou anos, ocorrendo principalmente no sexo feminino e sendo rara na infância e nos idosos[1]. A vertigem postural paroxística benigna tem como principais agentes etiológicos a disfunção hormonal ovariana, distúrbios metabólicos, trauma craniano e a cupulolitíase. O diagnóstico é dado principalmente pela história do paciente[1].

VERTIGEM RECORRENTE (RECIDIVANTE) BENIGNA

O termo vertigem recorrente benigna foi sugerido por Slater para classificar aqueles pacientes cujo único sintoma é a vertigem, podendo seu diagnóstico ser feito baseado na descrição clínica, pois as crises espontâneas de vertigem não são desencadeadas por movimentos e não se fazem acompanhar de sintomas auditivos ou neurológicos, ocorrendo em adultos jovens. A crise vertiginosa aguda intensa persiste por minutos ou horas, podendo ser acompanhada de náusea ou vômitos, de caráter rotatório ou não, sem cefaleia, manifestando-se posteriormente por episódios variáveis de vertigem posicional. As avaliações audiológica e neurológica desses pacientes são normais, podendo ser detectadas apenas alterações à vectoeletronistagmografia, principalmente presença de nistagmo espontâneo e de posição (registrados ou apenas observados) durante a fase aguda. A doença apresenta algumas características comuns da migrânea, como ser desencadeada por ingestão de álcool, insônia, estresse, preponderância no sexo feminino e história familiar[9].

O diagnóstico de pacientes com vertigem é muitas vezes impreciso, ficando frequentemente excluídos dos quadros típicos tais como os causados por doença de Ménière, alterações metabólicas (alterações glicêmicas, insulinemias, distúrbios da tireoide etc.), disfunções hormonais, vasculopatias, cervicais, psíquicas, tumores do VIII nervo craniano, traumas cervicais e cranianos. Esses pacientes com crises recorrentes de vertigem foram finalmente classificados e reconhecidos como apresentando distúrbios vestibulares.

O termo vertigem recorrente benigna não define claramente um quadro clínico patológico, mas oferece um diagnóstico para a vertigem de pacientes[9].

MIGRÂNEA VESTIBULAR

A migrânea vestibular foi descrita como um tipo de cefaleia que se acompanha de sintomas cocleovestibulares intensos como vertigens, hipoacusia flutuante e zumbidos, com ou sem sintomas visuais, embora não conste na classificação da Sociedade Internacional de Cefaleia (SIC) de 2004[8].

O quadro clínico descrito é compatível com a síndrome de Ménière associada à migrânea[1].

Classificação clínica das associações

Os pacientes com migrânea e vertigem podem ser classificados em quatro grupos.

Grupo 1 – Sintomas vestibulares definitivamente causados por migrânea: são os pacientes com migrânea sem aura, migrânea com aura, migrânea do tipo basilar e aura da migrânea sem cefaleia. Esses pacientes apresentam disfunção neurológica no córtex occipital, cerebelo ou tronco encefálico. A crise de vertigem tem relação temporal com o fenômeno da aura, indicando que a disfunção vestibular não é do órgão periférico, mas do órgão central ou por alteração vascular.

Grupo 2 – Sintomas vestibulares provavelmente causados por migrânea: são os pacientes com história atual ou pregressa de migrânea ou forte antecedente familiar. Nesse grupo podem ser incluídos os pacientes com vertigem recorrente benigna e idosas do sexo feminino que tiveram migrânea quando jovens e, no período pós-menopausa, apresentam episódios de vertigem que podem acompanhar-se de uma cefaleia leve.

Grupo 3 – Sintomas vestibulares possivelmente causados por migrânea: os pacientes podem apresentar apenas os sintomas vestibulares relacionados à mudança de postura ou movimentos, com instabilidade ou desequilíbrio.

Grupo 4 – Sintomas vestibulares e migrânea coexistem de modo independente: muitos pacientes com doença de Ménière, labirintopatia viral ou uma fístula perilinfática podem ter simultaneamente um quadro de migrânea[1].

▶ MIGRÂNEA E ANSIEDADE RELACIONADA À TONTURA: UM NOVO DISTÚRBIO?

Recentemente, reconheceu-se que migrânea e ansiedade foram comumente associadas às queixas de tontura ou distúrbios do equilíbrio. Essa relação pode ser uma expressão de uma conexão etiológica, por exemplo, tontura causada por migrânea ou tontura causada por ansiedade e, alternativamente, enxaqueca ou ansiedade podem influenciar a apresentação do distúrbio de equilíbrio. Outro exemplo: tontura crônica pode se tornar mais incapacitante durante uma crise de migrânea ou ataque de pânico. Adicionalmente, tontura ocorre como comorbidade com os distúrbios de ansiedade e cefaleia. Finalmente, ansiedade e enxaqueca são distúrbios comórbidos. Então, não é surpreendente que um paciente com tontura possa sofrer de uma combinação de distúrbio do balanço, migrânea e distúrbio de ansiedade, síndrome esta proposta com o nome migrânea-ansiedade relacionada à tontura (MARD) (Fig. 5A.1)[10].

MARD representa um distúrbio no qual três manifestações constituem diferentes expressões sintomáticas do mesmo substrato patológico. O tratamento deveria resultar em melhora dos três componentes.

Entretanto, o tratamento direciona-se a um componente, pela inexperiência do diagnóstico pelos médicos, que constitui uma manifestação superficial da condição que resultaria em melhora daquele componente, mas não dos outros.

Como orientação, ao fazer o diagnóstico de MARD, o tratamento deveria focalizar qual sintoma é predominante.

Há estudos sendo conduzidos, direcionando-se para dois dos três componentes com a finalidade de o paciente melhorar globalmente dos três transtornos. Por exemplo: para tontura e ansiedade, podem ser usados antidepressivos e benzodiazepínicos; para migrânea e tontura, a medicação sintomática e preventiva da enxaqueca geralmente melhora também a tontura. Porém, novas estratégias devem ser estudadas[10].

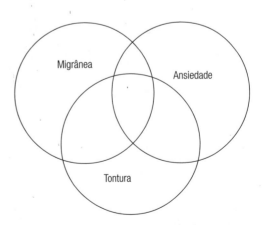

Fig. 5A.1. Diagrama da interface entre migrânea, ansiedade e distúrbios do equilíbrio (tontura) representando a hipótese de uma nova síndrome (MARD).

DISTÚRBIOS VESTIBULARES, MIGRÂNEA E MULHER

Alguns dos distúrbios vestibulares discriminados acima são mais comuns nas mulheres, como a vertigem postural paroxística benigna, a vertigem recorrente (recidivante) benigna e o grupo 2 de associação de migrânea com vertigem em mulheres menopausadas.

Também se conhece o fato da maior incidência de migrânea no sexo feminino. As crises têm seu início normalmente antes dos 20 anos de idade. A migrânea é o tipo de cefaleia mais frequente, com história de antecedente familiar na maioria dos casos (41% a 78%). Afeta um percentual elevado da população com prevalência de 18% nas mulheres e 6% nos homens[1].

A mulher, portanto, deve ser um alvo potencial para o tratamento adequado dos distúrbios, principalmente se associados.

Formas e tipos de distúrbios vestibulares

Tontura e vertigem são queixas comuns na prática clínica. O diagnóstico deve ser realizado corretamente. Ótima anamnese é fundamental – saber a duração do problema, a forma da vertigem e os sintomas que acompanham as vertigens.

As diferentes formas de síndromes vertiginosas encontra-se discriminadas na Tabela 5A.1. São dados de 4.214 pacientes que foram examinados, entre 1989 e 2002, na unidade de tontura da Universidade de Munique, direcionada pelo Dr. Michael Strupp.

Tabela 5A.1 – Frequência das diferentes síndromes vertiginosas numa unidade de distúrbio do equilíbrio[11]

Síndrome	Frequência
Vertigem posicional paroxística benigna	18,8%
Vertigem postural fóbica	16%
Vertigem vestibular central	13,2%
Enxaqueca vestibular	9,1%
Neurite vestibular	7,9%
Doença de Ménière	7,4%
Vestibulopatia bilateral	3,6%
Vertigem psicogênica	3,5%
Paroxismia vestibular	2,7%
Fístula perilinfática	0,5%
Etiologia desconhecida	4,2%
Outras	13,1%

O sistema nervoso central processa múltiplos canais de informação sensorial que contribuem para a percepção e a sensação de equilíbrio correto, orientação espacial e estabilização da imagem.

Essa série complexa de processos baseia-se na interpretação adequada dos sinais aliada aos mecanismos dinâmicos de aprendizagem, adaptação e compensação, a fim de manter o funcionamento ideal. O paciente com suspeita de perda da função vestibular (cujas características clínicas são mostradas na Tabela 5A.2) pode se queixar de vários sintomas desencadeados por perda aguda ou flutuações nessas funções, incluindo[12]:

- vertigem, náusea, queda;
- perda da orientação espacial;
- perda do equilíbrio;
- perda da estabilização da imagem;
- redução do controle autônomo.

Tabela 5A.2 – Características clínicas das síndromes vestibulares mais comuns[12]

Síndrome	Características clínicas
Vertigem postural paroxística benigna	As crises duram de 10 a 60 segundos e são tipicamente causadas por mudança da posição da cabeça em relação à gravidade; provável presença de nistagmo.
Doença de movimento	As crises são contínuas com duração de horas a dias; causadas pelo movimento de barcos/carros/aviões e como resultado da percepção incorreta do vetor de gravidade.
Vertigem postural fóbica/vertigem visual/ansiedade/vertigem psicogênica	Sensação subjetiva de instabilidade flutuante, medo de cair e sintomas vegetativos; as crises duram horas e são induzidas por aglomerações e estímulo visual; podem melhorar com o consumo de álcool; associadas a comportamento de evitação/fuga e possivelmente secundárias a déficits vestibulares.
Doença de Ménière	As crises duram horas, são espontâneas, associadas a perda auditiva, zumbido ou plenitude aural.
Vestibulopatia recorrente	As crises duram horas, são espontâneas e não associadas a sintomas de perda auditiva.
Enxaqueca vestibular	As crises duram de minutos a horas e frequentemente incluem sintomas de enxaquecosos, desequilíbrio postural, por vezes déficits oculomotores e/ou nistagmo espontâneo ou posicional.

Cada um desses quadros clínicos tem nuances e exames clínicos distintos e devem ser conduzidos especificamente. Antes de iniciar o tratamento de vertigem, o paciente deve ser informado de que o prognóstico para várias formas do distúrbio vestibular é bom, porque a vertigem frequentemente segue um curso favorável, e a maioria das formas pode ser tratada com sucesso[11].

Explorar a função vestibular continua sendo uma tarefa difícil para o neurologista, porém grandemente facilitada por um processo-padrão e gradativo que começa com o levantamento de um histórico abrangente do paciente. Isso é particularmente importante, uma vez que, por vezes, apenas o histórico pode indicar um déficit. O levantamento do histórico deve ser seguido por um exame otorrinolaringológico e neurológico básico, juntamente com um exame neuro-otológico específico. Sistematicamente aplicadas, as manobras fisiológicas destinadas a investigar a função estática e dinâmica dos reflexos vestíbulo-oculares e os sensores labirínticos individuais tendem a revelar a evidência de uma anormalidade do sistema vestibular, que esclarece o diagnóstico ou sugere a necessidade de avaliação adicional (audiometria, testes laboratoriais ou técnicas por imagem). O exame específico da função vestibular à beira do leito requer a realização dos testes demonstrados na Tabela 5A.3.

Tratamento das disfunções vestibulares

Para o tratamento é necessário um diagnóstico específico, havendo quatro abordagens principais para o tratamento das várias formas de vertigens: fisioterapia (com manobras vestibulares e manobras liberatórias), tratamento clínico, tratamento cirúrgico e tratamento psicológico/psiquiátrico.

Na abordagem clínica, há várias terapias disponíveis farmacológicas para o tratamento das determinadas formas de distúrbios vestibulares e oculomotores (Tabela 4)[13-16].

Tabela 5A.3 – Exame específico da função vestibular à beira do leito

Sem lentes de Frenzel
▪ Observar marcha/postura do paciente
▪ Romberg + Tandem
▪ Posição e fixação do olhar
▪ Convergência, ambliopia, teste do tampão, desvio assimétrico
▪ Rastreio pendular
▪ Movimentos sacádicos

Com lentes de Frenzel
▪ Nistagmo espontâneo
▪ Testes de fístula/deiscência (balão Politzer, manobra de Valsalva, prova de Barany); anormal: prova de indicação
▪ Prova de Hallpike + teste de HC
▪ Reflexo vestíbulo-ocular 3D (dimensões) + reflexo oculocefálico
▪ Teste de nistagmo com movimento de negação da cabeça

Sem lentes de Frenzel
▪ Teste do impulso da cabeça
▪ Teste de supressão da fixação
▪ Observar marcha/postura do paciente[12]

Tabela 5A.4 – Terapias disponíveis para a vertigem

Distúrbios ou tipo de vertigem	Terapia
Alívio sintomático da náusea (em lesões agudas), prevenção da doença do movimento (cinetose)	Supressores vestibulares
Paroxismia vestibular, epilepsia vestibular, mioquimia oblíqua superior, enxaqueca vestibular	Medicações antiepilépticas
Enxaqueca vestibular	Bloqueadores beta-adrenérgicos
Doença de Ménière e melhora da compensação vestibular central	Betaistina
Infecções do ouvido e do osso temporal	Antibióticos
Drop attacks vestibular na doença de Ménière	Antibióticos ototóxicos
Neurite vestibular, doença autoimune do ouvido interno	Costicosteroides
Nistagmo *downbeat/upbeat*	4-aminopiridina, baclofeno
Ataxia episódica familiar do tipo 2	4-aminopiridina, acetazolamida
Vertigem postural fóbica	Inibidores seletivos de recaptação de serotonina (ISRS)[11,13-16]

REFERÊNCIAS BIBLIOGRÁFICAS

1. Albertino S. Migrânea e distúrbios vestibulares. In: Ganança MM, editor. Vertigem tem cura? São Paulo: Lemos Editorial; 1998. p: 157-70.
2. Kayan A, Hood JD. Neurootological manifestations of migraine. Brain. 1984;107:1123-42.
3. Parker W. Migraine and the vestibular system in adults. Am J Otol. 1991;12(1):25-34.
4. Saxena PR. Arteriovenous shunting and migraine. Res Clin Stud Headache. 1978;6:89-102.
5. Kuritzky A, Toglia UJ, Thomas D. Vestibular function in migraine. Headache. 1981;21:227-31.
6. Cutrer FM, Baloh RW. Migraine associated dizziness. Headache. 1992;32:300-4.
7. Sicuteri F. Headache biochemistry and pharmacology. Arch Neurobiol (Madr). 1974;37(Suppl):27-59.
8. Headache Classification Subcommittee of the International Headache Society. The International Classification of Headache Disorders. 2. ed. Cephalalgia. 2004:24(Suppl1):1-151.
9. Ganança MM, Caovila HH, Ganança FF. Aspectos otoneurológicos da migrânea. RBM-Otorrinolaringologia. 1994;1(1):33-48.
10. Furman JM, Balaban CD, Jacob RG, et al. Migraine – anxiety related dizziness (MARD): a new disorder? J Neurol Neurosurg Psychiatr. 2005;76:1-8.
11. Strupp M, Brandt T. Diagnosis and treatment of vertigo and dizziness. Dtsch Arztebl Int. 2008;105(10):173-80.
12. Kingma H. Como explorar a função vestibular para investigar as causas da vertigem e da tontura. Intern Med News. 2009;3-5.
13. Strupp M. O tratamento clínico dos distúrbios vestibulares. Intern Med News. 2009;5-7.
14. Hüfner K, Barresi D, Glaser M, et al. Vestibular paroxysmia: diagnostic features and medical treatment. Neurology. 2008;71:1006-14.
15. Strupp M, Hupert D, Frenzel C, et al. Tratamento profilático em longo prazo de ataques de vertigem na doença de Ménière: comparação entre a alta e a baixa dosagem de betaistina em estudo aberto. Acta Oto-Laryngologica. 2008;128:520-4.
16. Strupp M, Schüler O, Krafczyk S, et al. Treatment of downbeat nystagmus with 3,4-diaminopyridine: a placebo-controlled study. Neurology. 2003;61:165-70.

ÍNDICE REMISSIVO

A

Algoritmo
   para auxiliar na avaliação de paciente grávida com cefaleia, 114
   para o tratamento da migrânea na mulher, 96
Ansiedade e cefaleia primária, 172
Aspectos comportamentais na cefaleia, 172
Associação entre migrânea e AVC, 235
Aumento dos níveis de prostaglandinas e liberação irregular de prolactina envolvidos na patogênese da migrânea menstrual, 24
Avaliação da mulher com cefaleia na gravidez, 113
AVC durante a idade fértil, 229
   contraceptivos orais, 230
   gravidez, 229
   pré-eclâmpsia, 230
AVC durante a meia-idade, 231
   menopausa, 232
   terapia hormonal (incluindo moduladores seletivos dos receptores de estrogênio), 232
AVC e migrânea na mulher, 237
   aura de migrânea e AVC isquêmico, 240
   AVC, migrânea e gravidez, 240
   fisiopatologia do AVC e migrânea, 241
   guidelines, 237
   menopausa, terapia hormonal, AVC e migrânea, 239
   recomendações para o uso de contraceptivos orais, 238
      cefaleia do tipo tensional, 239
      migrânea sem aura, 239
      migrânea com aura, 239
      cefaleia em salvas, 239
   testes de *screening* em mulheres com migrânea antes do uso de anticoncepcionais orais, 238
   tolerabilidade, 237

B

Biossíntese de estrogênios, 68

C

Características clínicas das síndromes vestibulares mais comuns, 258
Categorias de drogas e amamentação, 150
Cefaleia
   associada a anticoncepcionais, 79
   atribuída a acidente vascular cerebral isquêmico (infarto cerebral), 54
   atribuída a aneurisma sacular, 54
   atribuída à angiopatia benigna (ou reversível) do sistema nervoso central, 56
   atribuída à arterite de células gigantes, 55
   atribuída à arterite, 55
   atribuída a ataque isquêmico transitório (infarto cerebral), 54
   atribuída a crise epiléptica, 249
   atribuída a crise hipertensiva sem encefalopatia hipertensiva, 45, 57
      critérios diagnósticos, 45
   atribuída a distúrbio de somatização, 59
   atribuída a doença vascular craniana ou cervical, 54
   atribuída à eclâmpsia, 46
   atribuída a eclâmpsia, 58
      tratamento da pré-eclâmpsia e eclâmpsia, 58
   atribuída à encefalopatia hipertensiva, 45
      critérios diagnósticos, 45
   atribuída a encefalopatia hipertensiva, 58
   atribuída a hemorragia intracerebral, 54
   atribuída à hemorragia intracraniana não traumática, 54

atribuída à hemorragia subaracnóidea, 54
atribuída a hipertensão arterial, 44, 45, 57
atribuída a hipertensão intracraniana idiopática, 56
atribuída a hipertensão liquórica, 56
atribuída à hipofisite linfocitária, 56
atribuída a hipotensão liquórica, 56
atribuída a infecção, 57
atribuída a malformação arteriovenosa, 55
atribuída a meningite bacteriana, 57
atribuída à pré-eclâmpsia, 45
   critérios diagnósticos, 45
atribuída *a pré-eclâmpsia*, 58
atribuída à rinossinusite, 59
atribuída a transtorno intracraniano não vascular, 56, 249
atribuída a transtorno psiquiátrico, 59
atribuída a trauma cefálico e/ou cervical, 53
atribuída à trombose venosa cerebral, 55
atribuída a uma substância ou a sua supressão, 56
atribuída ao hipotireoidismo, 58
atribuídas a transtornos da homeostase, 44, 57
cervicogênica, 46
   critérios diagnósticos, 46
cervicogênica, 59
climatério e hormônios, 153
como um distúrbio do sono, 180
critérios diagnósticos, 51
crônica diária, 44, 52
   do tipo tensional, 44
   fatores de risco modificáveis, 52
   fatores de risco não modificáveis, 52
   medicamentos de uso excessivo, 52
   migrânea, 44
   outras cefaleias primárias, 44
do tipo tensional crônica, 50
   critérios diagnósticos, 50
do tipo tensional episódica frequente, 50
   critérios diagnósticos, 50
do tipo tensional, 50
   do tipo tensional episódica infrequente, 50
critérios diagnósticos, 50
e amamentação, 141
e ciclo menstrual, 65
e gravidez, 113
e obesidade ou índice de massa corporal e cefaleia, 186
e síndrome pré-menstrual: relação?, 83
em salvas e outras cefaleias trigêmino-autonômicas, 51
   hemicrania paroxística, 51
      episódica, 51
      crônica, 51

   hemicrania continua, 51
      transtorno recém-entrado na classificação, 51
em salvas, 135, 163, 180
expressivas e de importância no conhecimento para as mulheres, 49
hemicrania epiléptica, 249
hípnica, 180
imediata e tardia, 56
induzida por doador de óxido nítrico, 56
induzida por hormônios exógenos, 57
induzida por inibidor de fosfodiesterase, 57
migrânea, 49
   menstrual verdadeira, 49
   relacionada à menstruação, 49
   sem aura não relacionada à menstruação, 50
na mulher e obesidade, 185
ou dor facial atribuída a transtorno da articulação temporomandibular (ATM), 46, 59
   critérios diagnósticos, 46
ou dor facial atribuída a transtorno do crânio, pescoço, olhos, ouvidos, nariz, seios da face, dentes, boca ou outras estruturas faciais ou cranianas, 59
por *fístula liquórica*, 56
por retirada ou supressão de estrógenos, 57
pós-crise epiléptica, 250
pós-punção dural, 56
secundárias, 53
tensional, 135
Ciclo menstrual, 65
   com suas fases, 21, 66
   normal, 126
Classe de droga e seu risco na amamentação, 150
Classificação da SIC de 2004 nas 36 mulheres com cefaleia iniciada durante a gestação, 10
Classificação das cefaleias iniciadas durante a gestação (linhas) e as anteriores à gestação (colunas), apresentadas em 40 mulheres, segundo os critérios da SIC de 2004, 11
   na amamentação, 13
   na menopausa, 13
   no pós-parto, 12
Classificação
   das cefaleias iniciadas durante a gestação em 40 mulheres que também apresentavam outra forma de cefaleia anterior à gestação, 11
   das cefaleias nas gestantes com cefaleia anterior à gestação, 10
   das crises epilépticas, 250
   do risco para doença cardiovascular, 234
Classificação Internacional

critério alternativo proposto, 40
  migrânea sem aura menstrual pura, 40
critérios diagnósticos, 40
  migrânea sem aura relacionada à menstruação, 40
    -critérios diagnósticos, 40
  migrânea sem aura não relacionada à menstruação, 40
    critérios diagnósticos, 40
  cefaleia induzida por hormônios exógenos, 41
  cefaleia por supressão de estrógenos, 42
    critérios diagnósticos, 42
  complicações da migrânea, 42
    migrânea crônica, 42
    infarto migranoso, 43
    critérios diagnósticos, 43
  cefaleia por uso excessivo de medicação, 43
  hemicrania contínua, 44
    critérios diagnósticos, 44
    hemicrania paroxística crônica (hpc), 44
    hemicrania paroxística episódica, 44
    hemicrania paroxística, 44
    provável cefaleia por uso excessivo de medicamento, 43
  das cefaleias associadas a epilepsias, 249
  das Cefaleias nas mulheres, 39
Classificação Internacional das Cefaleias, 37
  partes, 37
    cefaleias primárias, 38
      cefaleia do tipo tensional, 38
      cefaleia em salvas e outras cefaleias trigêmino-autonômicas, 38
      -migrânea, 38
      -outras cefaleias primárias, 38
    cefaleias secundárias, 38
      -critérios, 38
    neuralgias cranianas, dor facial primária e central e outras cefaleias, 39
      -neuralgias cranianas e causas centrais de dor facial, 39
      -outras cefaleias, neuralgias cranianas e dor facial primária ou central, 39
  regras gerais, 37
Comorbidade
  epilepsia e cefaleia na mulher, 249
  em cefaleia e fatores de risco modificáveis, 247
  psiquiátricas na mulher com cefaleia, 171
Comportamento das cefaleias, durante os trimestres gestacionais, das 993 gestantes com cefaleia anterior à gravidez, 12

Comportamento das cefaleias, durante os trimestres gestacionais, das 360 gestantes com cefaleia menstrual anterior à gravidez, 12
Conceitos importantes para o tratamento hormonal da cefaleia na mulher, 105
  agonista dopaminérgico, 109
  agonistas do hormônio liberador de gonadotrofina, 109
    drogas indicadas se contracepção não for necessária, 109
    tratamento cirúrgico, 109
  androgênio sintético, 109
  contraceptivos, 106
    cefaleia induzida por hormônio exógeno, 107
    cefaleia por supressão de estrogênio, 107
  esquemas de amenorreia, 110
  moduladores seletivos dos receptores de estrogênio, 109
  tibolona, 109
  tratamento, 106
Conceitos sobre o efeito de drogas na gravidez[2], 136
Contraceptivos no Mercado, 202
Critérios diagnósticos
  para cefaleia da apneia do sono, 179
  para episódio depressivo maior, 173
  para insônia em enxaqueca, 178
  para transtorno de ansiedade generalizada, 173

▶ D

Dados da metanálise do tratamento comportamental da cefaleia do tipo tensional: 43 resumos de escores do efeito-tamanho, 197
Dados de metanálise do tratamento comportamental da migrânea: 40 resumos de escores do efeito-tamanho, 197
Declínio hormonal num ciclo menstrual normal, 81
Declínio súbito do estrogênio e aumento da sintetase do óxido nítrico na deflagração da migrânea menstrual, 29
Depressão e cefaleia primária, 171
Descrevendo dieta e cefaleia na mulher, 192
  dos 19-40 anos
  dos 40-55 anos
Desenvolvimento do embrião, 207
Desenvolvimento fetal com seus períodos de crescimento e formação de órgãos, 137
Diagnóstico da cefaleia primária e secundária na mulher, 49

Diagnóstico de transtorno psiquiátrico, 173
Diagnóstico diferencial de AVC, 242
Diário de cefaleia, 245
Diferença entre os sexos na injúria neonatal, 235
Diferenças clínicas entre a migrânea do período e fora do período menstrual, 79
Diferenças entre migrânea, SPM e cefaleia tensional, 89
Diferenças existentes entre SPM e TDPM, 85
  alterações psicopatológicas e o ciclo menstrual, 85
  diagnóstico, 86
  epidemiologia, 86
  intervenções conservadoras, 87
  tratamento farmacológico, 87
  tratamento, 87
    agentes hormonais ou anti-hormonais, 88
    alprazolam, 88
    buspirona, 88
    contraceptivos orais, 88
    espironolactona, 88
    outros agentes, 88
    paroxetina e citalopram, 88
    progesterona, 88
    sertralina, 88
      Borago officinalis l, 88
      vitamina e, 88
Diminuição da concentração de melatonina na migrânea menstrual, 27
Diretrizes
  para amamentação, 150
  para prescrição e amamentação, 150
Diretrizes para prevenção de doenças cardiovasculares em mulheres, 233
  aspirina para prevenção do AVC em mulheres, 233
  diferenças entre os sexos na abordagem da estenose carotídea, 234
  diferenças entre os sexos na prevenção de AVC: fibrilação atrial, 235
Disfunção da atividade opioide hipotalâmica, 26
Distúrbios do sono e cefaleias durante a menopausa, 180
Distúrbios do sono
  distúrbios respiratórios e cefaleias, 178
  e as cefaleias, 177
  insônia e cefaleias, 178
  na mulher com cefaleia, 177
  narcolepsia e cefaleias, 179
  parassonias e cefaleias, 179
Distúrbios vestibulares e migrânea: nas mulheres qual a importância, 253
Distúrbios vestibulares, migrânea e mulher, 257
  formas e tipos de distúrbios vestibulares, 258
  tratamento das disfunções vestibulares, 259

Doenças comórbidas e fatores de risco em migrânea, 247
Drogas para cefaleia e malformações fetais, 207
Drogas para gravidez e amamentação, 209
  acetaminofen, 209
  ácido(s)
    acetilsalicílico, 209
    bórico, 209
    graxos insaturados, 210
    mefenâmico, 209
    nicotínico, 209
    oleico, 209
    valproico, 210
  alendronato, 210
  alprazolam, 210
  amitriptilina, 210
  atenolol, 210
  betaciclodextrina piroxicam, 210
  betametasona, 210
  bisoprolol, 211
  bromazepam, 211
  bromocriptina, 211
  bromoprida, 211
  bupropiona, 211
  buspirona, 211
  cafeína, 211
  cálcio, 211
  captopril, 211
  carbamazepina, 212
  carbonato
    de lítio, 212
    de magnésio, 212
  celecoxibe, 212
  cetoprofeno, 212
  cimetidina, 212
  ciclobenzaprina, 212
  citalopram, 212
  clobazam, 212
  clonazepam, 212
  clorpromazina, 213
  cloxazolam, 213
  clozapina, 213
  cobalamina, 213
  codeína, 213
  coenzima q10, 213
  cromoglicato dissódico, 213
  deflazacort, 213
  dexametasona, 213
  diatrizonato de sódio, 213
  diazepam, 214
  diclofenaco sódico, 214

difenidramina, 214
di-hidroergotamina, 214
dimenidrinato, 214
dipirona, 214
divalproato de sódio, 214
domperidona, 214
duloxetina, 214
enalapril, 214
ergotamina, 215
estazolam, 215
famotidina, 215
fenilefrina, 215
fenitoína, 215
fenobarbital, 215
ferro, 215
flunarizina, 215
flunitrazepam, 216
fluoxetina, 216
fluvoxamina, 216
gabapentina, 216
gadodiamida, 216
gadopentetato de dimeglumina, 216
gadoterato de meglumina, 216
gadoversetamida, 216
haloperidol, 216
heparina, 217
hidrocortisona, 217
hidroquinona, 217
hidróxido de lumínio, 217
ibuprofeno, 217
imipramina, 217
indometacina, 217
iobitridol, 217
iodamina de meglumina, 217
isoflavonas, 218
isometepteno, 218
kava-kava, 218
lamotrigina, 218
lanzoprazol, 218
lisina/ciclobenzaprina, 218
lisinopril, 218
lorazepam, 218
losartana, 218
magnésio, 219
maprotilina, 219
meclizina, 219
meloxicam, 219
meperidina, 219
mesalazina, 219
metilprednisolona, 219

metisergida, 219
metoclopramida, 219
metoprolol, 219
midazolam, 219
morfina, 220
nadolol, 220
nafazolina, 220
naproxeno, 220
naratriptano, 220
nimesulida, 220
nimodipino, 200
nitrazepam, 220
nortriptilina, 221
óleo de borago officinalis, 221
olmesartano, 221
omeprazol, 221
ondansetrona, 221
oxcarbazepina, 221
oxicodona, 221
paroxetina, 221
pindolol, 222
piroxicam, 222
prednisona, 222
prometazina, 222
propranolol, 222
quetiapina, 222
rabeprazol, 222
raloxifeno, 222
ramipril, 222
ranitidina, 223
reboxetina, 223
risperidona, 223
rizatriptano, 223
sertralina, 223
sibutramina, 223
sucralfato, 223
sulbutiamina, 223
sulfato ferroso, 223
sumatriptano, 223
talidomida, 223
tamoxifeno, 224
tanacetum parthenium l, 224
telmisartana, 224
tenoxicam, 224
tibolona, 224
tioridazina, 224
tizanidina, 224
tocoferol, 224
topiramato, 224
toxina botulínica tipo a, 225

tramadol, 225
tranilcipramona, 225
trazodona, 225
trifluoroperazina, 225
Valeriana officinalis, 225
valsartano, 225
vanádio, 225
venlafaxina, 225
verapamil, 226
vigabatrina, 226
vitamina A, 226
vitamina B1, 226
vitamina B12, 226
vitamina B2, 226
vitamina B3, 226
vitamina B6, 226
vitamina C, 227
vitamina D, 227
vitamina E, 227
vitamina H (biotina), 227
vitamina K1, 227
zolmitriptano, 227
zolpidém, 227
zopiclona, 227
Drogas preventivas atuais
  caso clínico, 99
  contraindicação, 95
  e condição comórbida, 95
  eficácia, 95
  eventos adversos, 95
  futuras drogas para migrânea, 100
Drogas usadas para TH e que necessitam mais estudos em cefaleia, 169

E

Efeito da lactação sobre a cefaleia, 141
  cefaleia pós-parto, 141
Efeito das drogas na gestação, 208
  aborto espontâneo, 208
  anomalias congênitas, 208
  efeitos
    fetais, 208
    perinatais, 208
    pós-natais, 208
  embriotoxicidade, 208
  teratogenicidade, 208
Eficácia das medidas não medicamentosas, 197
Eixo hipotalâmico-hipofisário-gonádico e a liberação de LH e FSH, 76

Epidemiologia e curso clínico das cefaleias durante a gestação, 113
  cefaleia pós-parto, 119
  cefaleia tensional, 118
  migrânea, 115
    a gravidez sobre a migrânea, 115
    a medicação sobre a gravidez e o feto, 118
    a migrânea sobre a gravidez e o feto, 116
  outras cefaleias primárias, 118
Epidemiologia
  da cefaleia nas mulheres, 5
  geral, 5
  nas mulheres, 6
    cefaleia menstrual e contracepção, 9
    cefaleia menstrual, 7
    cefaleia na gravidez, 9
Epilepsia e mulher, 250
  comorbidade epilepsia e mulher
  tratamento
Esquemas terapêuticos de amenorreia na mulher, 110
Estratégias
  para estrogênios, 169
  para progesterona, 169
Estrogênio transdérmico e agonistas de 5-hidroxitriptamina, resposta endócrina restaurada com melhora da cefaleia na presença de ambos, 30
Estrogênio, 67
  absorção, metabolismo e eliminação, 71
  ações farmacológicas e fisiológicas, 68
    ações no desenvolvimento, 69
    controle neuroendócrino do ciclo menstrual, 68
    efeitos metabólicos, 69
  biossíntese, 67
  química, 67
  receptores estrogênicos, 70
    mecanismo de ação, 70
Estrutura química
  da progesterona, 73
  do estrogênio, 67
Estruturas neuroanatômicas envolvidas na dor vascular cefálica, 19
Estudos com suas respectivas prevalências de migrânea menstrual verdadeira e relacionada à menstruação e respectiva época da dor em relação ao fluxo menstrual, 8
Evidência experimental do estrogênio no AVC, 235
  direção futura, 235
Exame específico da função vestibular à beira do leito, 259
Exposição a drogas, 136

F

Fases do ciclo de vida hormonal da mulher, 65, 125
Fatores de risco
  cefaleia pós-anestesia subdural, 119
  cefaleias secundárias, 121
  estudos epidemiológicos sobre cefaleia, gravidez e pós-parto, 120
  para algumas drogas (FDA e TERIS), 138
  para cefaleia pós-parto, 119
Fisiologia da mulher durante a gestação, 123
Fisiopatologia da associação entre migrânea e distúrbios cocleovestibulares, 253
Fisiopatologia da migrânea, 17
  genética, 17
    migrânea hemiplégica familiar, 17
Fisiopatologia das cefaleias nas mulheres, 17, 21
  aura migranosa, 18
  dor cefálica, 18
    bases anatômicas, 18
  concepção da migrânea, 20
  cefaleia menstrual, 21
  ciclo menstrual, 21
  fisiopatologia da cefaleia na mulher, em especial destaque a migrânea, 22
    aumento dos níveis de prostaglandinas, 23
    diminuição dos estrogênios na migrânea menstrual, 22
    fisiopatologia da dor cefálica, 18, 19
      ativação central, 19
      ativação periférica, 18
    modulação central da dor trigeminal, 20
      eletrofisiologia da migrânea, 20
      estudos de modulação sensitiva em animais, 20
      estudos de neuroimagem em humanos, 20
    pesquisas com neuropeptídeos, 19
    processamento em neurônios de ordem superior, 20
      ativação de regiões moduladoras, 20
      tálamo, 20
    sensibilização e migrânea, 19
      complexo trigêmino-cervical, 19
  liberação irregular de prolactina, 25
    baixos *níveis de magnésio,* 26
    climatério e cefaleia, 31
    diminuição da atividade opioide hipotalâmica, 25
    diminuição da concentração de melatonina em todo ciclo menstrual, 25
    estrogênio e excitabilidade neuronal, 28
    estrogênio e óxido nítrico, 28
    fisiopatologia da cefaleia pós-parto, 31
    gestação e cefaleia, 31
    predisposição genética, 27
Fisiopatologia hormonal da cefaleia na gestação, 125
  ciclo gestacional, 126
Frequência das diferentes síndromes vertiginosas numa unidade de distúrbio do equilíbrio, 258

G

Gravidez e psicologia, 125

H

Hemiplegia alternante da criança, 255
Hormônios do climatério e cefaleia, 160
  algumas observações sobre migrânea e menopausa, 162
  efeitos
    da menopausa sobre a cefaleia, 160
    da migrânea sobre a menopausa, 162
    da terapia hormonal sobre a migrânea, 161
  epidemiologia, 160
  fisiopatologia da migrânea na menopausa, 162
Hormônios no mercado, 199
Hormônios
  e cefaleia do tipo tensional, 78
  e cefaleia em salvas, 79
  e migrânea, 75
  liberador de gonadotrofinas, 75

I

IMC e classificação, 185
Indicação de terapia hormonal para mulheres no climatério, 154
  alterações da massa/peso corpóreo, 154
  câncer de mama, 156
  câncer endometrial, 156
  diabetes melito, 156
  doença coronariana, 155
    acidente vascular, 155
    artéria coronariana e cálcio, 155
    conclusão dos efeitos cardiovasculares, 156
    tromboembolismo venoso, 156
  dosagens, 158
  duração do uso, 158
  função sexual, 154
  humor e depressão, 157
  idade cognitiva/declínio e demência, 157
  individualização da terapia, 158

menopausa precoce e falência ovariana prematura, 157
mortalidade total, 157
osteoporose, 155
prática terapêutica, 158
qualidade de vida, 155
saúde urinária, 154
sintomas vaginais, 154
sintomas vasomotores, 154
tempo de início, 158

▶ L

Leite materno e farmacologia, 145
LH e FSH, 75
Liberação de prolactina e cefaleia, 142
Liberação irregular de prolactina na migrânea menstrual, 142

▶ M

Mecanismo da comorbidade, 187
  hipotálamo, 187
  mecanismos putativos ligam a migrânea à obesidade, 187
    fatores de risco ambientais compartilhados ou comorbidades, 187
    fatores de risco genético compartilhados, 187
    mecanismos inflamatórios e fatores de risco ligando a migrânea à obesidade, 187
Medicamentos para o tratamento de uma crise de migrânea, 92, 166
  tratamento preventivo ou profilático da migrânea na mulher, 93
    tratamento preventivo de curto prazo, 94
      anti-inflamatórios não hormonais, 94
      triptanos e ergotamínicos, 94
    tratamento preventivo de uso contínuo, 94
      considerações sobre as classes de drogas usadas para profilaxia de longo prazo, 95
      amitriptilina
      antagonistas serotoninérgicos, 97
      antidepressivos tricíclicos, 97
      atenolol, 97
      betabloqueadores20
      bloqueadores dos canais de cálcio, 97
      bromocriptina, 99
      divalproato de sódio, 96
      flunarizina, 97
      inibidores da enzima conversora e bloqueadores dos receptores de angiotensina, 98
      magnésio, 97
      melatonina, 98
      metisergida, 97
      metoprolol, 97
      neuromoduladores, 95
      nortriptilina
      piridoxina, 98
      pizotifeno, 97
      propranolol, 97
      riboflavina, 97
      tanacetum parthenium, 99
      timolol, 97
      topiramato, 95
      toxina botulínica, 98
      verapamil, 97
Medicamentos preventivos atuais, 95
Medidas específicas, 195
  acupuntura, 196
  atividades físicas, 197
  biofeedback, 196,
  fisioterapia, 195
  psicoterapia, 197
Melatonina e cefaleias, 180
Menopausa e climatério, 153
Métodos contraceptivos hormonais, 199
  anticoncepcionais orais combinados (contêm estrogênio), 199
    adesivo, 199
    anel vaginal, 199
    benefícios dos anticoncepcionais combinados, 200
    efeitos secundários possíveis dos anticoncepcionais combinados, 200
    eficácia dos contraceptivos hormonais combinados, 200
    injetáveis mensais, 200
    mecanismo de ação dos hormônios dos contraceptivos combinados, 200
    pílulas para uso vaginal, 199
    riscos dos contraceptivos combinados, 200
  contraceptivos de progestágenos, 200
    anticoncepcionais orais de progestogênio (baixa dose), 200
    anticoncepcional hormonal injetável trimestral, 201
    anticoncepcional oral com média dose de progestogênio, 201
    benefícios dos contraceptivos contendo progestágenos somente, 202
    efeitos secundários possíveis dos métodos anticoncepcionais com progesterona, 201
    eficácia dos contraceptivos de progestágenos, 201

implante subdérmico, 201
mecanismo de ação dos contraceptivos de progestágenos, 201
riscos dos métodos à base de progestinas, 201
sistema intrauterino (endoceptivo), 201
Métodos não hormonais, 202
Migrânea
e acidente vascular encefálico, 229
e ansiedade relacionada à tontura (MARD): um novo distúrbio, 257
e distúrbios vestibulares, 253
e gestação, 131
a medicação sobre a gravidez e o feto, 131
tratamento, 131
betabloqueadores
corticoides
inibidores seletivos de recaptação de serotonina (ISRS), 135
magnésio, riboflavina, cloridrato de piridoxina, 135
medicamentoso, 132
não medicamentoso, 131
neuromoduladores, 135
preventivo ou profilático, 134
sintomático da migrânea na mulher grávida, 132
Migrânea e risco de AVC em mulheres, 238
Migrânea e síndromes periódicas da infância, 254
migrânea com aura, 254
migrânea do tipo basilar, 254
migrânea sem aura, 254
síndromes periódicas da infância comumente precursoras de migrânea, 255
migrânea abdominal, 255
vertigem paroxística benigna da infância, 255
vômitos cíclicos, **255**
Migrânea vestibular, 256
classificação clínica das associações, 256
Mulher, cefaleia e obesidade, 188
tratamento, 188
Não usar na grávida com cefaleia, 135

N

Neuralgias cranianas e causas centrais de dor facial, 60
cefaleia por compressão externa, 60
cefaleia por estímulo frio, 60
cefaleia atribuída a aplicação externa de estímulo frio, 60
cefaleia atribuída a ingestão ou inalação de estímulo frio, 60

neuralgia do trigêmeo, 60
neuralgia clássica do trigêmeo, 60
neuralgia trigeminal sintomática, 60
neuropatia ocular diabética, 60
cefaleia atribuída a distúrbio psiquiátrico, 60
cefaleia atribuída a transtorno depressivo maior, 60
cefaleia atribuída a transtorno de pânico, 60
cefaleia atribuída a transtorno de ansiedade generalizada, 60
infarto migranoso, 60
cefaleias secundárias na gestação, 61

O

Obesidade e síndrome metabólica: como ficam as mulheres, 185
Orientação ao obstetra, 124
Osteoporose e climatério, 159
Prevalência de várias formas de cefaleia, por sexo, em estudo nacional, 7
Progestogênios, 72
absorção, metabolismo e excreção, 74
ações farmacológicas e fisiológicas, 73
efeitos metabólicos, 73
mecanismos de ação, 74
química, 72
síntese e secreção, 73

P

Proporção de risco pelo TERIS e categoria FDA, 137

Q

Quando indicar tratamento preventivo, 93
Quando suspeitar de cefaleia secundária na mulher e, portanto, investigá-la, 248
Queda do nível de estrogênio em pílulas de 20 μg de etinilestradiol e com 10 μg no dia 24-28 do ciclo, 81
Queda do nível de estrogênio em uma mulher utilizando pílula de 35 μg de etinilestradiol, 81

R

Receptor de estrogênio e disparo neuronal, 30
Recomendações para o uso de contraceptivos orais em distúrbios de cefaleia primária, 111
cefaleia do tipo tensional, 111

cefaleia em salvas, 111
migrânea com aura, 111
migrânea sem aura, 111
Reflexão sobre as categorias de risco de drogas e gestação, 137
Risco de drogas na amamentação, 146
  drogas sintomáticas para crises de dor, 146
    acetaminofen, 147
    anestésico local, 147
      mexitilina, 147
    cafeína, 147
    cetoralaco, 147
    ergotamina, 147
    indometacina, 147
    lidocaína, 147
    naproxeno e ibuprofeno, 147
    oxigênio, 147
    salicilato, 147
    sumatriptano, 146
    zolmitriptano e outros triptanos, 147
  tratamento preventivo, 147
    agentes de contraste, 149
    antidepressivos, 149
    barbitúricos, 149
    benzodiazepínicos, 148
    betabloqueadores, 149
    bloqueador de canal de cálcio, 149
    carbamazepina, 149
    carbonato de lítio, 147
    corticosteroides, 148
    fenitoína, 149
    gabapentina, 148
    melatonina, 148
    metisergida, 148
    oxcarbazepina, 149
    pizotifeno, 148
    topiramato, 148
    valproato, 148
Risco do uso de drogas na gravidez, 209

S

Serviço de informação teratogênica (TERIS), 136
Síndrome
  metabólica, 186
  pré-menstrual e cefaleia, 88
  pré-menstrual, 83
Sintomas propostos para a SPM, 85

T

Terapia hormonal, 203
  preparações de estrogênios disponíveis para terapia hormonal, 204
    estrogênios esteroides conjugados, 204
      cipionato de estradiol, 204
      estradiol, 204
      estronas, 204
      valerato de estradiol, 204
    estrogênios esteroidais não conjugados, 204
    estrogênios sintéticos análogos (não esteroidais), 204
    isoflavonas, 204
    moduladores seletivos dos receptores de estrogênio, 205
    progesteronas, 204
      progesteronas (para serem usadas em conjunto com estrogênios), 204
    testosterona, 204
    tibolona, 205
Terapias alternativas, 158
  tibolona, 158
Terapias disponíveis para a vertigem, 259
Transtorno bipolar e cefaleia primária, 172
Tratamento agudo e preventivo da cefaleia em salvas na amamentação, 146
Tratamento convencional da cefaleia na mulher em climatério – profilático e sintomático, 165
  tratamento sintomático, 165
Tratamento da cefaleia cervicogênica, 100
Tratamento da cefaleia crônica diária na mulher, 101
  farmacológico, 101
    preventivo, 101
    sintomático, 101
  não farmacológico, 101
Tratamento da cefaleia em salvas na mulher, 101
  tratamento sintomático, 101
  tratamento preventivo, 101
    forma crônica, 101
    forma episódica, 101
Tratamento da cefaleia
  na amamentação, 145
  na gravidez, 131
  no climatério, 165
Tratamento da cefaleia tipo tensional na mulher, 100
  não medicamentoso, 100
  medicamentoso, 100
    sintomático, 100
    preventivo, 100
Tratamento da cefaleia trigêmino-autonômica, 100

Tratamento da migrânea, 146
  farmacológico, 146
    profilático da migrânea durante a lactação, 146
    sintomático das crises agudas, 146
  não farmacológico, 146
Tratamento da nevralgia do trigêmeo, 100
  sintomático, 100
  profilático, 100
Tratamento hormonal da cefaleia na mulher em idade fértil, 105
Tratamento não farmacológico da cefaleia na mulher, 191
  tratamento, 191
Tratamento preventivo ou profilático da migrânea na mulher no climatério, 166
  considerações sobre as classes de drogas usadas para profilaxia de longo prazo, 166
    antagonistas serotoninérgicos, 167
      metisergida, 167
      pizotifeno, 167
    neuromoduladores, 166
      divalproato, 166
      gabapentina, 167
      topiramato, 166
    antidepressivos tricíclicos, 167
      amitriptilina, 167
      nortriptilina, 167
    inibidores seletivos de recaptação de serotonina (ISRS), 167
      fluoxetina, paroxetina, 167
    inibidor de recaptação de serotonina e noradrenalina, 167
      venlafaxina, 167
    clonidina, 167
    betabloqueadores, 167
      atenolol, 167
    bloqueadores dos canais de cálcio, 167
      flunarizina, 167
      verapamil, 167
    riboflavina, 167
    magnésio, 167
    piridoxina, 167
    toxina botulínica, 167
    inibidores da enzima conversora de angiotensina, 168
    bloqueadores dos receptores de angiotensina, 168
    melatonina, 168
      tratamento de outros tipos de cefaleia: cefaleia do tipo tensional, cefaleia em salvas, trigeminais e cervicogênica, 168
      tratamento hormonal da cefaleia na mulher em climatério, 168
    preparações de hormônios disponíveis para terapia hormonal, 169
  medicamentos preventivos, 166
Tratamento
  convencional da cefaleia na mulher, 91
  da migrânea na mulher, 91
  sintomático da crise aguda de migrânea na mulher, 92

▶ U

Utilização de 0,9 mg de estrogênio equino conjugado na pausa contraceptiva em uma mulher que utiliza pílula de 20 µg por 21 dias, 81

▶ V

Vertigem
  postural paroxística benigna, 256
  recorrente (recidivante) benigna, 256